表3 ● 急性心不全におけるクリニカルシナリオ（CS）

	特徴	おもな治療
CS1	収縮期血圧＞140 mmHg 症状は急激に発症 主病態はびまん性肺水腫 全身性浮腫は軽度：体液量は正常または低下している場合もある。 急性の充満圧の上昇で，左室駆出率は保持されていることが多い。 血管性病変	NPPVおよび血管拡張薬（ニトログリセリンなどの硝酸薬） 容量過負荷がある場合を除き，利尿薬はほとんど使用しない。
CS2	収縮期血圧　100～140 mmHg 症状は緩徐に出現し，体重増加をともなう。主病態は全身性浮腫。 肺水腫は軽度 静脈圧や肺動脈圧の増加を含む，充満圧の慢性的な増加 臓器障害（腎機能障害，肝障害，貧血，低アルブミン血症）	NPPVおよび血管拡張薬（ニトログリセリンなどの硝酸薬） 慢性の全身体液貯留がある場合は，利尿薬を使用。
CS3	収縮期血圧＜100 mmHg 急激あるいは緩徐な発症。低灌流所見が主体。全身性浮腫・肺水腫は軽度。充満圧の上昇。低灌流または心原性ショックを認める場合，低灌流または心原性ショックがない場合，がある。	体液貯留所見がなければ容量負荷を試みる。強心薬の投与。改善しなければ肺動脈カテーテルにて監視。収縮期血圧＜100 mmHgおよび低灌流が持続している場合には，血管収縮薬を考慮する。
CS4	急性心不全症状の症状と徴候 急性冠症候群の診断 トロポニン単独の上昇のみではCS4には分類しない。	NPPV，血管拡張薬（ニトログリセリンなどの硝酸薬） 心臓カテーテル検査を行い，急性冠症候群のガイドラインに準じて治療。IABP。
CS5	急激または緩徐な発症 肺水腫を認めない 全身性静脈うっ血所見 右室機能不全	容量負荷は避ける。収縮期血圧＞90 mmHgと慢性の全身体液貯留が認められる場合に利尿薬を使用。 収縮期血圧が＜90 mmHgならば強心薬の投与。収縮期血圧が100 mmHgに改善しない場合，血管収縮薬を開始。

〔Mebazaa A, et al. Practical recommendations for prehospital and early in-hospital management of patients presenting with acute heart failure syndromes. Crit Care Med. 2008; 36 (Suppl 1): S129-39. より, 作成〕

表4 ● Framingham研究における心不全の診断基準

大基準	大または小基準	小基準
発作性夜間呼吸困難	治療に反応して5日間で4.5 kg以上の体重減少（これが心不全治療による効果なら大基準1つ，それ以外ならば小基準1つとみなす）	下腿浮腫
頸静脈怒張		夜間咳嗽
肺ラ音		労作性呼吸困難
胸部X線での心拡大		肝腫大
急性肺水腫		胸水貯留
拡張早期性ギャロップ（Ⅲ音）		肺活量減少（最大量の1/3以下）
中心静脈圧上昇（＞16 cmH$_2$O）		頻脈（≧120拍/分）
循環時間延長（25秒以上）		
肝・頸静脈逆流		
（剖検での肺水腫，内臓うっ血や心拡大）		

2つ以上の大基準，もしくは1つの大基準と2つ以上の小基準を満たす場合に心不全と診断する。

〔McKee PA, Castelli WP, McNamara PM, et al. The natural history of congestive heart failure: the Framingham study. N Engl J Med 1971; 285: 1441-6. より〕

表5 ● 左心不全と右心不全の臨床所見

	左心不全 （左房圧上昇にともなう肺うっ血と低心拍出量，全身臓器の低灌流にもとづく）	右心不全 （右房圧上昇による体うっ血症状が主体）
自覚症状	1) 労作性・安静時呼吸困難・息切れ 2) 発作性呼吸困難，起坐呼吸 3) 咳嗽 4) 全身倦怠感・易疲労感 5) 冷汗 6) 夜間多尿（比較的早期），乏尿（重症） 7) 消化器症状 8) 精神神経症状（集中力低下，記銘力低下，意識障害など）	1) 浮腫 2) 体重増加 3) 食欲不振 4) 悪心・嘔吐 5) 右季肋部痛 6) 腹部膨満
身体所見	1) 四肢冷感，末梢性チアノーゼ 2) 血圧低下，脈圧減少 3) 湿性肺ラ音 4) 頻脈 5) 過剰心音（Ⅲ音，Ⅳ音）	1) 頸静脈怒張 2) 浮腫 3) 肝腫大（脾腫大） 4) 腹水・胸水 5) 黄疸

注意：
①自覚症状が心不全に起因したものかどうか，また高齢者の場合，非特異的症状を呈することが多いので，注意を要する。
②低心拍出量による症状では，意識障害，不穏，所見は冷や汗，四肢チアノーゼ，低血圧，乏尿，身の置き所のない様相があげられる。
③慢性心不全患者の2つの主要な症状として，筋力低下と易疲労が目立つ。

心不全ケア教本

第2版

監修◉眞茅みゆき

編集◉池亀俊美・加藤尚子・大津美香

The Textbook of Care for Heart Failure Patients

Second Edition

メディカル・サイエンス・インターナショナル

The Textbook of Care for Heart Failure Patients
Second Edition
Edited by Miyuki Makaya, Toshimi Ikegame, Naoko P. Kato, Haruka Otsu

© Copyright 2019 by Medical Sciences International, Ltd., Tokyo
All rights reserved.
ISBN 978-4-8157-0153-6

Printed and Bound in Japan

■監修

眞茅みゆき　北里大学 看護学部

■編集

池亀　俊美　榊原記念病院 看護部

加藤　尚子　Department of Social and Welfare Studies, Linköping University

大津　美香　弘前大学大学院 保健学研究科

■執筆（執筆順）

大谷　朋仁　大阪大学大学院医学系研究科 循環器内科学

眞茅みゆき　北里大学 看護学部

吉田　俊子　聖路加国際大学 看護学部

井手　友美　九州大学大学院医学研究院 循環器内科学

佐和　琢磨　神戸医療センター 内科

佐藤　幸人　兵庫県立尼崎総合医療センター 循環器内科

奥村　貴裕　名古屋大学医学部附属病院 重症心不全治療センター

衣笠　良治　鳥取大学医学部 病態情報内科学

落合　亮太　横浜市立大学医学部 看護学科

小泉　雅子　東京女子医科大学大学院 看護学研究科

大西　勝也　大西内科ハートクリニック

山本　一博　鳥取大学医学部 病態情報内科学

岸　拓弥　国際医療福祉大学 福岡保健医療学部

猪又　孝元　北里大学北里研究所病院 循環器内科

佐藤　直樹　かわぐち心臓呼吸器病院 循環器内科

絹川真太郎　北海道大学大学院医学研究院 循環病態内科学教室

今村　輝彦　Division of Cardiology, University of Chicago Medical Center

中村　一文　岡山大学大学院医歯薬学総合研究科 循環器内科学

加藤真帆人　榊原記念病院 心不全診療部門

波多野　将　東京大学大学院医学系研究科 重症心不全治療開発講座

肥後　太基　九州大学大学院医学研究院 循環器内科学

鈴木　誠　横浜南共済病院 循環器内科

齊藤　奈緒　宮城大学 看護学群

髙圓　恵理　ゆみのハートクリニック 看護部

加藤　尚子　Department of Social and Welfare Studies, Linköping University

山中　源治　東京女子医科大学病院 看護部

山内　典子　東京女子医科大学八千代医療センター 看護局

楢木　晶子　九州大学大学院医学研究院 保健学部門

中田　康紀　奈良県立医科大学 循環器内科

斎藤　能彦　奈良県立医科大学 循環器内科

内藤　由朗　兵庫医科大学 循環器内科

増山　理　星ヶ丘医療センター

葛西　隆敏　順天堂大学大学院医学研究科 循環器内科・心血管睡眠呼吸医学講座

大津　美香　弘前大学大学院 保健学研究科

絹川弘一郎　富山大学医学部 第二内科

遠藤美代子　東京大学医学部附属病院 看護部

小野　稔　東京大学大学院医学系研究科 心臓外科

堀　由美子　国立循環器病研究センター 看護部／移植医療部

宮島　功　近森病院 臨床栄養部

琴岡　憲彦　佐賀大学医学部 先進心不全医療学講座

五十嵐　葵　聖路加国際病院 看護部

柴田　龍宏　久留米大学医学部内科学講座 心臓・血管内科部門

林　亜希子　北里大学病院 看護部

鷲田　幸一　神戸女子大学 看護学部

石田　洋子　日本医科大学武蔵小杉病院 看護部

岡田　明子　北里大学大学院 看護学研究科

中　麻規子　広島大学病院 心不全センター

井澤　和大　神戸大学大学院 保健学研究科

池亀　俊美　榊原記念病院 看護部

竹原　歩　兵庫県立姫路循環器病センター 看護部

弓野　大　医療法人社団ゆみの

青木　芳幸　佐久医療センター

齋藤　慶子　ゆみのハートクリニック 在宅療養支援室

渡辺　徳　北信総合病院 循環器内科

平野　美樹　亀田総合病院 看護部

改訂によせて

　わが国を含め世界中で人口の高齢化や高血圧，糖尿病，脂質異常症などの生活習慣病にともなう冠動脈疾患の増加，さらに急性冠症候群に対する急性期治療成績の向上と普及にともない，心不全患者が増加しています。今後ますます心不全患者は増加すると予想されており，わが国の疫学研究では，2030年には心不全患者が130万人を超えると予測されています。慢性心不全患者の多くは増悪による再入院を繰り返すため，医療上のみならず医療経済上の大きな課題としてとらえられています。このような傾向は，わが国を含む先進国ばかりでなく世界各国で懸念されており，「心不全パンデミック」として，その対策は喫緊の課題となっています。世界でも類を見ないペースで人口の高齢化，同時に少子化が進行し，すでに超高齢社会を迎えているわが国においては，高齢の心不全患者の増加が顕著であり，効果的かつ効率的な対策を打ち出すことが急務となっています。

　日本循環器学会では日本脳卒中学会と連携し2016年12月に『脳卒中と循環器病克服5カ年計画』を発表しましたが，心不全を特に対策が必要な重要3疾病の1つに定め，5戦略（人材育成，医療体制の充実，登録事業の促進，予防・国民への啓発，臨床・基礎研究の強化）をかかげ計画を実行しています。まず，一般の方々も含め広く「心不全」を認知していただくために2017年10月「心不全とは，心臓が悪いために，息切れやむくみが起こり，だんだん悪くなり，生命を縮める病気です」という定義を定めました。さらに，日本循環器学会と日本心不全学会では，従来から急性と慢性に分かれていた心不全診療ガイドラインを一本化するとともに7年ぶりに全面的に改訂し，2018年3月に日本循環器学会と日本心不全学会の合同で『急性・慢性心不全診療ガイドライン（2017年改訂版）』として公表しました。心不全診療では，心不全パンデミックと称される疫学，最新の診断法，エビデンスに基づく標準治療を知るとともに，心不全予防，多職種連携，緩和ケアまで裾野の広い診療を理解する必要がありますが，このガイドラインはそのための基礎となるものです。2018年10月には，ガイドラインの改訂を踏まえ，日本心不全学会では『心不全手帳』の改訂版も刊行しました。2018年12月の「健康寿命の延伸等を図るための脳卒中，心臓病その他の循環器病に係る対策に関する基本法」の成立を受け，今後わが国における心不全医療への取り組みがさらに強化されることが期待されています。

　心不全診療に携わる看護師，理学療法士，臨床心理士，管理栄養士，社会福祉士など数多くの医療専門職（いわゆる「コメディカル」という呼称がありますが，

ここではこのように表現します）にとっていまや「スタンダードテキスト」ともいえる『心不全ケア教本』が改訂されました。7年ぶりの改訂ですが，この間に心不全医療を取り巻く環境は大きく変化してきました。旧版を使用しておられた方々にとっては，待ち望んでおられた改訂であろうと思います。改訂版でも「心不全患者の包括的支援に必要な知識・技術の習得を目指す」という全体の編集方針は一貫しており，内容も系統的に構成されています。疫学・病態・診断・治療・ケアがわかりやすく，かつコンパクトにまとめられています。今回，新たに1）心不全における緩和ケア，2）心不全患者のための意思決定支援，3）心不全ケアにおける家族の役割と家族へのサポート（社会的支援や貧困も含む）の章が設けられるとともに，心不全におけるセルフケアの章が拡充され，セルフケアを支えるための具体的なケアとして服薬管理，食事管理，症状モニタリング，ヘルスリテラシーについて詳しく解説されています。

　心不全に対してもがんと同様に緩和ケアが必要であると広く認識されるようになってきました。緩和医療と終末期医療は同義ではなく，緩和ケアは終末期から始まるものではなく，心不全が症候性となった早期の段階からアドバンス・ケア・プランニング advance care planning（ACP）を実施していく必要があります。心不全緩和ケアの実践は多職種チームの構築が前提となっており，本書でも触れられています。さらに，"TOPICS"では，心不全診療における最新動向など旬の話題が取り上げられており，"ONE POINT ADVICE"では，心不全診療において知っておくと役立つアドバイスが簡潔にまとめられ，実際の診療現場で必要なものばかりです。

　本書に一貫しているのは，「医療従事者が手を取り合って，心不全を治療し患者の日常を支えるという仕事に取り組んでいただきたい」，そして「読者にも真に患者を支えるためのエビデンスや臨床知の構築に，ともに力を注いでいただきたい」という編者の熱い思いです。そのような熱い思いが随所に見られ，そして行間から滲み出ていることが，本書がいわゆる「マニュアル」にとどまらず，「教本」として多くの読者を引きつける所以であろうと思います。

　本「教本」が，わが国の心不全医療におけるチーム医療のさらなる向上に寄与し，多くの心不全患者に質の高い心不全ケアが提供されることを願っています。

　2019年3月

日本心不全学会理事長
九州大学大学院医学研究院　循環器内科学
筒井裕之

はじめに

2012年に初版，2015年に初版第2刷を出版し，この度第2版の出版に至ったことは，心不全ケアが，特に循環器を専門とする医療者にとって，継続的に取り組むべき大きな課題であるとともに，進化し続ける専門領域であることを示していると強く感じている。

　心不全患者を取り巻く環境は大きな変貌を遂げた。人口の高齢化が加速化するとともに疾病構造も変化している。医療負荷の増大を受け，医療提供体制が検討され，在宅，地域医療の重要性がますます高まっている。さらに，循環器疾患における終末期医療や在宅看取りなど，われわれは新たな課題に直面している。一方で，心不全治療やケアの進歩は目覚ましく，特に，心臓リハビリテーションの普及や心不全医療におけるチームアプローチの定着は，循環器医とメディカルスタッフの協働の賜物といえる。改訂版の出版を控えた2018年12月10日，国会において『健康寿命の延伸等を図るための脳卒中，心臓病その他の循環器病に係る対策に関する基本法』が成立した。本法の成立を受け，今後の心不全医療を含む循環器医療がさらなる変貌を遂げると考えられ，心不全医療に従事するメディカルスタッフには，心不全医療のさらなる質の向上への寄与が求められている。

　このような流れのなか，今回の改訂では，本書がこれからの心不全ケアに貢献できることを意識した構成とし，より先駆的内容を盛り込むこととした。まず，本書の特徴でもあるメディカルスタッフ向けの診断，治療に関する充実した内容を踏襲しつつ，2018年に発表された『急性・慢性心不全診療ガイドライン』を踏まえ，内容を刷新した。また，これからの心不全ケアにおける課題にも焦点を当て，内容を再構成した。具体的には，読者の関心が最も高いと思われる，緩和ケアや意思決定支援については，日本を代表する専門家にご執筆いただき，内容をより充実したものとした。治療の高度化，複雑化や在宅医療の推進にともない，家族への支援も重要になっており，今回の改訂で追加した。さらに，心不全ケアの根幹ともいえるセルフケア支援については，理論的基盤とともに，主要なセルフケア支援に関する実践的内容にも踏み込んだ。

　監修者として印象的なことは，国内での心不全ケアに関するエビデンスが少しずつ蓄積されていること，そしてケアの実際に関する章の多くを心不全看護認定看護師が執筆してくださったことである。これらのことは本書を通して，よりエビデンスに基づいた心不全ケアの普及が期待できるとともに，心不全看護認定看護師の皆さんが今後の心不全ケアの発展を担われるという大きな希望を見出す

ことができた。

　改訂版の出版にあたり，監修者，編者の要望を快く受け入れてくださいました執筆者の方々に深く感謝申し上げる。編者の先生方には，それぞれの視点から改訂版の充実に惜しみない労力を費やしていただいた。編者の力なくしては，改訂版の出版には至らなかったであろう。最後に，改訂版の企画から出版まで，私共の要望を受け入れ，形にしてくださったメディカル・サイエンス・インターナショナル社の江田幸子様，綱島敦子様に心から感謝申し上げる。

　　2019 年 4 月

編者を代表して

眞茅みゆき

初版はじめに

社会の高齢化や生活習慣病の増加により，心不全患者が増加の一途を辿っている。臨床現場では，増悪を繰り返す慢性心不全患者，合併症を有する高齢心不全患者，さらには移植を待つ重症心不全患者など，臨床的・社会的に複雑な問題を抱える患者への治療と管理には困難をともなうことが多く，循環器医療の大きな課題となっている。

このような課題に，医師はもちろんのこと，コメディカルもそれぞれの専門性をもって，増悪予防や QOL 向上に向けて，患者教育やリハビリテーション，生活支援に全力で取り組んでいる。さらに近年，包括的な治療・支援の実現に向けて，心臓リハビリテーションの普及のあとを追うように，多職種チームで患者を支援する "疾病管理プログラム" や "地域連携" が広がりつつあり，これらの基盤となるチーム医療の重要性が再認識されている。

私たちは，日本心不全学会看護小委員会の活動を基盤に，心不全医療においてコメディカルに求められる能力・技術について議論を重ねてきた。コメディカルそれぞれの専門性の確立とともに，「心不全医療チームの一員として，ほかの職種との協働に必要な知識・技術は何か？」と考えるなかで，心不全ケアについての成書の必要性を痛感し，本書の企画を始めたのである。

多くの方々の協力を得て，心不全患者の包括的支援に必要な知識・技術の習得を目指した『心不全ケア教本』を刊行する運びとなった。本書は，心不全治療のエキスパートである医師をはじめ，看護師，理学療法士，臨床心理士，管理栄養士，社会福祉士の方々の協力を得て，心不全の病態や治療とともに，健康行動理論や精神的支援，セルフケアなど，ケアに関するエビデンスや実践的な知識・技術を網羅した成書である。ぜひ，心不全医療にかかわるすべての医療者に手に取っていただきたい。

また本書には，コメディカルがエビデンスにもとづく知識・技術を習得したうえで，"医師とコメディカルが手を取り合って，心不全を治療し患者の日常を支えるという仕事に取り組んでいきたい" という願いが込められている。このような思いをくみ取り，心不全医療チームで本書を活用していただければ，編者として望外の喜びである。

本書の編集作業を通して，心不全の病態解明や治療の進歩と比較して，患者支援の根拠となる日本独自のエビデンスが乏しいことを痛感させられた。本書を手に取られたコメディカルの読者諸氏には，真に患者を支えるためのエビデンスや

臨床知の構築に，ともに力を注いでいただきたい。

　本書の出版にあたり，編者の希望を快く受け入れて執筆してくださった医師の先生方に深く感謝申し上げたい。また，コメディカルの執筆者の方々には，難しいテーマにもかかわらず，日々の研究成果や臨床実践から得られた知見を惜しみなく記述していただいた。これらコメディカルの執筆者の協力がなければ，本書の目的を達成することはできなかった。

　最後に，本書出版の機会をいただいたメディカル・サイエンス・インターナショナルの染谷繁實様，企画から出版まで一貫して私たちの願いを理解し形にすることを支援してくださった江田幸子様，編集作業を強力にサポートしてくださった後藤亮弘様に心から感謝申し上げる。

　　2012 年 1 月

　　　　　　　　　　　　　　眞茅みゆき・池亀俊美・加藤尚子

初版第 2 刷の発行にあたって

2012 年の初版第 1 刷から 3 年半が経ち，心不全ケアを取り巻く環境は急速に変化している。まず，日本看護協会が認定する慢性心不全看護認定看護師が，2015 年 9 月現在 238 名誕生していることは，医療機関ならびに地域における心不全ケアの必要性，心不全医療におけるチーム医療の重要性が認識される契機となり，心不全ケアの質の向上に大きく貢献している。また，日本循環器学会から『循環器疾患における末期医療に関する提言』が発表されて以降，心不全ケアにおける緩和ケアの必要性が活発に議論されるようになり，今後の心不全医療の重要な課題の 1 つにあげられる。さらに，心不全における疾病管理の様相も変化しつつある。団塊の世代が 75 歳以上となる 2025 年を目途に，住み慣れた地域で自分らしい暮らしを人生の最後まで続けられるよう，住まい・医療・介護・予防・生活支援を一体的に提供することを目指す「地域包括ケアシステム」は，心不全患者の療養支援の新たな受け皿となる可能性を秘めている。加えて，急速な発展，普及を遂げる情報通信技術（Information and Communication Technology: ICT）は，新しい疾病管理のあり方をもたらすと期待される。

　このような変化のなかでも，本書は心不全ケアに不可欠な基本的知識，技術を網羅しており，心不全ケアにおける新たな問題や新規性のあるケア方法開発の礎になると考える。今後も本書が，心不全ケアを目指す方，さらに心不全ケアを深めたい方の力となれば幸いである。

　　2015 年 9 月

　　　　　　　　　　　　　　　　　　　　　　　　　編者一同

CONTENTS

改訂によせて —— v

はじめに —— vii

初版はじめに —— ix

1 心不全の概念と分類 —— 大谷朋仁 1

2 日本および海外における心不全の現状 —— 眞茅みゆき 9

3 心不全における一次予防 —— 吉田俊子 15

4 心不全に関する病態生理

❶ 心筋の構造, 収縮と拡張, 前負荷と後負荷 —— 井手友美 23

❷ 神経体液性因子：レニン・アンジオテンシン・アルドステロン（RAA）系と
交感神経系 —— 佐和琢磨・佐藤幸人 29

❸ 急性心不全の病態生理 —— 奥村貴裕 37

❹ 慢性心不全の病態生理 —— 衣笠良治 44

TOPICS 成人先天性心疾患患者の治療とケア —— 落合亮太 54

5 心不全の診断

❶ フィジカルエグザミネーション —— 小泉雅子 61

❷ 胸部 X 線検査 —— 大西勝也 70

❸ 心臓超音波検査 —— 山本一博 77

❹ 心内圧測定 —— 岸 拓弥 84

❺ 脳性ナトリウム利尿ペプチド（BNP）の役割 —— 猪又孝元 90

6 急性心不全の薬物治療 —— 佐藤直樹 95

7 慢性心不全の薬物治療

① β 遮断薬 —————————————————— 猪又孝元 103

② ACE 阻害薬と ARB —————————————— 絹川真太郎 108

③ 利尿薬 ———————————————————— 今村輝彦 115

④ 抗不整脈薬 ————————————————— 中村一文 121

⑤ 経口強心薬 ————————————————— 加藤真帆人 126

TOPICS 肺高血圧症患者の治療とケア ——————— 波多野　将 131

8 急性心不全の非薬物療法 ———————————— 肥後太基 139

9 慢性心不全の非薬物療法

① 心臓再同期療法（CRT）・植込み型除細動器（ICD）————— 鈴木　誠 147

ONE POINT ADVICE デバイス植込み心不全患者のケア ———— 齊藤奈緒 156

② 在宅酸素療法（HOT）————————————— 髙圓恵理 161

③ 遠隔医療・テレモニタリング————————————— 加藤尚子 169

10 急性心不全患者のケア ————————————— 山中源治 175

ONE POINT ADVICE 急性期治療におけるせん妄のケア————— 山内典子 187

11 合併症を有する心不全患者の治療とケア

① 心房細動（AF）を合併する心不全患者の治療とケア ———— 樗木晶子 193

② 慢性腎臓病（CKD）を合併する心不全患者の治療とケア— 中田康紀・斎藤能彦 202

③ 貧血を合併する心不全患者の治療とケア————— 内藤由朗・増山　理 208

④ 睡眠障害を合併する心不全患者の治療とケア ————— 葛西隆敏 214

⑤ 認知症を合併する心不全患者の治療とケア ————— 大津美香 221

12 重症心不全患者の治療とケア

① 補助人工心臓の適応と合併症——————————— 絹川弘一郎 229

② 補助人工心臓の管理とケア —————————— 遠藤美代子 237

③ 心臓移植後の治療———————————————— 小野　稔 245

④ 心臓移植後のケア——————————————— 堀　由美子 252

13 心不全の栄養管理 ──────────────── 宮島 功　261

14 心不全における緩和ケア ──────────── 琴岡憲彦　267

15 心不全における疾病管理 ──────────── 眞茅みゆき　277

　ONE POINT ADVICE 心不全チームを結成する ─────── 五十嵐 葵　283

16 心不全患者のための意思決定支援 ────────── 柴田龍宏　289

17 心不全におけるセルフケア

　❶ 心不全患者に必要なセルフケア ───────── 加藤尚子　297

　❷ セルフケアを支えるための具体的なケア─服薬管理 ──── 林 亜希子　308

　❸ セルフケアを支えるための具体的なケア─食事管理 ──── 鷲田幸一　313

　❹ セルフケアを支えるための具体的なケア─症状モニタリング ── 石田洋子　320

　ONE POINT ADVICE 心不全におけるヘルスリテラシー────── 岡田明子　324

18 心不全ケアのための健康行動理論 ────────── 中 麻規子　329

19 心不全における活動能力の評価と運動療法 ──────── 井澤和大　337

　ONE POINT ADVICE 心臓リハビリテーションの進め方─────── 池亀俊美　349

20 心不全患者に対する精神的支援 ───────────── 竹原 歩　357

21 在宅における心不全ケア ──────────────── 弓野 大　365

　TOPICS 心不全看護専門外来 ──────────── 青木芳幸　371

　ONE POINT ADVICE 心不全ケアに必要な社会福祉の知識 ─────── 齋藤慶子　374

　ONE POINT ADVICE 心不全ケアにおける地域連携 ──────── 渡辺 德　381

22 心不全ケアにおける家族の役割と家族および介護者への支援

　─────────────────── 平野美樹・眞茅みゆき　387

23 心不全ケア：展望と課題 ──────────────── 加藤尚子　393

索引───── 400

xiii

【注　意】

本書に記載した情報に関しては，正確を期し，一般臨床で広く受け容れられている方法を記載するよう注意を払った。しかしながら著者ならびに出版社は，本書の情報を用いた結果生じたいかなる不都合に対しても責任を負うものではない。本書の内容の特定な状況への適用に関しての責任は，医療者各自のうちにある。

　著者ならびに出版社は，本書に記載した薬物の選択，用量については，出版時の最新の推奨，および臨床状況にもとづいていることを確認するよう努力を払っている。しかし，医学は日進月歩で進んでおり，政府の規制は変わり，薬物療法や薬物反応に関する情報は常に更新されている。読者は，薬物の使用にあたっては個々の薬物の添付文書を参照し，適応，用量，付加された注意・警告に関する変化を常に確認することを怠ってはならない。これは，推奨された薬物が新しいものであったり，汎用されるものではない場合，特に重要である。

1

心不全の概念と分類

心不全の概念と定義

心臓の働きは，全身に血液を送り出し，全身から血液を受け取ることであるが，心不全とは，その心臓としての働きが不全状態に陥った状態，つまり血液循環に障害が生じた状態で，結果，さまざまな症状や徴候をきたし，運動耐容能の低下として現れる。2017年に改訂された『急性・慢性心不全診療ガイドライン』[1]において心不全は，「なんらかの心臓機能障害，すなわち，心臓に器質的および/あるいは機能的異常が生じて心ポンプ機能の代償機転が破綻した結果，呼吸困難・倦怠感や浮腫が出現し，それにともない運動耐容能が低下する臨床症候群」と定義され，運動耐容能の低下が追記された。この定義に記載されているように，心不全はさまざまな状態のものを一括りにした「症候群」であり，1つの病型を示さない。心不全に多様性を生み出す要因には，時間に関連する因子（急性期，慢性期，終末期など），病態に関連する因子（左心不全や右心不全，左室駆出率，血行動態など），重症度（運動耐容能など）に関連する因子などがあり，それぞれの因子に関連してさまざまに分類することが可能である（**表1**）。分類することは，他稿で述べられるそれぞれの状況に応じた治療選択に通じることになるが，さまざまな分類自体を知ることは，心不全の病態形成や「病気」としての経過を理解することにつながる。本稿では，2017年に改訂されたガイドラインにもとづいて，さまざまな分類を概説していく。

心不全の重症度と進行度での分類

改訂された2017年版ガイドラインには，「心臓が悪いために，息切れやむくみが起こり，だんだん悪くなり，生命を縮める病気」という一般向けの定義が盛り込まれた。本来，心不全は「病気」ではなく，

表1● 心不全におけるさまざまな分類

時間と関連する分類	急性/慢性 ステージ分類（ステージA～D） など
重症度と関連する分類	NYHA 心機能分類 INTERMACS 分類，J-MACS 分類 Killip 分類，Forrester 分類 など
病態と関する分類	左心不全/右心不全/両心不全 左室駆出率による分類 クリニカルシナリオによる分類 Forrester 分類，Nohria-Stevenson 分類 など

「臨床症候群」であるが，一般の人になるべく容易にわかりやすくということから，「病気」とされている。この一般向け定義で大事な点は，「だんだん悪くなり，生命を縮める」というところである。「悪くなる」という心不全の重症度の評価については，運動耐容能低下の程度を表す，どれくらいの身体活動で心不全症状が生じるかを表した NYHA 心機能分類が主に用いられる (表2)[2]。この方法は簡便であるという長所がある一方，判断基準が曖昧で具体的ではないため定量性や客観性に乏しいという注意点がある。さらに，心不全の病歴が長くなると，自らの活動を制限していることがあり，自覚症状にもとづく評価は難しくなる点にも注意が

必要である。NYHA 心機能分類を客観的に評価するには，心肺負荷試験による最高酸素摂取量（peak $\dot{V}O_2$）などの運動耐容能を示す指標 (表3) が参考になる[3]。また，この重症度評価は予後を考えるうえでは有用である。たとえば，NYHA 心機能分類IV度で静注強心薬の持続投与から脱することができない状態であれば，内科的治療のみでは 1 年生存率は 20〜30 %[4, 5]で，離脱できたが高度な身体活動制限のあるIV度のままであれば，1 年生存率は 60〜70 %[6]と報告されている。

一方，「だんだん」というように，心不全は進行性に経過する。2005 年の ACC/AHA の心不全のガイドライン[7]で示され，日本のガイドラインでも採用されているように，心不全の進展は 4 つのステージに分類される。リスク因子をもつが器質的心疾患がなく心不全症候のない患者は「ステージ A 器質的心疾患のないリスクステージ」，器質的心疾患を有するが心不全症候のない患者は「ステージ B 器質的心疾患のあるリスクステージ」，器質的心疾患を有して心不全症候を有する患者は，既往も含めて「ステージ C 心不全ステージ」，おおむね年間 2 回以上の心不全入院を繰り返し，有効性が確立しているすべての薬物治療・非薬物治療について治療ないしは治療が考慮されたにもかかわらず NYHA 心機能分類III度より改善しない患者は「ステージ D 治療抵抗性心不全ステージ」と定義されている。心不全は，発症前段階であるステージ A および B を経て，ステージ C からステージ D へ移行する。そして，多くの場合，その経過において，重症度で表される心不全の程度は増悪と寛解を繰り返し，難治化する経過をたどる。この経過を，心不全の重症度として

表2 ● NYHA 心機能分類

I度	・心疾患はあるが身体活動に制限はない ・日常的な身体活動では著しい疲労，動悸，呼吸困難あるいは狭心痛を生じない
II度	・軽度ないし中等度の身体活動の制限がある ・安静時には無症状 ・日常的な身体活動で疲労，動悸，呼吸困難あるいは狭心痛を生じる
III度	・高度な身体活動の制限がある ・安静時には無症状 ・日常的な身体活動以下の労作で疲労，動悸，呼吸困難あるいは狭心痛を生じる
IV度	・心疾患のためいかなる身体活動も制限される ・安静時にも心不全症状や狭心痛が存在する ・わずかな労作でこれらの症状は増悪する

〔Dolgin M, The criteria committee of the New York Heart Association. Nomenclature and Criteria for Diagnosis of Diseases of the Heart and Great Vessels 9th ed. Boston: Little Brown & Co, 1994: 253-6. より，作成〕

表3 ● NYHA 心機能分類と運動耐容能

NYHA 心機能分類	身体活動能力指数 （Specific Activity Scale; SAS）	%最高酸素摂取量 （% peak $\dot{V}O_2$）
I度	6 METs 以上	基準値の 80 %以上
II度	3.5〜5.9 METs	基準値の 60〜80 %
III度	2〜3.4 METs	基準値の 40〜60 %
IV度	1〜1.9 METs	施行不能あるいは 基準値の 40 %未満

〔難病情報センター. 特発性拡張型心筋症（指定難病 57）.《http://www.nanbyou.or.jp/entry/3986》(2018 年 12 月閲覧). より〕

図1 ● 心不全とそのリスクの進展ステージ

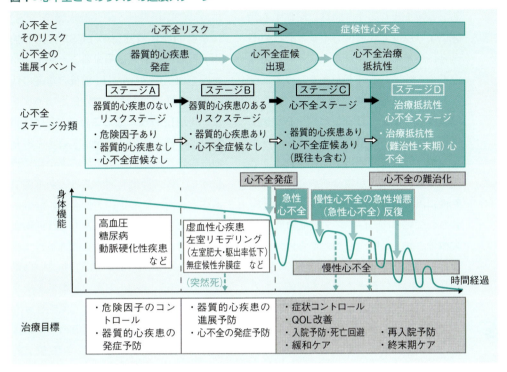

〔厚生労働省．脳卒中，心臓病その他の循環器病に係る診療提供体制の在り方に関する検討会．脳卒中，心臓病その他の循環器病に係る診療提供体制の在り方について（平成29年7月）．《https://www.mhlw.go.jp/file/05-Shingikai-10901000-Kenkoukyoku-Soumuka/0000173149.pdf》（2019年1月閲覧）．より，改変〕

身体機能を縦軸に，時間経過・ステージの進行を横軸に表したものが図1である。心不全の前段階であるステージAから始まるのは，無症候であっても高リスク群であれば早期に治療介入することが推奨されていることによるものである。治療などの詳細に関しては各稿に譲るが，図1のようにステージCとDの治療目標は同じであり，症状コントロール，QOL改善，入院予防・死亡回避，再入院予防，緩和ケアであり，終末期に至った場合には，終末期ケアへ移行する。ステージCからDへ移行には，明確な線引きをすることは難しいことが多いが，NYHA心機能分類でⅢ度より運動耐容能が改善しない場合には，十分な薬物治療・非薬物治療が行われているか，また は行うことが考慮されたかを再度見直し，既にステージDになっているのかどうかを検討することが必要である。またステージCからDの移行期以降，つまりNYHA心機能分類でⅢ度以上より脱することができない状況は，補助人工心臓（VAD）の適応を考えるときに用いられる分類として，重症度・病状としての安定度で分けたJ-MACS分類（日本の分類）[8] もしくはINTERMACS分類（世界的な分類）[9] があり，この病期での重症度の評価には有用である。

急性心不全と慢性心不全

大多数の心不全は急性に発症し，その後，慢性の心不全（ステージC心不全ステー

1 心不全の概念と分類

ジ）に移行し，多くの場合，進行性に増悪と寛解を繰り返す。急性に発症する状態により急性非代償性心不全と急性心不全とに厳密には分かれるが，一般に急性心不全と呼ばれることが多く，ガイドラインでは「心臓の構造的および/あるいは機能的異常が生じることで，心ポンプ機能が低下し，心室の血液充満や心室から末梢への血液の駆出が障害されること，種々の症状・徴候が複合された症候群が急性に出現あるいは悪化した病態」と定義されている[1]。心ポンプ機能の低下は，大血管，弁，心膜，心筋，あるいは代謝などの異常にともなって引き起こされ，それら病因で分類することも可能である（**表4**）。また，急性心不全では病態から，①急性心原性肺水腫，②全身的な体液貯留（溢水），③低心拍出・低灌流（心原性ショック含む）に分けることができる。収縮期血圧を用いた分類であるクリニカルシナリオ clinical scenario（CS）[10]は，これらの病態を反映しており，初期対応の場面における1つの指標として急性

心不全の診療の一助となりうる。具体的には，CS1 は急性心原性肺水腫の，CS2 は全身的な体液貯留の，CS3 は低心拍出・低灌流の病態を呈することが多いが，普段の血圧が 80 mmHg 前後の重症の低心機能患者では，血圧が 100〜120 mmHg 程度になることで，心原性肺水腫と体液貯留の病態を示すこともあり，血圧の絶対値だけによらず心不全症状や徴候を的確に評価判断することが重要である。また，低心拍出・低灌流の病態の中で，出血や脱水などにともなう循環血漿量の低下や前負荷不足を除外され，収縮期血圧が 90 mmHg 未満，あるいは平均動脈圧 65 mmHg 未満で組織低灌流サインが認められる状態は，心原性ショックと定義される。組織低灌流のサインは，身体所見のみならず，血中乳酸値上昇（2 mmol/L，18 mg/dL）が参考所見として有用である。予後は，治療自体よりも心原性ショックの原因や病態に依存することが多く，適切な原因や病態の把握が重要である。CS 分類にあるように，急性冠症候群（ACS）と右心不全とでは，治療方針が異なるため，早期に病態の把握が重要である。

一方，これらの急性期の病態を血行動態的に分類するものとしては，身体所見による分類である Nohria-Stevenson 分類，Swan-Ganz カテーテルによる Forrester 分類が用いられる。詳細は急性期の稿に譲るが，左室の前方障害である低灌流の指標と，後方障害である体液貯留の指標との2つにより，心不全を4つに分類し，治療を考える場面で有用である。具体的には，低灌流を示す指標にもとづき強心薬や機械的補助を検討し，体液貯留を示す指標にもとづき利尿薬などによる体液調節を行う。これらの急性期の治

表4 ● 心ポンプ機能低下をきたす疾患での分類

心筋の異常による心不全	虚血性心疾患 心筋症（拡張型心筋症，肥大型心筋症など） 心毒性物質（アルコール，重金属，抗がん剤などの薬物，放射線など） 感染性（心筋炎） 免疫疾患 周産期心筋症 浸潤性疾患（サルコイドーシス，アミロイドーシスなど） 代謝性・酵素異常疾患（糖尿病，ファブリー病など） 筋疾患（筋ジストロフィー）など
血行動態の異常による心不全	高血圧 弁膜症，心臓の構造異常（先天性，後天性） 心外膜などの異常（収縮性心外膜炎など） 心内膜の異常（心内膜弾性線維症など） 高心拍出心不全（貧血，甲状腺機能亢進症，シャント疾患など） 体液量増加（腎不全，輸液量過多など）
不整脈による心不全	頻脈性（心房細動，心房頻拍，心室頻拍など） 徐脈性（洞不全症候群，房室ブロックなど）

療により血行動態が改善し，心不全の症状や徴候が改善もしくは安定化した状態である慢性期へ移行したら退院を目指し慢性期の治療を行う。退院後の心不全増悪による再入院は退院後早期に多いため，早期の外来受診を考慮するなど，退院から外来診療への連続的な管理や，多職種を含む心不全チームによる診療の継続，病診連携での密接な情報共有などが重要である。

左心不全，右心不全，両心不全

循環不全を生じた場所により，左心系の循環不全にともなう症状や徴候をきたす左心不全，右心系の循環不全にともなう症状や徴候をきたす右心不全，両方が存在する両心不全に分類される。この分類は，心不全をきたす病態にもとづいており，症状や徴候について理解することが，病態の理解につながり重要である。詳細は他稿に譲るが，左心不全は，左室拡張末期圧や左房圧の上昇にともなう肺静脈のうっ血の症状や徴候として，呼吸困難や起坐呼吸，ピンク色泡沫状痰などを認める。一方，右心不全は，右房圧の上昇にともなう体静脈のうっ血として，食欲不振，肝腫大などを認める（**表5**）。両心不全の患者においては左心不全および右心不全の症状・所見の両者を有する。また，左心不全でも右心不全でも心拍出量の減少をきたすと不穏や四肢冷感などの症状・徴候を認める。Framingham研究における心不全の診断基準は，左心不全，右心不全，低心拍出の症状・所見が混在したものであるが，心不全診断時にはよく用いられる。

左心不全をきたす疾患は，虚血性心疾患や高血圧性心疾患，心筋症や左心系の

表5● 部位による分類と症状，徴候

分類	病態	症状・徴候
左心不全	うっ血によるもの	呼吸困難，息切れ，起坐呼吸，喘鳴，ピンク色泡沫痰，Ⅲ音・Ⅳ音など
右心不全	低心拍出によるもの	不穏，意識障害，四肢冷感，低血圧，乏尿など
	うっ血によるもの	右季肋部痛，食欲不振，頸動脈怒張，肝腫大，肝機能障害など

弁膜症など多くの心疾患にわたる。右心不全をきたす疾患としては，肺高血圧症，右室心筋障害をきたす心筋症，右室梗塞などの一部の虚血性心疾患，三尖弁や肺動脈弁などの弁膜症などがあげられる。高度の左心不全は，左房圧の上昇から肺高血圧症をきたし，その結果，後負荷に弱い右室は機能低下をきたしやすく，右心系の機能障害からも右心不全につながる。

左室駆出率による分類

多くの心不全では，左心不全をきたす左室の機能障害が関与しているため，左室機能のうち収縮機能の代表的な指標である左室駆出率（LVEF）を用いた分類が主に用いられる（**表6**）。臨床的には，左室収縮機能の違いにより治療法が変わってくるため，このLVEFによる分類が頻用され，改訂された日本の心不全診療ガイドラインにおいても，欧米のガイドラインと同様に，心不全の分類としてLVEFによる分類を中心に治療法が記載されている。LVEFの低下した心不全 heart failure with reduced ejection fraction（HFrEF）は，多くの大規模臨床試験において，LVEFが35％以下もしくは40％未満の患者を選択基準としており，日本のガイドラインではHFrEFをLVEF40％未満と定義してい

5

1 心不全の概念と分類

表6● LVEFによる心不全の分類

定義	LVEF	説明
LVEFの低下した心不全 (heart failure with reduced ejection fraction; HFrEF)	40％未満	収縮不全が主体。現在の多くの研究では標準的心不全治療下でのLVEF低下例がHFrEFとして組み入れられている。
LVEFの保たれた心不全 (heart failure with preserved ejection fraction; HFpEF)	50％以上	拡張不全が主体。診断は心不全と同様の症状をきたす他疾患の除外が必要である。有効な治療が十分には確立されていない。
LVEFが軽度低下した心不全 (heart failure with mid-range ejection fraction; HFmrEF)	40％以上 50％未満	境界型心不全。臨床的特徴や予後は研究が不十分であり、治療選択は個々の病態に応じて判断する。
LVEFが改善した心不全 (heart failure with preserved ejection fraction, improved; HFpEF improved または heart failure with recovered EF; HFrecEF)	40％以上	LVEFが40％未満であった患者が治療経過で改善した患者群。HFrEFとは予後が異なる可能性が示唆されているが、さらなる研究が必要である。

(Yancy CW, et al. 2013 ACCF/AHA guideline for the management of heart failure: a report of the American College of Cardiology Foundation/American Heart Association Task Force on practice guidelines. Circulation 2013; 128: e240-327. および，Ponikowski P, et al. Authors/Task Force Members. 2016 ESC Guidelines for the diagnosis and treatment of acute and chronic heart failure: The Task Force for the diagnosis and treatment of acute and chronic heart failure of the European Society of Cardiology (ESC). Developed with the special contribution of the Heart Failure Association (HFA) of the ESC. Eur J Heart Fail. 2016; 18: 891-975. より，改変)

る。また，心不全症状を呈する症例の約半数は，LVEFが保たれた心不全であることが示されおり[11]，HFpEF (heart failure with preserved ejection fraction)と呼ばれている。診断基準として，①臨床的に心不全症状を呈し，②LVEFが保たれ，③ドプラ心エコー法もしくは心臓カテーテル検査で左室拡張能障害が証明されている，の3点が用いられ[12]，日本のガイドラインにおいてLVEFは50％以上と定義されている。HFrEFとHFpEFの間であるLVEFが40％以上50％未満の軽度低下している心不全はHFmrEF (heart failure with mid-range ejection fraction)，もしくは

HFpEF borderlineと呼ばれる。病態としては収縮機能障害がある程度存在するもののHFpEFに近い症例が多いとされるが，HFrEFに近い症例も混在しており，まだ一定の見解までに至っていない。治療法については，HFrEFにおいてエビデンスが確立されている治療が有効である可能性が考えられている。

一方，三尖弁疾患や肺動脈性肺高血圧症にともなう純粋な右心不全の病態もLVEFが低下していない場合，LVEFによる分類においては広義のHFpEFに分類されるが，左室の拡張障害を主座とする拡張不全とも呼ばれる狭義のHFpEFとは異なる病態として考える必要がある。

心不全は，このようにさまざまな切り口で分類し，特徴づけることができる。たとえば，「ステージCの急性心不全で，両心不全を呈し，入院前の慢性期はNYHA心機能分類Ⅲ度で，入院時のクリニカルシナリオ3，Forrester 4型を示していて，入院後の現在はINTER-MACS profile 2である心筋症によるHFrEF症例」というと，おおよその心不全像とその治療選択肢が想像される。分類を知ることは，症候群である心不全の病態，治療の理解につながり，今後も新たな治療法に合わせて，新しい分類ができてくるものと思われる。

〈大谷 朋仁〉

● 文献

1) 日本循環器学会/日本心不全学会合同ガイドライン. 急性・慢性心不全診療ガイドライン (2017年改訂版) (班長：筒井裕之).《http://www.j-circ.or.jp/guideline/pdf/JCS2017_tsutsui_h.pdf》(2018年12月閲覧).
2) Dolgin M, The criteria committee of the New York Heart Association. Nomenclature and Criteria for Diagnosis of Diseas-

es of the Heart and Great Vessels 9th ed. Boston: Little Brown & Co, 1994: 253-6.

3) Russell SD, Saval MA, Robbins JL, et al. New York Heart Association functional class predicts exercise parameters in the current era. Am Heart J. 2009; 158 (4 Suppl): S24-30.

4) Rose EA, Gelijns AC, Moskowitz AJ, et al. Long-term use of a left ventricular assist device for end-stage heart failure. N Engl J Med. 2001; 345: 1435-43.

5) Adelstein E, Bhattacharya S, Simon MA, et al. Comparison of outcomes for patients with nonischemic cardiomyopathy taking intravenous inotropes versus those weaned from or never taking inotropes at cardiac resynchronization therapy. Am J Cardiol. 2012; 110: 857-61.

6) Lindenfeld J, Feldman AM, Saxon L, et al. Effects of cardiac resynchronization therapy with or without a defibrillator on survival and hospitalizations in patients with New York Heart Association class IV heart failure. Circulation 2007; 115: 204-12.

7) Hunt SA. ACC/AHA 2005 guideline update for the diagnosis and management of chronic heart failure in the adult: a report of the American College of Cardiology/ American Heart Association Task Force on Practice Guidelines (Writing Committee to Update the 2001 Guidelines for the Evaluation and Management of Heart Failure). J Am Coll Cardiol. 2005; 46: e1-82.

8) 日本胸部外科学会 J-MACS 委員会. J-MACS Statistical Report.《http://www.jpats.org/uploads/uploads/files/J-MACS%20Statistical%20Report（2010 年 6 月-2017 年 7 月）. pdf》（2018 年 12 月閲覧）.

9) Stevenson LW, Pagani FD, Young JB, et al. INTERMACS profiles of advanced heart failure: the current picture. J Heart Lung Transplant. 2009; 28: 535-41.

10) Mebazaa A, Gheorghiade M, Piña IL, et al. Practical recommendations for prehospital and early in-hospital management of patients presenting with acute heart failure syndromes. Crit Care Med. 2008; 36: S129-39.

11) Owan TE, Hodge DO, Herges RM, et al. Trends in prevalence and outcome of heart failure with preserved ejection fraction. N Engl J Med. 2006; 355: 251-9.

12) Vasan RS, Levy D. Defining diastolic heart failure: a call for standardized diagnostic criteria. Circulation 2000; 101: 2118-21.

2 日本および海外における心不全の現状

心不全患者の多くは高齢者であり，高齢化の進行は心不全の増加に反映する。国際連合が発表した世界の高齢化率の推移をみると，人口の高齢化は日本や欧米諸国のみならず，開発途上地域でも進行することが予測されている[1]。

国内外で，慢性心不全患者の実態や治療内容の予後への効果を明らかにすることを目的に，大規模な疫学研究や登録観察研究が実施されてきた。これらの研究結果は，心不全患者の実態とともに，患者像の変化や心不全患者を取り巻く新たな問題を把握することにもつながり，効果的な治療・ケアを確立するうえで非常に重要である。本稿では，疫学研究からみた欧米および日本の心不全患者の現状を概説する。

高齢化が引き起こす心不全パンデミック

社会の高齢化が心不全の発症率の上昇に影響していることが疫学研究の結果から明らかとなっている。オランダで実施されたRotterdam Studyでは，男女とも，年齢の上昇にともない心不全の発症率が上昇することが示されている[2]。また，心不全患者の平均年齢の推移について，Framingham Heart Studyの結果では，1950〜1969年に発症した心不全患者の平均年齢が62.7歳であったのに対し，1990〜1999年に発症した患者では80歳と発症年齢が大幅に上昇していることが報告されている[3]。今後のさらなる高齢化にともない，心不全患者の世界的な急増（パンデミック）が予測されるとともに，高齢患者の増加が見込まれ，高齢心不全患者へのケアや多面的な支援体制の確立が求められる。

世界の心不全の現状

基礎心疾患，冠危険因子，合併疾患，治療内容といった，心不全の患者像や治療に関する状況を明らかにするための疫学研究は，効果的な治療やケアを構築するための基礎的資料として重要である。しかしながら，米国や欧州で行われた疫学研究の結果が，すべての国，地域にも当てはまるとはいえず，それぞれの国での疫学研究が求められている。さらには，心不全の疫学研究における地域差を明らかにすることは，各国に求められる心不全診療のあり方を検討する一助になると考えられる。

2
日本および海外における心不全の現状

表1に代表的な心不全の登録観察研究の結果をまとめた[4~11]。欧米における代表的な大規模登録観察研究として，OPTIMIZE-HF（Organized Program to Initiate Lifesaving Treatment in Hospitalized patients with Heart Failure）[4,5]，ADHERE（Acute Decompensated Heart Failure National Registry）[6]，EHFSⅡ（EuroHeart Failure SurveyⅡ）[7]がある。アジア諸国を対象とした登録観察研究としては，ADHERE-AP（Acute Decompensated Heart Failure National Registry International-Asia Pacific）[10]があり，複数国のICUおよびCCUに入室した心不全患者を登録したALARM-HF（Acute Heart Failure Global Survey of Standard Treatment）[11]もある。いずれの登録観察研究においても，登録患者の平均年齢は高く，高血圧や糖尿病の合併割合は地域を問わず高率である。これらの結果は，心不全医療において，高齢患者への支援体制の確立や，肥満や生活習慣に対する予防活動や併存疾患の治療が重要であることを示している。さらに，心不全患者の左室駆出率（LVEF）について，地域を問わず，LVEFの保たれた心不全heart failure with preserved ejection fraction（HFpEF）の存在が重要となっており，HFpEFに対する治療のエビデンスの確立は世界共通の課題といえる。

日本の心不全の現状

日本における大規模な多施設登録観察研究として，JCARE-CARD研究[12]，ATTEND

表1 ● 世界における心不全患者の多施設登録観察研究

	ADHERE	OPTIMIZE-HF	EHFS Ⅱ*	RO-AHFS	AHEAD	ADHERE-AP**	ALARM-HF***
登録地域	米国	米国	欧州	ルーマニア	チェコ	**	***
登録患者数	105,388	48,612	3,580	3,224	4,153	10,171	4,953
期間	2001~2004	2003~2004	2004~2005	2008~2009	2006~2009	2006~2008	2006~2007
平均年齢（歳）	72	73	70	69	74 (49~88)[a]	67/66[b]	－
男性（%）	48	48	61	56	58	57	62
虚血性心疾患（%）	－	46	54	61	－	－	－
高血圧性心疾患（%）	－	23	－	44	－	－	－
左室収縮機能障害（%）	63	49	66	66	－	53	－
平均左室駆出率（%）	34	39	38	38	37 (16~55)[a]	－	－
高血圧（%）	73	71	63	67	73	64	70
脂質異常症（%）	37	32	－	40	－	－	－
冠動脈疾患（%）	57	－	54	－	51	50	31
心筋梗塞の既往（%）	31	－	－	17	32	－	－
心房細動（%）	31	31	39	44	27	24	24
糖尿病（%）	44	42	33	33	43	45	45
慢性腎臓病（%）	30	－	17	－	－	22	21
慢性閉塞性肺疾患（%）	31	15	19	－	－	－	25

*30の欧州諸国
**シンガポール，タイ，インドネシア，オーストラリア，マレーシア，フィリピン，台湾，香港
***フランス，ドイツ，イタリア，スペイン，イギリス，ギリシャ，トルコ，オーストラリア，メキシコ
[a] 中央値（25~75パーセンタイル），[b] 平均/中央値

レジストリー[13]，東北地方を中心とした
CHART 研究[14, 15]の結果が報告されてい
る（表2）。

ATTEND レジストリーでは，2007～
2011 年に心不全の診断により入院した
4,842 名の患者が登録され，その特徴と
して，高血圧を69％，糖尿病を34％の
患者が有し，これらの患者の30～40％
が心不全による入院の既往を有してい
た[13]。CHART 研究は，登録時期が異な
る CHART-1[14] と CHART-2[15] を比較
することにより，日本における近年の心
不全の臨床像の変化を明らかにしている。
その変化として，①虚血性心疾患を基礎
とする患者の増加，②高血圧，糖尿病を
合併する患者の増加，③ HFpEF の増加，
④入院歴のある患者の増加をあげている。
虚血性心疾患を基礎とする患者の増加の
理由について，80 歳以上の虚血性心疾
患の発症率の増加とともに，虚血性心疾
患治療後の院内死亡率の低下が背景にあ
ると推察される。HFpEF の増加につい
て，JCARE-CARD 研究[12]の結果では，
LVEF が 50％以上の HFpEF の割合は
26％を占め，HFpEF 患者は収縮不全と
比較し，高齢者が占める割合が高く，原
因疾患としての高血圧が 44％であるこ
とを示しており，HFpEF の増加には，
高齢化や高血圧の増加が大きく影響して
いると考えられる。今後さらなる高齢心
不全患者の増加が見込まれ，高齢心不全
患者に対する治療管理の向上も不可欠で
ある。

日本の心不全患者の予後の経時的変化

CHART-1 研究と CHART-2 研究の予
後の比較[16]によれば，全死亡率，心血管
死亡率，心不全入院率ともに，

CHART-1 より CHART-2 では低下し
ており，心不全患者の予後が改善してい
ることが示された。これらの結果には，
エビデンスにもとづく薬物治療および非
薬物治療の向上や，患者の問題を多面的
に評価し，教育，支援する疾病管理の普
及が影響しているものと考えられる。さ
らに予後の改善は，心不全の急性期治療
を終え，地域で生活する心不全患者の増
加につながると予想され，地域社会にお
ける継続可能で効果的な心不全の治療管

表2 ● 日本における心不全患者を対象とした大規模観察研究

研究名	JCARE-CARD	CHART-1	CHART-2	ATTEND
登録期間	2004～2005	2000～2005	2006～2010	2007～2011
登録症例数	2,675	1,078	4,735	4,842
平均年齢(歳)	71.0	68.7	68.9	73.0
男性 (%)	60	65	68	58
平均 BMI (kg/m²)	22.3	23.0	23.8	−
基礎心疾患 (%)				
虚血	32	26	47	31
高血圧	25	18	10	18
弁膜症	28	24	24	19
合併症 (%)				
高血圧	53	47	74	69
糖尿病	30	20	23	34
心房細動	35*	42	31	40*
慢性腎臓病	70	50	47	−
平均左室駆出率 (%)	42.2	50.9	56.9	−
薬物治療 (%)				
ACE 阻害薬	37	57	45	31
ARB	44	13	32	46
β遮断薬	49	28	49	67
ループ利尿薬	79	76	51	81

*心房粗動も含む
ACE 阻害薬：アンジオテンシン変換酵素阻害薬，ARB：アンジオテンシンⅡ受容体拮抗薬

理体制の構築が不可欠である．また，死因については，CHART-1と比較しCHART-2では非心臓死の割合が増えている．このことは，基礎心疾患あるいは心不全の治療に加えて，併存疾患の治療の重要性を示唆している．心不全患者の予後の改善には，循環器以外の専門医あるいは医療スタッフとの連携を強化することも重要であると考えられる．

疫学研究から知る心不全ケアの課題

心不全患者のさらなる高齢化や死因の変化は，新たな心不全ケアの構築を求めている．心不全患者に対する併存疾患の発症予防や，認知機能障害，生活機能低下といった加齢性変化に対する介入が一層求められる．さらに，心不全患者の再入院率はいまだ改善の余地があり，高齢化，医療制度や社会情勢の変化を鑑みながら，多面的な介入とともに，入院，外来，在宅，地域など，さまざまな場での多様な支援も必要であろう．このような課題を克服する治療やケアが確立され，実際の患者のアウトカム向上につながっていることを示すためには，疫学研究が継続的に行われることが非常に重要である．そして，観察の対象として，治療内容や予後だけでなく，心不全ケアの内容や質を扱う研究や，予後以外のアウトカム，たとえば生活の質 quality of life（QOL）や経済的指標を評価する登録観察研究の実施も期待される．

患者に適した治療，ケアを考えるうえで，患者の実態を理解することは非常に重要である．患者の実態を知るための重要な情報源として疫学研究があり，日本でもさまざまな疫学研究が実施されている．ケアを担う看護職がこれらの結果を理解することは，患者に合ったケアを考え，実施するうえでの一助になる．

（眞茅 みゆき）

● 文献

1) 内閣府．平成30年版 高齢社会白書（全体版）．《https://www8.cao.go.jp/kourei/whitepaper/w-2018/zenbun/30pdf_index.html》(2018年12月閲覧).
2) Bleumink GS, Knetsch AM, Sturkenboom MCJM, et al. Quantifying the heart failure epidemic: prevalence, incidence rate, lifetime risk and prognosis of heart failure. The Rotterdam study. Eur Heart J. 2004; 25: 1614-9.
3) Levy D, Kenchaiah S, Larson MG, et al. Long-term trends in the incidence of and survival with heart failure. N Engl J Med. 2002; 347: 1397-402.
4) Gheorghiade M, Abraham WT, Albert NM, et al. Systolic blood pressure at admission, clinical characteristics, and outcomes in patients hospitalized with acute heart failure. JAMA 2006; 296: 2217-26.
5) Fonarow GC, Abraham WT, Albert NM, et al. OPTIMIZE-HF Investigators and Hospitals. Influence of a performance-improvement initiative on quality of care for patients hospitalized with heart failure: results of the Program to Initiate Lifesaving Treatment in Hospitalized Patients With Heart Failure（OPTIMIZE-HF）. Arch Intern Med. 2007; 167: 1493-502.
6) Adams KF, Fonarow GC, Emerman CL, et al. Characteristics and outcomes of patients hospitalized for heart failure in the United States: Rationale, design, and preliminary observations from the first 100,000 cases in the Acute Decompensated Heart Failure National Registry（ADHERE）. Am Heart J. 2005; 149: 209-16.
7) Nieminen MS, Brutsaert D, Dickstein K, et al. EuroHeart Failure SurveyⅡ（EHFSⅡ）: a survey on hospitalized acute heart failure patients: description of population. Eur Heart J. 2006; 27: 2725-36.
8) Chioncel O, Vinereanu D, Datcu M, et al. The Romanian Acute Heart Failure Syndromes（RO-AHFS）registry. Am Heart J. 2011; 162: 142-53. e1.

9) Spinar J, Parenica J, Vitovec J, et al. Baseline characteristics and hospital mortality in the Acute Heart Failure Database (AHEAD) Main registry. Crit Care. 2011; 15: R291.

10) Atherton JJ, Hayward CS, Wan Ahmad WA, et al. Patient characteristics from a regional multicenter database of acute decompensated heart failure in Asia Pacific (ADHERE International-Asia Pacific). J Card Fail. 2012; 18: 82-8.

11) Follath F, Yilmaz MB, Delgado JF, et al. Clinical presentation, management and outcomes in the Acute Heart Failure Global Survey of Standard Treatment (ALARM-HF). Intensive Care Med. 2011; 37: 619-26.

12) Tsuchihashi-Makaya M, Hamaguchi S, Kinugawa S, et al. Characteristics and outcomes of hospitalized patients with heart failure and reduced versus preserved ejection fraction—a report from the Japanese Cardiac Registry of Heart Failure in Cardiology (JCARE-CARD). Circ J. 2009; 73: 1893-900.

13) Sato N, Kajimoto K, Keida T, et al. Clinical features and outcomes in hospitalized heart failure in Japan (from the ATTEND registry). Circ J. 2013; 77: 944-51.

14) Shiba N, Watanabe J, Shinozaki T, et al. Analysis of chronic heart failure registry in the Tohoku district: Third year follow-up. Circ J. 2004; 68: 427-34.

15) Shiba N, Nochioka K, Miura M, et al. Trend of westernization of etiology and clinical characteristics of heart failure patients in Japan—first report from the CHART-2 study. Circ J. 2011; 75: 823-33.

16) Ushigome R, Sakata Y, Nochioka K, et al. Temporal trends in clinical characteristics, management and prognosis of patients with symptomatic heart failure in Japan—report from the CHART Studies. Circ J. 2015; 79: 2396-407.

3 心不全における一次予防

冠危険因子コントロールの重要性

心血管病の治療は，大きな進歩をとげており，生体侵襲も大きく軽減されているが，将来，心不全へ移行するリスク患者の増加が危惧されており，冠危険因子の是正と健康的な生活習慣継続への長期的な支援が重要である。

ACC/AHA による慢性心不全のステージ分類では，進行性の病態の開始は，心不全発症前からの連続した虚血性心疾患の危険因子の集積であることが示されており[1]，生涯にわたる冠危険因子の管理やリスク状態からの連続した介入が重要となる。そのため心不全患者のケアにあたる看護師には，適切な体重管理，身体活動性，冠危険因子管理，薬物療法，禁煙，ストレスや心理的問題などへのアセスメント能力や，多職種間のコーディネート能力を高めていくことが求められる。

危険因子は保有数により相対リスクが増すことは，Framingham 研究においてもよく知られている。日本での研究報告でも，危険因子の保有数が 3 個以上になると，相対リスクは 31 倍になること

が報告されている[2]**（図1）**。さらに，冠危険因子は，慢性腎臓病（CKD）や糖尿病などの他疾患発症への危険因子にもなりうるため，そのコントロールは，心不全と相互に増悪する疾患の発症予防としても重要となる。

日本人の冠危険因子

日本人の虚血性心疾患の危険因子として，以下の項目があげられる[2]。

図1●危険因子保有数別にみた冠動脈疾患発症に対するオッズ比

危険因子の保有数	オッズ比	（95% 信頼区間）	p値
0	0.01		—
1	5.09	(1.78〜14.52)	0.0023
2	9.70	(2.72〜34.57)	0.0005
3〜4	31.34	(5.81〜168.93)	0.0001

冠動脈疾患発症オッズ比

危険因子
・肥満
・高血圧
・高血糖
・高脂血症

- 0: 1.0
- 1: 5.1
- 2: 9.7
- 3〜4: 31.3

（Nakamura T, et al. Magnitude of sustained multiple risk factors for ischemic heart disease in Japanese employees: a case-control study. Circ J. 2001; 65: 11-7. より）

(1) 年齢：男性は45歳以上，女性は55歳以上

(2) 冠動脈疾患の家族歴：両親，祖父母および兄弟・姉妹における突然死や若年発症の虚血性心疾患の既往

(3) 喫煙

(4) 脂質異常症：高LDLコレステロール血症（140 mg/dL以上），高トリグリセリド血症（150 mg/dL以上）。低HDLコレステロール血症（40 mg/dL未満）のいずれか

(5) 高血圧：収縮期血圧140 mmHgあるいは拡張期血圧90 mmHg以上

(6) 耐糖能異常：①早朝空腹時血糖値126 mg/dL以上，②75 g経口糖負荷試験（OGTT）[*1]2時間値200 mg/dL以上，③随時血糖値200 mg/dL以上，④HbA1c（JDS）値6.1%以上（NGSP値6.5%以上）[*2]のいずれかが認められた糖尿病型，糖尿病型ではないが空腹時血糖値110 mg/dL以上あるいはOGTT2時間値140 mg/dL以上の境界型

(7) 肥満：BMI 25以上またはウエスト周囲径が男性で85 cm，女性で90 cm以上

(8) メタボリックシンドローム：内臓肥満蓄積（ウエスト周囲径が男性で85 cm，女性で90 cm以上）で高トリグリセリド血症150 mg/dL以上かつ，または低HDLコレステロール血症（40 mg/dL未満），収縮期血圧130 mmHgかつ/または拡張期血圧85 mmHg以上，空腹時高血糖110 mg/dL以上のうち2項目以上をもつもの

(9) CKD：尿異常（特に蛋白尿の存在），糸球体濾過量 glomeruiar filtration rate（GFR）60 mL/min/1.73 m²未満のいずれか，または両方が3か月以上持続する状態

(10) 精神的，肉体的ストレス

冠危険因子の改善には食事，運動，禁煙など望ましい生活習慣を維持していくことが重要であり，一次予防の観点から，その概要を以下に示す。

メタボリックシンドローム，耐糖能異常，肥満症の管理

糖代謝異常や高血圧などの健康障害を複合的にもつメタボリックシンドロームは，心血管病の高リスク状態である。内臓脂肪蓄積による肥満は，インスリン抵抗性を増大し，動脈硬化を促進する要因となる。脂肪細胞から分泌される腫瘍壊死因子（TNF）-α，レジスチン，アンジオテンシノーゲン，MCP-1[*3]などのアディポサイトカインはインスリン抵抗性を惹起する。またインスリン抵抗性改善作用や抗動脈硬化作用をもつアディポネクチンは，内臓脂肪蓄積量と逆相関を示すことから，内臓脂肪減少への介入が非常に重要となり，重度の高血圧を除いて，運動療法と食事療法を両輪としてコントロールすることが大切である。

摂取エネルギーは標準体重（BMI）を基準として計算する。標準体重は身長（m）×身長（m）×22で算出し，身体活動レベルのⅠ（低い）〜Ⅲ（高い）の活動強度に応じ，体重1 kgあたり25〜35 kcal/kg/日×標準体重により1日の摂取エネルギー量を算出する。標準体重の±10%以内の適正体重への減量，適正体重者ではこの範囲での維持を行う。肥満者は減量により降圧効果も得られる。

血圧管理

『高血圧治療ガイドライン2014』[3]に示された高血圧症の判定基準では，成人における血圧値（収縮期血圧・拡張期血圧）は，至適血圧，正常血圧，正常高値血圧，

---

*1 **OGTT**：oral glucose tolerance test

*2 **JDS**：Japan Diabetes Society. **NGSP**：National Glycohemoglobin Standardization Program

*3 **MCP-1**：monocyte chemotactic protein 単球遊走促進因子

Ⅰ度高血圧，Ⅱ度高血圧，Ⅲ度高血圧，（孤立性）収縮期高血圧に分類されている**（表1）**。また，診察室（医療環境下）血圧にもとづき，高血圧患者の脳心血管リスクについて，低リスク，中等リスク，高リスクの3群，および付加リスクなしに層別化している**（表2）**。年齢および血圧以外の危険因子（喫煙，糖尿病，脂質異常症，肥満，CKD，高齢，若年発症の心血管病の家族歴など），臓器障害・心血管病の有無により「降圧目標」が示されている**（表3）**。高齢者では血圧動揺性が大きく，白衣高血圧や仮面高血圧の頻度が高いことを考慮して家庭血圧を含めた複数回の血圧測定において血圧レベルを確認することが重要である[4]。

高血圧症では生活習慣の是正が治療の基本となる。高血圧治療ガイドラインでは，塩分制限や野菜・果物の積極的摂取，コレステロールや飽和脂肪酸の摂取をおさえるなどの8項目があげられており，軽症の高血圧では減塩することで血圧をコントロールできる場合もある。いずれも複合的に改善が認められる**（表4）**[3]。塩分は，日本人の食事摂取基準[5]によれば，1日男性で8g未満，女性で7g未満が推奨されており，高血圧症では6g以下が推奨されている。食事指導では，香辛料の工夫や，醤油をあとにつける，練り物の摂取を控えるなどの内容があげられるが，高齢者の場合，味が薄くなると食欲が落ちてしまうということもあるため，日々の食事内容をよく確認して指導していくことが大切である。

また，食品表示のナトリウム（Na）表示からナトリウム量（mg）×2.54÷1,000の計算により，実際の食塩相当量（g）を求めることができる。

表1● 成人における血圧の分類（mmHg）

	分類	収縮期血圧		拡張期血圧
正常域血圧	至適血圧	＜120	かつ	＜80
	正常血圧	120〜129	かつ/または	80〜84
	正常高値血圧	130〜139	かつ/または	85〜89
高血圧	Ⅰ度高血圧	140〜159	かつ/または	90〜99
	Ⅱ度高血圧	160〜179	かつ/または	100〜109
	Ⅲ度高血圧	≧180	かつ/または	≧110
	（孤立性）収縮期高血圧	≧140	かつ	＜90

（日本高血圧学会．高血圧治療ガイドライン作成委員会編集：高血圧治療ガイドライン 2014. 東京：日本高血圧学会, 2014: 19 より）

表2● （診察室）血圧にもとづいた心血管リスク層別化

リスク層（血圧以外の予後影響因子）\血圧分類	Ⅰ度高血圧 140〜159/ 90〜99 mmHg	Ⅱ度高血圧 160〜179/ 100〜109 mmHg	Ⅲ度高血圧 ≧180/ ≧110 mmHg
リスク第一層（予後影響因子がない）	低リスク	中等リスク	高リスク
リスク第二層（糖尿病以外の1〜2個の危険因子，3項目を満たすMETsのいずれかがある）	中等リスク	高リスク	高リスク
リスク第三層（糖尿病，CKD，臓器障害/心血管病，4項目を満たすMETs，3個以上の危険因子のいずれかがある）	高リスク	高リスク	高リスク

METs: メタボリックシンドローム

（日本高血圧学会．高血圧治療ガイドライン作成委員会編集：高血圧治療ガイドライン 2014. 東京：日本高血圧学会, 2014: 33 より）

表3● 降圧目標

	診察室血圧	家庭血圧
若年，中年，前期高齢患者	140/90 mmHg 未満	135/85 mmHg 未満
後期高齢患者	150/90 mmHg 未満（忍容性があれば140/90 mmHg 未満）	145/85 mmHg 未満（目安）（忍容性があれば135/85 mmHg 未満）
糖尿病患者	130/80 mmHg 未満	125/75 mmHg 未満
CKD 患者（蛋白尿陽性）	130/80 mmHg 未満	125/75 mmHg 未満（目安）
脳血管障害患者 冠動脈疾患患者	140/90 mmHg 未満	135/85 mmHg 未満（目安）

注　目安で示す診察室血圧と家庭血圧の目標値の差は，診察室血圧 140/90 mmHg，家庭血圧 135/85 mmHg が，高血圧の診断基準であることから，この二者の差をあてはめたものである

（日本高血圧学会．高血圧治療ガイドライン作成委員会編集：高血圧治療ガイドライン 2014. 東京：日本高血圧学会, 2014: 35 より）

3
心不全における一次予防

表4●高血圧の生活習慣の改善項目

1. 減塩	6 g/日未満
2a. 野菜・果物	野菜・果物の積極的摂取[*1]
2b. 脂質	コレステロールや飽和脂肪酸の摂取を控える 魚（魚油）の積極的摂取
3. 減量	BMI（体重（kg）÷［身長（m）］²）が25未満
4. 運動	心血管病のない高血圧患者が対象で，有酸素運動を中心に定期的に（毎日30分以上を目標に）運動を行う
5. 節酒	エタノールで男性20〜30 mL/日以下， 女性10〜20 mL/日以下
6. 禁煙	（受動喫煙の防止も含む）

生活習慣の複合的な修正はより効果的である。
[*1] 重篤な腎障害を伴う患者では高カリウム血症をきたすリスクがあるので，野菜・果物の積極的摂取は推奨しない。糖分の多い果物の過剰な摂取は，肥満者や糖尿病などのエネルギー制限が必要な患者では勧められない。

（日本高血圧学会. 高血圧治療ガイドライン作成委員会編集：高血圧治療ガイドライン2014. 東京：日本高血圧学会, 2014: 40 より）

脂質管理

日本の大規模研究であるNIPPON DATAにおいて，LDL-コレステロール（LDL-C）値の上昇にともない冠動脈疾患死亡の相対リスクが上昇することが報告されており[6]，また，HDL-C値と冠動脈疾患の発症頻度と有意な逆相関を示していることはすでに多くの報告がある。心不全の一次予防としての脂質管理では，LDL-C値以外のリスクを評価することが重要である。『動脈硬化性疾患予防ガイドライン』では，脂質異常症の診断基準として，LDL-C以外に，HDL-C，トリグリセリド，non-HDL-C（総コレステロール－HDL-C）が提示されている[7]。また，『動脈硬化性疾患予防のための脂質異常診療ガイド2018』では，冠動脈疾患予防からみたLDL-C管理目標フローチャートにおける危険因子として，喫煙，高血圧，低HDL-C，耐糖能異常，早発性冠動脈疾患家族歴があげられている[8]。さらに，12年間の追跡調査によるコ

ホート研究から作成されたスコア（吹田スコア）を用いたフローチャートでは，冠動脈疾患発症の絶対リスクにもとづくリスク管理区分と脂質管理目標値が示されている[8]。食事や運動療法などで十分な治療効果が得られない場合は，薬物療法を行うが，食事や運動療法を基本とした併用が必要であり生活習慣の改善は不可欠となる。内臓肥満がある場合は，まず体重の3％減量を目標とする。

食品中の脂肪酸には，飽和脂肪酸とよばれる牛，豚などの獣肉の脂，乳製品，ラードなどに多く含まれる脂肪酸と，不飽和脂肪酸であるオリーブオイルなどの1価不飽和脂肪酸，植物油，魚などに含まれる多価不飽和脂肪酸がある。動脈硬化を防ぐ食事療法としては，飽和脂肪酸の多い肉類などからの脂肪摂取を控えて，多価不飽和脂肪酸の多い植物油やエイコサペンタエン酸（EPA），ドコサヘキサエン酸（DHA）に富む青皮魚を積極的に摂るようにする。大豆，大豆製品，野菜，糖質含有量の少ない果物を十分に摂ること，食物繊維は1日25 g以上を目安に摂り，アルコールの過剰摂取や食塩を多く含む食品の摂取を控えるようにする。

運動習慣の確保

生活習慣の改善において，運動習慣の確保は，食事とともに基本であり，車の両輪のような関係である。また一次予防に向けては，日常生活の中での身体活動性を上げていくことも重要である。運動強度の単位としては，MET（metabolic equivalent）が用いられており，酸素消費量から日常生活上での運動強度の目安として用いられる。座って安静にしている状態が1MET，普通歩行が3METs程度に相当する。厚生労働省が策定して

いる『健康づくりのための身体活動基準2013』[9]では，ライフステージに応じた健康づくりのための身体活動（生活活動・運動）を推進することを目的に身体活動を運動と生活活動に分け，年齢層に応じて表5の基準を設け活動性を高めることを推奨している。全年齢層における身体活動（生活活動・運動）は現在の身体活動量を少しでも増やすこと，たとえば，今より毎日10分ずつ長く歩くようにすることを目標としており，全年齢層への運動の考え方としては，運動習慣をもつようにする，具体的には30分以上の運動を週2日以上行うことを目標としている。

運動療法は安全に行うことが重要であり，虚血性心疾患などの有疾患患者では，運動負荷試験を行い運動処方によって，安全で適切な運動量を確保していくことが重要である。心疾患患者への運動療法

の安全な実施のための運動強度の設定には，心肺運動負荷試験（CPX）を行い，嫌気性代謝閾値 anaerobic threshold（AT）を求め，ATの80～100％の心拍数を基準とした運動処方を行うことが推奨されている。また，運動強度を把握する基本は脈拍となるため，自己検脈が行えるように指導することが重要である。

脈拍の指導では，ATを求められない場合は運動中に110～120/min程度を保ち，自覚的運動強度では，軽く息切れする程度であるBorg指数の11（楽である）～13（ややきつい）の範囲を保つように指導する。在宅での筋力トレーニングの継続においても，Borg指数での目安は同様である。運動の時間は，可能であれば1回30～50分，週3～5回行うことが望ましいとされるが，無理のない時間設定を行い，徐々に時間を延ばしていく。

表5● 身体活動基準

血糖・血圧・脂質に関する状況		身体活動（生活活動・運動）[※1]		運動		体力（うち全身持久力）
健診結果が基準範囲内	65歳以上	強度を問わず，身体活動を毎日40分（＝10 METs・時/週）	今より少しでも増やす（例えば10分多く歩く）[※4]	—	運動習慣をもつようにする（30分以上・週2日以上）[※4]	—
	18～64歳	3 METs以上の強度の身体活動[※2]を毎日60分（＝23 METs・時/週）		3 METs以上の強度の運動[※3]を毎週60分（＝4 METs・時/週）		性・年代別に示した強度での運動を約3分間継続可能
	18歳未満	—		—		—
血糖・血圧・脂質のいずれかが保健指導レベルの者		医療機関にかかっておらず，「身体活動のリスクに関するスクリーニングシート」でリスクがないことを確認できれば，対象者が運動開始前・実施中に自ら体調確認ができるよう支援したうえで，保健指導の一環としての運動指導を積極的に行う				
リスク重複者またはすぐ受診を要する者		生活習慣病患者が積極的に運動をする際には，安全面での配慮がより特に重要になるので，まずかかりつけの医師に相談する				

※1 「身体活動」は，「生活活動」と「運動」に分けられる。このうち，生活活動とは，日常生活における労働，家事，通勤・通学などの身体活動を指す。また，運動とは，スポーツなどの，特に体力の維持・向上を目的として計画的・意図的に実施し，継続性のある身体活動を指す。
※2 「3 METs以上の強度の身体活動」とは，歩行またはそれと同等以上の身体活動。
※3 「3 METs以上の強度の運動」とは，息が弾み汗をかく程度の運動。
※4 年齢別の基準とは別に，世代共通の方向性として示したもの。

〔厚生労働省. 健康づくりのための身体活動基準2013（概要）.《https://www.mhlw.go.jp/stf/houdou/2r9852000002xple-att/2r9852000002xppb.pdf》（2018年12月閲覧）. より〕

3
心不全における一次予防

表6● 外来診療などで短時間にできる禁煙治療の手順—5A アプローチ

ステップ	実施のための戦略
ステップ1：Ask （診察のたびに，すべての喫煙者を系統的に同定する）	● 診察のたびに，すべての患者の喫煙に関して，質問し，記録するよう，医療機関としてのシステムをつくる ● 血圧，脈拍，体温，体重などのバイタルサインの欄に喫煙の欄（現在喫煙，以前喫煙，非喫煙の別）を追加する，あるいは，喫煙状況を示すステッカーをすべてのカルテに貼る
ステップ2：Advise （すべての喫煙者にやめるようにはっきりと，強く，個別的に忠告する）	● はっきりと：「あなたにとって今禁煙することが重要です。私もお手伝いしましょう」「病気のときに減らすだけでは十分ではありません」 ● 強く：「あなたの主治医として，禁煙があなたの健康を守るのに最も重要であることを知ってほしい。私やスタッフがお手伝いします」 ● 個別的に：タバコ使用と，現在の健康/病気，社会的・経済的なコスト，禁煙への動機付け/関心レベル，子どもや家庭へのインパクトなどと関連づける
ステップ3：Assess （禁煙への関心度を評価する）	● すべての喫煙者に，今（これから30日以内に）禁煙しようと思うかどうかを尋ねる。もし，そうであれば禁煙の支援を行う。もし，そうでなければ禁煙への動機付けを行う
ステップ4：Assist （患者の禁煙を支援する）	
◎ 患者が禁煙を計画するのを支援する	● 禁煙開始日を設定する（2週間以内がよい） ● 家族や友人，同僚に禁煙することを話し，理解とサポートを求める ● 禁煙する上での問題点（特に禁煙後の最初の数週間）をあらかじめ予測しておく。この中には，ニコチン離脱症状が含まれる ● 禁煙に際して，自分のまわりからタバコを処分する。禁煙に先立って，仕事や家庭や自動車など，長時間過ごす場所での喫煙を避ける
◎ カウンセリングを行う （問題解決のスキルトレーニング）	● 1本も吸わないことが重要：禁煙開始日以降は，一ふかしもダメ ● 過去の禁煙経験：過去の禁煙の際，何が役に立ち，何が障害になったかを振り返る ● アルコール：アルコールは喫煙再開の原因となるので，患者は禁煙中は節酒あるいは禁酒するべきである ● 家庭内の喫煙者：家庭内に喫煙者がいると，禁煙は困難となる。一緒に禁煙するように誘うか，自分のいるところでタバコを吸わないように言う
◎ 診療活動の中で，ソーシャルサポートを提供する	●「私と私のスタッフは，いつでもお手伝いします」と言う
◎ 患者が医療従事者以外からソーシャルサポートを利用できるよう支援する	●「あなたの禁煙に対して配偶者/パートナー，友人，同僚から社会的な支援を求めなさい」と言う
◎ 薬物療法の使用を勧める	● 効果が確認されている薬物療法の使用を勧める。これらの薬物がどのようにして禁煙成功率を高め，離脱症状を緩和するかを説明する 第一選択薬はニコチン代替療法薬，およびバレニクリン
◎ 補助教材を提供する	● 政府機関や非営利団体などが発行する教材の中から患者の特性に合った教材を提供する
ステップ5：Arrange （フォローアップの診察の予定を決める）	● タイミング：最初のフォローアップの診察は，禁煙開始日の直後，できれば1週間以内に行うべきである。2回目のフォローアップは1か月以内がよい。その後のフォローアップの予定も立てる ● フォローアップの診察でするべきこと：禁煙成功を祝う。もし再喫煙があれば，その状況を調べて，再度完全禁煙するように働きかける。失敗は成功へ向けての学習の機会とみなすように言う。実際に生じた問題点や今後予想される問題点を予測する ● 薬物療法の使用と問題点を評価する，さらに強力な治療の使用や紹介について検討する

〔中村正和．効果的な禁煙指導—医療機関（禁煙外来を含む）での指導の実際．日医師会誌 2002; 127: 1025-30. より〕（一部再編集．原典は U.S. Department of Health and Human Services, Public Health Service. Treating Tobacco Use and Dependence: 2008 Update. Clinical Practice Guideline. Rockville, 2008.）〕

また，短時間でも身体を動かす時間をみつけることも大切である。下肢の疲労などの自覚症状に留意して翌日は休むなど，調整をして継続できるよう指導する。

運動処方では，CPX の結果にもとづいて，①運動の種類，②運動強度，③運

動時間，④運動の頻度，⑤身体活動度の増加にともなう再処方が重要である[10]。

運動療法は，数回や数か月という短期で行うものではなく，生涯を通じていかに継続していくかが重要である。安全に継続するために，自己管理上の注意点を指導することが必要である。

自宅で安全に運動療法を継続するためには，運動にともなう症状など異常時には早期に受診するなど対応できるように指導するとともに，生活時間を見直し，具体的な方法を一緒に考えて，段階を踏んだ支援を行っていく。そして何よりも，楽しく個々にあった運動を継続していけることが大切であり，地域のスポーツセンターや心臓リハビリテーションプログラムへの参加など，地域のプログラムを活用することも方策としてあげられる。

禁煙への支援

喫煙は動脈硬化性疾患のみならず腎疾患，呼吸器疾患などさまざまな疾患の強力な危険因子であり，必ず是正すべき項目である。禁煙の効果は開始とともにすみやかに現れ，禁煙期間が長くなるほどリスクは低下する[11]。

本人に禁煙の意思があり，ニコチン依存症のスクリーニングテストでニコチン依存症と診断され，Brinkman 指数（1日喫煙本数×喫煙年数）が 200 以上で（35歳未満には本数要件はなし），禁煙治療に文書で同意をしている場合は，禁煙外来による保険診療が受けられる。日本循環器学会など9学会による『禁煙ガイドライン』[12]が制定されており，「5A アプローチ」（**表6**）による指導が推奨されている。必要時はニコチン代替療法の導入や，禁煙外来との連携をはかる。

冠危険因子のコントロールには，ストレスの緩和も大切であり，運動はストレスの緩和につながる。ストレスの緩和には，仕事の作業量の工夫，趣味やリラックス法をみつける，休日の確保などがあげられるが，自身の生活全体を見直して，周囲の協力が得られるように働きかけていくことも大切である。生活習慣の改善は一次予防の要であるが，成人期にある人にとっては，すでに習慣化している生活の修正には大きな努力を要する。看護師は，対象者の日常生活に沿って，具体的な目標を対象者と話し合い，確認しながら，段階を踏んで継続した支援を行っていくことが求められる。

（吉田 俊子）

● 文献

1) Hunt SA, Abraham WT, Chin MH, et al. ACC/AHA 2005 Guideline Update for the Diagnosis and Management of Chronic Heart Failure in the Adult.Circulation 2005；112. e154-235.

2) 循環器病の診断と治療に関するガイドライン（2011 年度合同研究班報告）．虚血性心疾患の一次予防ガイドライン（2012 年改訂版）（班長：島本和明）．《http://www.j-circ.or.jp/guideline/pdf/JCS2012_shimamoto_h.pdf》（2018 年 12 月閲覧）．

3) 日本高血圧学会．高血圧治療ガイドライン作成委員会編集：高血圧治療ガイドライン2014. 東京：日本高血圧学会，2014.

4) 日本老年医学会「高齢者の生活習慣病管理ガイドライン」作成ワーキング．高齢者高血圧診療ガイドライン 2017. 日老医誌 2017；54：1-63.

5) 厚生労働省．日本人の食事摂取基準（2015）の概要．《https://www.mhlw.go.jp/stf/houdou/0000041733.html》（2018 年 12 月閲覧）．

6) Nakamura Y, Yamamoto T, Okamura T, et al. Combined cardiovascular risk factors and outcome: NIPPON DATA80, 1980-1994. Circ J. 2006；70：960-4.

7) 日本動脈硬化学会．動脈硬化性疾患予防ガイドライン 2017 年版．東京：日本動脈硬化

8) 日本動脈硬化学会. 動脈硬化性疾患予防のための脂質異常症診療ガイド2018年版. 東京: 日本動脈硬化学会, 2018.

9) 厚生労働省. 健康づくりのための身体活動基準2013（概要）.《https://www.mhlw.go.jp/stf/houdou/2r9852000002xple-att/2r9852000002xppb.pdf》（2018年12月閲覧）.

10) 日本循環器学会. 循環器病の診断と治療に関するガイドライン（2011年度合同研究班報告）. 心血管疾患におけるリハビリテーションに関するガイドライン（2012年改訂版）（班長：野原隆司）.《http://www.j-circ.or.jp/guideline/pdf/JCS2012_nohara_h.pdf》（2018年12月閲覧）.

11) Iso H, Date C, Yamamoto A, et al. Smoking cessation and mortality from cardiovascular disease among Japanese men and women : the JACC Study. Am J Epidemiol. 2005 ; 161 : 170-9.

12) 循環器病の診断と治療に関するガイドライン（2009年度合同研究班報告）. 禁煙ガイドライン（2010年改訂版）（班長：室原豊明）.《http://www.j-circ.or.jp/guideline/pdf/JCS2010murohara.h.pdf》（2018年12月閲覧）.

4 心不全に関する病態生理

心筋の構造, 収縮と拡張, 前負荷と後負荷

心不全の病態を理解するためにはまず循環の基本的知識が必要である。心臓のおもな役割は、全身の各臓器への最適な血流を維持することにより、生命活動に必要なエネルギー源を供給すること、そして二酸化炭素をはじめとする代謝産物を回収することである。循環は、心臓、血管、血液の3要素によって構成され、これらが1つでも破綻すれば循環機能全体が破綻する。本稿では、循環の一要素である心臓の機能とその維持について述べる。

心筋の構造

生体を支える役割をもつ筋肉は「平滑筋」と「横紋筋」に分類され、横紋筋はさらに「骨格筋」と「心筋」に分類される[*1]。横紋筋とは、筋線維を顕微鏡で観察したときに縞模様（横紋）がみられる筋肉であり、心筋は横紋を有する不随意筋[*2]である。横紋を有する点は骨格筋に、不随意である点は平滑筋に類似していることから、心筋は骨格筋と平滑筋の中間に位置する筋肉であるとも考えられる。心筋細胞は、個々が分岐して相互に網状につながっている点が特徴で、これらのつながり部分を介在板 intercalated disk とよんでいる。介在板の電気抵抗はきわめて低く、活動電位はきわめて容易に伝導する。したがって洞房結節のペースメーカ細胞で発生した活動電位は短時間のうちに心臓を形成しているすべての心筋細胞に伝わることになる。

心筋収縮の分子メカニズム

心筋の収縮の鍵となる最も重要な細胞内シグナルは、カルシウムイオン（Ca^{2+}）である。つまり、心筋の収縮・弛緩は、細胞内のフリーの Ca^{2+} 濃度により左右されている。弛緩期には、Ca^{2+} は 10^{-7}M と低い濃度であるが、収縮期には 10^{-5}M に急激に上昇し、心筋収縮が惹起される。細胞質内で、プロテインキナーゼA

*1 筋肉の分類
　　├ 平滑筋
　　└ 横紋筋 ─┬ 心筋
　　　　　　　└ 骨格筋

*2 不随意筋とは、意識的な運動が「できない」筋のこと。心筋や平滑筋などがこれにあたる。一方、骨格筋の多くは自分の意思で動かすことのできる随意筋である。

（PKA）やプロテインキナーゼC（PKC）による細胞内リン酸化反応は，収縮に関与する蛋白分子の機能を修飾する役割を果たす．

心筋の収縮は，電位依存性カルシウムチャネルが細胞内電位の上昇（脱分極）を感知することではじまる．細胞内のCa²⁺濃度が上昇すると，ミオシンのATPaseがアクチンによって活性化され，収縮がはじまる．これを興奮収縮連関という．

細胞内のCa²⁺濃度の急激な上昇には，筋小胞体 sarcoplasmic reticulum（SR）が主役となって機能している（図1）．まず，心筋細胞の静止電位が上昇すると，ナトリウムチャネルが活性化され，ナトリウムイオン（Na⁺）が細胞内に流入し，脱分極状態となる．心筋細胞膜の脱分極が起きるとL型電位依存性カルシウムチャネルが開いて心筋細胞膜を通って細胞内へCa²⁺が流入する．Ca²⁺濃度がある一定以上になると，T管に接合する筋小胞体のカルシウム遊離チャネルが活性化され，大量のCa²⁺が心筋細胞質内に放出される．放出されたCa²⁺は，アクチンフィラメントの周囲に規則的に配列するトロポニンCに結合し，ミオシン頭部のATPaseを活性化し収縮を開始する．トロポニンCはトロポニンI，トロポニンTを引き寄せ，これにともなってトロポミオシンの位置がずれて，アクチンとミオシン頭部が接触し，クロスブリッジが活性化される．ここではじめて心筋は収縮する（図2, 3）．

カルシウムチャネルが閉じ，Ca²⁺の細胞内流入がなくなるまで，Ca²⁺は持続的に筋小胞体に取り込まれ，または細胞外にくみ出されている．細胞外から流入した少量のCa²⁺はほとんどNa⁺/Ca²⁺交換機構により細胞外に出され，一部は筋細胞膜のATP依存性カルシウムポンプ（Ca²⁺-ATPase）によって出されるものもある．Ca²⁺がトロポニンCから離れ，再びトロポミオシンがアクチン-ミオシンの相互作用を抑制するようになると，細胞は弛緩する．

心臓は拍動のたびに，このような収縮弛緩を繰り返すが，その収縮の強さを規定するのは，細胞内Ca²⁺濃度であることが知られている．細胞内Ca²⁺濃度を上昇させるメカニズムは収縮力を増強させ，逆に，下降させる要素は収縮力を減弱させる．

また，β受容体刺激は，Ca²⁺の流入を増強するメカニズムの1つであり，心室の収縮力を増すことができる．β₁受容体のアゴニスト（カテコラミン）の結合により，細胞膜の内側のG蛋白（グアニンヌクレオチド結合蛋白）系（Gs）が活性化され，さらに膜に結合しているアデ

図1●心筋細胞の興奮・収縮におけるCa²⁺の動態

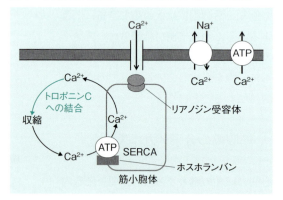

Ca²⁺は，カルシウムチャネルを介して細胞内に流入してリアノジン受容体を介して筋小胞体から多量のカルシウム放出が起こるトリガーとなる．細胞内Ca²⁺がトロポニンCと結合すると収縮が起こり，Ca²⁺が筋小胞体のATP依存性カルシウムポンプ sarcoplasmic reticulum Ca²⁺-ATPase（SERCA）によって筋小胞体にくみ上げられると弛緩が起こる．ホスホランバンはSERCAを調節する分子で，脱リン酸化状態でCa²⁺取り込みを阻害する．細胞内の過剰なCa²⁺は，Na⁺/Ca²⁺交換機構やATP依存性Ca²⁺ポンプによって細胞外にくみ出される．

❶心筋の構造，収縮と拡張，前負荷と後負荷

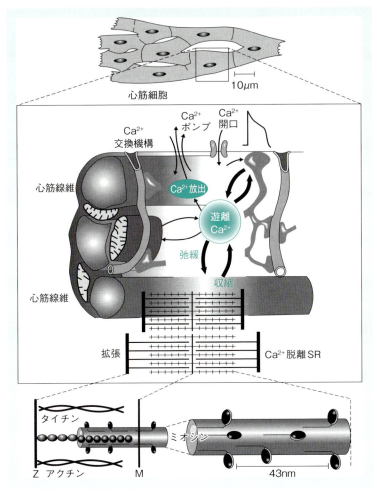

図2● 心筋の構造
太いフィラメントはミオシン分子により形成されている。Ca^{2+}によって心筋は収縮，弛緩を繰り返す。
SR：筋小胞体
(Bonow RO, Mann D, Zipes D, et al. eds. Braunwald's Heart Disease: A Textbook of Cardiovascular Medicine. 9th ed. Philadelphia: Elsevier Saunders, 2011. より, 改変)

ニル酸シクラーゼを活性化し，ATPからcAMPの生成を促す。このcAMPによってL型カルシウムチャネルのような蛋白のリン酸化を行う細胞内プロテインキナーゼの活性化が起こり，カルシウムチャネルのリン酸化，Ca^{2+}の細胞内流入の増加，筋小胞体からのCa^{2+}放出が起こり，収縮力が増す[1,2]。

心臓のポンプ機能と循環制御

心臓の機能を考えるうえでは，上記のような1つ1つの心筋細胞の収縮メカニズムを知ることに加えて，臓器としての心臓の働き，つまりポンプとしての心臓

図3● 心筋細胞の収縮蛋白による興奮収縮連関

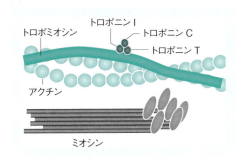

トロポミオシンとトロポニン（トロポニンI，トロポニンC，トロポニンTから構成）は調節蛋白として働く。細胞内Ca^{2+}濃度が上昇すると，トロポニン-トロポミオシンによる抑制が解除され，アクチンとミオシンによるクロスブリッジ形成が起こる。

を理解する必要がある。心臓はさまざまなストレス，負荷に対し，代償機構つま

25

り心拍出量を十分保つような機構が働くが，その代償機構が破綻すると，心拍出量の低下をきたし，心不全症状が出現する．したがって，代償機構が十分に働くような長い経過を経てきた心筋の収縮不全，不全心では，左室駆出率が30％でも不自由なく日常生活を送っている場合も珍しくないが，正常な心機能が急性心筋梗塞のような病態で急激に障害されると，わずかな心機能低下でも著しい機能不全に陥る．

　最も基本的で重要なことは，心臓のポンプ機能は，心筋収縮力以外に前負荷および後負荷，そして拡張特性によって規定される，ということである．

心室の収縮性

実験的に，拡張期に左室が血液で充満されて拡大すればするほど，つまり前負荷が増えるほど，次の収縮で駆出される血液量が多くなる（すなわちFrank-Starling曲線）．この曲線は，心機能が上昇すれば上方にシフトし，逆に心機能が低下すると下方にシフトする（図4）．

図4 ● 左室収縮末期圧と容積の関係

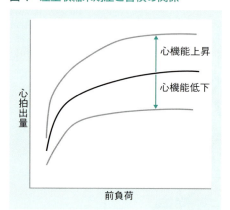

Frank-Starlingの法則により，前負荷の増加にともなって心拍出は増加する．心機能が低下すると，曲線全体は下方にシフトし，心機能が上昇すると上方にシフトする．しかし，前負荷の増大に対して心拍出量が変化するには限界があり，ある程度以上に心臓の充満の程度が増すと，もはや心拍出の増加がみられず，むしろ下降脚を呈するようにみえる．特に心収縮能が低下した状態では，この減少が顕著である．
（外 須美夫．麻酔・集中治療のための新 呼吸・循環のダイナミズム．東京：真興交易医書出版部．2018．より，一部改変）

図5 ● 心室圧-容積関係

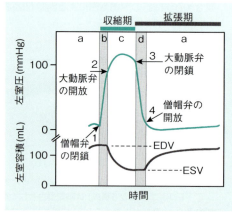
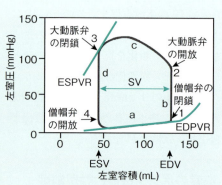

左室圧-容積関係を1心周期中にプロットすると図のようなループ（いわゆるPVループ）が得られる．拡張末期点（左室充満終了）（ポイント1）から等容性収縮期を経て圧が上昇し，駆出開始（ポイント2），駆出終了後（ポイント3），等容性弛緩期を経て，左室充満が起こり（dを経てポイント4），充満期を経て拡張末期点に戻る（再びポイント1）．SVの矢印は1回拍出量を意味する．ESPVRの傾きは収縮力を示し，EDPVRは拡張特性を示す〔文献4参照〕．
EDPVR：拡張末期圧-容積関係，EDV：拡張末期容積，ESPVR：収縮末期圧-容積関係，ESV：収縮末期容積

左室圧を縦軸に，左室容積を横軸にとり，1心周期中の圧-容積関係をプロットすると，図5に示すような半時計方向に回転するループが得られる（左室圧-容積ループ）。収縮末期の複数の圧-容積点をプロットすると，収縮末期圧-容積関係 end-systolic pressure volume relation（ESPVR）が得られ，その勾配を Ees[*3] とよぶ。Ees は後負荷や前負荷の影響はあまり受けずに，収縮性を敏感に反映する指標である。ESPVR は収縮性が高まると左に移動して勾配は急峻となり，収縮性が下がると右へ移動して勾配は緩やかになる。

前負荷とは

正常心における前負荷の概念は，Frank と Starling という2人の生理学者によって提唱されたものである。細胞レベルで考えると，心筋細胞での収縮開始時の筋の長さによって発生張力が変化するが，この収縮開始時の筋の長さが前負荷である。血管内容量が減少して（脱水や出血など）心室の前負荷が減少すると，拡張末期容積が減少し，これにより1回拍出量が減少する。逆に，拡張期に左室容積が増加するような状態（大量輸液など）では，1回拍出量は増加する。

臨床的には，左室容積を反映する簡便な指標として，しばしば左室拡張末期圧（LVEDP）や肺動脈楔入圧（PCWP）が用いられるが，LVEDP と左室拡張容積は必ずしも直線的に相関しないことに注意すべきである。

後負荷とは

正常な心筋における後負荷は，心室が充

図6● 心拍出量に及ぼす前負荷と後負荷の影響

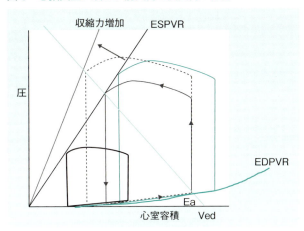

グレーで示すループをもとに，収縮力と後負荷一定で前負荷の拡張末期容積が増加すると，緑で示すループになる。1回拍出量が増加し収縮末期圧が上昇する。逆に脱水を生じると，太い黒のループで動作する。収縮力が増す（カテコラミンや運動など）と，ESPVR の傾きが急峻になり，PV ループはグレーの点線で示すように変化する。そのため，1回拍出量も増加する。後負荷はほぼ血管の特性と考えると，直線（うす緑）の傾き，つまり Ea[*4] によって後負荷が規定される。心臓は，前負荷と後負荷，収縮力と拡張特性でその動作点が決まり，これらのループが完成する。
EDPVR：拡張末期圧-容積関係，ESPVR：収縮末期圧-容積関係，Ved：拡張末期容積

満した血液を駆出する際に心筋が受ける抵抗，つまり壁応力を反映する。つまり，心室が充満した血液を駆出する際に打ち勝つべき抵抗である。これを心室壁応力という。壁応力 wall stress は，単位面積あたりにかかる力を示し，LaPlace の法則により下記のように定義される。

$$\sigma = P \times \frac{r}{2h}$$
（P：心室内圧，r：心室の半径，h：心室壁厚）

一般的には，動脈の収縮期血圧が後負荷の指標となる。壁応力は，圧負荷の上昇（高血圧など），内腔の拡大により増加する。逆に生体は，心肥大をきたすことで壁応力を代償的に減少させる。また細胞レベルでは，後負荷は心筋細胞が収縮しているときに負荷される荷重である。図6に，前負荷と後負荷が変化したとき

*3 収縮末期エラスタンス end-systolic elastance（Ees）

*4 実効動脈エラスタンス effective arterial elastance（Ea）

の，心室圧-容積関係の変化を示す．収縮性と後負荷が一定の条件で，前負荷の拡張末期容積が増加すると，1回拍出量が増加し，収縮末期圧が上昇する．前負荷と収縮性が一定の条件で，後負荷（Ea）が増加すると，1回拍出量は減少する．さらに，前負荷と後負荷が一定の条件で収縮性が上昇すると，1回拍出量が増加するとともに，収縮末期圧が上昇する．

後負荷不整合

後負荷の増大にともなって心拍出量が減少することはすでに述べたとおりである．しかし，正常心や前負荷予備能が十分にある不全心では，後負荷の増大に対して静脈還流を増加させ，Frank-Starling機序を介して代償するため，心拍出量の減少は実際には生じない．ところが，重症心不全では前負荷予備能に余裕がなく，後負荷の増大に対して前負荷予備能で代償できず心拍出量は減少する．このことを，後負荷不整合（アフターロードミスマッチ）とよぶ[3]．したがって，心収縮力が低下し代償機序も破綻した状態では，後負荷のわずかな増大が急激な心拍出量の低下につながることが予想される．このようなアフターロードミスマッチは，何らかの理由で静脈還流量を増加できない場合でも容易に出現し，高血圧性心疾患のような左室肥大をともなった収縮力が保たれたうっ血性心不全でも生じる[4,5]．

生命を維持するため，一生の間に心臓は何十億回も刺激を受け，そのたびに血液を受け取り組織に送り出すしくみを獲得している．そこには，運動や体位変化，体液量の変化にはじまり，高血圧やさまざまな理由による心機能の低下といった多様なストレスにも対応し，そして順応していく驚くべき特性を有している[6,7]．

心筋細胞の微細構造，および収縮のメカニズム，さらには心臓の解剖学的な構造を理解することで，心臓が何を目指して何に順応しているのか，心臓の病態にかかわるあらゆる医療者にとって適切な循環システムを治療目標とするうえでこれらの理解はきわめて重要である．状況に応じて変化する循環ダイナミズムがどのようなモニタリングに現れるのか，この複雑な制御機構を理解し，次の治療戦略に役立てていく必要がある．

（井手 友美）

● 文献

1) Opie LH. Heart Physiology: From Cell to Circulation. 4th ed. Philadelphia: Lippincott Williams & Wilkins, 2004.
2) Katz AM. Physiology of the Heart. 5th ed. Philadelphia: Lippincott Williams & Wilkins, 2010.
3) Ross J, Jr. Afterload mismatch and preload reserve: a conceptual framework for the analysis of ventricular function. Prog Cardiovasc Dis. 1976; 18: 255-64.
4) Suga H, Sagawa K, Shoukas AA. Load independence of the instantaneous pressure-volume ratio of the canine left ventricle and effects of epinephrine and heart rate on the ratio. Circ Res. 1973; 32: 314-22.
5) Suga H. Ventricular energetics. Physiol Rev. 1990; 70: 247-57.
6) Bonow RO, Mann D, Zipes D, et al. eds. Braunwald's Heart Disease: A Textbook of Cardiovascular Medicine. 9th ed. Philadelphia: Elsevier Saunders, 2011.
7) 外 須美夫. 麻酔・集中治療のための新 呼吸・循環のダイナミズム. 東京：真興交易医書出版部, 2018.

4 心不全に関する病態生理

2 神経体液性因子：レニン・アンジオテンシン・アルドステロン（RAA）系と交感神経系

生体の恒常性（ホメオスタシス）は，さまざまな器官から分泌される「神経体液性因子 neurohumoral factor」により調整されており，心血管系に関与する神経体液性因子は大きく「心臓刺激因子」と「心保護因子」に分類できる．前者にはノルアドレナリンに代表される交感神経系，レニン・アンジオテンシン・アルドステロン系（RAA系），バソプレシン，エンドセリンが，後者にはナトリウム利尿ペプチド，アドレノメデュリンなどが含まれる[1]．

虚血，血圧上昇，炎症などにより心筋に負荷がかかると，初期には心臓刺激因子が活性化し，心機能を亢進させることでポンプ失調を代償する．しかし，この活性化が過度に生じることで悪循環に陥り，心不全が顕性化することとなる．

心不全における神経体液性因子の研究は，近年の分子生物学的/遺伝子工学的な手法の導入により目覚ましい発展を遂げており，薬物治療の観点からも知識のアップデートが望ましい[2]．

本稿では，神経体液性因子と心不全の関連を，病態生理を中心に解説する．

RAA系とは

RAA系は，心不全における代表的な神経体液性因子である．肝臓で産生されたアンジオテンシノーゲンが図1に示す経路で代謝され，血中を循環して標的臓器に作用している．さらに，血管壁や心筋にもRAA系が存在し，組織局所でもアンジオテンシンIIの産生が行われていることが近年知られてきた．このため現

図1● レニン・アンジオテンシン・アルドステロン系（RAA系）の代謝と作用

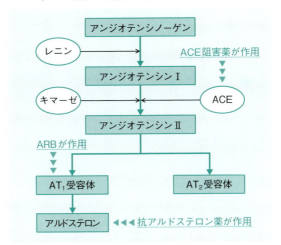

AT_1受容体は血管収縮，交感神経活性化，水とNa^+の再吸収，心筋肥大，アルドステロン分泌などを介して，末梢血管抵抗の増大と循環血漿量の増加をもたらす．AT_2受容体はそれとは逆に，血管拡張，心筋の線維化抑制作用をもち，心筋に対して保護的な役割を果たす．そのため，ARBによってAT_1受容体への作用が阻害されると，AT_2受容体への作用が亢進し，心保護に働く可能性が示唆されている．
AT_1受容体：アンジオテンシンIIタイプ1受容体，AT_2受容体：アンジオテンシンIIタイプ2受容体，ARB：アンジオテンシンII受容体拮抗薬，ACE：アンジオテンシン変換酵素

在では，前者を「古典的RAA系」，後者を「組織RAA系」とよんでいる。

心不全患者では虚血性心疾患や心筋症といった種々の原因で生じたポンプ失調を改善するため，神経体液性因子の活性化が生じる。古典的RAA系は後述するアンジオテンシンIIやアルドステロンを介し，おもに血圧と電解質の調整を行っている。

これらの作用は心不全患者の病態改善の観点からは合目的的な反応といえるが，過剰なRAA系の発現は体液貯留をきたし，心不全の増悪をもたらすことになる。その中心的役割をなす，アンジオテンシンII，アルドステロンの作用を以下で解説する。

アンジオテンシンII

アンジオテンシンIIは，レニンやアンジオテンシン変換酵素（ACE）を介してアンジオテンシノーゲンから産生される（古典的RAA系）ほか，組織各所でも産生される（組織RAA系）ことが知られている。組織における産生は，肥満細胞から分泌されるキマーゼを中心に，ACE以外の酵素によってもアンジオテンシンIから誘導されている。

古典的RAA系のおもな作用としては，末梢血管平滑筋細胞の収縮，アルドステロンの分泌促進，ナトリウム（Na^+）再吸収，交感神経刺激などがあり，これらの作用を介して体液量の増加と血圧の上昇をもたらす。一方，組織RAA系は心筋細胞や血管平滑筋細胞の肥大をまねき，心不全や心肥大，心室リモデリング，血管リモデリング，動脈硬化の形成に関与している。

また，アンジオテンシンIIには活性酸素を誘導する作用もあり，前述の作用と相まって心血管障害をもたらすとされている。

アルドステロン

アルドステロンは，副腎皮質球状層で産生されることが，古くから知られている。さらに，近年では心臓局所でもアルドステロンが産生されている，もしくは血中のアルドステロンが心臓に取り込まれて作用しているという報告がある。アルドステロンは腎臓に作用してNa^+の貯留，マグネシウム（Mg^{2+}）とカリウム（K^+）の排泄をもたらすが，交感神経刺激作用も有している。近年では腎外作用として直接心臓の鉱質コルチコイド受容体に作用し，心筋の線維化（リモデリング）をもたらすことが知られている。

抗アルドステロン薬であるスピロノラクトンが重症心不全患者の死亡率を30％減少させたこと（RALES試験）[3]，選択的な抗アルドステロン薬であるエプレレノンが標準治療を受けている急性心筋梗塞患者の死亡率を15％減少させたこと（EPHESUS試験）[4]は，リモデリングの改善効果を反映していると考えられている。

アルドステロンブレイクスルー

ACE阻害薬を投与すると，アンジオテンシンIIの産生低下にともない，アルドステロンの産生が抑制される。しかし，ACE阻害薬を長期にわたり投与すると，徐々にアルドステロン濃度が上昇してくることが知られている。この現象は「アルドステロンブレイクスルー」とよばれている。詳細な機序は不明であるが，アンジオテンシンII受容体拮抗薬（ARB）でも同様の現象が生じることや，ACE阻害薬やARBを増量しても十分な抑制

が得られないことから，副腎皮質刺激ホルモン adrenocorticotropic hormone（ACTH）やドパミン，エンドセリンなどによりアルドステロンが誘導されるものと推測されている。

前述のとおり，アルドステロンは臓器障害性を有するため，抗アルドステロン薬の併用が必要となることが多い。

RAA阻害薬による治療の意義

ACE阻害薬

ACE阻害薬は，多数の大規模臨床試験において，低左心機能の心不全患者および急性心筋梗塞後の患者における予後改善や心血管イベント抑制作用が報告されている。この有効性は症候性であるか否かにかかわらず示されているため，すべての左室収縮能低下患者に投与すべきとされる。また，用量依存性に死亡および入院を回避できるとの報告もあり，可能なかぎり増量をはかるべきである。

ARB

ARBはACEを介さずに産生されたアンジオテンシンⅡの作用も阻害することができるため，ACE阻害薬との比較検討がなされてきた。その結果，現在のところ低左心機能の慢性心不全患者において，ACE阻害薬とほぼ同等の効果が証明されており，ACE阻害薬内服中の患者にARBを追加することによって，心不全入院の減少や生活の質 quality of life（QOL）改善が見込めるという報告もある。ただし，ACE阻害薬に劣らないことが証明されているにすぎず，ACE阻害薬より優れていることが証明されたわけではないので，本来であればACE

阻害薬の忍容性[*1]がない患者への投与を検討すべきである。しかし，ACE阻害薬で大きな問題となる空咳という副作用がARBにはないため，臨床的に使用されているのが現状である。

心臓交感神経とは

血行動態が変化すると，動脈圧受容体と心肺圧受容体がその変化を感知し，交感神経中枢が活性化され，交感神経末端からノルアドレナリン，副腎からアドレナリンが放出される（図2）。これにより心拍数が増加し，心収縮力が増大するため，急性心不全における重要な代償機序として作用する。しかし，慢性心不全患者においては，交感神経の慢性的な過活動が生じており，心負荷の増大による心筋障害，不整脈の増加がもたらされる。

Cohnらが血漿ノルアドレナリン濃度と予後の関連[5]（後述）を示して以来，多くの大規模臨床試験にてβ遮断薬の長期予後改善作用が証明されてきた。交感神経過活動は，RAA系の過剰発現と並び，心不全の病態生理に重要な役割を果たしている。

以下で，交感神経系の作用や評価方法などを解説する。

ノルアドレナリンとアドレナリン

ノルアドレナリンやアドレナリンといったカテコラミンは，アドレナリン受容体を介して作用している。アドレナリン受容体には大きく分けて「α受容体」と「β受容体」がある。α受容体は，興奮性受容体であるため，刺激により血管をはじめとした平滑筋の収縮が生じる。逆に全身のβ受容体は，抑制性受容体であるため，刺激により血管拡張を生じるが，心

[*1] **忍容性**：薬物によって生じることが明白な有害作用が，被験者にとってどれだけ耐えうるかの程度を示したもの。忍容性がないとは，有害作用のため使用が困難であるということ。

図2● ノルアドレナリンの合成と代謝経路

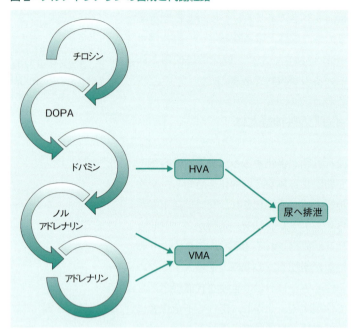

肝臓においてアミノ酸のフェニルアラニンからチロシンが生成される。チロシンは細胞内に取り込まれ、上記の経路で代謝されてノルアドレナリンが合成される。ノルアドレナリンはおもに交感神経終末で小胞内に貯蔵され、ノルアドレナリンから副腎髄質で合成されたアドレナリンもそのまま小胞内に貯蔵される。貯蔵されたノルアドレナリンやアドレナリンは血行動態の変動に反応して小胞内から血中に遊離し、目的臓器に作用する。

血中に放出されたカテコラミンの一部はMAO（モノアミンオキシダーゼ）やCOMT（カテコール-O-メチルトランスフェラーゼ）という酵素で代謝され、ホモバニリン酸（HVA）やバニリルマンデル酸（VMA）となって尿中に排泄される。しかしながら、大部分の遊離カテコラミンは神経終末に取り込まれて不活性化されるか、抱合型として代謝酵素（MAOやCOMT）への安定性を獲得して血中に残存する。これらは必要に応じて再度遊離型のカテコラミンとなり、生理活性を発揮することができる。

（鹿取 信監修. 標準薬理学. 第6版. 東京：医学書院. 2002：83-4. より、作成）

臓のβ受容体は興奮性受容体であるため、刺激により心拍数増加や心収縮力の増大といった興奮性の作用を示す。それぞれの受容体の詳細を**表1**に示す。

ノルアドレナリンはα受容体におもに作用し、アドレナリンはα受容体とβ受容体の両者に作用している（**図3**）。

心不全患者においては脆弱化した心機能を補うため、ノルアドレナリンの産生が亢進する。過剰に産生されたノルアドレナリンの作用を減弱するため、ダウンレギュレーションとよばれるアドレナリン受容体の発現低下が生じるが、それによってさらなるカテコラミンの分泌がもたらされ、結果として心不全の増悪をきたす。

実際に慢性心不全患者では、血漿ノルアドレナリン濃度が高いほど、予後が悪くなる傾向にあることが報告されている[5]。この事実からも、心不全患者における交感神経活動性の評価およびその抑制の重要性が示唆される。

どのような検査で評価をするのか

交感神経の活動性を評価する検査として、^{123}I-MIBGシンチグラフィがある。MIBG[*2]とは、ノルアドレナリンの類似物質であり、生理的な活性はもたないものの、ノルアドレナリンと同様に再吸収

表1● アドレナリン受容体の分布と役割

	α₁受容体	α₂受容体	β₁受容体	β₂受容体	β₃受容体
存在部位と作用	血管→収縮 平滑筋→収縮 泌尿器→収縮	血管→収縮 交感神経系→抑制 血小板→凝集促進	心筋→収縮力増大 伝導系→自動能亢進 腎臓→レニン分泌亢進	血管→拡張 気管支→拡張	脂肪→脂肪分解
治療薬としての用途	α₁遮断薬 　降圧薬 　前立腺肥大治療薬 α₁作動薬 　昇圧薬	中枢性α₂作動薬 　降圧薬	β遮断薬 　降圧薬 　心不全治療薬 　抗不整脈薬 β₁作動薬 　強心薬	β₂作動薬 　喘息治療薬	

（鹿取 信監修. 標準薬理学. 第6版. 東京：医学書院, 2002：87. より、作成）

❷神経体液性因子：レニン・アンジオテンシン・アルドステロン（RAA）系と交感神経系

図3● カテコラミンのα作用とβ作用の強さ

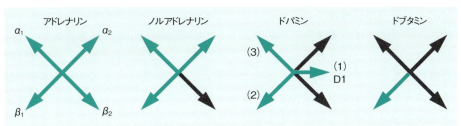

アドレナリンは$α_1$, $α_2$, $β_1$, $β_2$受容体のいずれにも親和性が高いが，低用量ではβ作用が，高用量ではα作用が優位となる。また，$β_2$作用もあるため，気管支喘息の治療薬としても用いられる。ノルアドレナリンは$α_1$, $α_2$受容体への親和性が高い。$β_1$受容体への親和性も弱いながらあるが，$β_2$受容体への親和性は低い。ドパミンは$α_1$, $β_1$受容体への親和性が高いが，ドパミン（D_1）受容体への作用もある。それぞれの受容体への親和性は投与濃度に応じて変化するという特徴があり，使用目的によって投与量を調整することが必要となる。ドブタミンはドパミンの類似薬であるが，$β_1$受容体への親和性がきわめて高いのが特徴である。
（鹿取 信監修．標準薬理学．第6版．東京：医学書院，2002：161．より，作成）

され，神経終末に蓄積される。詳細は割愛するが，心縦隔比（H/M比）[*3]や洗い出し率[*4]といった指標で交感神経の活動性を定量的に評価することができ，それによって心不全の重症度判定や予後予測，薬物治療の効果判定を行っている。

β遮断薬による治療の意義

現在のところ慢性心不全患者に対して，カルベジロール，ビソプロロール，コハク酸メトプロロールの予後改善，心不全増悪防止効果が証明されている[*5]。β遮断薬もACE阻害薬と同様に，多数の大規模臨床試験においてその有効性が証明されており，すべての左室収縮能低下患者に投与し，かつ可能なかぎり増量すべき薬物と位置づけられている。実際に慢性心不全の代表的原因疾患である拡張型心筋症の5年生存率は，β遮断薬の導入により改善してきている。

しかし，β遮断薬は陰性変力作用[*6]，陰性変時作用[*7]を有するため，心不全急性期での導入や，安定期でも急速な導入を行うことは心不全の増悪をまねく危険性があり，安定期に少量より導入し，維持量まで漸増する必要がある。

強心薬を用いる場合とは

前述のとおり，交感神経系の抑制が心不全の予後改善をもたらすことは明らかであるが，心不全治療においてはやはり強心薬を用いざるをえない局面に遭遇する。高度な左心機能低下をともなう心不全患者の急性期では，しばしば経静脈強心薬を使用しているが，慢性期にも経口強心薬を用いることがある。経口強心薬は数々の大規模臨床試験で予後の増悪が証明されており，長期予後の観点からは控えたい薬物である。しかし，QOLの改善や活動性の向上，肺うっ血状態からの離脱を目的とすれば，臨床的に有用な薬物である。

ナトリウム利尿ペプチド

ナトリウム利尿ペプチドには心房性ナトリウム利尿ペプチド（ANP），脳性ナトリウム利尿ペプチド（BNP），C型ナト

[*2] **MIBG**：metaiodobenzylguanidine

[*3] 心縦隔比：heart-to-mediastinum ratio（H/M比）：心臓（H）と縦隔（M）でMIBGの取り込みを比較したもので，心不全では心臓へのMIBG取り込みが低下し，H/M比も低下する。

[*4] 洗い出し率：wash-out rate：心臓でのMIBG貯蔵能を評価したもので，心不全では交感神経の亢進を反映して"washout"が増大する。

[*5] 日本ではカルベジロールとビソプロロールのみ，慢性心不全に対する保険適用あり。

[*6] 陰性変力作用：心収縮力を低下させる作用。

[*7] 陰性変時作用：心拍数を低下させる作用。

＊8 CNP：神経ペプチドとして中枢神経系に存在する。

リウム利尿ペプチド（CNP）＊8 がある。ANP は心房の伸展刺激により主として心房より，BNP は心室の負荷により主として心室より分泌される。ANP と BNP はともにナトリウム利尿，血管拡張，RAA 系（特にアルドステロン）の抑制，心筋肥大の抑制，心臓線維化の抑制作用を有する。健常人では主として ANP が生理的に重要な役割を果たしており，BNP は心不全などの病的状態でその分泌が亢進する。両者はアンジオテンシン II タイプ 1（AT$_1$）受容体を介する作用と機能的に拮抗し，それゆえに臓器保護作用が期待されている。

日本では ANP 製剤のカルペリチドが，米国では BNP 製剤のネシリチドが急性心不全治療薬として臨床応用され，急性心不全患者における肺動脈楔入圧低下と呼吸困難症状の改善，急性心筋梗塞後の左室リモデリング抑制効果などが報告されている。

＊9 感度/特異度：感度は陽性を正しく陽性と判定できる割合。特異度は陰性を正しく陰性と判定できる割合。

また，血中の ANP と BNP〔および，N 末端プロ脳性ナトリウム利尿ペプチド（NT-proBNP）〕の濃度測定は，心不全の診断，重症度判定，予後予測に有効であることは広く知られているが，BNP のほうが感度/特異度＊9 が優れているとされている。心不全患者における退院時の BNP 値が 200 pg/mL 以上であれば再入院率が高まるという報告や，BNP 測定下で心不全治療を行うことで死亡率の低下が得られるとの報告もあり，日常診療に欠かせない存在である。

＊10 水利尿による高ナトリウム血症をきたす。

＊11 陽性変力作用：心収縮力を上昇させる作用。

バソプレシン

バソプレシン（V）は視床下部で産生され，下垂体後葉から分泌されるホルモンであり，V$_1$ 受容体を介して血管収縮による血圧上昇を，V$_2$ 受容体を介して水分の再吸収による抗利尿作用をもたらす。近年では心血管系細胞でも直接産生，分泌されることが知られており，心肥大に関与しているとされる。うっ血性心不全患者では血漿バソプレシン濃度が上昇しており，抗利尿作用による低ナトリウム血症や浮腫，血管収縮作用による末梢血管抵抗の増大をきたし，心不全の増悪をまねいている。実際に，心不全の重症度を示す NYHA 心機能分類と，血漿バソプレシン濃度には相関がみられる[6]（表2）。

その作用を阻害する観点から V$_2$ 受容体拮抗薬（トルバプタン）が心不全治療薬として臨床応用されており，予後改善効果は証明されていないものの，有効な利尿効果が示されている。トルバプタンは純粋な水利尿（電解質を介さない利尿）作用をもつが，ときとして過剰な利尿が生じる危険性があるため飲水制限を緩和する必要があること，頻回な電解質チェックが必要となる＊10 ため入院下での導入が必要であることなど，非常にユニークな特徴をもつ薬物である。

エンドセリン

エンドセリンは強力（内因性血管収縮因子のなかで最強）かつ持続的な血管平滑筋収縮作用をもつペプチドであるが，心筋肥大作用や，弱いながらも陽性変力作用＊11 を有している。また，エンドセリンの作用はアンジオテンシン II と類似性があり，アンジオテンシン II の作用の一部はエンドセリンを介している可能性もあるとされている。血中エンドセリン濃度は，心不全の重症度とは正の相関が，左室駆出率（LVEF）とは負の相関があり，心不全の予後規定因子の 1 つとなって

❷神経体液性因子：レニン・アンジオテンシン・アルドステロン（RAA）系と交感神経系

表2 ● 血漿バソプレシン濃度とNYHA心機能分類

	健常人	NYHA Ⅰ度	NYHA Ⅱ度	NYHA Ⅲ度	NYHA Ⅳ度
心係数	−	3.7 ± 0.2	2.7 ± 0.2	2.6 ± 0.2	2.3 ± 0.1
肺動脈楔入圧	−	10.3 ± 1.7	11.6 ± 2.0	22.3 ± 2.2	25.1 ± 2.1
バソプレシン	1.7 ± 0.2	4.9 ± 0.8	5.5 ± 0.9	13.4 ± 2.6	26.9 ± 5.6
ANP	9.7 ± 2.7	9.0 ± 2.4	29.9 ± 4.9	56.6 ± 6.8	119.6 ± 25.1
BNP	15.5 ± 8.3	43.7 ± 22.5	63.0 ± 13.9	163.1 ± 28.1	234.3 ± 33.5
ノルアドレナリン	1.6 ± 0.2	2.7 ± 0.6	3.2 ± 0.4	5.0 ± 0.5	10.4 ± 1.2

NYHA心機能分類でⅠ→Ⅳ度になる（心不全が重症になる）につれて、バソプレシン濃度も上昇している。心不全の代表的なマーカーであるBNPも重症度と相関するが、この論文ではBNPとバソプレシンには相関を認めていない。バソプレシンは心係数と相関し、BNPは肺動脈楔入圧と相関することから、バソプレシンの上昇とBNPの上昇は異なる病態を反映していると考えられる。

（Nakamura T, et al. Possible vascular role of increased plasma arginine vasopressin in congestive heart failure. Int J Cardiol. 2006; 106: 191-5. より、一部改変）

いる。この事実から、エンドセリン受容体拮抗薬の慢性心不全患者への有効性が検討されたが、現時点ではその有効性は証明されていない。

しかし、エンドセリンは肺循環系でも産生されており、その産生量が肺血管抵抗と正の相関を示すことから、エンドセリンA/B受容体拮抗薬であるボセンタンが肺高血圧症の治療薬として用いられている。

アドレノメデュリン

インターロイキン（IL）-1、腫瘍壊死因子 tumor necrosis factor（TNF）-α などのサイトカインの刺激により、心臓および全身の血管床から分泌され、細胞内サイクリックAMP上昇と血管内皮細胞における一酸化窒素（NO）の産生を介して血管拡張、心機能改善、ほかの神経体液性因子の調節を行う。

心不全治療薬としての有効性が期待されており、臨床応用が待たれるところである。

アディポネクチン

メタボリックシンドロームとの関連で注目を浴びているのが、脂肪細胞より産生されるアディポサイトカインである。なかでもアディポネクチンは心不全患者で血中濃度が上昇し、予後と相関するとの報告がある。アディポネクチンには以前から抗動脈硬化作用、インスリン抵抗性改善作用があるとされていたが、近年では心肥大や拡張障害といった病態との関連も明らかになってきている。

また、肥満は心不全発症のリスクとなるが、いったん心不全になると肥満患者のほうが予後がよい（オベシティパラドックス）ことが判明しており、肥満細胞から産生されるアディポネクチンがその一因である可能性も示唆されている。

サイトカインおよび高感度CRP

心不全の発症にTNF-α、IL-6などの炎症性サイトカインの関与が指摘されており、その血中濃度が予後と相関することがわかっている。これらのサイトカインはアンジオテンシンⅡなどによって誘

導され，直接心機能を障害する作用をもつが，筋肉の障害を介してカヘキシー（心臓性悪液質）をきたす一因にもなっている。C反応性蛋白 C-reactive protein（CRP）をさらに精密に測定する高感度 CRP も予後と相関するとされるが，感染や炎症などでも上昇するため，心不全に特化した検査とはいいがたい。

神経体液性因子は RAA 系と交感神経系を 2 本の軸とし，さまざまな因子が密接に絡み合って，心不全の病態を形成している。近年，心不全の薬物療法は劇的に変化しており，その理解のためにも病態生理を把握しておくことは非常に重要である。

（佐和 琢磨・佐藤 幸人）

● 文献

1) 鹿取 信監修. 標準薬理学. 第 6 版. 東京：医学書院, 2002: 83-4, 87, 161.
2) 日本循環器学会/日本心不全学会合同ガイドライン，急性・慢性心不全診療ガイドライン（2017 年改訂版）（班長：筒井裕之）.《http://www.j-circ.or.jp/guideline/pdf/JCS2017_tsutsui_h.pdf》(2018 年 6 月閲覧).
3) Pitt B, Zannad F, Remme WJ, et al. The effect of spironolactone on morbidity and mortality in patients with severe heart failure. N Engl J Med. 1999; 341: 709-17.
4) Pitt B, Remme W, Zannad F, et al. Eplerenone, a selective aldosterone blocker, in patients with left ventricular dysfunction after myocardial infarction. N Engl J Med. 2003; 348: 1309-21.
5) Cohn JN, Levine TB, Olivari MT, et al. Plasma norepinephrine as a guide to prognosis in patients with chronic congestive heart failure. N Engl J Med. 1984; 311: 819-23.
6) Nakamura T, Funayama H, Yoshimura A, et al. Possible vascular role of increased plasma arginine vasopressin in congestive heart failure. Int J Cardiol. 2006; 106: 191-5.

4 心不全に関する病態生理

③ 急性心不全の病態生理

急性心不全は，「心臓の構造的および/あるいは機能的異常が生じることで，心ポンプ機能が低下し，心室の血液充満や心室から末梢への血液の駆出が障害されることで，種々の症状・徴候が複合された症候群が急性に出現あるいは悪化した病態」と定義される[1]。広義の急性心不全の概念には，新規に発症した心不全のみならず，過去に入院治療を要した慢性心不全患者の急性増悪も含まれる。

心不全は，増悪と改善，入退院を繰り返しながら，徐々に進行していく[*1]。この軌跡のなかで，谷状に落ち込んだ病態が急性心不全に相当する。急性心不全診療のポイントは，①そもそも谷を作らないこと（＝急性増悪を予防すること），②谷を浅くすること（＝増悪時の身体機能低下を最小限にとどめること），③谷の期間を短くし平らな期間を長くすること（＝入院期間を短縮し，再増悪までの期間を延長すること）が求められる。そのためには，急性心不全および心不全増悪の病態生理をしっかりと理解し，適確な病態把握からベストな治療に結びつけることが重要となる。

心不全の病態

心不全を考えるうえで最も大切なのは，心拍出量を確保することである。心不全の代償機構には，①Frank-Starling 機序，②神経体液性因子の活性化，③心肥大の進展と心室リモデリングなどがあり，生体は臓器灌流に必要な血圧を維持しようとホメオスタシス（恒常性）が働く[2]。

心拍出量が低下した場合，健常者では前負荷を増加させることによって心拍出量を保とうとする代償機構が働く。しかしながら，この代償が賄えない状態が心不全であり，収縮力を増強させようと神経体液性因子活性が亢進する。ところが，慢性心不全ではこの応答が低下しており，また，急性心不全では既に限界に達しているため，心拍出量の確保が不十分となる。前負荷をさらに上昇させようと左室拡張末期圧 left ventricular end-diastolic pressure（LVEDP）が上昇し，左房圧，肺静脈圧の上昇から，肺うっ血をきたす。

左心不全と右心不全

原因の主座による分類では，心不全は，左室におもな原因をもつ左心不全と右室に原因をもつ右心不全に分類される。左心不全では，左室機能障害により心拍出量が低下すると，LVEDP が上昇し，左房圧および肺動脈楔入圧 pulmonary capillary wedge pressure（PCWP）が上昇する。さらには肺動脈圧の上昇を惹起し，肺うっ血をきたす（図1）。そのため，左心不全の症状は，心拍出量低下にもとづく低心拍出症状と肺うっ血症状が主体となる。前者には，動悸，易疲労感，低

*1 リスクの進展ステージについては，第1章『心不全の概念と分類』の図1（3ページ）を参照。

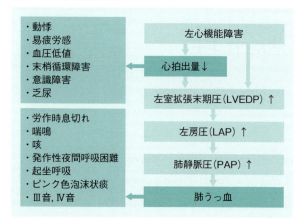

図1 ● 左心不全症状と発症機序

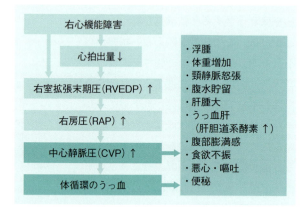

図2 ● 右心不全症状と発症機序

表1 ● 心不全の増悪因子

- 急性冠症候群
- 頻脈性不整脈（心房細動，心房粗動，心室頻拍など）
- 徐脈性不整脈（完全房室ブロック，洞不全症候群など）
- 感染症（肺炎，感染症心内膜炎，敗血症など）
- アドヒアランス不良（塩分制限，水分制限，服薬遵守などができない）
- 急性肺血栓塞栓症
- 慢性閉塞性肺疾患の急性増悪
- 薬剤（NSAIDs，陰性変力作用のある薬剤，癌化学療法など）
- 過度のストレス・過労
- 血圧の過剰な上昇
- ホルモン，代謝異常（甲状腺機能亢進・低下，副腎機能低下，周産期心筋症など）
- 機械的合併症（心破裂，急性僧帽弁閉鎖不全症，胸部外傷，急性大動脈解離など）

〔日本循環器学会/日本心不全学会合同ガイドライン．急性・慢性心不全診療ガイドライン（2017年改訂版）（班長：筒井裕之）．《http://www.j-circ.or.jp/guideline/pdf/JCS2017_tsutsui_h.pdf》（2018年12月閲覧）．より〕

血圧，末梢循環障害，意識障害，乏尿などがあげられ，後者には労作時息切れ，喘鳴，咳嗽，発作性夜間呼吸困難，起坐呼吸，ピンク色泡沫状痰，Ⅲ音・Ⅳ音の聴取などがあげられる。なお，一般にPCWPが15〜20 mmHg以上になると肺うっ血をきたすといわれる。

一方，右心不全では，右室機能障害により心拍出量が低下すると，右室拡張末期圧 right ventricular end-diastolic pressure（RVEDP）が上昇し，右房圧の上昇，さらには中心静脈圧の上昇が惹起され，体循環のうっ血をきたす（図2）。そのため，右心不全症状としては，全身のうっ血が主体となり，浮腫，体重増加，頸静脈怒張，腹水貯留，肝腫大，うっ血肝（肝胆道系酵素の上昇），腹部膨満感，食欲不振，悪心・嘔吐，便秘などがあげられる。ここで重要な点は，腹部臓器のうっ血を反映して消化器症状が前景に立つことである[3]。そのため，心不全患者が消化器症状を訴える際には，心不全症状が悪化していないか，必ず注意を払わなければならない。腎機能障害は，従来，低心拍出による腎前性の要素が強いと考えられていたが，近年，腎うっ血を反映すると報告されており，右心不全症状の1つとして考えられる[4,5]。

これらの症状や身体所見のほとんどは，Framinghamうっ血性心不全基準の項目を構成しており，病態生理にもとづいて正しく評価される必要がある[6]。

急性心不全の発症機転：cardiac failureとvascular failure

一般に，心不全は心臓原疾患を背景として，何らかの誘因や増悪因子が加わることで増悪する[7]。表1に心不全の増悪因子を列挙する。

急性心不全増悪時の病態では，すべての肺水腫例が顕著な浮腫や水分貯留を認めるわけではなく，全身への水分貯留がそれほど多くないものの，肺水腫を起こす病型が存在する。Cotterら[8]は，心不全増悪における血行動態の破綻過程を検討し，心機能低下を主たる背景とするcardiac pathwayを介したcardiac failureと，血管抵抗の増加を背景とするvascular pathwayを介したvascular failureを発症機転として提唱した(図3)。

① cardiac pathway

収縮予備能が低下した心臓に，虚血，炎症，アドヒアランス不良など，さまざまな原因による急性の心機能低下が加わると，前方障害による有効循環血液量の減少と水分貯留を引き起こす。さらに前者は，臓器低灌流や神経体液性因子の亢進から腎機能障害をもたらし(心腎連関)，全身の水分貯留および肺水腫を惹起する。

② vascular pathway

cardiac pathwayと異なり，軽度から中等度の収縮予備能低下であっても，動脈抵抗や血管スティッフネス[*2]の亢進といった後負荷増大が加わると，末梢から肺循環への水分のシフトが起こる。この病態の中心は，水分の再分布(central fluid redistribution)であり，水分貯留は軽度とされ，体重増加や浮腫所見に乏しい。急速に心不全が増悪する"電撃性肺水腫"は，このメカニズムにもとづく。このため，vascular failureでは，血管拡張薬を用いて，血管スティッフネスや血管コンプライアンス[*3]を低下させることが重要である。Fallickら[9]は，この再分布の機序として，交感神経系の亢進により静脈が収縮し，腹部臓器などにプールされた血

図3●cardiac pathwayとvascular pathway

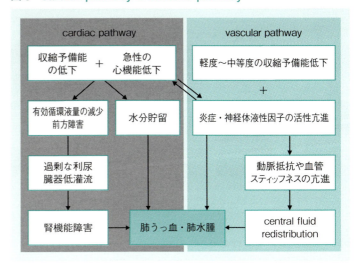

(Cotter G, et al. The pathophysiology of acute heart failure—is it all about fluid accumulation? Am Heart J. 2008；155：9-18. より，一部改変)

液が中枢へシフトするcentral volume shiftを提唱している。急激な後負荷の増大は，血圧の異常上昇に反映され，不全心では1回拍出量が減少する(アフターロードミスマッチ)。動脈抵抗や血管スティッフネスを亢進させる原因の1つに，炎症の関与が指摘されている[10]。

左室駆出率(LVEF)の低下した心不全heart failure with reduced ejection fraction(HFrEF)ではcardiac failureを背景とすることが多く，LVEFの保たれた心不全heart failure with preserved ejection fraction(HFpEF)ではvascular failureが多いが，これらの病態は必ずしも独立したものではなく，両者が関与するケースもある(図4)。

急性心不全の発症機転：slow pathwayとfast pathway

肺うっ血の発現様式を，増悪スピードから考察した機序がslow pathwayとfast pathwayである(図5)[9, 11, 12]。slow path-

*2 加齢とともに進む血管壁の硬さであり，心血管疾患のリスク因子となる。

*3 伸展性(弾性)のこと。

図4●クリニカルシナリオ（CS）と病態

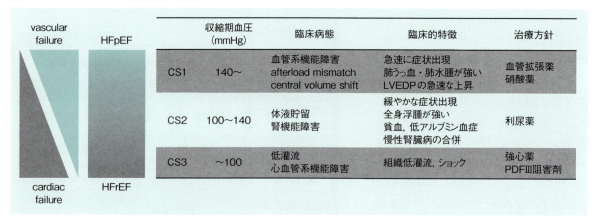

図5●slow pathway と fast pathway

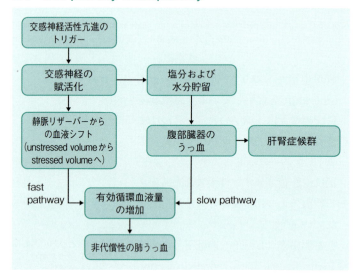

(Fallick C, et al. Sympathetically mediated changes in capacitance: redistribution of the venous reservoir as a cause of decompensation. Circ Heart Fail. 2011; 4: 669-75. および, Burchell AE, et al. Chemohypersensitivity and autonomic modulation of venous capacitance in the pathophysiology of acute decompensated heart failure. Curr Heart Fail Rep. 2013; 10: 139-46. および, Fudim M,et al. Role of Volume Redistribution in the Congestion of Heart Failure. J Am Heart Assoc. 2017; 6. pii: e006817. より, 作成)

way では，運動や化学受容器反射を介した低酸素血症・高二酸化炭素血症が，交感神経活性を亢進させる。これに続いて，ナトリウムや水分の貯留が起こり，腹部臓器のうっ血，有効循環血液量の増加が惹起される。この機序としては，腎輸入細動脈の収縮にともなう糸球体濾過量の減少とレニン・アンジオテンシン系の活性亢進が考えられている。slow pathway を介した急性心不全発症には，およそ2週間を要する。一方，fast pathway では，交感神経活性の亢進により，血液リザーバーとしての細静脈が収縮し，有効循環血液量の増加につながる[12]。fast pathway 過程は数日で進行し，著しい水分貯留を認めることなく，肺水腫が起こりうる。slow pathway は前述の cardiac pathway と，fast pathway は vascular pathway とおおむね一致し，同じメカニズムを考察したものと考えられる。

クリニカルシナリオ

急性心不全患者において，入院時血圧が強力な予後指標であるとの報告がある[13]。急性期の血圧にもとづいた病態分類の1つがクリニカルシナリオ clinical scenario（CS）[14]である**（図4）**。狭義の心不全は CS1〜3 に相当し，CS1 は急性肺水腫，CS2 は全身的な体液貯留，CS3 は低心拍出・低灌流をその特徴とする。これらの病態を収縮期血圧に還元したとき，140 mmHg 以上が CS1，100〜140 mmHg が CS2，100 mmHg 以下が

❸急性心不全の病態生理

CS3に対応する。しかしながら，血圧と病態は完全に1対1の対応ではなく，常に病態の主体がどこに位置づけられるかを考えながら，診療に活かす必要がある。同様に，CS1の病態は，おもに前述のvascular failureを背景とすることが多く，CS3の病態はcardiac failureに対応することが多いが，これらの病態も必ずしも1対1対応ではなく，両機序が混在しうる(図4)。なお，CS4は急性冠症候群にともなう心不全であり，CS5は純粋な右心不全に相当する。

Forrester 分類と Frank-Starling 曲線

Forrester分類は，本来，急性心筋梗塞後の循環管理のために提唱されたものだが[15]，急性心不全管理においても血行動態把握のためのツールとして使用されている。一方，心拍出量を規定する代表的な因子は，前負荷，後負荷，心筋固有の収縮力および心拍数である。前負荷と心拍出量の関係を示す心機能曲線（Frank-Starling曲線）をSwan-Ganzカテーテルで評価したForrester分類上にプロットする(図6)。これは，横軸が肺動脈楔入圧すなわちLVEDPであり，縦軸が心拍出量・心係数であることから，前負荷と心拍出の関連をみたものである。ただし，心室の硬さによって，同じ拡張末期容積でもLVEDPは異なるため，LVEDPが厳密に前負荷の指標となりうるかについては疑問の余地があるが，同一患者においては前負荷の指標として参考になろう[3]。しかしながら，実際の心不全の病態生理・血行動態把握においては，後負荷の存在を忘れてはならない。

Cotterら[16]は，急性心不全の血行動態について，横軸に体血管抵抗係数 sys-temic vascular resistance index (SVRI)，縦軸に cardiac power index をとって病型ごとに解析した(図7)。この分類は，横軸に後負荷の指標をプロッ

図6●Forrester分類と心機能曲線

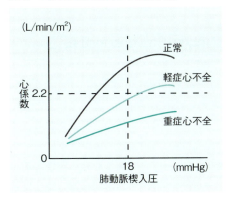

[Forrester JS, et al. Medical therapy of acute myocardial infarction by application of hemodynamic subsets (second of two parts). N Engl J Med. 1976; 295: 1404-13. より，作成]

図7●後負荷と心拍出の関係

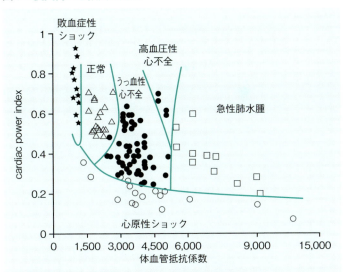

cardiac power index＝平均動脈圧×心係数×0.0022
体血管抵抗係数＝（平均動脈圧－右房圧）÷心係数

縦軸は心拍出，横軸は後負荷を示す。クリニカルシナリオ（CS）1のような急性肺水腫では，CS2のようなうっ血性心不全に比べて後負荷は高い部類に位置する。CS3のような心原性ショックでは心拍出が著しく低い一方，敗血症性ショックでは後負荷が著しく低い。
(Cotter G, et al. The role of cardiac power and systemic vascular resistance in the pathophysiology and diagnosis of patients with acute congestive heart failure. Eur J Heart Fail. 2003; 5: 443-51. より)

41

4
心不全に関する病態生理

トしていることが特徴であり，Forrester 分類では明示されない心不全における後負荷と心機能の関係を的確に示している。急性肺水腫では，うっ血性心不全よりも後負荷が高くなっていることが一見してよくわかる。

Nohria-Stevenson 分類

前述の Forrester 分類は，Swan-Ganz カテーテルで得られたデータにもとづくため，侵襲的な手技が必要とされる。また，急性心筋梗塞後の循環管理において提唱されたものであるため，慢性心不全の急性増悪症例での血行動態評価には適していない。Nohria ら[17]は，身体所見から，より簡便に病態を評価しうる two-minute assessment を提唱し，治療方針の決定に利用することを提案した。この Nohria-Stevenson 分類は，低灌流所見を縦軸，うっ血所見を横軸として，4 つのサブセットに分類している。この分類はシンプルかつ簡便であり，急性心不全の初期診療における迅速な病態評価，治療指針決定の一助となる。

ピットフォール

甲状腺機能亢進症や脚気心，動静脈瘻などのシャント疾患などでは，高心拍出性心不全をきたす。また，感染性心内膜炎による弁組織破壊や外傷性弁損傷など，メカニカルな原因で起きた急性弁膜症では，急激な心不全の増悪をきたしうる。左房粘液腫による左室流入血流障害など，物理的な血流遮断も低心拍出とうっ血の原因となる。

（奥村 貴裕）

● 文献

1) 日本循環器学会/日本心不全学会合同ガイドライン. 急性・慢性心不全診療ガイドライン（2017 年改訂版）（班長：筒井裕之）.《http://www.j-circ.or.jp/guideline/pdf/JCS2017_tsutsui_h.pdf》（2018 年 12 月閲覧）.

2) Miranda D, Lewis GD, Fifer MA. 9 章 心不全. In: Lilly LS 編集（川名正敏，川名陽子，川名正隆訳）. ハーバード大学テキスト 心臓病の病態生理 第 4 版. 東京：メディカル・サイエンス・インターナショナル，2017: 233-63.

3) Dupont M, Mullens W, Tang WH. Impact of systemic venous congestion in heart failure. Curr Heart Fail Rep. 2011; 8: 233-41.

4) Mullens W, Abrahams Z, Francis GS, et al. Importance of venous congestion for worsening of renal function in advanced decompensated heart failure. J Am Coll Cardiol. 2009; 53: 589-96.

5) Damman K, Navis G, Smilde TD, et al. Decreased cardiac output, venous congestion and the association with renal impairment in patients with cardiac dysfunction. Eur J Heart Fail. 2007; 9: 872-8.

6) McKee PA, Castelli WP, McNamara PM, et al. The natural history of congestive heart failure: the Framingham study. N Engl J Med. 1971; 285: 1441-6.

7) Dickstein K, Cohen-Solal A, Filippatos G, et al. ESC Guidelines for the diagnosis and treatment of acute and chronic heart failure 2008: the Task Force for the Diagnosis and Treatment of Acute and Chronic Heart Failure 2008 of the European Society of Cardiology. Developed in collaboration with the Heart Failure Association of the ESC (HFA) and endorsed by the European Society of Intensive Care Medicine (ESICM). Eur Heart J. 2008; 29: 2388-442.

8) Cotter G, Felker GM, Adams KF, et al. The pathophysiology of acute heart failure— is it all about fluid accumulation? Am Heart J. 2008; 155: 9-18.

9) Fallick C, Sobotka PA, Dunlap ME. Sympathetically mediated changes in capacitance: redistribution of the venous reservoir as a cause of decompensation. Circ Heart Fail. 2011; 4: 669-75.

10) Vlachopoulos C, Dima I, Aznaouridis K, et al. Acute systemic inflammation increases

arterial stiffness and decreases wave re-
flections in healthy individuals. Circula-
tion 2005; 112: 2193-200.

11) Burchell AE, Sobotka PA, Hart EC, et al.
Chemohypersensitivity and autonomic
modulation of venous capacitance in the
pathophysiology of acute decompensated
heart failure. Curr Heart Fail Rep. 2013;
10: 139-46.

12) Fudim M, Hernandez AF, Felker GM.
Role of Volume Redistribution in the Con-
gestion of Heart Failure. J Am Heart As-
soc. 2017; 6. pii: e006817.

13) Gheorghiade M, Abraham WT, Albert
NM, et al. Systolic blood pressure at ad-
mission, clinical characteristics, and out-
comes in patients hospitalized with acute
heart failure. JAMA 2006; 296: 2217-26.

14) Mebazaa A, Gheorghiade M, Piña IL, et al.

Practical recommendations for prehospi-
tal and early in-hospital management of
patients presenting with acute heart fail-
ure syndromes. Crit Care Med. 2008; 36
(1 Suppl): S129-39.

15) Forrester JS, Diamond G, Chatterjee K, et
al. Medical therapy of acute myocardial
infarction by application of hemodynamic
subsets (second of two parts). N Engl J
Med. 1976; 295: 1404-13.

16) Cotter G, Moshkovitz Y, Kaluski E, et al.
The role of cardiac power and systemic
vascular resistance in the pathophysiolo-
gy and diagnosis of patients with acute
congestive heart failure. Eur J Heart Fail.
2003; 5: 443-51.

17) Nohria A, Lewis E, Stevenson LW. Medi-
cal management of advanced heart fail-
ure. JAMA 2002; 287: 628-40.

慢性心不全の病態生理

心不全とは，病名（病気）でなく病態である。心臓に何らかの異常があり，心臓のポンプ機能が低下して，全身の臓器が必要とする血液を十分に送り出せなくなった状態を表す言葉であり，原因によりその病態も変わる。したがって，個々の病態を理解したうえで適切な治療・ケアを行わなければ心不全の多様な病態に対応はできない。本稿では，多様な慢性心不全の病態について，①心臓の機能異常，②心臓の構造異常，③併存疾患のかかわり，④原因疾患別の病態についてそれぞれ概説する。

心臓の機能異常からみた慢性心不全の病態

心不全は心ポンプ機能の代償機転が破綻した病態であり，心不全を理解するには心ポンプ機能を理解する必要がある。

心臓のポンプ機能は，収縮能と拡張能の2つに分けられる[*1]。収縮能は，心筋が収縮することで血液を押し出す力で，拡張能は心房から心室の中に血液を受け入れる力である。心臓の収縮能の指標として左室駆出率 left ventricular ejection fraction（LVEF）が広く用いられている。

従来，心不全といえば，LVEF が低下しているものと認識されていたが，さまざまな疫学研究により LVEF が保たれた心不全は心不全患者の約50％を占め[1, 2]，その主たる病態が拡張機能障害で

あることが広く認識されるようになった。収縮不全は同時に拡張能の低下をともなうことや，拡張不全も LVEF 以外の収縮能の指標は低下していることから，近年は，LVEF の低下した心不全を heart failure with reduced ejection fraction（HFrEF），LVEF の保たれた心不全を heart failure with preserved ejection fraction（HFpEF）とよぶようになった。おのおのの病態の定義としては，HFrEF は LVEF が40％未満，HFpEF は LVEF が50％以上，LVEF が40％以上50％未満は両者の境界域の病態として，LVEF が軽度低下した心不全 heart failure with mid-range ejection fraction（HFmrEF）とよばれている[3][*2]。

HFrEF では標準的な薬物治療が予後改善に有効であるのに対して[*3]，HFpEF では有効な治療方法が確立されていない。したがって，両者の病態を区別することは治療方針決定のために重要である。

臨床経過は各病型で大きな違いがあり，HFpEF は HFrEF と比べ，高齢，女性，非虚血性心疾患，高血圧，心房細動，貧血，慢性腎臓病（CKD）などの非心臓疾患の合併が多く，心イベントよりも非心臓疾患による入院や死亡が多いことが報告されている[4]。また，HFpEF は，HFrEF と比べて高齢でフレイルを有する患者が多く，身体機能の低下や認知症の合併により介護施設への入所率が高い

[*1] 詳細は第4章『①心筋の構造，収縮と拡張，前負荷と後負荷』（23ページ）を参照。

[*2] 詳細は第1章『心不全の概念と分類』（1ページ）を参照。

[*3] 詳細は第7章『慢性心不全の薬物治療』（103ページ）を参照。

④慢性心不全の病態生理

ことも報告されている[5]。

予後に関しての見解は一致しておらず，HFrEFとHFpEFの予後は同等とする報告と[4]，HFpEFのほうがHFrEFよりも少し予後がよいとの報告がある[6]。

HFrEFは，その経過中に収縮能が改善し，HFmrEFやHFpEFに病型が移行する症例がある[6]。また，HFpEFも，その経過中に収縮機能が低下し，HFmrEF，HFrEFに移行する症例がある[6]。総じてLVEFが改善する症例は予後がよいが，LVEFが低下する症例は予後が不良である[6]。このように，同じ慢性心不全でもHFrEF，HFpEF，そして

図1 ● 左室形態と予後との関係

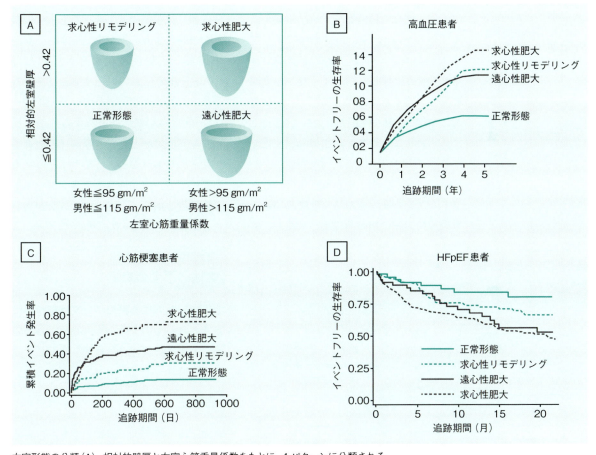

左室形態の分類（A）。相対的壁厚と左室心筋重量係数をもとに，4パターンに分類される。
高血圧患者（B），心筋梗塞患者（C），HFpEF患者（D）における左室形態と予後。正常な左室形態を有する症例に比べ，左室肥大をともなう症例は心血管イベントのリスクが高い。また，左室肥大がなくても，求心性リモデリングを呈する症例も心血管イベントのリスクが高い。
〔**A**：Lang RM, et al. Recommendations for cardiac chamber quantification by echocardiography in adults: an update from the American Society of Echocardiography and the European Association of Cardiovascular Imaging. J Am Soc Echocardiogr. 2015; 28: 1-39.e14. より，**B**：Milani RV, Lavie CJ, Mehra MR, Ventura HO, Kurtz JD, Messerli FH. Left ventricular geometry and survival in patients with normal left ventricular ejection fraction. Am J Cardiol. 2006; 97: 959-63. より，**C**：Verma A, Meris A, Skali H, et al. Prognostic implications of left ventricular mass and geometry following myocardial infarction: the VALIANT（VALsartan In Acute myocardial iNfarcTion）Echocardiographic Study. JACC Cardiovasc Imaging 2008; 1: 582-91. より，**D**：Katz DH, Beussink L, Sauer AJ, et al. Prevalence, clinical characteristics, and outcomes associated with eccentric versus concentric left ventricular hypertrophy in heart failure with preserved ejection fraction. Am J Cardiol. 2013; 112: 1158-64. より，作成〕

HFmrEF で病態が違い，治療方針や臨床経過が違う。

心臓の構造異常からみた慢性心不全の病態

心臓のポンプ機能が低下すると，さまざまな代償機転が働き，心臓のポンプ機能を維持しようとする。神経体液性因子の活性化はその1つである[*4]。

[*4] 詳細は第4章『②神経体液性因子：レニン・アンジオテンシン・アルドステロン（RAA）系と交感神経系』（29ページ）を参照。

心臓の構造的な変化であるリモデリングも代表的な代償機転で，心拍出量が低下すると Frank-Starling 機序により左室内腔を大きくすることで1回拍出量を増やそうとする。このような，左室内腔を大きくするための心筋肥大（心筋重量の増加）を遠心性肥大とよび，HFrEF でみられることが多い左室の形態変化である。一方，高血圧などの圧負荷がかかる病態では，心筋にかかる圧負荷によるストレスを緩衝するため，壁肥厚が起こり左室の内腔は相対的に小さくなる。壁厚の増加により左室の内腔が小さくなる形態の変化を求心性リモデリングとよび，左室肥大をともなう場合を求心性肥大とよぶ。HFpEF では，求心性リモデリングや求心性肥大をとることが多い（図1A）。

リモデリングによる構造，形態の変化は初期には心機能を維持するための代償機転として働くが，リモデリングが進行していくと，心筋の肥大や線維化により収縮能・拡張能の低下をきたし，代償機転の破綻により心不全を発症する。高血圧患者，心筋梗塞後の患者，そして HFpEF 患者において，リモデリングと予後との関連が報告されている（図1B～D）。正常の左室形態を有する症例に比べ，左室肥大をともなう症例は心血管イベントのリスクが高い。また，左室肥大がなくても，求心性リモデリングを呈する症例も心血管イベントのリスクが高いことが報告されている[7〜9]。

併存疾患からみた慢性心不全の病態

心不全の病態は心臓のポンプ機能だけに規定されるものではなく，心臓以外の諸臓器と密接に関連し，病態を修飾している（図2）。

高血圧

高血圧は心筋肥大，線維化をもたらし拡張機能の低下から心不全の発症に寄与する。また，血管の内皮機能障害による血管反応の異常は後負荷の増大をまねき運動耐容能の低下，心不全の発症，増悪に関与している[10]。

慢性腎臓病（CKD）

心不全では，腎臓への血流低下，腎うっ

図2● 心不全と多臓器連関

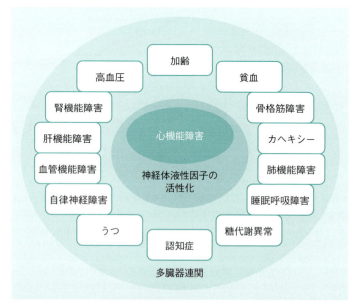

心不全の病態は心臓のポンプ機能だけに規定されるものではなく，神経体液性因子の亢進や心臓以外の諸臓器と密接に関連し，病態を修飾している。

血，神経体液性因子の亢進により腎機能障害を合併することが多い。腎機能障害は体液貯留，貧血，神経体液性因子のさらなる亢進をまねき心不全の増悪に寄与し，心不全の増悪がさらに腎機能の増悪をきたす悪循環が生まれる[10]。このように心臓と腎臓は互いに悪影響を及ぼし，予後を悪化させることが知られており，このような病態を心腎連関とよぶ。

貧血

貧血の合併は，末梢組織への酸素運搬能の低下，末梢血管抵抗の低下にともなう心拍出量増加による心負荷，神経体液性因子の亢進，全身性炎症が関与し心不全増悪に寄与する[11]。貧血の原因としては，体液貯留による血液希釈や前述の腎機能障害による腎性貧血が関与しており，心腎貧血連関ともよばれている[11]。

糖尿病

糖尿病は冠動脈疾患のリスク因子として認知されているが，冠動脈狭窄がなくても糖尿病は直接心筋の障害をまねき，心機能低下に寄与する。その原因として，心筋のミトコンドリアの機能障害，カルシウムホメオスタシス異常，神経体液性因子，酸化ストレスの亢進，微小循環障害などが関与しているといわれている[11]。

慢性閉塞性肺疾患

慢性閉塞性肺疾患 chronic obstructive pulmonary disease（COPD）にともなう炎症性変化による左室の拡張機能障害，肺高血圧にともなう右心不全と右室圧上昇にともなう心室中隔を介した左室の拡張障害の関与が示唆されている[11]。また，左室の形態的の変化にも影響し，肺血管抵抗の上昇や肺のコンプライアンス低下に

よる胸腔内圧の上昇により，左室流入圧の低下をきたし，左室内腔容積の低下，心拍出量の低下に寄与する[11]。

睡眠時無呼吸症候群（SAS）

SAS は，気道閉塞によって起こる閉塞型睡眠時無呼吸 obstructive sleep apnea（OSA）と呼吸中枢の障害で起こる中枢性睡眠時無呼吸 central sleep apnea（CSA）の 2 種類がある。OSA は交感神経の緊張による血圧上昇や炎症性サイトカインの上昇，胸腔内圧の陰性化による静脈還流の増加などが関与し心不全の発症に寄与する[12]。一方，CSA は心不全の結果として生じる無呼吸である[3]。肺うっ血による低酸素に対して肺迷走神経刺激が亢進し，過呼吸となり，血液中の二酸化炭素濃度が低下する。中枢および末梢の化学受容体が感知して呼吸抑制が働くが，心不全による交感神経の過剰な緊張は化学受容体の反射を亢進するため過剰な呼吸抑制が生じる。無呼吸が過剰な交感神経の緊張をさらに高める結果，悪循環が生じて心不全の進展，悪化に寄与する。

認知症・うつ

心不全患者では認知症の合併が多く，心不全患者の予後に関係することが報告されている[13]。また，うつ・不安の合併も多い[14]。

カヘキシー・サルコペニア・フレイル[*5]

カヘキシー（心臓性悪液質）はギリシャ語で悪い状態を意味する言葉で，慢性疾患に関連した食欲不振，炎症，インスリン抵抗性，蛋白同化/異化の異常，貧血などの因子が関与し，筋肉減少，脂肪の減少を特徴とする代謝異常である。心不全

＊5 フレイルとは，加齢による種々の機能低下を基盤として，身体的・精神的脆弱性が亢進した状態を指す。フレイルは不可逆な機能低下の一歩手前の状態を指し，その時期に適切な介入をすることでいわゆる寝たきりになるのを予防する意味合いから提唱された概念である。

に限った病態ではなく，がん，HIV，COPD，CKD などでもみられる病態である。過去半年以内に 7.5％以上の体重減少を認めた症例をカヘキシーと定義して予後を検討したところ，カヘキシーの合併は，独立した心不全の強力な予後規定因子であることが報告されている。カヘキシーでは，基礎エネルギー消費量が亢進しているため，消耗性に低栄養が生じる。また，蛋白の異化亢進，合成低下から筋肉の消耗が起こり，筋肉量の減少にともなう筋力，身体能力の低下であるサルコペニアの原因となる[15]。近年，骨格筋は単なる運動器ではなく，種々の内分泌・代謝にかかわる内分泌器官であることが報告されている[16]。筋肉の減少は，炎症やインスリン抵抗性の亢進，抗酸能の低下などに関与し，心不全の発症，増悪に寄与する可能性が報告されている[16]。さらに，サルコペニアによる運動機能の低下は，身体的，精神的脆弱性が亢進した状態であるフレイルに寄与し，要支援，要介護状態，予後不良につながる。

原因疾患別からみた慢性心不全の病態

心不全は病態であり，その原因はさまざまである。以下に，各原因疾患別の病態について概説する（表1）。

虚血性心疾患

心筋虚血による心機能が低下した病態で，心不全の原因として最も多い疾患である。多枝冠動脈病変ではびまん性に壁運動低下をきたし，後述の拡張型心筋症類似の病態となる。

高血圧

高血圧は心不全患者の約 70％に合併が

みられ[1]，心不全発症に寄与する重要な併存疾患の1つである。圧負荷による心肥大は，求心性の左室肥大，遠心性の左室肥大のどちらのリモデリング形態もとりうるので，HFrEF，HFpEF ともに高血圧の関与は重要である。

弁膜症

弁の機能異常により血液の駆出が障害される病態である。弁狭窄では，血液を駆出するために高い心室内圧が必要となるため，心筋に圧負荷がかかる。また，弁逆流では逆流する血液により心筋に容量負荷がかかる。慢性的な圧負荷や容量負荷により心筋が障害され，代償機転が破綻すると心不全を発症する。

◎ 僧帽弁狭窄症

僧帽弁狭窄症の多くは，リウマチ熱による僧帽弁の癒合，石灰化が原因であり[17]，近年減少傾向にあるが，発展途上国ではまだ多い疾患である。僧帽弁の狭窄により左房から左室への血流の流入が障害され，左房圧の上昇から心房細動の合併や，肺高血圧，右心不全をきたす。治療は外科的手術に加え，僧帽弁の形態によってはバルーンを用いたカテーテル治療である経皮的僧帽弁交連切開術 percutaneous transvenous mitral commissurotomy（PTMC）が有効である[17]。

◎ 僧帽弁閉鎖不全症

弁膜症の中で，僧帽弁閉鎖不全症は大動脈弁狭窄症に次いで，2番目に多い[18]。僧帽弁の閉鎖が不完全なために，左室から左房に血液が逆流し，血液の前方駆出ができなくなり心拍出量が低下する。また，逆流による左房への負荷は，左房圧の上昇を引き起こし心房細動の発症や肺動脈圧の上昇に寄与し，心不全症状の増悪をきたす。僧帽弁の逸脱や腱索の断裂

❹慢性心不全の病態生理

表1 ● 心不全の原因疾患

心筋の異常による心不全
虚血性心疾患 虚血性心筋症，スタニング，ハイバネーション，微小循環障害
心筋症（遺伝子異常を含む） 肥大型心筋症，拡張型心筋症，拘束型心筋症，不整脈原性右室心筋症，緻密化障害，たこつぼ心筋症
心毒性物質など ・習慣性物質 　アルコール，コカイン，アンフェタミン，アナボリックステロイド ・重金属 　銅，鉄，鉛，コバルト，水銀 ・薬剤 　抗癌剤（アントラサイクリンなど），免疫抑制薬，抗うつ薬，抗不整脈薬，NSAIDs，麻酔薬 ・放射線障害
感染性 ・心筋炎 　ウイルス性・細菌性・リケッチア感染など，シャーガス病など
免疫疾患 関節リウマチ，全身性エリテマトーデス，多発性筋炎，混合性結合組織病など
妊娠 ・周産期心筋症 　産褥心筋症を含む
浸潤性疾患 サルコイドーシス，アミロイドーシス，ヘモクロマトーシス，悪性腫瘍浸潤
内分泌疾患 甲状腺機能亢進症，クッシング病，褐色細胞腫，副腎不全，成長ホルモン分泌異常など

代謝性疾患 糖尿病
先天性酵素異常 ファブリー病，ポンペ病，ハーラー症候群，ハンター症候群
筋疾患 筋ジストロフィ，ラミノパチー
血行動態の異常による心不全
高血圧
弁膜症，心臓の構造異常 ・先天性 　先天性弁膜症，心房中隔欠損，心室中隔欠損，その他の先天性心疾患 ・後天性 　大動脈弁・僧帽弁疾患など
心外膜などの異常 収縮性心外膜炎，心タンポナーデ
心内膜の異常 好酸球性心内膜疾患，心内膜弾性線維症
高心拍出心不全 重症貧血，甲状腺機能亢進症，パジェット病，動静脈シャント，妊娠，脚気心
体液量増加 腎不全，輸液量過多
不整脈による心不全
・頻脈性 　心房細動，心房頻拍，心室頻拍など ・徐脈性 　洞不全症候群，房室ブロックなど

〔日本循環器学会/日本心不全学会合同ガイドライン．急性・慢性心不全診療ガイドライン（2017年改訂版）（班長：筒井裕之）.《http://www.j-circ.or.jp/guideline/pdf/JCS2017_tsutsui_h.pdf》（2018年12月閲覧）.より〕

による器質的な異常による僧帽弁逆流（MR）と，弁に器質的な異常はないが，左室の拡大で僧帽弁の腱索が引っ張られ（tethering）生じる機能性のMRの2種類がある。手術リスクが高い症例で，低侵襲なカテーテル治療（MitraClip®）の有用性が報告されている[18]。

◎**大動脈弁狭窄症**

大動脈弁口の狭小化により左室から体循環への血液の駆出が障害され，左室圧が上昇する病態である。病態の初期には左室肥大による代償機転が働き無症状であるが，肥大の進行にともない，拡張能の低下，収縮能の低下をきたし心不全症状

を呈する。症状が出現した大動脈弁狭窄症の予後は悪く，平均生存期間は約2年といわれている[17]。また，突然死のリスクが高い疾患である。原因としては，先天性二尖弁やリウマチ性・炎症性があるが，近年は加齢にともなう変性が増加している。人口の高齢化にともない，高齢の大動脈弁狭窄症は増えている。高齢で手術リスクが高い症例では，低侵襲な経カテーテル的大動脈弁置換術 transcatheter aortic valve implantation（TAVI）が行われる[3]。

◎**大動脈弁閉鎖不全症**

大動脈弁の閉鎖が不完全なために拡張期

49

に大動脈から左室に血液が逆流し，前方駆出の低下と逆流による左室の容量負荷がかかる病態である。左室を拡大させることで，左室の圧負荷を代償するが，やがて心機能の低下をきたし心不全を発症する。大動脈弁自体の変性や，感染性心内膜炎による弁破壊，Marfan 症候群などでの大動脈基部の拡大にともなう弁の接合不良などが原因で起こる[17]。

心筋症

心筋症は，構造的・機能的異常をともなう心筋疾患の総称である。病変の主座が心臓にある場合を一次性心筋症とよび，遺伝性，混合性，後天性の3つに分類される。全身疾患の心病変である場合は二次性心筋症とよぶ[19]。

◎ 拡張型心筋症（DCM）

DCM は，左室のびまん性収縮障害と左室内腔の拡張を特徴とする疾患群であり，HFrEF の原因の1つである。遺伝性と後天性の混合した疾患群である[19]。多くの場合進行性であり，日本の心臓移植登録患者で最も多い疾患である。致死性不整脈による突然死や心室の拡大と壁運動低下により心室内血栓を生じやすく，脳梗塞などの血栓塞栓症を生じることがある[19]。

◎ 拡張型心筋症に類似した心筋症

拡張型心筋症の診断には以下に示すような類似の病態があり鑑別が必要である。

● 虚血性心筋症

慢性虚血を原因とする左室の拡大と収縮機能の低下を特徴とする重症虚血性心疾患である[19]。

● 高血圧性心筋症

高血圧性心疾患により，遠心性の左室肥大・収縮不全をきたした病態である。

● 拡張相肥大型心筋症

後述の肥大型心筋症は経過中に，肥大した心筋壁肥厚が減少・菲薄化し，心室内腔の拡大をともなう左室収縮能の低下をきたし，拡張型心筋症様の病態を呈する場合がある[20]。

● 心サルコイドーシス

原因不明の全身性肉芽腫性疾患で，肺，眼，皮膚など全身の臓器に病変が生じる。心サルコイドーシスでは，心筋障害により伝導障害が起こり，房室ブロックによりペースメーカが必要となることがある[19]。また，病変が広範になれば拡張型心筋症様の病態となる。ときに致死性不整脈を合併し，植込み型除細動器 implantable cardioverter defibrillator（ICD）が必要となることがある。

● 心筋炎

感冒様症状の後などに突然発症し，心不全を呈する。重症例では体外循環のサポートが必要になることがある[19]。心筋炎の原因はウイルス性が大半を占める。心機能の低下は一過性のことが多いが，一部の症例で心機能が改善せず慢性心筋炎に移行する症例がある。

● 薬剤性心筋症

薬物によって引き起こされる心筋障害で，悪性腫瘍の治療で使われる抗がん剤などが原因となる。心毒性がある代表的な薬物にはアントラサイクリン系抗がん剤やチロシンキナーゼ阻害薬などがある[19]。

● アルコール性心筋症

長期かつ多量の飲酒によって発生する中毒性心筋症である。一般的には，1日80〜90 g の純エタノール換算量を5年以上にわたり摂取すると発症するとされている[19]。

● 頻脈誘発性心筋症

心房細動などの頻脈性不整脈が長期間持

続すると心機能低下をきたし拡張型心筋類似の病態をきたすことがある。洞調律維持や心拍数をコントロールすることで心機能が回復する可逆的な病態である[21]。

● 産褥心筋症

心疾患の既往がない女性が妊娠を契機に，妊娠後期から分娩期に新たな心不全症状が出現し，拡張型心筋症様の病態を示すものである[19]。心機能の低下は可逆的で回復する症例が多いが，一部の症例で改善せず慢性化する症例もある。

● 筋ジストロフィーにともなう心筋疾患

筋ジストロフィーは遺伝性で進行性に筋力低下を示す疾患群である[19]。心筋にも障害がみられ，心筋症を呈する疾患がある。

◎ 肥大型心筋症 hypertrophic cardiomyopathy（HCM）

明らかな心肥大をきたす原因がなく左室・右室の心筋の心肥大をきたす疾患である。心筋収縮関連蛋白の遺伝子異常が主な原因とされている[20]。収縮は正常か逆に過大で，肥大による拡張障害を呈するのでHFpEFの原因の1つである。また，心房細動や，心室不整脈の合併が多く，突然死の原因となるのでICDを用いた不整脈管理が必要となることがある。

肥大にともなう心室内や流出路狭窄により，血液駆出の障害が生じる場合は閉塞性肥大型心筋症 hypertrophic obstructive cardiomyopathy（HOCM）とよぶ。心室中隔の肥厚により左室流出路に狭窄が起こると狭窄部位を流れる加速血流が，僧帽弁前尖を心室中隔にひきよせる収縮期前方運動 systolic anterior movement（SAM）を引き起こし，それにともない僧帽弁逆流を合併することがある。

肥大型心筋症の狭窄所見は心収縮が亢進した状態では，肥厚がより強くなるので閉塞が増強される。逆に，心収縮力を低下させる作用（陰性変力作用）を有する薬物（β遮断薬，カルシウム拮抗薬，I群の抗不整脈薬）は閉塞を減弱させるので，HOCMの治療に用いられる[20]。

◎ 肥大型心筋症に類似した形態をとる心筋症

● 心アミロイドーシス

アミロイドとよばれる異常な線維性蛋白が心臓に沈着し，心筋の肥厚と拡張不全をきたす病態である[19]。沈着するアミロイドの種類により，AL，AA，ATTRに分類される。一般的にALアミロイドーシスの予後は悪く，診断から予後は半年といわれてきた[21]が，近年は化学療法の進歩により，長期生存する症例も報告されている[22]。治療方針と予後が違うので，本疾患を肥大型心筋症と誤診しないよう診断の鑑別は非常に重要である。AAは関節リウマチなど慢性炎症疾患が原因で生じる。ATTRは，別名老人性アミロイドーシスとよばれ，高齢者に多く，最近の報告ではHFpEFの13％にATTRアミロイドーシスが隠れていることが報告されている[23]。

● 心Fabry病

Fabry（ファブリー）病は，X染色体劣性の遺伝子異常により，細胞のリソソームに存在する加水分解酵素の1つであるα-ガラクトシダーゼA酵素活性の低下により，スフィンゴ糖脂質が全身の細胞に蓄積し，皮膚，眼，神経，血管，腎臓，心臓など多臓器の障害が出現する[19]。肥大型心筋症と類似の心筋肥厚がみられ，肥大型心筋症と診断された症例のうち約1％に本疾患が誤診されていたことが報告されている[24]。治療はα-ガラクトシダーゼの補充療法が有効である。

4
心不全に関する病態生理

◎不整脈原性右室心筋症

右室優位の心機能低下と右室起源の重症心室不整脈をきたす遺伝性疾患である[19]。

◎拘束型心筋症

心室の拡張や肥大をともなわず，収縮も正常にもかかわらず，心臓が硬くて広がりにくいため心不全をきたす疾患で，原因不明のものをさす[20]。

心膜疾患

心膜に炎症が起こり心膜の癒着や心膜が硬くなると心臓の拡張が妨げられ，拡張不全による心不全の原因となる（収縮性心膜炎）。開心術後，結核性心膜炎，放射線治療後などに生じることがある。治療抵抗性の右心不全を呈し，心膜切除術の適応となる[25]。また，心嚢液の増加により心臓の拡張が妨げられると同様に拡張不全による心不全の原因となる（心タンポナーデ）。ウイルス性心膜炎や転移性腫瘍による癌性心膜炎が原因となる[26]。

先天性心疾患

成人でよくみられる先天性の構造異常としては，心房中隔欠損症や心室中隔欠損症などのシャント疾患があげられる。本来全身に送られるはずであった血液の一部が，右房，右室に流れるため，肺血管，右室，右房に短絡血流による慢性的な容量負荷が生じ，右心不全を発症する。

その他

機能的な異常

心臓に構造的な異常がなくても，機能的な障害により心機能が低下する場合がある。たとえば，頻脈性不整脈では，左室の十分な拡張と収縮時間が得られないた

め，空うちとなり心拍出量の低下がみられる。また，逆に徐脈では1回拍出量が保たれていても，心拍出量を維持することができなくなる。

また，心臓の中での電気伝導の障害により同期障害が生じると，その働きに支障をきたす。このような伝導障害による機能的な障害に注目した治療がペースメーカを用いた心臓再同期療法である。

高心拍出性心不全

重度の貧血，甲状腺機能亢進症，脚気など，心臓の機能が保たれていても，体の需要にみあう血液，酸素が運搬されない状態では，相対的な血流の低下により心不全が生じ，高心拍出性心不全とよばれている[3]。

（衣笠 良治）

◉文献

1) Sato N, Kajimoto K, Keida T, et al. Clinical features and outcome in hospitalized heart failure in Japan (from the AT-TEND Registry). Circ J. 2013; 77: 944-51.

2) 衣笠良治，山本一博．重症心不全―なぜ，どのように分類するのか？ 心エコー 2018; 19: 806-11.

3) 日本循環器学会/日本心不全学会合同ガイドライン．急性・慢性心不全診療ガイドライン（2017年改訂版）（班長：筒井裕之）.《http://www.j-circ.or.jp/guideline/pdf/JCS2017_tsutsui_h.pdf》(2018年12月閲覧).

4) Tsuchihashi-Makaya M, Hamaguchi S, Kinugawa S, et al. Characteristics and outcomes of hospitalized patients with heart failure and reduced vs preserved ejection fraction. Report from the Japanese Cardiac Registry of Heart Failure in Cardiology (JCARE-CARD). Circ J. 2009; 73: 1893-900.

5) Steinberg BA, Zhao X, Heidenreich PA, et al. Trends in patients hospitalized with heart failure and preserved left ventricular ejection fraction: prevalence, therapies, and outcomes. Circulation 2012; 126:

65-75.

6) Tsuji K, Sakata Y, Nochioka K, et al. Characterization of heart failure patients with mid-range left ventricular ejection fraction-a report from the CHART-2 Study. Eur J Heart Fail. 2017; 19: 1258-69.

7) Milani RV, Lavie CJ, Mehra MR, et al. Left ventricular geometry and survival in patients with normal left ventricular ejection fraction. Am J Cardiol. 2006; 97: 959-63.

8) Verma A, Meris A, Skali H, et al. Prognostic implications of left ventricular mass and geometry following myocardial infarction: the VALIANT (VALsartan In Acute myocardial iNfarcTion) Echocardiographic Study. JACC Cardiovasc Imaging 2008; 1: 582-91.

9) Katz DH, Beussink L, Sauer AJ, et al. Prevalence, clinical characteristics, and outcomes associated with eccentric versus concentric left ventricular hypertrophy in heart failure with preserved ejection fraction. Am J Cardiol. 2013; 112: 1158-64.

10) 衣笠良治, 山本一博. 拡張不全の病態と治療. 循環器内科 2015; 78: 200-7.

11) 衣笠良治. 非心臓合併症からみた HFpEF と HFrEF の違い. Heart Views 2017; 20: 44-51.

12) Kato M, Adachi T, Koshino Y, et al. Obstructive sleep apnea and cardiovascular disease. Circ J. 2009; 73: 1363-70.

13) Alagiakrishnan K, Mah D, Ahmed A, et al. Cognitive decline in heart failure. Heart Fail Rev. 2016; 21: 661-73.

14) Tsuchihashi-Makaya M, Kato N, Chishaki A, et al. Anxiety and poor social support are independently associated with adverse outcomes in patients with mild heart failure. Circ J. 2009; 73: 280-7.

15) 衣笠良治, 山本一博. 栄養介入で心不全悪化を予防する. 日本医事新報 2017; 4885: 34-40.

16) Kinugasa Y, Yamamoto K. The challenge of frailty and sarcopenia in heart failure with preserved ejection fraction. Heart 2017; 103: 184-9.

17) 循環器病の診断と治療に関するガイドライン（2011 年度合同研究班報告）. 弁膜疾患の非薬物治療に関するガイドライン（2012 年改訂版）（班長：大北 裕）.《http://www.j-circ.or.jp/guideline/pdf/JCS2012_ookita_h.pdf》(2018 年 12 月閲覧).

18) 衣笠良治. edge-to-edge repair: MitraClip の可能性と限界は？ Heart Views 2014; 18: 978-83.

19) 循環器病の診断と治療に関するガイドライン（2009 - 2010 年度合同研究班報告）. 拡張型心筋症ならびに関連する二次性心筋症の診療に関するガイドライン（班長：友池仁暢）《2011.http://www.j-circ.or.jp/guideline/pdf/JCS2011_tomoike_h.pdf》(2018 年 12 月閲覧).

20) 循環器病の診断と治療に関するガイドライン（2011 年度合同研究班報告）. 肥大型心筋症の診療に関するガイドライン（2012 年改訂版）（班長：土居義典）.《http://www.j-circ.or.jp/guideline/pdf/JCS2012_doi_h.pdf》(2018 年 12 月閲覧).

21) Writing Committee Members, Yancy CW, Jessup M, Bozkurt B, et al. 2013 ACCF/AHA guideline for the management of heart failure: a report of the American College of Cardiology Foundation/American Heart Association Task Force on practice guidelines. Circulation 2013; 128: e240-327.

22) Charaf E, Iskandar SB, Blevins A, et al. Cardiac amyloidosis responding to bortezomib: case report and review of literature. Curr Cardiol Rev. 2009; 5: 228-36.

23) Gonzalez-Lopez E, Gallego-Delgado M, Guzzo-Merello G, et al. Wild-type transthyretin amyloidosis as a cause of heart failure with preserved ejection fraction. Eur Heart J. 2015; 36: 2585-94.

24) Kubo T, Ochi Y, Baba Y, et al. Prevalence and clinical features of Fabry disease in Japanese male patients with diagnosis of hypertrophic cardiomyopathy. J Cardiol. 2017; 69: 302-7.

25) Nishimura RA. Constrictive pericarditis in the modern era: a diagnostic dilemma. Heart 2001; 86: 619-23.

26) Troughton RW, Asher CR, Klein AL. Pericarditis. Lancet 2004; 363: 717-27.

TOPICS
成人先天性心疾患患者の治療とケア

成人先天性心疾患の特徴

生まれついた心臓・血管の構造的異常を先天性心疾患 congenital heart disease（CHD）とよぶ。代表的な CHD に心室中隔欠損，心房中隔欠損，Fallot 四徴症，完全大血管転位などがある。出生児の 1 ％が CHD を有するとされ，日本では年間約 1 万人の CHD 患者が生まれている。CHD に対する外科的治療としては，動脈管の結紮が 1940 年頃から行われるようになり，体外循環法を用いた開心術は 1950 年代から行われるようになった。その後，さまざまな CHD に対する，多くの術式が開発・改良されてきた。

外科的治療だけでなく内科的治療や診断技術の向上により，CHD 患者の予後は改善し，近年では 9 割以上が成人期を迎えている。成人期の CHD 患者を成人先天性心疾患 adult congenital heart disease（ACHD）患者とよぶ。日本における ACHD 患者は 2007 年時点で 40 万人と推定されており，毎年 9 千人増加する[1]。2018 年時点では約 50 万人の患者が存在すると考えられ，小児の CHD 患者数（年間約 1 万人出生×20 年＝約 20 万人）を凌駕する。

ACHD 患者はさまざまな問題を有する。CHD に対する外科的治療は，基本的に修復術であり根治術ではない。多く

が術後も術前からの弁逆流，血管狭窄などが残存する遺残症や，心筋切開部位の周囲に不整脈を生じるなどの続発症のリスクをともない，特に原疾患である CHD が複雑であるほど，リスクが高い。また，加齢にともなう心機能低下や高血圧・糖尿病などの生活習慣病罹患により，病態がさらに複雑化する。女性では，妊孕性や妊娠出産管理の問題も生じる。さらに，重症患者は特に，生活の質 quality of life（QOL）の低さや，就職や就労継続，障害年金や医療費助成の受給の困難さなど，心理社会的な問題も指摘されている。

複雑な問題を有する ACHD 患者の医療ニーズを満たすため，日本では 2010 年頃から ACHD 専門施設が全国各地に設置されるようになってきた[2,3]。専門施設の形態は施設によってバラツキがあるが，おおむね，循環器内科医，小児循環器科医，心臓血管外科医からなるチームがあり，専門外来を有し，一定数の外来・入院患者を診療している。ACHD 患者の多様な問題に対応するためには，さらに産婦人科医，精神科医，看護師，助産師，ソーシャルワーカー，臨床心理士などの多職種連携が必要だが，このような総合的な診療体制構築は途上である。

専門施設の普及にともない，小児病院・小児科からの転院・転科も問題となっている。日本では歴史的に小児科医が CHD 診療の中心を担ってきた。しか

し，問題の多様性と患者数の増加を考慮すると，小児科単独では医療ニーズに対応しきれない。このため，ACHD専門施設への転院・転科が必要となるが，患者・家族にとって信頼し命を預けてきた小児科医との離別は困難をともなう。また，基本的に小児科医を中心にすべてがコーディネートされる小児期医療と異なり，機能分化が進む成人期医療の体制はCHD患者・家族に馴染みが薄い。さらに，ACHD専門施設の整備も発展途上のため，患者・家族のなかには転科・転院に不安や抵抗感を抱く者もいる。

看護師が感じがちな困難とその対応

医学的，心理社会的，診療体制上の問題を有するACHD患者のケアにおいて，医療者も多くの困難を抱いている。本稿では，医療者が困難を感じがちな，①病態の複雑さ，②患者・家族との信頼関係構築の2点に関して，看護師に求められる対応について述べる。

病態の複雑さ

CHDは種類が多く，術式も多岐にわたり，さらに治療を受けた時代によっても術式が異なる。たとえば，大動脈が右室から，肺動脈が左室から起始する完全大血管転位に対し，1980年代以前は心房レベルで動脈血と静脈血の血流を入れ替える心房位血流転換術（Senning手術，Mustard手術）が行われたが，近年では大動脈と肺動脈を付け替える動脈スイッチ術（Jatene手術）が主流である[4]。心房位血流転換術を受けた30代後半以上の患者では，右室が体心室機能を担うため，加齢にともない右室の心機能低下や不整脈を生じる。他方，動脈スイッチ術を受

けた年代の患者では，左室が体心室機能を担うため，心機能低下や不整脈は生じづらいが，動脈吻合部位の狭窄など，術式特異的な問題を生じる。このように，原疾患は同じでも，年代により手術が異なり，生じうる続発症も異なることが，CHDの病態理解をさらに難しくする。

看護師も原疾患および術式別の問題点を把握しておくことが理想だが，ごく限られたきわめて大規模な専門施設以外ではACHD患者を連日受け持つことはまれであり，事例ごとに担当医と相談しつつ病態理解を進めることが現実的である。その際は，心室機能障害，右左シャント，Fontan循環の有無に着目するとよい。

◎心室機能障害

ACHDにおける心室機能障害の原因には，体心室が右室であること，弁やその周囲に狭窄や逆流があること，不整脈などがある。体心室が右室となる疾患には，前述の心房位血流転換術後の完全大血管転位に加え，修正大血管転位，左心低形成症候群などがあり，これらの疾患は遠隔期に心室機能が低下する。また，CHDでは遺残症，あるいは術後の続発症として弁逆流や狭窄をみることが多い。

代表的な例として，Fallot四徴症術後の肺動脈弁逆流や肺動脈狭窄があげられる。Fallot四徴症は心室中隔欠損，肺動脈狭窄，右室肥大，大動脈騎乗を病態とする。修復術としては，幼少期に心室中隔欠損閉鎖と，可能なかぎり肺動脈弁機能を温存した肺動脈狭窄解除を行う。しかし，肺動脈狭窄解除操作にともない肺動脈弁逆流を生じたり，逆に，肺動脈狭窄が残存することもある。肺動脈弁逆流は容量負荷，肺動脈狭窄は圧負荷を生じ，特に30歳以上で右心機能障害を認める[5]。そのため，経過観察により適応と

4

心不全に関する病態生理

至適時期をみきわめ，肺動脈弁置換術や肺動脈狭窄解除を行う必要がある。さらに，CHDでは刺激伝導系の先天的な解剖学的異常，術前の低酸素や手術操作，術後の血行動態異常にともなう刺激伝導系の障害などにより，不整脈を合併することがある。不整脈は心機能障害をまねき，Fallot四徴症や心房位血流転換術後の完全大血管転位，修正大血管転位などでは突然死の原因となることが知られている[6]。

ACHDの心室機能障害への薬物治療に対する看護師の理解は，基本的に一般的な心不全治療に準ずると考えてよい。しかし，原疾患，術式，年代によって患者集団が一様ではないため，治療のエビデンスは限られており，患者と自覚症状やライフプランについて相談し，探索的に治療を検討することも少なくない。看護師が有する内服薬の日常生活への影響や副作用の知識，心不全のセルフケア支援のスキルは，ACHDにおいても十分に活用できる。

◎シャント

CHDの特徴としてシャントがあげられる。特に静脈血が動脈血に混入する右左シャントではチアノーゼを生じる。前述のFallot四徴症（修復前）は，肺動脈狭窄にともない右室圧が増大し，静脈血が心室中隔欠損を介して右室から左室に流入する代表的なチアノーゼ性心疾患である。未修復例など，チアノーゼが長期に持続しているACHD患者では，赤血球の増加，過粘稠度症候群による頭痛・めまい，凝固因子異常や血小板の減少による出血傾向，体肺側副血行路や肺内新生血管などによる喀血・肺出血，腎機能低下など，さまざまな全身合併症を生じる。

CHDでは動脈血が静脈血に混入する左右シャントも多い。代表的な疾患は心房中隔欠損である。心房中隔欠損では圧の高い左心系から右心系に血液が流入し，右室の容量負荷を生じる。左右シャントを認める疾患では肺血流量が増加し，長期間の高肺血流状態により肺血管抵抗が上昇し，肺高血圧症を生じることがある。この状態が不可逆的になった状態をEisenmenger症候群といい，右左シャントやチアノーゼを生じる。近年では，右室容量負荷と肺血流増加にともなう息切れや動悸といった心不全の自覚症状から，成人期に心房中隔欠損が発見され，経カテーテル的閉鎖術を受ける者も増えている[7]。

ACHD患者の看護では，シャントが患者の循環にどのように影響しているか，チアノーゼが生じる機序を考えることが，病態把握につながる。

◎Fontan循環

ACHDで理解が欠かせない循環がFontan循環である。Fontan循環を確立するFontan手術は，三尖弁閉鎖や左心低形成症候群など，体循環と肺循環を1つの心室に依存する単心室循環症候群に対する修復術である。Fontan手術では上大静脈，下大静脈を直接，肺動脈に吻合する。これにより1つしかない心室が体循環を担い，静脈血は心室を介さずに肺動脈に流入する。中心静脈圧は肺動脈圧を反映し，健常者よりも高くなる。

Fontan術後の患者では，高い中心静脈圧により術後遠隔期にうっ血肝・肝硬変・肝がん，蛋白漏出性胃腸症 protein-losing enteropathy（PLE）[*1]などを生じる。また，静脈血が肺動脈に直接流入するため，肺循環確保が不十分になり，体心室の前負荷も不足しがちとなる。加えて，体心室を担う心室機能が不十分なこ

---

*1 **蛋白漏出性胃腸症**：Fontan術後患者の10%前後は，高い中心静脈圧にともなうリンパ管内圧の亢進，低心拍出状態にともなう腸管血管抵抗の上昇や腸管粘膜の変化などにより，術後遠隔期に蛋白漏出を起こし，胸腹水や下痢，浮腫を呈する。近年のPLE発症者の5年生存率は60%前後と報告されている[18]。

56

とも多い。この低心拍出状態は加齢による心機能低下，不整脈，脱水などにより悪化する。また，Fontan 循環において肺血管抵抗の増加は，肺血流量の減少，ひいては体循環血流量の減少をまねき，循環破綻に直結する。さらに，Fontan 術後は静脈血のうっ滞や人工血管の使用などにより血栓を生じやすいが，肺血栓塞栓症は肺動脈圧を高め致死的となる。このため，Fontan 術後患者では，利尿薬やアンジオテンシン変換酵素（ACE）阻害薬/アンジオテンシン II 受容体拮抗薬（ARB），β遮断薬による心室機能の改善，肺高血圧治療薬による肺動脈抵抗の低減，抗血小板薬や抗凝固薬による血栓予防が検討される。

ACHD のなかでも，Fontan 術後患者は病態が特に複雑であり，予後，治療法ともに不明な点が多い。看護師はまず，担当医と患者の循環動態を把握し，現在生じている問題と治療目標を確認したい。

患者・家族との信頼関係構築

医療者が ACHD 患者のケアで病態理解以上に困難を覚えるのは，特徴的な親子関係と患者-医療者関係といわれている[8,9]。CHD に対する外科的治療は成績が向上したとはいえ侵襲が大きく，患者・家族は命をかけて治療に臨む。特に，現在の ACHD 患者のなかには「20 歳まで生きられるかわからない」と説明されてきた者も少なくない。このため家族は大きな不安と困難を感じながら，疾患や治療法を調べ，内服管理し，運動制限を守り，感冒を予防し，医療者や学校関係者などと話し合い，患者を育て上げている。患者も家族の配慮や苦労を理解し，家族に遠慮する面がある。また，小児科医が「第 2 の親」ともいえる存在になっ

ていることもある。CHD 患者に特徴的な親子関係や患者-医療者関係に入り込むことは，CHD をサブスペシャルティとする小児看護専門看護師でも容易ではない。この困難感は近年 ACHD に取り組み始めた循環器内科医にも共通しており，小児科・小児病院から ACHD 専門施設への転科・転院の障壁にもなっている[8,9]。

ACHD 患者・家族との信頼関係構築で重要なことは，患者・家族にこれまでの治療の経緯を尋ねることである。ACHD の病態を看護師がカルテ情報からすべて把握することは難しい。患者・家族に過去の経緯を尋ねることで，治療歴などだけでなく，患者・家族がこれまでどのような思いで生きてきたか，現在の治療方針について気になっている点はどこかなどが把握できる。さらに患者・家族の疾患・治療に対する理解度，人柄，親子関係，意思決定の様相も把握できる。既存の知識にもとづき患者・家族を評価するのではなく，これまでの経験に関心を寄せて傾聴する姿勢が信頼関係構築につながる。

成人期医療関係者には，ACHD 患者は依存的であり，家族は過干渉にみえることがある。理解力に照らして患者の疾患理解度が不足，知識はあるが内容が偏っていることもある。この背景には，これまで親が果たしてきた役割の大きさ，そもそもの病態の難しさ，医療者から患者本人への説明不足，生まれつきの疾患ゆえの患者の関心の低さなど，複数の要因がある。このうち，患者への説明不足や患者自身の関心の低さなどに関しては近年，移行医療が進められている[10]。小学生頃からチェックリスト（**表1**）[11]の内容に沿って，小児科医や看護師が患者本

4
心不全に関する病態生理

表1 ● 先天性心疾患患者に対する移行期チェックリスト

番号	項目
1	今かかっている病院と医師の名前を言えますか
2	あなたの主な病名を言えますか
3	あなたが受けた主な手術の名前を言えますか
4	現在飲んでいる薬の名前と主な効果を言えますか
5	現在飲んでいる薬について気をつけることを言えますか
6	医師や看護師に自分で質問したり，質問に答えたりすることはできますか
7	できること，できないこと（体育・部活動など）について医師に確認していますか
8	身の回りの整理整とんや家事など，無理のない範囲で自分でできることは自分で行っていますか
9	感染性心内膜炎の予防方法を言えますか
10	受診したほうがいい症状と対処方法を言えますか
11	自分で外来受診を予約することはできますか
12	お酒・たばこをひかえる，十分な休息をとるなど，生活するうえで気をつけることを言えますか
13	職業を選択する際の注意事項について主治医に確認していますか
14	異性とのつきあい方で注意することについて，ご家族や主治医と話したことがありますか
15	現在，利用している社会保障制度と，利用するうえで必要な手続きを言えますか

（落合亮太ほか．先天性心疾患患者に対する移行期チェックリストの開発．日成人先天性心疾患会誌 2017；6：16-26．より）

人と話し合い，患者自身の疾患理解と自己決定の促進を目指している。欧米では看護師による移行医療が，患者のセルフマネジメントやACHD専門施設への受診状況を改善することが実証されている[12]。

今後の展望

ACHDの医学的問題については，手術適応拡大や治療法の開発などにより，複雑で重症度の高い患者が増加する。エビデンスが限られた状況は続くため，信頼関係を基盤にした意思決定支援が看護師の重要な役割となる[13]。また，患者の重症化と高齢化にともない，ACHD領域での緩和ケアが重要性を増す。心不全領域のアドバンス・ケア・プランニングの知識・技術を活用しつつ，予後予測がさらに難しく，親子関係が濃密で意思決定の様相が特徴的なACHD患者に適した緩和ケアが必要である[14, 15]。

心理社会的問題については，就職，就業継続を含めた社会参加支援が必要である。障害者手帳があれば障害者枠を利用した就労が可能となるが，職場の理解は十分でない。いかに職場に病状を説明し，理解を得つつ長期にわたり就業継続するか悩む患者は多く，このような問題が患者のQOLを下げる[16, 17]。ソーシャルワーカーなどとの多職種連携がより重要となる。

診療体制については，現在，成人先天性心疾患専門医制度が開始されている[10]。専門医制度により，診療の質確保と同時に，受診すべきACHD専門施設も明確になる。より多くの患者がACHD専門施設に集まることで，医師だけでなく看護師の専門性涵養も望まれる。

（落合　亮太）

● 文献

1) Shiina Y, Toyoda T, Kawasoe Y, et al. Prevalence of adult patients with congenital heart disease in Japan. Int J Cardiol. 2011；146：13-6.

2) Ochiai R, Yao A, Kinugawa K, et al. Status and future needs of regional adult congenital heart disease centers in Japan. Circ J. 2011；75：2220-7.

3) Ochiai R, Kato H, Akiyama N, et al. Nationwide Survey of the Transfer of Adults with Congenital Heart Disease from Pediatric Cardiology Departments to Adult Congenital Heart Disease Centers in Japan. Circ J. 2016；80：1242-50.

4) 成人先天性心疾患診療ガイドライン（2017年改訂版）（班長：市田蕗子）．《http://www.j-circ.or.jp/guideline/pdf/JCS2017_ichida_h.pdf》（2018年12月閲覧）.

5) Samman A, Schwerzmann M, Balint OH,

et al. Exercise capacity and biventricular function in adult patients with repaired tetralogy of Fallot. Am Heart J. 2008 ; 156 : 100-5.

6) Khairy P. EP challenges in adult congenital heart disease. Heart Rhythm 2008 ; 5 : 1464-72.

7) Akagi T. Current concept of transcatheter closure of atrial septal defect in adults. J Cardiol. 2015 ; 65 : 17-25.

8) Fernandes SM, Khairy P, Fishman L, et al. Referral patterns and perceived barriers to adult congenital heart disease care: results of a survey of U.S. pediatric cardiologists. J Am Coll Cardiol. 2012 ; 60 : 2411-8.

9) 落合亮太, 八尾厚史, 永井良三ほか. 成人先天性心疾患対策委員会参加施設における診療実態. 日成人先天性心疾患会誌 2014 ; 3 : 25-34.

10) 先天性心疾患の成人への移行医療に関する提言. 成人先天性心疾患の横断的検討委員会報告.《http://www.j-circ.or.jp/topics/files/ACHD_Transition_Teigen.pdf》(2018年12月閲覧).

11) 落合亮太, 水野芳子, 青木雅子ほか. 先天性心疾患患者に対する移行期チェックリストの開発. 日成人先天性心疾患会誌 2017 ; 6 : 16-26.

12) Mackie AS, Rempel GR, Kovacs AH, et al.

Transition intervention for adolescents with congenital heart disease. J Am Coll Cardiol. 2018 ; 71 : 1768-77.

13) 水野芳子. 成人先天性心疾患の診療体制—看護師の役割. 日成人先天性心疾患会誌 2012 ; 1 : 45-8.

14) Tobler D, Greutmann M, Colman JM, et al. Knowledge of and preference for advance care planning by adults with congenital heart disease. Am J Cardiol. 2012 ; 109 : 1797-800.

15) Greutmann M, Tobler D, Colman JM, et al. Facilitators of and barriers to advance care planning in adult congenital heart disease. Congenit Heart Dis. 2013 ; 8 : 281-8.

16) Moons P, Van Deyk K, Marquet K, et al. Profile of adults with congenital heart disease having a good, moderate, or poor quality of life: a cluster analytic study. Eur J Cardiovasc Nurs. 2009 ; 8 : 151-7.

17) Ochiai R, Ikeda Y, Kato H, et al. Social independence of adult congenital heart disease patients in Japan. Pediatr Int. 2017 ; 59 : 675-81.

18) 栗田佳彦, 馬場健児, 近藤麻衣子ほか. Fontan手術後に発症する蛋白漏出性胃腸症の予後に関する検討. 日小児循環器会誌 2017 ; 33 : 202-10.

5

心不全の診断

① フィジカルエグザミネーション

フィジカルエグザミネーションは問診，視診，触診，打診，聴診という手技のことであり，フィジカルアセスメント（身体診査）やヘルスアセスメントに包含される。心不全の診断や治療の選択・評価のみならず，生理的ニーズや安寧の充足や，全人的苦痛の緩和，意思決定支援，終末期ケア end-of-life care など，心不全の病みの軌跡[1]を見据えた看護実践には不可欠である。

　本稿では，心不全のフィジカルエグザミネーション・アセスメントついて概説する。なお，急性心不全の約7割は慢性心不全の急性増悪が占める[2]。最近の主要なガイドラインでも，急性・慢性心不全が統合された[3]。シームレスな治療・看護の継続が必要であるという潮流にもとづき，大別しないで言及する。

心不全の病態や重症度の把握

心不全の臨床症状は多彩であるため，単独の診断基準や分類のみで診断や重症度判定をすることは危険である。各基準・分類の特徴をよく理解し，複数の基準や分類，客観的指標や臨床検査などの併用で把握の精度を上げる[*1]。

心不全の原因と増悪因子の探索

心不全の治療・管理では，基礎疾患の診断や原因の究明は欠かせない。急性増悪における心不全の原因および増悪因子は，しばしば複数が混在する。基礎心疾患の改善をはかるとともに増悪因子も是正し，再入院の低減や生活の質 quality of life（QOL）の維持など長期的な視座にもとづく身体診査が求められる。また，看護師は併存症や増悪因子（治療に対するアドヒアランス，塩分・水分・栄養，感染，身体活動量，心身のストレスなど）の調整状況について，生活者の視点で統合的にヘルスアセスメントし，再発防止に努める必要がある。

*1 基準と分類については第4章『③急性心不全の病態生理』（37ページ）を参照。

臨床症状と身体所見の見きわめ

病態により基礎心疾患や治療方針が異なるが，両者はときに混在する。他疾患との鑑別を要する非特異的な症状もある。そのため，主病態（低灌流，肺水腫，体うっ血）のなかでいずれの症状が優位に認められるのか，など，多角的な視点で症状と所見を見きわめる必要がある。

以下，心不全症状と所見を臓器別に概説する。また，大規模研究における心不全の症状・所見の発生頻度を表1に示す[4~11]。ラ音（特異的）や労作時呼吸困難・浮腫（非特異的）が60％以上を占める。また，血圧低下は全体の数％にすぎないため「血圧が低下していないから，まだ大丈夫」という判断は危険である。身体診査では，効率と安楽への配慮，不安の軽減がきわめて重要となる。

呼吸器系に関連した症状

◎ 息切れ short of breath，呼吸困難 dyspnea（労作時 on exertion，安静時 at rest）

主病態は，左室拡張末期圧（LVEDP）・肺動脈楔入圧（PCWP）の上昇による肺うっ血，肺胞・間質浮腫であり，心不全

表1 ● 心不全の臨床症状および身体所見の発生頻度（％）

研究名			IMPACT-HF[4]	Population-based study[5]	ADHERE[6,7]	OPTIMIZE-HF[8,9]	ATTEND[10]
発表年			2005	2006	2005/2006	2006/2007	2013
症例数			567	2,450	105,388	48,612	4842
左心不全							
肺うっ血	症状	労作時呼吸困難	77.1	－	－	61.4	－
		安静時呼吸困難	46.7	－	34.3	43.8	－
		呼吸困難・息切れ	－	95.6	－	－	－
		発作性夜間呼吸困難	29.8	27.6	－	15.0	53.0
		起坐呼吸	41.4	44.5	－	27.4	63.3
	所見	ラ音（水泡音）	63.8	84.4	67.7	64.0	71.2
		ウィーズ（笛声音）	－	19.5	－	－	－
		Ⅲ音の聴取	11.1	10.5	－	－	36.1
		Ⅳ音の聴取	－	4.5	－	－	－
低心拍出量	症状	易疲労感	37.2	－	－	－	－
		胸痛	－	24.8	－	－	－
		失神	－	1.4	－	－	－
	所見	血圧低下*	－	－	2.5	－	7.9
		四肢冷感	－	－	－	－	23.0
右心不全							
体うっ血	症状	浮腫	58.9	61.3	65.7	64.6	66.9
	所見	頸静脈怒張	－	59.4	－	－	－
		肝頸静脈逆流	－	7.7	－	28.2	52.9
		肝腫大	－	4.8	－	－	－
備考			入院時	全例平均	全例平均	入院時	入院時

*収縮期血圧＜90～100 mmHg
呼吸困難で救急外来を受診した研究のレビューでは，心不全の既往，発作性夜間呼吸困難，Ⅲ音聴取，心房細動が有意に関連する[11]。

症状の主体をなす。漏出力の増大と吸収力の減少，毛細血管壁の透過性亢進なども関与する。その結果，間質や肺胞への水分貯留をともなわない肺のコンプライアンス低下，換気・酸素化不全を生じる。

初期は労作時に症状を認めるのみで，安静が習慣化している人は症状に気づきにくい。重症化すると，軽い労作や安静時でも症状が出現し，代償的に頻呼吸となり回復にも時間を要するようになる。呼吸器疾患との鑑別を要する。

◎起坐呼吸 orthopnea
臥位の呼吸困難が起坐位により軽減する呼吸であり，Frank-Starling 機序にもとづく代償不全に起因する。臥位では腹腔臓器で横隔膜が圧迫・挙上され，運動制限による機能的残気量 functional residual capacity（FRC）の低下も関与する。迅速に症状の緩和や不安の軽減をはかる必要がある。

◎発作性夜間呼吸困難 paroxysmal nocturnal dyspnea（PND）
夜間就寝 2〜3 時間後の発作的な呼吸困難で，重篤な左心不全徴候である。静脈還流の再分布には数時間を要するため，出現時間に注目する。起坐呼吸の機序に，睡眠による呼吸中枢機能の抑制，交感神経の緊張低下による心抑制と血管透過性の亢進などが誘因となる。

◎咳嗽 cough，喀痰 sputum
乾性咳嗽から，湿性咳嗽で水様あるいはピンク色の泡沫様の血性痰や喀血をともなうものまで，初期から現れやすく重症度により多彩である。PCWP の上昇で悪化するため，症状との関連性が重要である。

ピンク色で水様・泡沫様の血性痰は，肺胞に血球や蛋白が漏出した結果で，肺内微小血管の破綻が示唆され，より重症と判断できる。

◎肺水腫 pulmonary edema
PCWP の上昇から肺胞上皮結合の破綻をきたし，血漿が肺胞に漏出した状態で，発生頻度は 47〜51 ％[5] である。電撃性肺水腫では，呼吸困難の出現から数十分で急速に進行し，高度の低酸素血症に至る。

◎心臓喘息 cardiac asthma
肺水腫による分泌物の増加，気管支粘膜の浮腫，気管支痙攣にともない，気管支喘息様の閉塞性呼吸パターンを呈する。呼気の延長を認め，特徴的な副雑音[*2] が聴取される。気管支喘息との鑑別を要する[*3]。

◎肺胞の副雑音（湿性ラ音）rales
有用な肺うっ血所見である。心臓喘息ではウィーズ，肺炎の併発ではファインクラックル[*4] などが混在する。副雑音は，軽度では吸気時の下肺野に限局されるが，重症化すると呼気時にも肺野全体で聴取される。背側での正確な聴診がきわめて重要となる。

一方，慢性心不全では肺静脈圧の上昇に対し，リンパ系のドレナージなどの代償が働くため，副雑音を欠くことがあることにも留意する。

◎Cheyne-Stokes 呼吸（CSR）（別名：周期性呼吸）
呼吸中枢における二酸化炭素化学受容体の感受性が亢進し，二酸化炭素分圧の高い動脈血が灌流するために過呼吸となる。そして，二酸化炭素分圧が低下すると呼吸が抑制され減呼吸となり，さらに二酸化炭素分圧の低い血液が灌流して呼吸が停止する。Cheyne-Stokes 呼吸の呼吸パターンを図1 に示す。

◎胸水の貯留 pleural effusion
胸膜静脈は肺静脈と体静脈に灌流するため，胸水は右心不全のみでなく左心不全でも出現する。胸水の貯留は，聴診によ

---

*2 水泡音 coarse crackle（通称：湿性ラ音，断続性ラ音），笛声音 wheeze（ウィーズ，通称：連続性ラ音）が聴取される。

*3 気管支喘息発作は，副交感神経が優位となる早朝に起こりやすい。

*4 fine crackle：捻髪音（通称，断続性ラ音）。

5 心不全の診断

*5 意識レベル評価法にはJCSとGCS（Glasgow Coma Scale）がある。

図1 ● Cheyne-Stokes呼吸（周期性呼吸）

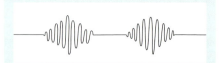

呼吸振幅は漸増・漸減を呈し，紡錘状となる。徐々に呼吸が浅くなり（減呼吸），数秒から数十秒間の無呼吸となり，その後の呼吸再開により深呼吸（過呼吸）が頻回となり，再び呼吸が浅くなって無呼吸になる，という呼吸周期を繰り返す。

る呼吸音の減弱・消失，触診による胸郭運動の左右差，打診による濁音により判定する。視診では，拘束性換気障害の呼吸パターンを呈することもある。

循環器系に関連した症状

◎ 夜間多尿 nocturia，乏尿 oliguria

日中の腎血流は，低心拍出量の代償として骨格筋などへの再分布のため減少する。一方，夜間では静脈還流量が増し，腎血管の収縮が解除されて腎血流は増加する。夜間多尿は，日中の尿量減少を代償する結果である。低心拍出量の代償不全では，乏尿に陥る。

◎ 易疲労感 fatigue，全身倦怠感 general malaise

*6 左室駆出率が保持（≧50％）された心不全HFpEF（通称：ヘフペフ）が39〜68.7％を占め，女性，かつ高血圧症を併発する例が多い。その他，収縮力が低下（＜40％）したHFrEF（通称：ヘフレフ），新たな中間型（40〜49％）HFmrEF（通称：ミッドレンジ）に分類される。

低心拍出量による骨格筋血流の低下，好気性糖代謝障害・嫌気性代謝亢進，乳酸の蓄積などによる代謝性アシドーシスに起因する。また，活動制限による骨格筋の廃用性萎縮，貧血，サイトカインの産生なども関連する。初期には労作時のみであるが，重症化すると安静時でも認めるようになり，全身倦怠感をともなう。

◎ 精神神経症状

*7 収縮期血圧に注目したクリニカルシナリオclinical scenario分類（CS1〜5）が，治療方針の決定に頻用される。

低心拍出量による脳血流量の減少や肺うっ血による低酸素血症などに起因する。意識混濁や見当識障害などは非特異的であり，高齢者では脳血管障害，認知症やうつ病との鑑別が必要である。また，客観的にJapan Coma Scale（JCS）*5でⅠ-1〜2の意識混濁を丁寧に察知することは，せん妄の早期発見につながる。

◎ 血圧の変動

心原性ショックは，収縮期血圧90mmHg未満が30分以上持続（または平常から30mmHg以上の血圧低下）を認める状態であるが，発生頻度は低い[6,7,10]。むしろ急性肺水腫では，収縮期血圧が140mmHgを超える場合が多く，高齢心不全患者の特徴とも一致する[12,13]*6。収縮期血圧は，治療方針の根拠となる予後規定因子[14]*7である。

収縮期血圧の上昇には，左室の後負荷不適合（アフターロードミスマッチ）が関与する。呼吸困難により交感神経が亢進し，末梢血管の収縮が起こる。予備力の低下した左室では拡張末期圧が上昇し，左房・肺静脈圧上昇から肺うっ血という悪循環に陥る。

◎ 頻脈 tachycardia，動悸 palpitation

*8 心停止となる調律には，心室細動，無脈性心室頻拍，心静止，無脈性電気活動がある。

1回拍出量の減少を代償すべく交感神経が亢進し，頻脈・動悸が生じる。また，心筋障害や電解質異常により期外収縮や上室不整脈の合併もある。脈拍が触れず意識消失や痙攣があれば心停止*8を疑う。高齢者は自覚症状が乏しく，代償が機能しにくいため，脱水所見も含めて原因を検索する。

◎ 大脈 pulsus magnus，小脈 pulsus parvus

*9 脈圧比＝｛収縮期血圧−拡張期血圧（脈圧）｝÷収縮期血圧

脈圧が大きいものを大脈，小さいものを小脈とよび，脈拍触知でないと気づけない。前者は大動脈弁閉鎖不全症などで認められ，後者は収縮期血圧の低下や拡張期血圧の上昇による。脈圧比 proportional pulse pressure*9は低心拍出量を反映し，脈圧比が0.25未満の場合，心係

数が 2.2 L/min/m² 未満であることが示唆される[15]。

◎交互脈 pulsus alternans
正常洞調律にもかかわらず，1回拍出量が心拍ごとに規則的に増減し，強脈と弱脈を規則的に繰り返す(図2)。交互脈と鑑別を要する脈拍異常として二段脈があり，二段脈は1心拍ごとに期外収縮が出現し，RR間隔が一定でない。代償不全を示す重篤な低灌流所見であり，重症度や治療効果の判定に有用である。

◎速脈 rapid pulse
脈拍触知で，血管壁が指先を押すように血管内圧の上昇時間が感じられる現象で，大動脈弁閉鎖不全症などで認める。正常では，血管壁が指先を叩くように触れる。

◎奇脈 pulsus paradoxus
平常呼吸下において，吸気時に呼気時よりも収縮期血圧が 10 mmHg 以上低下し，脈拍が微弱になる。この現象が認められたら，動脈圧モニター波形の変動や心エコーで心嚢液の貯留を確認する。代表的な病態は心タンポナーデである。

◎心尖拍動 apical impulse
心臓の形態および機能異常，特に左室コンプライアンスの低下を示唆する重要な視診・触診所見である(図3)。

◎奔馬調律 gallop rhythm
心筋障害を反映するⅢ音，Ⅳ音が聴取されるが[*10]，LVEDPが低下すると消失する。四部調律 quadruple rhythm（Ⅲ音とⅣ音が亢進）や重合奔馬調律 summation gallop（Ⅲ音とⅣ音が重なる）は，重篤な心筋障害を示唆する。

　心周期と心音の関連を図4に示す。Ⅲ音とⅣ音は低調性のため，ベル型全面を胸壁に軽くあてて聴取する。強く押しつけると皮膚が伸展し，フィルター効果で低音が遮断されるため留意する。

◎房室弁逆流性雑音 atrioventricular valve regurgitant murmur
非代償の心筋収縮性障害により心室が拡張，房室弁輪が拡大し，乳頭筋付着部の壁運動異常により房室弁逆流が生じる。左第5肋間鎖骨中線上で，収縮期・拡張期逆流性雑音を聴診する。重症化すると触診でも胸壁の細かい振戦 thrill がわかる。

◎頸静脈怒張 jugular venous distension
体うっ血のみならず，左房圧上昇や肺うっ血も示唆する。中心静脈圧の推定法を図5に示す。通常，頸静脈怒張は吸気時に減少するが，収縮性心膜炎では吸気

*10 Ⅰ音（房室弁閉鎖）とⅡ音（動脈弁閉鎖）は正常心音，Ⅲ音は若年者では健常でも聴取，Ⅳ音は完全に病的。

図2●重篤な低灌流所見である交互脈

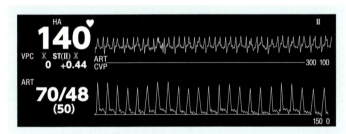

交互脈はリズムの異常をともなわない，1回拍出量の増減である。動脈圧波形がモニタリングされる集中治療領域であれば察知できるが，心電図モニターのみの病棟管理では見過ごす危険性がある。バイタルサインの測定時は，心拍数（あるいは Korotkoff 音）の聴診とあわせて，脈拍の触知を確実に実施することが有用である。モニターのみに頼らない。

図3●心尖拍動の確認

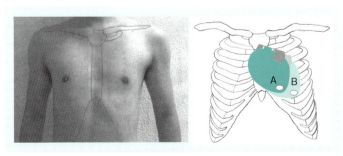

正常では左第5肋間鎖骨中線上よりも内側に触れるが(A)，遠心性左室肥大の場合は左下外側に偏位する(B)。仰臥位での触知が望ましく，示指，中指，薬指の指先をすぼめて探る。拍動は最強拍動点 point of maximal impulse (PMI) や拍動の中心ではなく，最外側点で判断する。

5 心不全の診断

図4 ● 心周期と心音の関連

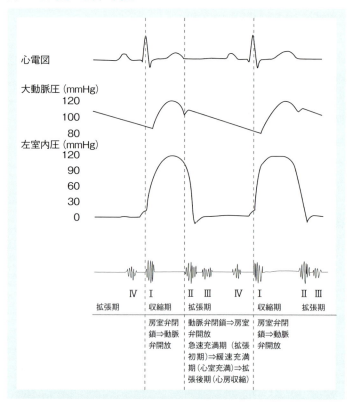

Ⅲ音は拡張早期奔馬調律 protodiastolic gallop ともよばれ，心室拡張初期の急速充満期（Ⅱ音の0.1～0.2秒後）に生ずる，持続の短い微弱で低調な過剰心音である。一方，Ⅳ音は前収縮期奔馬調律 presystolic gallop，または心房性奔馬調律 atrial gallop ともいう。心室拡張後期の心房収縮期に生ずる，持続の短いⅠ音の直前に聴取する低調な過剰心音である。

*11 中心静脈圧の上昇や肺うっ血を示唆する有用な所見であるが，病状により苦痛をともなう。身体診査の必要性を吟味し，実施には細心の注意をはらう。

時に増強する（Kussmaul 徴候）。

消化器系に関連した症状

◎ **食欲不振 anorexia，心窩部不快感 epigastric distress，悪心・嘔吐 nausea and vomiting，便秘 constipation，下痢 diarrhea**

腸管浮腫・虚血に起因し，蛋白漏出性胃腸症 protein losing enteropathy（PLE）をともなうこともある。ジギタリス中毒や利尿薬による電解質異常（低ナトリウム・カリウム・クロール血症など），消化器疾患との鑑別を要する。

*12 還元ヘモグロビン 5g/dL 以上で出現。貧血では現れにくい。

◎ **右季肋部痛，肝腫大 hepatomegaly**

肝うっ血・虚血に起因する。急速な肝うっ血では，肝被膜の急激な伸展により右季肋部圧痛や右上腹部圧迫感が出現する。肝硬変では門脈圧亢進症，脾腫，腹水貯留，食道静脈瘤をともなうことがある。

観察は膝を屈曲し，腹部の緊張を和らげた状態で，右鎖骨中線上の肝下縁を呼気にあわせて示指の内側で触診する。

◎ **肝頸静脈逆流 hepatojugular reflux**

上腹部を30秒ほど圧迫して，圧迫を解除した後も15秒以上持続して頸静脈怒張が認められる現象である[16]*11。正常では圧迫を続けていても数秒間で消失する。

◎ **腹水貯留 ascites，腹部膨満 abdominal distension**

肝・腹膜静脈から大静脈がうっ滞し，腹水を生じる。腹水は，仰臥位では重力の関係で背面に貯留するため，打診では側腹部で濁音，中央部では鼓音となる。

◎ **黄疸 jaundice**

血中総ビリルビン値が2～3 mg/dL 以上で，皮膚や粘膜，体液などが黄褐色に染まる状態である。肝うっ血・虚血から，心原性の肝硬変に陥る。肝機能データとあわせて黄染状態を観察する。

全身・四肢・皮膚・粘膜に関連した症状

◎ **冷感 coldness，チアノーゼ cyanosis，冷汗 cold sweat**

低心拍出量を代償する交感神経の緊張により，末梢血管が収縮する。冷感は有用な低灌流所見である[17,18]。関節突出部（肘部，膝蓋部）や脂肪の多い臀部などに現れやすいため，温覚が鋭敏な手背で丁寧に触知する。

重症化すると，皮膚が紫青色から暗赤色を呈するチアノーゼ*12 や冷汗をとも

図5 ● 中心静脈圧の推定

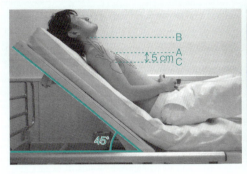
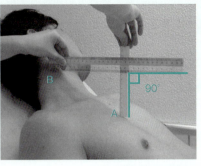

45°の半坐位で評価する。胸骨角（Louis角）(A) から右内頸静脈の拍動の頂点 (B) までの高さを測定する。これに右房 (C) から胸骨角 (A) までの高さである5 cmを加えると中心静脈圧が推定できる（9～12 cmH₂O以上は高値と判断）。頸静脈怒張は、上大静脈に直接つながり右房との間に静脈弁がない右内頸静脈が観察しやすい。

なう。冷汗は、熱が放散されやすい表在動脈の周辺（前額部、頸部、前胸部、鼠径・大腿部、膝窩部など）で察知する。呼吸器疾患との鑑別を要する。

◎ 体重増加 weight gain

体重増加は、明らかな浮腫が出現する前から潜在的に進行している。個人差はあるが数日間で1～2 kg以上の増加は要注意であり、通常2～3 kg増加することが多い。重症度や治療効果の指標となる。

◎ 浮腫 peripheral edema

毛細血管から間質への体液漏出が亢進する。また、臓器灌流の減少により、レニン・アンジオテンシン・アルドステロン（RAA）系が活性化され、腎臓でのナトリウム（Na⁺）や水の再吸収も亢進する。

　心不全由来の浮腫は、左右対称かつ全身性である。初期は、両側下腿を指で押すと容易に圧痕が生じる（圧痕性浮腫 pitting edema）。また、初期の浮腫は圧迫後に離し、触診すると発見しやすい。低栄養状態、慢性腎不全、肝不全、深部静脈血栓症、下肢静脈瘤、カルシウム拮抗薬でも現れるため、鑑別が必要である。

◎ ばち状指 clubbed fingers

四肢への持続的酸素供給の不足により、爪のつけ根に浮腫が生じる。次に、爪床部の線維組織が増生することで爪部と皮膚の角度が鈍化し、手指の先端が局所的に「太鼓のばち」のように腫大する。呼吸器疾患との鑑別が必要である。

◎ 心臓性悪液質 cardiac cachexia

食欲不振や吸収障害により低栄養となり、脂肪組織や骨格筋が萎縮を起こす。また、呼吸困難で心筋の酸素需要が増大し、エネルギー消費も亢進する。その結果、著しい体重減少から「るいそう」を呈し、心臓性悪液質[*13]に陥る[19]。なお、BMIが低いほうが予後がよいという現象であるオベシティパラドックス[20]がみられる。

以上、心不全のフィジカルエグザミネーション・アセスメントについて概説した。日本の心不全患者は80歳以上が約30％を占め、心不全パンデミック（急激な増加）への警鐘も鳴らされている。これからの身体診査は、高齢心不全患者の特徴もふまえて実施する必要がある。また疾病管理のみならず、常に生活者としての

*13 心臓性悪液質の診断基準：慢性疾患があり、12か月で5％以上の体重減少（もしくはBMI＜20）に加え、筋力低下、倦怠感、食欲不振などの3項目に該当すること。

*14 高齢者では心不全の評価のみならず，生活機能障害の総合評価手法である高齢者総合的機能評価（CGA）も行う。

ヘルスアセスメントにつなげ*14，本稿が，病みの軌跡を歩む人の幸福な人生や安寧な生活の一助になれば幸いである。

（小泉 雅子）

● 文献

1) Allen LA, Stevenson LW, Grady KL, et al. Decision making in advanced heart failure: a scientific statement from the American Heart Association. Circulation 2012; 125: 1928-52.

2) Gheorghiade M, Zannad F, Sopko G, et al. Acute heart failure syndromes: current state and framework for future research. Circulation 2005; 112: 3958-68.

3) 日本循環器学会/日本心不全学会合同ガイドライン. 急性・慢性心不全診療ガイドライン（2017年改訂版）（班長：筒井裕之）.《http://www.j-circ.or.jp/guideline/pdf/JCS2017_tsutsui_h.pdf》（2018年12月閲覧）.

4) O'Connor CM, Stough WG, Gallup DS, et al. Demographics, clinical characteristics, and outcomes of patients hospitalized for decompensated heart failure: observations from the IMPACT-HF registry. J Card Fail. 2005; 11: 200-5.

5) Bhatia RS, Tu JV, Lee DS, et al. Outcome of heart failure with preserved ejection fraction in a population-based study. N Engl J Med. 2006; 355: 260-9.

6) Adams KF Jr., Fonarow GC, Emerman CL, et al. Characteristics and outcomes of patients hospitalized for heart failure in the United States: rationale, design, and preliminary observations from the first 100,000 cases in the Acute Decompensated Heart Failure National Registry (ADHERE). Am Heart J. 2005; 149: 209-16.

7) Yancy CW, Lopatin M, Stevenson LW, et al. Clinical presentation, management, and in-hospital outcomes of patients admitted with acute decompensated heart failure with preserved systolic function: a report from the Acute Decompensated Heart Failure National Registry (ADHERE) Database. J Am Coll Cardiol. 2006; 47: 76-84.

8) Gheorghiade M, Abraham WT, Albert NM, et al. OPTIMIZE-HF Investigators and Coordinators. Systolic blood pressure at admission, clinical characteristics, and outcomes in patients hospitalized with acute heart failure. JAMA 2006; 296: 2217-26.

9) Fonarow GC, Abraham WT, Albert NM, et al. Influence of a performance-improvement initiative on quality of care for patients hospitalized with heart failure: results of the Organized Program to Initiate Lifesaving Treatment in Hospitalized Patients With Heart Failure (OPTIMIZE-HF). Arch Intern Med. 2007; 167: 1493-502.

10) Sato N, Kajimoto K, Keida T, et al. Clinical features and outcome in hospitalized heart failure in Japan (from the ATTEND Registry). Circ J. 2013; 77: 944-51.

11) Wang CS, FitzGerald JM, Schulzer M, et al. Does this dyspneic patient in the emergency department have congestive heart failure? JAMA 2005; 294: 1944-56.

12) Tsuchihashi-Makaya M, Hamaguchi S, Kinugawa S, et al. Characteristics and outcomes of hospitalized patients with heart failure and reduced vs preserved ejection fraction. Report from the Japanese Cardiac Registry of Heart Failure in Cardiology (JCARE-CARD). Circ J. 2009; 73: 1893-900.

13) Shiba N, Nochioka K, Miura M, et al. CHART-2 Investigators. Trend of westernization of etiology and clinical characteristics of heart failure patients in Japan—first report from the CHART-2 study. Circ J. 2011; 75: 823-33.

14) Mebazaa A, Gheorghiade M, Piña IL, et al. Practical recommendations for prehospital and early in-hospital management of patients presenting with acute heart failure syndromes. Crit Care Med. 2008; 36: S129-39.

15) Stevenson LW, Perloff JK. The limited reliability of physical signs for estimating hemodynamics in chronic heart failure. JAMA 1989; 261: 884-8.

16) Wiese J. The abdominojugular reflux sign. Am J Med. 2000; 109: 59-6.

17) McKee PA, Castelli WP, McNamara PM, et al. The natural history of congestive heart failure: the Framingham study. N Engl J Med. 1971; 285: 1441-6.

18) Nohria A, Tsang SW, Fang JC, et al. Clinical assessment identifies hemodynamic profiles that predict outcomes in patients

admitted with heart failure. J Am Coll Cardiol. 2003; 41: 1797-804.

19) Evans WJ, Morley JE, Argilés J, et al. Cachexia: a new definition. Clin Nutr. 2008; 27: 793-9.

20) Fried LP, Tangen CM, Walston J, et al. Cardiovascular Health Study Collaborative Research Group. Frailty in older adults: evidence for a phenotype. J Gerontol A Biol Sci Med Sci. 2001; 56: M146-56.

5 心不全の診断

② 胸部X線検査

胸部X線写真は心電図とともに心血管系の異常を最初に判定するための重要な検査と位置づけられている。心臓が大きくなっているかといった構造的なことから，肺うっ血があるかといった機能的なことまで，さまざまな情報を与えてくれる。胸部X線写真には，正常値といった具体的な数字がないため，どうしても取っつきにくくなりがちだが，重要なことは「心不全を起こすような心臓なのかどうか」，あるいは「今，心不全を起こしているかどうか」を見きわめることである。

本稿では，日常診療でよくみる心不全の胸部X線写真について解説する。

胸部X線写真を評価する前に

胸部X線写真の読影をする前に，胸部X線写真がどのような状態で撮影されたものなのか，きちんと撮影されたものなのかを確認する必要がある。

- 「患者の名前」，「撮影日時」を必ず確認。また，背が低い，太っているといった患者の身体的特徴が胸部X線写真に表れているかを，はじめに確認する。
- 胸部正面X線写真が，立位か，坐位か，臥位で撮られたか，を確認する。また，通常は後前 postero-anterior（PA）撮影を行うが，患者が立つことができな

い場合やポータブルX線の場合は前後 antero-posterior（AP）撮影を行うので，そのどちらなのかを確認する。AP撮影はPA撮影に比べ，心臓が大きく写る。坐位や臥位の場合，鎖骨はかなり下にくるので，鎖骨の位置を参考にするとよい。

- 胸部正面X線写真が，きちんと正面を向いているかを確認する。これがずれていると，心臓血管系の構造を見間違える原因となる。胸骨と鎖骨の関節（胸鎖関節）の位置をみて，左右の胸鎖関節が脊椎の真ん中（正中線）から同じ距離にあるかを確認する。
- 胸部正面X線写真がデジタルで撮影されている場合は，心陰影のなかに椎体が明瞭にみえるような明るさに調節する。心臓の後ろに脊椎や血管影が認められ，血管陰影が中下肺野で末梢まで認められるような濃度に調節することが重要である。透過度が低いと肺水腫様に，逆に高いと肺が黒くなりすぎて血管陰影が把握しにくくなる。

心疾患の胸部X線写真を読む順序

自分が見落とさない順序でみるのがよい。肺や心臓の陰影だけでなく，骨や軟部組織まで，すべてのみえる部分をルーチンにみる習慣をつける。過去に行った心臓手術のサイン（胸骨のワイヤー陰影，内

図1 ● 収縮性心外膜炎の胸部単純正面X線（A），側面X線（B），胸部大動脈瘤の胸部単純正面X線（C）

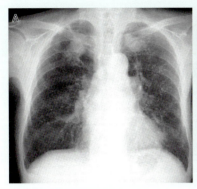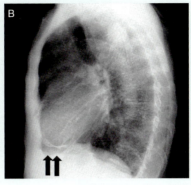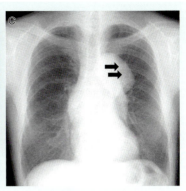

心外膜の石灰化（矢印）を認める（B）。胸部X線にて，胸部大動脈瘤を示唆する左第1弓の突出（大動脈陰影の拡大：矢印）を認める（C）。

胸動脈剥離時につけたホチキス陰影，人工弁陰影など）や血管形成術のサイン（ステント陰影）を認めると，心不全の原疾患が推測可能な場合がある。また，心外膜に石灰化を認め，収縮性心外膜炎と診断がつくこともある**（図1A, B）**。胸部大動脈瘤を認めることもある**（図1C）**。

以下に，胸部X線写真をみる順序の1例を示す。
① 横隔膜下（上腹部を含む）をみる。
② 胸部の軟部組織や骨をみる。
③ 縦隔をみる（心陰影，心外膜，大動脈など）。
④ 肺野をみる。
見落としがちなところから順番にみていくとよい。

心不全の胸部X線写真の読み方

胸部X線写真を読む前に，最初に最小限の解剖を覚える必要がある。**図2**は胸部X線写真の正面像，**図3**は側面像である。心陰影は，右縁は上大静脈と右心房がなだらかに形成し，正常では弓状をなすことはない。左縁は大動脈弓，肺動脈主幹部，左肺動脈，左心耳，および左心室である。正常では，左縁中部（肺動脈主幹部，左肺動脈，左心耳）は凸型の弓状を呈することはなく，逆にくびれのようになる。

ポイント
心不全の場合，特に縦隔の心陰影および肺野をみることが重要である。

心不全における心陰影の評価

心臓のポンプ機能の中心となる左心室の収縮力が弱まると，左心室自体を大きくすることでそれを補おうとする。

たとえば，左心室に入ってきた血液を全身に送り出す割合〔左室駆出率 left ventricular ejection fraction（LVEF）〕が70％から35％へと半分に低下したとする。左心室の大きさが2倍になれば，左心室から出ていく血液量は同じになり，十分に血液を送り出すことができる。しかし，左心室は心外膜という袋に右心室と一緒に入っているので，左心室がどんどん大きくなると，右心室と心外膜に押されて，左心室の拡張期の圧，左心房の圧，肺静脈の圧が上がり，肺うっ血が

図2●正常胸部単純正面X線(57歳の男性)

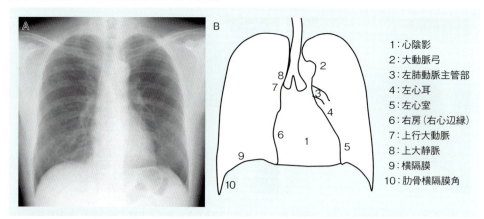

図3●正常胸部単純側面X線(57歳の男性)

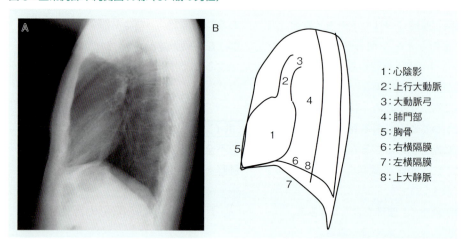

生じる。

一方，左心室があまり大きくならない心不全（LVEFの保たれた心不全；HFpEF）もあることに注意を要する。HFpEFでは，左心室が心肥大により硬くなるため，左房から左室に血液が流入しにくくなり，左心房の圧が上昇し，上述のように肺うっ血が生じる。

心胸郭比

心胸郭比 cardiothoracic ratio（CTR）は，胸郭横径（図4のc）に対する心横径（胸骨中心より心陰影右縁までの距離と左縁までの距離の和：図4のa＋b）の比

率を表した指標であり，心陰影のサイズを評価するためによく用いられる。一般的に，立位吸気撮影（後前像）では50％以下を正常とするが，ポータブル撮影時の仰臥位撮影（前後像）では60％以下が正常とされる。ここで重要なことは，心横径は，心臓の拡大をみているのか，心囊液の増加をみているのか，区別できないことである。心拡大あるいは心囊液増加のいずれもありうるという意味で，「心陰影の拡大」という言い方をする。

胸部X線撮影時に，吸気が十分でないと心尖部が挙上して心臓の長軸が横方向に移動するため，心胸郭比は過大評価さ

図4●心胸郭比による心陰影の評価

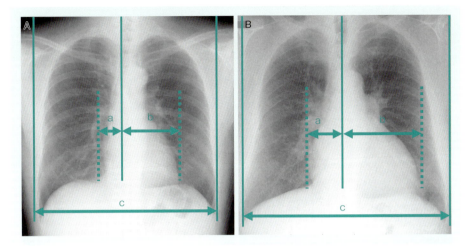

a：胸骨中心より心陰影右縁までの距離，b：胸骨中心より心陰影左縁までの距離，c：胸郭横径。心胸郭比（CTR）はa+bをcで割った数値である。
A：正常（CTR 42％），B：心拡大（CTR 57％）

図5●乳頭筋レベルの短軸MRI

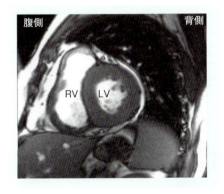

右室（RV）が左室（LV）の前面にあるのがわかる。

れることがある。心不全状態では，息苦しく吸気が十分に取れない場合もままある。以前に撮影した胸部X線写真があれば，胸郭横径（図4のc）あるいは横隔膜の高さが何番目の肋骨のところにあるのかをチェックすると，吸気が十分であったかがわかる。また，以前と比べて胸郭横径は変わらないが，心横径が1cm以上大きければ，それだけでも心陰影が拡大しているといえる。肥満患者も同様に，横隔膜が挙上して心胸郭比が過大評価されるため，注意が必要である。

ポイント

心胸郭比が50％を超えれば，心拡大である。必ずしも心臓が拡大しているとはかぎらず，心嚢液貯留の場合もある。

左室拡大

解剖上，左室は左後方，右室は右前方にある（図5）。左室が拡大すると，正面像で心陰影の左縁は左側方に移動し，心尖部は左下方に移動するため，左第4弓が左下方に垂れ下がったような形となる（図6）。そのため，心陰影の左縁中部のくびれは強調される。側面像でみると左室辺縁は後下方に移動する。

右室拡大

正面像では，評価が難しいことが多い。健常者では心陰影の右縁は椎骨のやや右側にあるが，右室拡大ではさらに右に突出しており，また，右室拡大の影響で心尖部が挙上する場合が多くなる（図7）。

図6● 心拡大前（A）後（B）の胸部X線

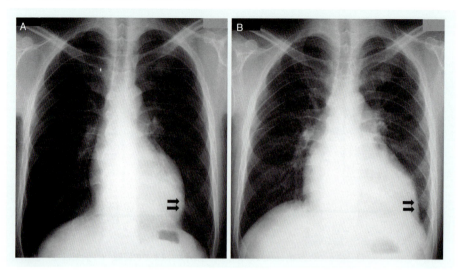

心拡大後心尖部（矢印）は左下方に垂れ下がったような形になっている。

図7● 慢性閉塞性肺疾患にともなう右室拡大

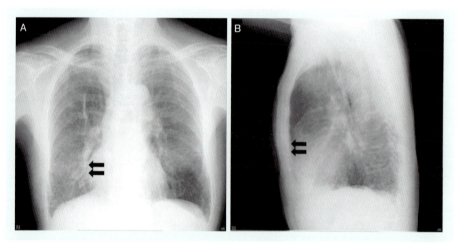

正面像（A）にて心陰影右縁が右方に突出している（矢印）。側面像（B）にて右室が肋骨横隔膜角から胸骨角の半分くらいの高さまで胸骨後面に接している（矢印）。

心陰影の左縁はなだらかに膨隆し，そのため，左縁中部のくびれは消失する。左側面像において，右室は前上方に拡大するため，正常では右室が肋骨横隔膜角から胸骨角の高さまでの距離の下1/3以下までしか胸骨後面に接しないのに対し，右室拡大ではその距離の上1/3以上に接し，また，多くの場合1/2まで接する。

左房拡大

正面像では，正常の左心耳は凸型ではなく，凹型である。左房拡大では心陰影の左縁が直線的になり，左房拡大が進むと左心耳が左側方に突出するようになる（図8）。心陰影右縁において二重陰影を示すこともある。また，気管分岐部 carina

の拡大（90°以上）を認めることもある。側面像において，後方に突出する。

右房拡大

胸部X線写真においてうまく評価ができないことが多い。

ポイント

心陰影のどの部分が突出しているか理解することが重要である。

心不全における肺血管陰影の評価

急性心不全の診断および治療効果判定に肺血管陰影の読影は重要である。

　正常の肺血管陰影は，上肺野肺血管と下肺野肺血管の血液分布の比が1：2となり，下肺野の血管陰影が目立つ（図2）。肺動脈が拡張していないかは，右肺動脈下行枝の幅で判定するが，成人では肋骨の太さとほぼ等しく（16 mm以下），並走する気管支の太さともほぼ等しいといわれている。

　左心不全は典型的には，重症になるにつれて肺うっ血，間質性肺水腫，肺胞性肺水腫と進展していく。

　肺うっ血は，左心不全において，左房圧の上昇，肺静脈圧の上昇（15〜20 mmHg）にともない肺血管内に血液が貯留した状態のことを示す。最も典型的なX線所見は肺血管陰影の再分布で，下肺野の血管が細くなり，上肺野の血管が太くなるため，肺尖部を含む上肺野肺血管が目立つようになる（図9）。

　肺静脈圧が20〜30 mmHgになると血漿膠質浸透圧を超えるため，肺の間質に浮腫が起こり，肺血管陰影が不鮮明となる。肺の間質の浮腫が肺静脈が走行する小葉間隔壁に生じると，Kerley B線

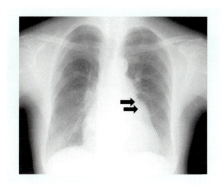

図8●僧帽弁狭窄症
左心耳の突出を認める（矢印）。

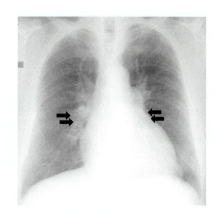

図9●拡張型心筋症
上肺野の血管陰影が目立つ（矢印）。

を認める（図10）。

　さらに，肺静脈圧が上昇し，30 mmHg以上になると，間質を超え，境界不明瞭な肺胞性浮腫を生じる。これが両肺門中心に融合して均等影になると，いわゆる蝶形像 butterfly shadow となる（図11, 12A）。肺炎でも間質の浮腫が起こり，急性心不全との鑑別が困難なことがある。この場合は，心機能異常，血行動態異常の確認が肺炎と急性心不全の鑑別手段となる。肺炎と急性心不全との合併もある。

　胸水の有無を評価することも重要である。正面像にて，肋骨横隔膜角 costo-phrenic（CP）angle が鈍化していく（図10A）。胸水が少量の場合，側面像での評価も重要となる。側面像での葉間胸水 major fissure の有無の評価も有用である。

図10● 慢性心不全の急性増悪

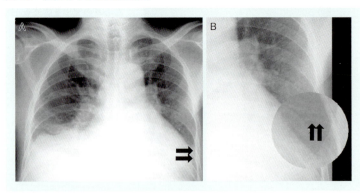

肺の間質の浮腫が，肺静脈が走行する小葉間隔壁に生じ，横方向に走る，Kerley B 線を認める（Bの矢印）。肋骨横隔膜角が鈍化（Aの矢印）

図11● 急性心不全

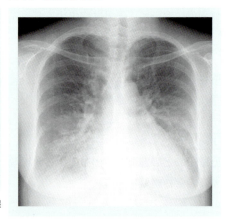

肺胞性浮腫が両肺門中心に均等影となり，いわゆる蝶形像を認める。

図12● 急性心筋炎

入院後の蝶形像（A）から，肺水腫の進展および胸水の貯留により，肺野が真っ白となる（B）。

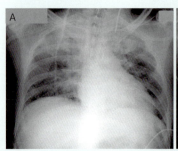
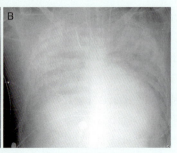

　肺胞性肺水腫が進行すると，胸水の貯留をともない肺野は真っ白になる（図12B）。これらは可逆性変化であり，適切な心不全の治療とともに改善する。そのため，治療後経時的な評価が必要である。
　慢性心不全においては，肺間質のリンパのドレナージが30倍以上増加し，肺うっ血を軽減させるため，上記の肺静脈圧が高くても胸部X線写真で異常が描出されない場合もあり（血行動態的うっ血），肺静脈圧の上昇が過小評価されやすく注意が必要である。

ポイント
肺野の変化で，心不全の重症度がわかる。

　心不全における胸部X線写真の位置づけを解説した。難しく感じるかもしれないが，実はそれほどチェックポイントがあるわけでもない。さまざまな胸部X線写真を数多くみることで，感覚的に異常所見に慣れてくるものである。心不全の胸部X線写真を読影するために，普段からたくさん眺める習慣が重要である。

（大西 勝也）

●参考文献
1) Goodman LR. Felson's principles of chest roentgenology: a programmed text. 3rd ed. Philadelphia: Elsevier Saunders, 2007.
2) Jenkins PF（髙橋雅士監訳）. 誰もが納得！胸部X線写真の読み方. 東京：メディカル・サイエンス・インターナショナル, 2006.
3) Badgett RG, Mulrow CD, Otto PM, et al. How well can the chest radiograph diagnose left ventricular dysfunction? J Gen Intern Med. 1996; 11: 625-34.

5 心不全の診断

③

心臓超音波検査

心臓超音波（心エコー）検査は，自覚症状・身体所見から心不全が疑われる患者において，心不全の原因となる心疾患・心機能障害が存在するか否かを診断するうえで簡便かつ有用なツールとして広く用いられている。このデータを正しく解釈できるか否かは，心不全診断の精度を大きく左右する。

本稿では，その点も踏まえて「心臓超音波検査レポート」の解釈について概説する。なお，検査施行上の留意点については本稿の目的ではないので割愛する。

左室形態

心臓超音波検査レポートでは，左室径/容積，左室壁厚などの数値が報告される。これらの正常値を表1に記す[1]。

左室拡大

左室拡張末期径および左室拡張末期容積の拡大（左室拡大）は，左室収縮機能障害の代償機転が働いている，あるいは，弁膜症などによる左室容量負荷が存在していることを示唆するので，その原因を探索しなければならない。貧血，ビタミンB_1欠乏症（脚気）など，非心臓疾患でも左室拡大と高拍出性心不全をきたすので，心臓に左室拡大の原因を見いだせない場合は，これら非心臓疾患の検索を行う。ただし，左室腔の大きさなどは体格に影

響されるので，値を解釈する際には患者の体格も考慮する必要がある[*1]。

左室拡大を有する患者では，左室形態が紡錘形から球状に移行するため，左室径計測部位が少しずれても計測値が変わる（図1）。したがって，このような患者では，左室容積での報告が望ましいが，多くの施設では，左室径計測にとどまっている。

左室駆出率 left ventricular ejection fraction（LVEF）の低下した心不全（HFrEF）患者で，左室径が以前の計測値よりも大きく変化している場合には，計測上の誤差の可能性も念頭に入れ，画像を直接比較するなどの必要がある。

HFrEF患者では，左室拡大の進行（リモデリング）は心不全重症度と相関

*1 今後は，体表面積や身長で補正した値を報告する方向になるものと思われる。

表1● 心エコー検査正常値

	男性	女性
左室拡張末期径（cm）	4.8±0.4	4.4±0.3
左室収縮末期径（cm）	3.0±0.4	2.8±0.3
左室拡張末期容積（mL）	93±20	74±17
左室収縮末期容積（mL）	33±20	25±7
拡張末期心室中隔壁厚（cm）	0.9±0.1	0.8±0.1
拡張末期左室後壁厚（cm）	0.9±0.1	0.8±0.1
左室駆出率（%）（左室容積値から計算）	64±5	66±5
左室重量係数（g/m²）	76±16	70±14
左房径（cm）（傍胸骨左縁長軸像で計測）	3.2±0.4	3.1±0.3
右室拡張末期径（cm）（心尖部四腔断面像で計測）	3.1±0.5	2.8±0.5

平均±標準偏差

（Daimon M, et al. Normal values of echocardiographic parameters in relation to age in a healthy Japanese population: the JAMP study. Circ J. 2008; 72: 1859-66. より，抜粋）

図1●拡張型心筋症の左室像

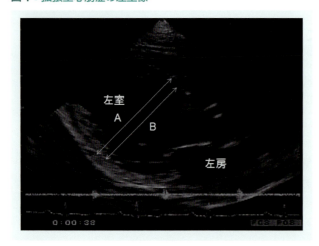

左室腔が球状になっているため，左室径を計測する際にAとBで測定部位が少しずれるだけで計測値が大きく異なるのは，一目瞭然である。

図2●相対的壁厚と左室重量係数による左室形態の分類

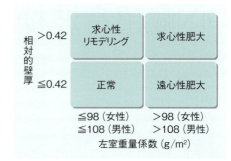

これら4分類を行う相対的壁厚 relative wall thickness や左室重量係数（左室重量/体表面積）の基準値は定まってはいない。ここでは，左室重量係数については表1のデータを参照して基準値を定めた。

するが，左室拡大所見がないからといって心不全の存在を否定するものではない。

大動脈弁狭窄症や僧帽弁狭窄症，LVEFの保たれた心不全（HFpEF）の原因疾患となる高血圧性心疾患や肥大型心筋症などでは，左室拡大をともなわないにもかかわらず心不全を発症し，重症度と左室容積は必ずしも一致しない。

左室肥大

左室肥大という現象が，心疾患患者の予後と関連することは広く知られているが，その定義については誤解が多い。左室肥大とは，左室重量係数の増加をさし，左室壁厚の増大と同義ではない。左室重量を心エコーで求める際には，以下の式が用いられ，これを体表面積ないしは身長で補正し，左室重量係数を求める。

> 左室重量（g）＝ 1.04 ×
> [（LVDd+PWd+IVSd）^{3} − LVDd^3]
> × 0.8 + 0.6
>
> LVDd：左室拡張末期径，PWd：拡張末期左室後壁厚，IVSd：拡張末期心室中隔壁厚

壁厚が増大しても，左室内腔が小さい場合は左室重量係数の増大をともなわないが，「求心性リモデリング」とよばれ，左室肥大はないものの心血管イベントと関連があると報告されている。

拡張型心筋症のように左室壁厚の増大はないものの左室内腔が拡大している病態では，左室重量係数は増大している。この病態を「遠心性肥大」とよび，HFrEFの多くはこの形態をとる。HFpEFは，求心性肥大や求心性リモデリングの形態をとることが多い（図2）。

左室駆出率（LVEF）

左室壁運動を総合的に評価する指標であるLVEFは，

> （左室拡張末期容積−左室収縮末期容積）÷左室拡張末期容積

から求められ，左室収縮性の指標として広く用いられている。かつては左室径（1次元）から左室容積（3次元）を計算してLVEFを求めていたが（Teichholtz法など），心不全症例では誤差が大きいのでSimpson法[*2]を用いるべきであり，エ

*2 Simpson法：左室を回転楕円体と仮定し，心尖部2腔像，4腔像の2断面を長軸に20個のディスクに等分し，各ディスクにおいて長軸に直交する短軸内径を計測し，ディスクの断面積を計算し，その総和から容積を算出する方法。

コーレポートの LVEF がどのようにして求められているかに気をつけなければならない。なお，左室径のデータをそのまま用いて左室収縮性の指標とする内径短縮率は，

> （左室拡張末期径−左室収縮末期径）
> ÷左室拡張末期径

から求められ，左室局所壁運動異常がなければ LVEF とある程度相関するが，局所壁運動異常を有する場合は左室内径短縮率を用いて左室全体の機能を評価してはならない。なお，局所壁運動異常の存在は，その領域が心筋梗塞に陥っている可能性を示すが，他の疾患でも局所壁運動異常を呈することはあるので，壁運動異常を認めた場合は冠動脈の走行と矛盾しないかなどを考えながら評価しなくてはならない。

　通常の状態であれば，LVEF を左室収縮性の指標とすることは許容されるが，脈拍数，前負荷，後負荷などの影響も受けるため，発作性心房細動時のように心拍数が増大している場合など，極端にこれらが変化している条件下で計測された場合は，解釈に慎重を要する。

　LVEF が正常であっても心拍出量が保持されているとはかぎらない。大動脈弁閉鎖不全症や僧帽弁閉鎖不全症の場合は，LVEF の分子（左室拡張末期容積−左室収縮末期容積）は（有効な前方拍出量＋逆流量）であり，LVEF は左室収縮性を過大評価してしまう。肥大型心筋症や心アミロイドーシス，大動脈弁狭窄症などで壁厚の増大にともなう内腔の狭小化が著しい場合，LVEF は正常であるが1回拍出量である（左室拡張末期容積−左室収縮末期容積）の値は低下している。左室壁厚が増大している場合の LVEF

は左室収縮性を過大評価するため，mid-wall fractional shortening のように心室壁の中点の動きで評価するほうが望ましい。ただし計算が煩雑なため，臨床現場では左室壁厚が増大している患者の左室収縮性は LVEF の数値から受ける印象より若干低下していると判断する，という定性的な評価となることが多い。

左房形態

左房拡大は予後不良のサインである。左房拡大は僧帽弁疾患を除き，左室拡張機能障害や左室拡張期圧上昇の程度を反映している。ただし，左房拡大の有無を評価するうえで，最も広く用いられている傍胸骨左縁長軸像で計測する左房短径のみでは不十分である。左房拡大は傍胸骨左縁長軸像で評価される短軸方向に起こるとはかぎらず，長軸方向での拡大が主である場合もある。したがって限界はあるものの心尖部アプローチから，Simpson 法を用いて左房容積を求めることが望ましい。

　HFpEF を疑う患者の場合，左房拡大はその存在を示し，逆に左房拡大を認めない場合は HFpEF を有する確率は低いと考えられる。

　心不全に心房細動を合併すると心耳における血栓形成の頻度が高くなる。経胸壁心エコーでは心耳の描出は困難なので，必要な場合は経食道心エコーを行う。

右室形態

肺動脈性肺高血圧症のように，右心系の障害が心不全の主病態である疾患において右室形態の評価が重要であることは言を俟たないが，左心系の障害が主病態で

ある心不全においても右心系の評価は重要である。

右室機能障害のサインとして右室拡大，右室駆出率低下，右房拡大，収縮期三尖弁輪移動距離（TAPSE）低下などがあげられるが，確立した右室機能評価指標はない。

下大静脈

下大静脈径の計測は，右房圧の推定に有用である（表2）[2]。径のみならず，呼吸性変動の有無とその程度まで評価する必要がある。

カラードプラの所見

カラードプラ法は，弁逆流や狭窄などにもとづく異常血流の存在をスクリーニングするうえで有用である。

狭窄の重症度判定には，圧較差，弁口面積などをさらに評価する必要がある。

弁逆流についてはカラードプラ法である程度，重症度を評価できる。ここで注意すべき点は，かつてのように逆流血流の到達度のみで評価してはならないことである。図3では，いずれも到達度に差異はなく，到達度で重症度を評価すると両者は同じとなってしまうが，明らかに逆流血流の幅が異なる。逆流の幅が大である症例のほうが逆流量は大である。

このようなカラードプラ法のみによる評価の限界を考慮して，PISA法[*3]を用いて逆流量を求めたり，逆流弁口面積を計算するなどして重症度を評価することが提唱されているが，実際に治療方針を決めるうえで必須の項目と位置づけられていないうえに，その計算方法が煩雑であるため，日常診療の現場では普及していない。

したがって，カラードプラ法による評価は，非常に重要である。レポートの信頼性は検査を担当した医師や臨床検査技師に負うものであるが，もし他のデータや患者の自覚症状とカラードプラ法に関するレポートの記載内容に整合性が取れない場合は，カラードプラ法による重症度評価が正しくなされているかも含め，再チェックを行う必要がある。

特に，逆流は偏った流れを呈すること

*3 PISA法：proximal isovelocity surface area method：近位部等流速表面法

表2● 下大静脈径と右房圧の関係

下大静脈前後径	呼吸性変動	推定右房圧
＜ 1.7 cm	＞ 50 %	0〜5 mmHg
＞ 1.7 cm	＞ 50 %	6〜10 mmHg
＞ 1.7 cm	＜ 50 %	10〜15 mmHg
＞ 1.7 cm	（−）	＞ 15 mmHg

(Lang RM, et al. Recommendations for chamber quantification: a report from the American Society of Echocardiography's Guidelines and Standards Committee and the Chamber Quantification Writing Group, developed in conjunction with the European Association of Echocardiography, a branch of the European Society of Cardiology. J Am Soc Echocardiogr. 2005; 18: 1440-63. より，一部改変)

図3● 僧帽弁逆流のカラードプラ記録

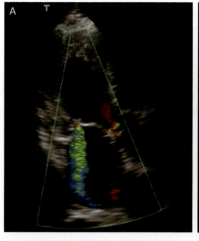
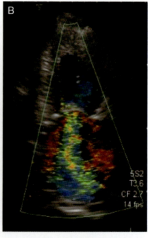

AとBでは逆流の到達度は同程度であるが，明らかに逆流血流の幅はB＞Aであり，逆流量はB＞Aであることを示している。

が少なくないので，複数の断面で評価しなければならない。また，逆流量のみでは重症度を過小評価する恐れもある。

流れは上流と下流の圧較差に規定される。大動脈弁閉鎖不全であれば逆流の下流にあたる拡張期左室圧，僧帽弁閉鎖不全であれば下流にあたる左房圧が，重症化とともに上昇するため，逆流の時相における上流と下流の圧較差が低下し，重症度に比べて逆流量が少なくなる。左室や左房の拡大をともなっているか，大動脈弁逆流血流速の圧半減時間 pressure half time（PHT）が短縮していないかなどもあわせて評価しなければならない。

異常血流の原因となる形態的変化の評価

カラードプラ法で弁狭窄や逆流の所見が認められた場合は，弁組織の構造的異常にもとづくものか，機能的異常にもとづくものかを判断しなければならない。特に，左室拡大をともなう HFrEF 患者では，tethering（弁が左室側に引っ張られる現象）や弁輪拡大による機能的僧帽弁逆流を認めることが多いが，手術適応は僧帽弁の器質的異常にもとづく僧帽弁逆流とは異なる。機能性弁逆流は心不全急性期に比べ慢性期には軽減する患者が少なくないことから，心不全急性期の弁逆流の重症度のみから治療方針を決めてはならない。

心不全患者で留意すべき異常血流として，弁狭窄・逆流以外に重要なものは，左室内で認める流速の亢進した血流である。これはその部位に狭窄を有することを示唆するもので，頻度の高いものは大動脈弁下狭窄であり，その主たる原因は閉塞性肥大型心筋症と加齢にともなう S 字状中隔 sigmoid septum である。

なお，重症度を評価する際に連続波ド

プラ法を用いて狭窄流速 V を計測し，簡易 Bernoulli 式にもとづき $4 \times V^2$ として圧較差を求めるが，大動脈弁下狭窄血流と誤って僧帽弁逆流血流のピーク血流速を測定してしまうことがある。あまりにも圧較差が大きい場合には，このような計測上のミスの可能性を念頭に入れて再検査することを勧める。

左室流入血流速波形

パルスドプラ法で記録する左室流入血流速波形は，洞調律の患者では急速流入期（E 波）と心房収縮期（A 波）の二峰性となり，心房細動患者では E 波のみとなる。中等度以上の僧帽弁逆流や僧帽弁狭窄を有しない場合は「左室拡張機能」の指標として用いられる傾向にあるが，その解釈にはいくつもの留意点がある。

左室流入血流速波形は拡張機能の直接的指標ではない

左室拡張機能は左室弛緩や左室スティフネスなど，複数の要素から構成されており，左室流入血流速波形は，この要素のいずれかを反映する指標ではない。

HFrEF 患者では左室流入血流速波形は左房圧の指標である

HFrEF 患者では左室流入血流速波形の E 波と A 波のピーク血流速の比（E/A）の増高，E 波の減衰時間 deceleration time の短縮は左房圧上昇を示す。左房圧上昇の主たる原因は拡張機能障害の進行であることから，左室流入血流速波形が拡張機能の指標であるかのように扱われていただけである。

HFpEF 患者では左室流入血流速波形は左房圧を反映しない

HFpEF 患者では，E/A や E 波の減衰時間は左房圧とまったく相関しないため，

【カラードプラ法】
2次元画像上においてパルス波を用いて血流分布をリアルタイムでマッピング表示する方法。流速の速い部位では「モザイク様」に表示される。

【連続波ドプラ法】
連続波を用いて超音波ビーム上のすべての血流速情報を表示する。パルスドプラ法と異なり本法は距離分解能がなく，ビーム上の最も血流の速い部位の情報を表示していることになるが，狭窄流あるいは逆流のような高速異常血流の血流速波形の表示が可能となる点は本法の利点である。どの部位で流速が速くなっているかは，カラードプラ法で判別している。

【パルスドプラ法】
パルス波を用いてサンプルボリュームを置いた任意の部位だけの血流速情報を得る方法。このような距離分解能を有する反面，表示できる血流速度に限界がある。

【組織ドプラ法】
上記の3つの方法は血流情報の表示であるのに対し，組織ドプラ法はサンプルボリュームを置いた任意の部位の心筋組織の運動速度を表示している。

あるワンポイントの左室流入血流速波形の記録から拡張機能障害の程度を評価することは不可能である。ただし、同一患者を経時的に追跡して、その変化を評価することについては意義があると考えられる。

僧帽弁弁輪部運動

組織ドプラ法を用いて僧帽弁弁輪部の運動を記録すると、収縮期（s'波）、拡張早期（e'波）、心房収縮期（a'波）に波形が記録される。

s'波ピーク速度の低下は、左室収縮性の低下と解釈され、6〜7 cm/sec を下回ると異常と考えられる。

e'波ピーク速度の低下は、左室拡張機能のなかでも左室弛緩障害を示唆し、中隔側で 7 cm/sec、側壁側で 10 cm/sec 未満であれば弛緩障害と考える。左室流入血流速波形の E 波との比である E/e'は LVEF に影響を受けない左房圧の指標として用いられており、中隔側 E/e' > 15、側壁側 E/e' > 13、平均 E/e' > 14 のいずれかの場合は左房圧の有意な上昇を疑う。昨今、E/e'が信頼性の高い指標であるかのように誤解される傾向にあるが、左房圧との相関は粗であり、E/e'のみで左房圧上昇の有無を判断せず、他の指標も総合的に勘案するべきである。

なお、僧帽弁弁輪部運動を、心室中隔側と左室側壁側のいずれで記録するかにより値が異なる。いずれの値を用いても、あるいは両者の平均を用いても、特に優劣はないとされているが、同一患者における推移を検討する際には同じ評価法を用いるべきである。

三尖弁逆流

右室壁厚は、左室壁厚に比べ薄く、病態に応じて右室容積は変化しやすい。左心不全にともなう二次性肺高血圧の増悪により右室負荷が増大すると三尖弁の弁輪拡大などをともなって三尖弁逆流は増大する。治療によって肺動脈圧が低下すると、このような機能性三尖弁逆流は軽減する。

心不全の重症度評価において特に重要なものは、三尖弁逆流血流速波形を連続波ドプラ法で記録して計算する肺動脈圧評価である。三尖弁逆流の収縮期ピーク血流速 V から右室と右房の収縮期圧較差は簡易 Bernoulli 式にもとづき $4 \times V^2$ で求められる。収縮期肺動脈圧は収縮期右室圧と等しいため、($4 \times V^2$ + 右房圧）として収縮期肺動脈圧を求めることができる。右房圧は表2に従って下大静脈径から推定する。

なお、三尖弁逆流収縮期ピーク血流速と三尖弁逆流量は必ずしも一致しない。三尖弁逆流量から肺高血圧の程度を推測してはならない。

最後に、陳旧性心筋梗塞（OMI）と大動脈弁狭窄を有する患者の心臓超音波検査レポートの1例を図4に示す。あくまでも、心臓超音波検査は、病態を把握するための1つのツールにすぎない。心不全患者の病態把握、治療方針決定は、ほかの評価項目も加え、総合的に行うべきである。

（山本 一博）

● 文献
1) Daimon M, Watanabe H, Abe Y, et al. Normal values of echocardiographic parameters in relation to age in a healthy Japanese population: the JAMP study. Circ J. 2008; 72: 1859-66.

❸心臓超音波検査

図4●エコーレポートの1例

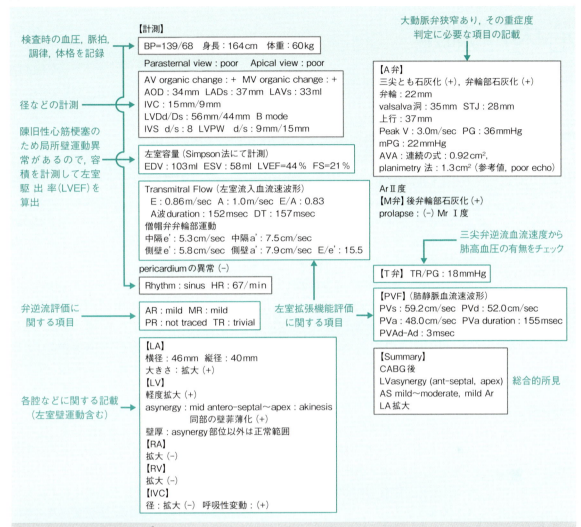

2) Lang RM, Bierig M, Devereux RB, et al. Recommendations for chamber quantification: a report from the American Society of Echocardiography's Guidelines and Standards Committee and the Chamber Quantification Writing Group, developed in conjunction with the European Association of Echocardiography, a branch of the European Society of Cardiology. J Am Soc Echocardiogr. 2005; 18: 1440-63.

5　心不全の診断

心内圧測定

心不全とは，主要臓器の酸素需要量に見合う心拍出量が維持できない絶対的または相対的な「低心拍出」状態により，肺または体循環系に「うっ血」をきたした状態である．すなわち，その病態把握および治療方針決定には，心拍出量と心内圧を体血圧，肺動脈圧とともに把握することが重要であり，その手法のゴールドスタンダードが心臓カテーテル検査である．

現在は，心エコーやCT，MRIにより，非侵襲的に血行動態を把握することが可能になってきている．しかし，圧を直接測定することと間接的に推定することはまったく意味が異なる．さらに，圧波形から得られる重要な情報もある．したがって，心不全を理解するためには心臓カテーテル検査での圧所見を十分に理解する必要がある．

測定方法と注意点

カテーテルを用いた圧の測定は"fluid-filled system"で行われる．すなわちカテーテル先端の圧をカテーテル内の液体[*1]を介してカテーテルに接続された体外のトランスデューサーで電気信号に変換してするシステムで測定される[1]．このしくみを理解しておくと，圧測定の際の注意点がおのずとみえてくる．

カテーテル先端からトランスデューサーまでの距離やカテーテルの太さの影響は小さくなく，カテーテル内に粘性の高い造影剤や空気が入っていると正確な圧は測定できない．そのため，カテーテル先端からトランスデューサーまでの距離をできるだけ短くし，できるだけで内腔の太いカテーテルを用い，さらにカテーテル内に気泡がないことを確認したうえで，圧測定直前に生理食塩液などでフラッシュすることが必要である．造影剤の圧測定システムへの影響および容量負荷による影響を避けるために，圧測定は造影検査の前に行うのが望ましい．

また，圧ゼロ点の較正が正確であることが必須である．圧測定を開始する際は患者の心臓の高さ[*2]をゼロ点とし，圧測定システムを大気圧に開放してゼロ補正を行う[1]．検査中にゼロ補正がずれることがあるので，検査が長時間に及ぶ場合はゼロ補正を繰り返す必要がある．

心臓カテーテル検査は，圧測定値の信頼性が高いことが大前提であり，上述の注意点を検査前にチェックすること，さらには圧の数値や波形がおかしい場合には徹底的にチェックすることが必要である．

右心カテーテル検査

右心カテーテル検査を心不全に対して行う目的は，右房圧，右室圧，肺動脈圧，肺動脈楔入圧（PCWP）を直接，測定する

[*1] 血液とフラッシュ用の生理食塩液など．

[*2] 仰臥位では胸の厚さの中央の高さ．

ことと，心拍出量を測定し体血管および肺血管抵抗を算出することである。圧は心エコーにより推定することが可能だが，心拍出量および血管抵抗は右心カテーテル検査によってのみ得られ，これらは重症度判定や治療方針の検討において重要な情報である。

内頸静脈[*3, 4]からアプローチする。バルーンを拡張した状態で右房から三尖弁を通過して右室，さらに肺動脈を経て肺動脈楔入位置まで圧を測定しながらカテーテルを進める。心臓カテーテル検査室であれば透視画像をみながら行うが，ベッドサイドで行う場合は圧波形が右房圧→右室圧→肺動脈圧→肺動脈楔入圧と変化するのを確認しながら行う。肺動脈楔入圧を測定したら，バルーンの空気を抜いて，カテーテルを肺動脈主幹部まで引き抜き，肺動脈圧を測定する。

ただし，肺動脈圧が高いために肺動脈に楔入する部位までカテーテルを進めることが困難なケースも少なくなく，ガイドワイヤーを要することがある。バルーン拡張による楔入が十分ではないこともあり，肺動脈楔入圧測定には注意が必要である。

圧測定の際に，呼吸性変動に留意する。胸腔内圧が安定する呼気終末期での圧測定が望ましく，呼気終末での評価あるいは1呼吸周期での平均を評価することが必要である。

なお，侵襲の高い検査であることを十分に認識し，目的を明確にして，十分な説明と合併症の予防，検査後の十分な観察が必須である。心不全患者はワルファリンを内服していることが少なくなく，静脈穿刺のみであれば検査のために中止する必要はない[*5]が，誤って動脈穿刺をしないために血管エコーガイド下での静

脈穿刺が望ましい。検査後の血腫にも十分に注意する。また，肺高血圧症を合併している症例で，肺動脈拡大により左反回神経麻痺が存在するような場合では，右内頸静脈穿刺の際の局所麻酔によりわずかでも右反回神経麻痺をきたすと高度の呼吸困難に陥ることがある。さらに，カテーテルやガイドワイヤーによる不整脈誘発や，右室壁損傷からの心タンポナーデの危険もある。

右心カテーテル検査はベッドサイドでも施行可能である。しかし，透視下で行うほうが明らかに確実で安全なので，可能なかぎり透視下で行う。最近，右心カテーテルによる血行動態評価を行っても臨床的アウトカムの改善につながらないというものや，急性心不全の血行動態評価を臨床的所見で行う方法が一般化されてきており，右心カテーテル検査をベッドサイドで行う必要性は低下してきている。

◎右房圧（図1）

右房収縮に一致するa波，心室収縮にともなうx谷，心室収縮にともなう房室弁輪の心房側への圧排によって形成されるv波，房室弁開放後の心房から心室への血液流入にともなうy谷で圧波形が形成されている。平均右房圧の正常値は1～5 mmHgである[1]。

◎右室圧（図2）

右房圧との違いは，収縮期圧と拡張期圧が明確になっていることである。正常値は収縮期15～30 mmHg，拡張末期1～7 mmHgである[1]。

◎肺動脈圧（図3）

右室収縮期圧と肺動脈収縮期圧は肺動脈弁狭窄がなければ同じであるが，肺動脈拡張期圧は右室拡張期圧に比べて高くなる。正常値は，収縮期15～30 mmHg，

*3 大腿静脈を選択することもある。

*4 心不全患者では，ときに重度の三尖弁閉鎖不全および肺動脈圧の著明な上昇を認めるため，経大腿静脈アプローチでは右房から右室，さらには肺動脈までカテーテルを進めることが容易ではないことがある。そのため，内頸静脈からのアプローチが望ましい。

*5 当施設では，PT-INR 3.0以下であればワルファリンは中止せずに心臓カテーテル検査を施行している。

図1●右房圧

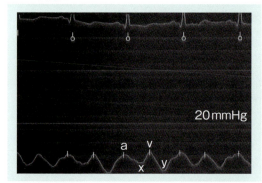

図2●右室圧

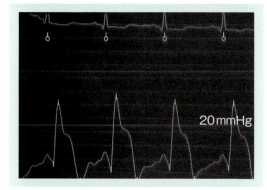

図3●肺動脈圧

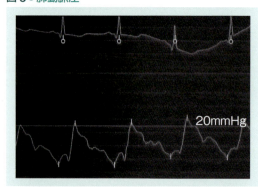

図4●肺動脈楔入圧

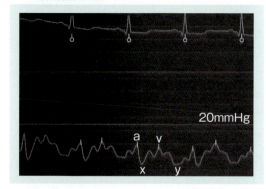

拡張期4～12mmHgで,平均圧は9～19mmHgである[1]。

肺高血圧症は,平均肺動脈圧が25mmHgを上回っている状態である。肺動脈楔入圧を正確に測定できない場合には,肺動脈拡張期圧で左房圧を推定することが可能である。

◎**肺動脈楔入圧（図4）**

肺毛細管を介して肺静脈圧を測定しているが,つまり左房圧を測定していることになる。右房圧とa波,v波,x谷,y谷からなり,正常値は平均で4～12mmHgである。なお,肺高血圧症においては前述のように右心系や肺動脈の拡大,拡張,変形のため正確に楔入圧を測定することが困難なことが多い。バルーンの拡張しすぎが原因なことがあるため,正確な測定ができない際にはバルーンを小さめに再膨張させたり,楔入させる血管を変えたりする必要がある[1]。

Forrester分類

Forrester分類は,右心カテーテル検査によって得られる心係数[*6]と肺動脈楔入圧から血行動態を4つのサブセットに分類する方法である[1]。強心薬を使用すべきか,輸液をすべきか,血管拡張薬を中心とした治療を行うべきかなど,治療方針の決定や心不全の病態把握に有用とされてきた。

ただし,注意しなければならないのは,この分類は急性心筋梗塞直後の血行動態分類であり,急性心不全や慢性心不全の急性増悪の場合には必ずしも正しい分類ではないことである。したがって,近年では,臨床的なうっ血所見と低灌流所見で分類するNohria-Stevenson分類[2]や,心不全急性増悪時の血圧で分類するクリニカルシナリオ[3]が多く用いられている。

詳細は他稿[*7]を参照されたい。

左心カテーテル検査

経動脈的にカテーテルを左心室内に挿入し、左室内の圧、特に左室拡張末期圧を測定することは、心不全の状態を把握するために必要である。心不全の検査で冠動脈造影および左室造影を行う場合のみならず、造影を行わない場合でも左室拡張末期圧だけは測定すべきである。

　大動脈弁狭窄症の診断で、左室内圧と大動脈圧の同時測定を行うことがある。左室内圧を測定するカテーテルを挿入するシース圧を大動脈圧として用いるが、その際にはカテーテルのサイズの1～2Frにサイズアップしたシースでなければカテーテルを挿入した状態でのシース圧が測定できない。そのため、カテーテルを5Fr、シースを6～7Frにする必要がある。

◎左室圧

正常値は収縮期90～140 mmHg、拡張末期5～12 mmHgである。圧測定後に左室から大動脈へ引き抜き圧測定を行い、大動脈弁位での圧較差があれば大動脈弁狭窄症を、左室流出路に圧較差があれば左室流出路狭窄がある閉塞型肥大型心筋症を示唆する所見である[1]。

◎大動脈圧

正常値は、収縮期90～140 mmHg、拡張期60～90 mmHg、と一般的には通常の血圧と同様の圧となる[1]。

心機能の指標

左室収縮性の指標

左室圧を時間微分すると、等容収縮期、つまり左室圧の立ち上がりの部分でピークを形成し、最大値をとる。これを「最大陽性 dP/dt」とよび、左室収縮性の指標として用いられる。負荷の影響を受けずに比較的純粋に左室収縮性を反映する指標であるが、fluid-filled system で測定した左室圧からの算出では信頼性が低い。左室収縮末期圧-容積関係を測定し、圧-容積ループの左肩の部分が一直線上に乗るため、その直線の傾きを「収縮末期エラスタンス end-systolic elastance（Ees）」とよび、前負荷や後負荷の影響を受けない左室収縮性の指標とされるが、非常に煩雑であることと、異個体間の比較が困難であることから、一般的な指標ではない。

左室拡張性の指標

最も簡便なのは、左室拡張末期容積が正常で拡張末期圧が高ければ、心室としての伸展性が低下していることになり、拡張機能は障害されていると判断できる。また、左室等容弛緩期[*8]に左室圧微分曲線は下向きのピークを形成し、これは左室圧減衰速度を反映する指標で「最大陰性 dP/dt」とよばれる。左室弛緩が障害されると最大陰性 dP/dt は低下する。さらに、大動脈弁が閉鎖してから僧帽弁が開放するまでの左室等容弛緩期の左室圧を指数関数に近似することによって求められる時定数 τ は、左室弛緩の指標として信頼できる。しかし、この算出にはカテーテル先端型マノメータで得られた圧が必要である。

疾患別の圧所見

◎僧帽弁閉鎖不全症

肺動脈楔入圧の v 波が増高する。進行す

*6 右心カテーテル検査によって測定される心拍出量を体表面積で除したもの。

*7 第4章『③急性心不全の病態生理』（37ページ）を参照。

*8 心室の収縮が終わり大動脈弁が閉じたあとに、心室が容積が変わらずに弛緩する期間。

5
心不全の診断

ると左室拡張末期圧や右心系の圧も上昇する[1]。

僧帽弁狭窄症

左室圧と肺動脈楔入圧の同時測定にて，拡張期の圧較差を認め，肺動脈楔入圧や右心系の圧も上昇している。洞調律であれば，肺動脈楔入圧のa波が増高する。左室拡張末期圧は上昇しない[1]。

大動脈弁閉鎖不全症

大動脈収縮期圧の上昇と拡張期圧の低下による脈圧の拡大を認める。また，進行すると，左室拡張末期圧の上昇や右心系の圧上昇も認める[1]。

大動脈弁狭窄症

左室圧と大動脈圧の同時記録，または左室から大動脈への引き抜き圧測定で収縮期の圧較差が生じる。また，左室拡張末期圧の上昇を認め，心不全症状が明らかな場合には，肺動脈楔入圧と右心系の圧も上昇している[1]。

肺動脈弁狭窄症・閉鎖不全症

肺動脈弁狭窄症では，肺動脈圧と右室収縮期圧に圧較差が生じ，右室収縮期圧が上昇する。

肺動脈弁閉鎖不全では，肺動脈拡張期圧の低下や進行すれば右室拡張末期圧の上昇を認める[1]。

三尖弁狭窄症・閉鎖不全症

三尖弁狭窄症では，右室と右房間の拡張期圧較差を認め，右房圧ではa波の増高が生じる。

三尖弁閉鎖不全では，右房圧のv波増高を認め，急激に進行した場合には，右室圧がディップアンドプラトーパターン dip and plateau pattern[*9] になる[1]。

肥大型心筋症

閉塞性の肥大型心筋症は，左室流出路において圧較差がある。すなわち，左室から大動脈への引き抜き圧で，大動脈弁位

ではなく左室流出路で圧較差を認める。また，左室拡張末期圧が上昇する。さらに特徴的なのは，二峰性大動脈圧 Brockenbrough 現象[*10] を認める。非閉塞型の場合には，左室拡張末期圧の上昇のみである[1]。

拡張型心筋症

左室収縮機能低下を示唆する所見として，左室拡張末期圧の上昇，肺動脈楔入圧の上昇，肺動脈収縮期圧の上昇を認める[1]。

右室梗塞

右室拡張期圧の上昇を認め，ときにディップアンドプラトーパターンを呈することがある。肺動脈楔入圧の増加はともなわず，大動脈圧は低下する[1]。

収縮性心膜炎・拘束型心筋症

収縮性心膜炎の場合は，両心室拡張期圧・両心房圧に同程度の上昇を認め，肺動脈楔入圧あるいは右房圧の x 谷と y 谷が深くなる，M パターンあるいは W パターンになる。左室拡張末期圧はディップアンドプラトーパターンを呈し，急速輸液によりその特徴が明らかになる。また，吸気時の右房圧低下の消失からむしろ上昇する，いわゆる Kussmaul 徴候を呈する。

拘束型心筋症では，両心室拡張期圧・両心房圧の上昇を同様に認めるが，左室拡張期圧は右室拡張期圧よりも高い点が収縮性心膜炎との鑑別ポイントである。肺動脈圧は上昇している[1]。

心タンポナーデ

大動脈圧の低下と，脈圧の減少を認める。右房および肺動脈楔入圧における x 谷の強調と y 谷の減少を認める[1]。

肺高血圧症

平均肺動脈圧が 25 mmHg 以上に上昇し，肺動脈楔入圧は上昇していない。進行すると右房圧の上昇を認める[1]。

*9 心室拡張期において，心室圧が拡張早期に深い谷のように落ちこみ（dip），拡張中期以降は平たん（plateau）となる現象。

*10 期外収縮後心拍の流出路圧較差の増大にともなう大動脈圧の低下。

88

● ● ●

近年の心エコーを中心とした画像診断技術の進歩や，心不全の診断法の進歩，脳性ナトリウム利尿ペプチド brain natriuretic peptide（BNP）を中心としたバイオマーカーが容易に測定できるようになったことにより，以前ほどカテーテルによる圧測定の意義は高くないように認識されている。確かに，多くの場合は圧測定がなくとも病態の把握と治療方針の適切な決定は可能であり，「心臓の中にカテーテルを入れる」ことの侵襲性を考えると，その適応は十分に慎重になるべきである。しかし，だからこそカテーテルによる圧測定によってしか得られない所見の重要性が増しているともいえる。急性心不全において全例に行う必要はなく，慢性心不全においても想定どおりに治療が行われている場合には急務ではない。しかし，治療に難渋している場合や判断に苦慮した場合，さらには慢性心不全においても一度はカテーテルによる直接的な心内圧測定により重要な情報が得られることは，今後変わることのない事実である。

　圧測定は，現在はほとんど自動的に測定されるようになっている。そのため，圧測定の原理を十分に理解せず，自動的に測定された値をうのみにしているケースが多い。その結果，血行動態としてありえない数値結果が独り歩きしていることがあり，圧の生波形をみると明らかにおかしな波形でのデータを記録されていることをたびたびみる。なかには，ゼロ点がおかしいとしか思えないことや，回路内の空気や造影剤により圧波形がなまっているのにそのまま記録していというような，基本的なことが理解されていないこともある。侵襲性が高いことをあえて行い，その数値の絶対性がきわめて重要であることを，圧測定に携わるすべての医療者が共通して認識する必要があることを最後に強調したい。

（岸　拓弥）

● 文献

1) Baim DS 編集（永井良三監訳）．グロスマン心臓カテーテル検査・造影・治療法（原書7版）．東京：南江堂，2009.

2) Nohria A, Tsang SW, Fang JC, et al. Clinical assessment identifies hemodynamic profiles that predict outcomes in patients admitted with heart failure. J Am Coll Cardiol. 2003; 41: 1797-804.

3) Mebazaa A, Gheorghiade M, Piña IL, et al. Practical recommendations for prehospital and early in-hospital management of patients presenting with acute heart failure syndromes. Crit Care Med. 2008; 36 (1 Suppl): S129-39.

5 心不全の診断

5 脳性ナトリウム利尿ペプチド（BNP）の役割

エビデンスにもとづいたBNPの活用

経験のみにもとづく解釈から，大規模臨床試験による科学的実証，すなわち，エビデンスにもとづく客観的視点が日常診療に導入されて久しい。

心不全診療における「脳性ナトリウム利尿ペプチド brain natriuretic peptide（BNP）」の活用に関し，エビデンスを統合してまとめられたガイドラインとして，『NACB/IFCC[*1] ガイドライン』[1]がある。

同ガイドラインでは，
①心不全の診断
②心不全のリスク評価
③心機能障害スクリーニング
④ガイド下管理
について言及された。

*1 **NACB**：The National Academy of Clinical Biochemistry（全米臨床生化学アカデミー）。**IFCC**：International Federation of Clinical Chemistry（国際臨床化学連合）

まず，心不全の鑑別診断における"BNP"および"NT-proBNP（N末端プロ脳性ナトリウム利尿ペプチド）"の意義は，ほぼ確立されたに等しい。呼吸困難による救急例から導かれたおのおの100 pg/mL[2]，450 pg/mL[3]という心不全診断の閾値は，その後の追試でも再現性が高い。特に，陰性的中率が高い点が特徴である。つまり，呼吸困難など，心不全を疑うような症例に接した場合，BNPが上記の閾値以下なら，高い確率で心不全の存在を否定できるのである。専門医以外の医療スタッフにとって，血液検査のみで高率に心不全を除外できるなら，これほど便利な診断ツールはない。ただし，ガイドラインではBNP値のみでの判断を戒め，ほかのデータも絡めた包括的解釈を求めている。

この流れを受けて日本心不全学会から『BNPに関する学会ステートメント』が発表された。そのなかでBNPが有する心不全早期診断の意義が強調され，全体的な閾値が提示された（**図1**）。

疾病リスクについても，心不全の各病期において，BNPは最も強力な予後予測因子の1つである[4, 5]。

一方，心機能スクリーニングとしての評価は定まっておらず，住民健診や人間ドックといった診断領域には，さらなる検討が必要である。

図1 ● BNP, NT-proBNP値の心不全診断へのカットオフ値

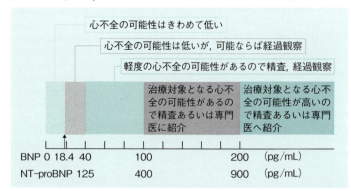

〔日本心不全学会．BNPに関する学会ステートメント．血中BNPやNT-proBNP値を用いた心不全診療の留意点について．《http://www.asas.or.jp/jhfs/topics/bnp201300403.html》（2018年12月閲覧）．より〕

BNPガイド下心不全管理

BNPの目標値を200 pg/mL[6]もしくは100 pg/mL[7]としたガイド下管理が，心不全の予後を改善させると散発的に報告されてきた。ここにきて大規模な検証結果が次々と報告され，有効性を示す結果が続いている(図2)[8]。しかし，エビデンスレベルが高くない現状より，国内外のガイドラインでの評価は，今もって慎重である[9]。ただし，「BNPガイドそのものが無力だ」といっているわけではない。むしろ，BNP値がもつ意義を心不全の実臨床に生かす具体的方法論が不十分なためと理解すべきだろう。

BNPガイドにもとづく系統的な心不全管理

現況の心不全治療は，目に見えて悪い状態からの脱却を目指す「目に見える」急性期治療と，長期予後改善というエビデンスにもとづく「目に見えない」慢性期治療とに大別される。原則として，「目に見える治療」は「目に見えない治療」より優先される(図3)。ここでBNP値が，現時点での心負荷たる「目に見える指標」と心筋の質(たち)を示唆する「目に見えない指標」との和であると仮定する。「目に見える指標」とは，症状や身体所見，胸部X線や心エコー図でのうっ血所見，すなわち旧来からの心不全診断法である。一方，「目に見えない指標」は純粋な遠隔期予後をさすが，現時点では適切なマーカーが存在せず，BNP値から「目に見える指標」を減じて推測する。たとえば，「心不全徴候がほとんどないのに，なぜBNP値がこんなに高いのだろうか」と首をかしげる症例は少なくない。そのような症例では，「目に見える治療」は不要

図2 ● 心不全管理におけるBNPガイドの意義

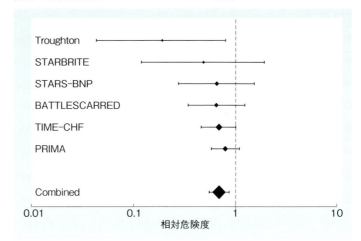

メタ解析によれば，これまでの多くの臨床試験でBNPガイドは心不全予後を改善させた。
(Felker GM, et al. Biomarker-guided therapy in chronic heart failure: a meta-analysis of randomized controlled trials. Am Heart J. 2009; 158: 422-30. より)

図3 ● 心不全治療の基本概念

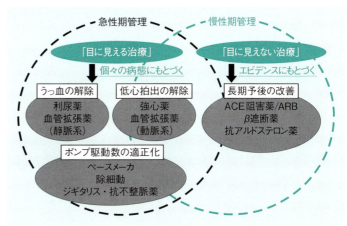

目に見えて悪い状態からの脱却を目指す「目に見える」急性期治療と，長期予後改善というエビデンスにもとづく「目に見えない」慢性期治療とに大別される。
ACE阻害薬：アンジオテンシン変換酵素阻害薬，ARB：アンジオテンシンⅡ受容体拮抗薬

であり，しかし，長期予後の改善をはかる必要性から「目に見えない治療」を拡充する(図4)ことになる。つまり，同じ「BNP高値」であっても，「目に見える治療」を行うべき状況も，「目に見えない治療」を行うべき状況もあるのである。BNP値を心不全管理の臨床指標として

図4 ● 足し算・引き算を念頭においた BNP 値の解釈

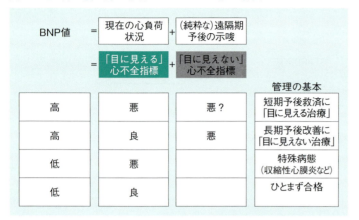

BNP 値が現時点での心負荷たる「目で見える指標」と長期予後を示唆する「目で見えない指標」との和であると考え、病態解釈と治療指針を模索していく。

表1 ● 血中 BNP 値の修飾要因

1. 心要因（産生状況の修飾）
   - wall stress/stretch（収縮性心膜炎↓）
   - 心肥大/心筋リモデリング/拡張能障害↑
   - 心筋虚血↑
   - 心房細動↑
   - （・低心拍出は直接反映しない）
2. 心外要因（代謝状況の修飾）
   - 腎機能障害↑
   - 加齢↑
   - 肥満↓
   - 貧血↓
   - 神経体液性因子↑

↑：増加要因，↓：低下要因

独立させて解釈してはならないのである。

BNP ガイドの実践と問題点

75歳以上の心不全例では、BNP ガイドの有効性が消失するという興味深い報告[10, 11]がある。その背景を紐解くと、高齢者には副作用発生への危惧から、アンジオテンシン変換酵素（ACE）阻害薬や β 遮断薬といった心不全治療薬を十分量投与されていないためであった。確かにこれまでの臨床研究には、推奨量を上回る心不全治療薬を投与してはじめて、BNP ガイドの有効性が導かれたと受け取れるものがあり[12]、プロトコールへの批判も聞かれる。しかし、リアルワールドの心不全診療では、投与量が不十分などころか、投与そのものすら十分に行われていない状況がある[13]。エビデンスにもとづいた薬物治療は予後を改善させる[14]ことから、BNP ガイドの本質は「目に見えない治療」の必要性を医療者側に認識させる点にあるのだろう。

BNP 測定系の理解と使い分け

産生・代謝の総和としての血中BNP値

血中 BNP 濃度は、「心筋からの産生」と、「クリアランス受容体・中性エンドペプチダーゼをつうじての代謝」とのバランスシートにもとづき規定される（表1）。したがって、患者個々における BNP 値の解釈には、両者に影響を与える修飾要因を把握したうえで調整を行う必要がある。

産生側（心要因）としては、心房細動や心肥大は血中 BNP を上昇させ、心筋伸展不良（収縮性心膜炎など）は上昇を妨げる。代謝側（心外要因）としては、肥満は低下因子、加齢・貧血などに加え、腎機能障害が上昇因子で、糸球体濾過量（eGFR）＜ 60 mL/min 程度でも BNP 診断閾値を 2 倍前後に引き上げねばならないとの報告[15]がある。

BNPか，それともNT-proBNPか？

表2にNT-proBNPとBNPとの比較を

示す．現時点で優越性に関する結論は出ていない．両者の相関性は高いとされてきたが，日本では相関係数が必ずしも高くないとする報告も散見される．すなわち，互換性が高いとの保証はなく，測定系を切り替える際には十分留意すべきである．

現存するBNP測定系の問題点

BNPは，前駆体であるproBNPからNT-proBNPを離断して産生される．心疾患患者の血液中に共存するとされるproBNPに対し，現存するBNPおよびNT-proBNP測定系は交差反応性[*2]を有している[16]．さらに，proBNP：BNP比は個々の症例によって大差があり，BNPおよびNT-proBNP値が少なくとも純粋な測定値でないことに留意せねばならない．

生物学的バリアビリティ

BNPにかぎらず連続的に臨床指標をガイドとする管理方法論では，個体差にもとづくもの以外に，1個人間や測定間といったさまざまなばらつき（バリアビリティ variability）が存在する．

　BNPの場合，同じ心不全状況で測定したとしても，かなり違った値が出るわけで，測定系によってはばらつきが80％にも及ぶとの報告[17]もある．BNP値の経時的な変動をみた場合に，単なる測定そのもののばらつき以上に，病状そのものが変化しているのか見きわめる必要があり，継続ガイドの際には念頭におかねばならない．

心不全診療におけるBNP測定の急速な普及に反し，最近ではBNP値の活用における「曖昧さ」も蔓延しつつあるように感じる．「最近の若い医師は，心不全と

表2 ● 測定系としてのBNPとNT-proBNPの比較

	BNP	NT-proBNP
分子量（kD）	3.5	8.5
ホルモン活性	＋	－
半減期	数分〜約20分	約120分
代謝機構	NPR-C，NEP，腎排泄	腎排泄
腎機能の影響	＋＋	＋＋＋＋
加齢による増加	＋	＋＋＋
測定による抗体	BNPリング構造とC末端に対する2種のモノクローナル抗体	NT-proBNP（1-76）に対する2種類のヒツジポリクローナル抗体
測定時間	11分（MI02）/15分（シオノスポットBNP）	18分
迅速診断法	＋	＋
測定可能な採血法	EDTA加	血清/ヘパリン加/EDTA加
BNP製剤（ネシリチド）との交差反応性	＋	－
日本の添付文書記載基準値	≦18.4 pg/mL	≦55 pg/mL
英文論文数（PubMed：1990〜2008年）	タイトル 1,643/大規模臨床試験 51	タイトル 46/大規模臨床試験 5

いえばBNPの値だけをみて，身体所見すらとろうとしない」という上級医師の嘆きや，"BNP病"とでもいえるようなBNP値のみに右往左往する臨床現場，その反動としてBNP値そのものを深読みしようとしない傾向．これらの顛末を遡ると，BNP測定そのものがきわめて強力な心不全診断能を有する一方で，単一事象のみを反映しない雑多な指標であることに気づかされる．

　そうはいっても，BNPの登場は心不全診療のすそ野を広げた．すなわち，①心不全の診断自体が非専門医には難しい，②高齢化社会における予防的戦略に向け，心不全診療に広範な診療スタッフの動員が必要，との背景から，採血のみで，かつ，数値のみで表わせる簡便な臨床指標が望まれたわけである．

　今後は，BNPの有用性と限界を理解したうえで，これまでの心不全診断法に

[*2] 測定用の抗体が標的物質以外のものを認識してしまうこと．測定値に誤差が生じることにつながる．

補填して活用するという態度が求められる。

（猪又 孝元）

● 文献

1) Tang WH, Francis GS, Morrow DA, et al. National Academy of Clinical Biochemistry Laboratory Medicine practice guidelines: Clinical utilization of cardiac biomarker testing in heart failure. Circulation 2007; 116: e99-109.

2) McCullough PA, Nowak RM, McCord J, et al. B-type natriuretic peptide and clinical judgment in emergency diagnosis of heart failure: analysis from Breathing Not Properly (BNP) Multinational Study. Circulation 2002; 106: 416-22.

3) Januzzi JL Jr, Camargo CA, Anwaruddin S, et al. The N-terminal Pro-BNP investigation of dyspnea in the emergency department (PRIDE) study. Am J Cardiol. 2005; 95: 948-54.

4) Tsutamoto T, Wada A, Maeda K, et al. Attenuation of compensation of endogenous cardiac natriuretic peptide system in chronic heart failure: prognostic role of plasma brain natriuretic peptide concentration in patients with chronic symptomatic left ventricular dysfunction. Circulation 1997; 96: 509-16.

5) Fonarow GC, Peacock WF, Phillips CO, et al. Admission B-type natriuretic peptide levels and in-hospital mortality in acute decompensated heart failure. J Am Coll Cardiol. 2007; 49: 1943-50.

6) Inomata T, Nishii M, Takehana H, et al. Brain natriuretic peptide-guided treatment reduces cardiovascular events of heart failure in outpatient management (abstract). Circulation 2003; 108 (Suppl): V-446.

7) Jourdain P, Jondeau G, Funck F, et al. Plasma brain natriuretic peptide-guided therapy to improve outcome in heart failure: the STARS-BNP Multicenter Study. J Am Coll Cardiol. 2007; 49: 1733-9.

8) Felker GM, Hasselblad V, Hernandez AF, et al. Biomarker-guided therapy in chronic heart failure: a meta-analysis of randomized controlled trials. Am Heart J. 2009; 158: 422-30.

9) 日本循環器学会/日本心不全学会合同ガイドライン, 急性・慢性心不全診療ガイドライン (2017年改訂版) (班長：筒井裕之).《http://www.j-circ.or.jp/guideline/pdf/JCS2017_tsutsui_h.pdf》(2018年6月閲覧).

10) Lainchbury JG, Troughton RW, Strangman KM, et al. N-terminal pro-B-type natriuretic peptide-guided treatment for chronic heart failure: results from the BATTLESCARRED (NT-proBNP-Assisted Treatment To Lessen Serial Cardiac Readmissions and Death) trial. J Am Coll Cardiol. 2009; 55: 53-60.

11) Pfisterer M, Buser P, Rickli H, et al. BNP-guided vs symptom-guided heart failure therapy: the Trial of Intensified vs Standard Medical Therapy in Elderly Patients With Congestive Heart Failure (TIME-CHF) randomized trial. JAMA 2009; 301: 383-92.

12) Jourdain P, Jondeau G, Funck F, et al. Plasma brain natriuretic peptide-guided therapy to improve outcome in heart failure: the STARS-BNP Multicenter Study. J Am Coll Cardiol. 2007; 49: 1733-9.

13) Tsutsui H, Tsuchihashi-Makaya M, Kinugawa S, et al. Characteristics and outcomes of patients with heart failure in general practices and hospitals. Circ J. 2007; 71: 449-54.

14) Ohsaka T, Inomata T, Naruke T, et al. Clinical impact of adherence to guidelines on the outcome of chronic heart failure in Japan. Int Heart J. 2008; 49: 59-73.

15) Tsutamoto T, Wada A, Sakai H, et al. Relationship between renal function and plasma brain natriuretic peptide in patients with heart failure. J Am Coll Cardiol. 2006; 47: 582-6.

16) Liang F, O' Rear J, Schellenberger U, et al. Evidence for functional heterogeneity of circulating B-type natriuretic peptide. J Am Coll Cardiol. 2007; 49: 1071-8.

17) Wu AH. Serial testing of B-type natriuretic peptide and NTpro-BNP for monitoring therapy of heart failure: the role of biologic variation in the interpretation of results. Am Heart J. 2006; 152: 828-34.

6

急性心不全の薬物治療

急性心不全の時間軸を念頭においた初期対応

急性心不全の初期対応として新しい心不全診療ガイドラインでは、「時間軸」の重要性が強調されている[1]。それは、今まで急性心不全治療が、急性心筋梗塞と異なり初期対応において時間を念頭においた治療が行われていないため、うっ血が遷延し多くの臓器障害を引き起こし、予後不良に関連していることが明らかになってきたことによる。このような背景を踏まえて、「時間軸」を盛り込んだフローチャートが明確に示されている（**図1**）。これを参考に「時間軸」を念頭におき病態に応じた適切な薬物による迅速な治療を行うことが重要である。

急性心不全の薬物療法の基本

心不全の分野にかぎらず、1つの薬物を選択するには使用する理由があってしかるべきである。急性心不全の薬物療法の基本も、「どのような病態に対して、何を期待してその薬物を選択したのか」が明確でなければならない。この基本を実践するためには、病態を適確に判断する方法と、おのおのの薬物の特徴、すなわち、「最も期待できる効果は何か」を把握しておく必要がある。このような観点から本稿では、薬物療法についてまとめる。

急性心不全の主病態は、次の3つに分けられる（**図2**）。①心原性肺水腫、②体液貯留、③低灌流である。この3つの病態のうち、どれが主であるのかをまず明確にすることが重要である。

心原性肺水腫とそれに対する薬物の特徴

迅速な対応を

クリニカルシナリオとは、病院前から病院にたどり着いた初期12時間の超急性期の病態把握法である。最初に測った収縮期血圧が140 mmHgを超えて、呼吸困難を主訴とする病態が「クリニカルシナリオ1」の典型例である。この場合は、95％以上の経皮的動脈血酸素飽和度（SpO_2）を目指して酸素化を改善する。

ただし、根拠はまだ十分でないが、過剰酸素には注意したほうがよいと考えられている。SpO_2を100％に維持しようとすると過剰酸素状態が見逃される可能性が高くなるとともに、酸素化に変化が

図1● 急性心不全に対する初期対応から急性期対応のフローチャート

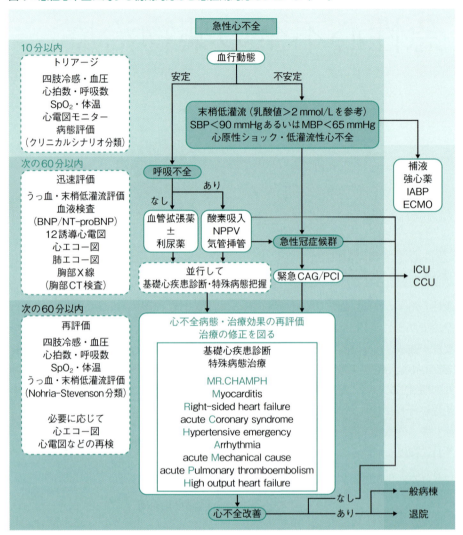

〔日本循環器学会/日本心不全学会合同ガイドライン. 急性・慢性心不全診療ガイドライン (2017年改訂版) (班長:筒井裕之).《http://www.j-circ.or.jp/guideline/pdf/JCS2017_tsutsui_h.pdf》(2018年12月閲覧). より〕

図2● 急性心不全の3大主病態と薬物選択の基本

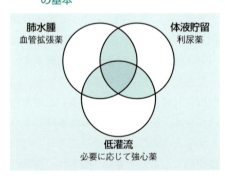

あってもSpO_2にその変化がすぐに反映されないため,最近,改訂された心肺蘇生ガイドライン同様,SpO_2は94〜99%に維持するのが妥当と考える。

酸素化を実現するためには,当然,酸素投与が必要であるが,それで不十分であれば,すぐに非侵襲的陽圧換気 noninvasive positive pressure ventilation (NPPV) を導入するか,ただちに導入できないのであれば,硝酸薬スプレーを

投与する。

代表的な血管拡張薬

◎硝酸薬（ニトログリセリン，硝酸イソソルビド）

血管拡張薬として標準的な薬物であり，日本と欧州のガイドラインでもその適応はクラスⅠである。

一酸化窒素を介して，血管平滑筋細胞内のグアニル酸シクラーゼを刺激し，低用量では静脈系容量血管を，高用量では動脈系抵抗血管も拡張し，前負荷軽減効果（肺動脈楔入圧低下）および後負荷軽減効果（末梢血管抵抗低下にともなう心拍出量の軽度上昇）を発現するとともに，冠動脈拡張作用により虚血性の急性心不全に汎用されている。

上述したように硝酸薬スプレーは肺水腫に対する初期治療として有用である。ニトログリセン1吸入（0.3 mg）は肺動脈楔入圧を数分のうちに30～40％低下させることができ，10～15分程度は効果が持続する[2]。硝酸イソソルビドスプレーも2回の噴霧（2.50 mg）により，同様に肺動脈楔入圧が5分ほどで30％程度低下し，20～30分は効果が持続する[3]。

また，それぞれ静脈内投与による方法がある。重症肺水腫症例を対象に実施された「高用量硝酸イソソルビド静注（3 mg）反復（5分ごと）投与＋低用量フロセミド投与（40 mg）の併用」と「高用量フロセミド（80 mg）反復（15分ごと）投与＋低用量硝酸イソソルビド持続静注（1 mg/hr＋10分ごとに1 mg/hrずつ増量）の併用」の比較試験[4]では，前者の酸素化改善度が早く，人工呼吸管理導入や心筋梗塞発症の頻度も低いことが報告されている。

したがって，肺水腫に対して利尿薬は補助的に使用すべきである。静注はスプレーよりも血圧低下をきたしやすいので十分に注意する必要がある。静注開始用量は低用量で，ニトログリセリンならば10～20 μg/min から，硝酸イソソルビドは1 mg/hr から，はじめることが欧州ガイドライン[5]では推奨されている。

硝酸薬の副作用としては，血圧低下と肺内シャント増加に由来する動脈血酸素飽和度の低下がある。

◎ニコランジル

ニコランジルは，硝酸薬としての静脈系拡張作用にATP感受性カリウムチャネル（K^+_{ATP} チャネル）開口作用に起因する動脈系拡張作用を有する治療薬である。

ニコランジルは K^+_{ATP} チャネル開口作用が関与しているので，硝酸薬に比べて，薬物耐性を生じにくい。K^+_{ATP} チャネルの開放は特に虚血心において，プレコンディショニング効果[*1]と活動電位短縮によるカルシウム（Ca^{2+}）過負荷の抑制効果を介して，心筋保護効果を発揮する。急性心筋梗塞に対する再灌流療法に先立ってニコランジルを単回静脈内投与すると，冠微小循環の改善と再灌流障害の改善をもたらすことから，虚血心にともなう急性心不全に有効性が期待される。

急性心不全における血行動態改善効果は示されており[6]，ボーラスで投与（0.2 mg/kg を5分）した後に持続静注（0.05～0.2 mg/kg/hr）するのが一般的な投与方法である。

また，血圧が高いほど血圧を下げ，低いほど血圧を下げるリスクが少ないという特徴を有する[7]。

◎カルペリチド

動静脈拡張作用，ナトリウム（Na^+）利尿作用，レニン・アンジオテンシン・アルドステロン（RAA）系抑制作用，交感神

*1 心筋梗塞を起こす前に短時間の心筋虚血が起こっていると心筋保護効果が得られる現象を，プレコンディショニング効果という。

経亢進抑制作用などの薬理作用をもつ。血管拡張薬としても利尿薬としても使用しうる。

同じナトリウム利尿ペプチドであるネシリチドは米国で使用されているが、ボーラス＋持続投与で血圧低下例が多く、良好な結果は得られていない。

日本では、経験的に少量から持続で開始するのが一般的となっていて、0.0125〜0.025 μg/kg/min から開始する。容量負荷のない場合は、血圧低下をきたしやすいので注意する。

体液貯溜とそれに対する薬物の特徴

腎臓にかける負担を最小限に！

1日150Lの血液を濾過し、そのうち99％を再吸収している腎臓。この腎臓が正常に機能すれば体液貯溜を起こさないように対応することは可能なはずである。腎臓そのものの異常のみならず、調節機能も含めて腎臓の利尿に関する異常があるがために心血管系異常による体液貯溜が増強されると考えられる。したがって、体液貯溜を呈した心不全においては、適切な利尿を補助する利尿薬が必要になる。

もちろん、単独で体液貯溜をきたすよりも肺水腫を合併していることが多々あるが、その場合は、確実な酸素化をまず実現することで利尿がつく場合がある。肺水腫もあり低酸素の改善が不十分な場合は、まず血管拡張薬あるいは NPPV により酸素化の改善を優先させる。

代表的な利尿薬

◎ループ利尿薬

Henle 係蹄上行脚において Na^+ の再吸収に関与している $Na^+/K^+/2Cl^-$ 共輸送系

の阻害を介して尿濃縮を抑制し、利尿を促進する薬物である。強力な利尿薬で心不全治療にはなくてはならない薬物であり、新しい『急性・慢性心不全診療ガイドライン』[1]でもクラスⅠの適応である。ただし、投与のタイミングと量に注意する。

上述のごとく、低酸素があればそれを改善してからでも遅くなく、少量で利尿をはかることができることもある。また、最近、フロセミドの持続投与とボーラス投与でその効果や予後に大きな差がなく、高用量ではやや血清クレアチニンを高める傾向にあるものの、60日予後に影響を与えないことが示された[8]。

フロセミドのほか、ブメタニドもループ利尿薬に属し、静脈内あるいは筋肉内投与が可能である。フロセミド投与量を増やす必要があるときに使用されることがある。フロセミドの初期投与量はボーラスでは5〜10 mg、持続では20〜40 mg/日である。持続投与のほうが、利尿効果が高いとする報告もあり、ボーラス投与で効果が不十分であれば同量を持続投与してみるか、持続にボーラスを組み合わせる方法もある。

◎トルバプタン

急性心不全は急激なうっ血悪化あるいは循環不全によるストレスからバソプレシン系のさらなる亢進が起こり、水貯留の悪化が生じる。このような状況において、少量のループ利尿薬（一般的にはフロセミド20〜40 mg 静注と考えられている）で体液管理が不十分であれば、可及的すみやかにトルバプタンを用いて水利尿をはかることが推奨される。トルバプタン投与によるうっ血改善効果はメタ分析で検証されている[9]。また、このメタ分析によれば、日本の研究結果にもとづき投

与量 15 mg/日までであれば，腎機能の悪化をきたしにくいことが示されている。初期投与量としては，一般的に 7.5 mg/日から開始し，必要に応じて増減する。

◎ **カルペリチド**

血管拡張薬として前述したが，利尿薬として使用することもあり，腎保護的にもその効果は期待できる可能性がある。心血管系手術後の急性腎障害に対して低用量（0.05～0.1 μg/kg/min）で有効であることが示されている[10]からである。

このほか，経口薬ではあるが，バソプレシン V_2 受容体拮抗薬であるトルバプタンもその強力な利尿効果から急性期の体液コントロールに，その有用性が期待される薬物である。しかし，欧米の臨床試験結果を踏まえて慎重にその有用性を見いだす必要がある[*2]。

低灌流とそれに対する薬物の特徴

ショックでなくとも予後不良：適確な病態判断と治療を

かつて Forrester 分類に準じて急性心不全の治療が行われていたときには，Swan-Ganz カテーテルによって得られる目標によって病態把握や治療効果判定がされていた。最近では，Swan-Ganz カテーテルをルーチンで挿入するのは推奨されないことから，心拍出量を，身体所見を含め非侵襲的に評価することが推奨されている。

しかし，低灌流の判断は容易ではない。Forrester 分類に代わるものとして提唱されている Nohria-Stevenson 分類における "cold" の定義は明確ではなく，特に急性期に判断するには，意識レベル，収縮期血圧および脈圧狭小，そして，四肢冷感が重要であるが，これだけでは十分でないことがある。このため，迷ったときはためらわずに Swan-Ganz カテーテルを挿入して評価することが必要である。

「クリニカルシナリオ 3」，すなわち最初に測定された収縮期血圧が100 mmHg 未満の場合は，主病態として低灌流を疑い，心臓超音波検査による左室駆出率を含む情報収集をしっかり行い，適切な薬物選択をする必要がある。この病態の改善には，タイミングを逃さずに強心薬を適切に使用することが大切である。

1990 年後半にドブタミン投与が予後を悪化するとの報告がなされて以来，カテコラミン製剤の使用について注意がうながされてきたが，従来使用されていたカテコラミンの用量は高用量であったことが重要な問題であり，使用する場合は基本的に低用量から開始することで臓器障害を最小限にできる可能性は残されている。

代表的な強心薬

◎ **ドブタミン**

ドブタミンは合成カテコラミンであり，β_1，β_2，α_1 受容体刺激作用を有するが，β_1 受容体への選択性が高く，用量依存的に強心作用を発揮する。β_2 受容体刺激作用として，5 μg/kg/min 以下の用量では軽度の血管拡張作用による全身末梢血管抵抗低下および肺動脈楔入圧低下をもたらすことがある，一方で，高用量でないと強心作用を発揮しないともいわれていたが，実際には少量でも十分に強心作用を有する。

低灌流所見あるいはうっ血徴候をともない収縮期血圧あるいは心係数が低い場合のみ使用されるべきであり，できるだ

*2 バソプレシン拮抗薬であるトルバプタンが，ループ利尿薬との併用で早期に使用されることが多くなってきている。その有用性については，今後の研究結果を待つ必要がある。

6
急性心不全の薬物治療

*3 OPTIME-CHF: Outcomes of a Prospective Trial of Intravenous Milrinone for Exacerbations of Chronic Heart Failure

け早期に投与し，臓器灌流やうっ血を改善すべきである。

具体的には，低心拍出に対して使用する場合は，通常，$0.5 \sim 2 \mu g/kg/min$ から開始する。従来は $5 \mu g/kg/min$ 程度から投与されていていたが，低用量からの投与が推奨される。低心拍出に改善が認められた場合は，すみやかに減量することが大切であり，それが臓器障害を防ぐことにつながる。

◉ ドパミン

ドパミンは内因性カテコラミンであり，ノルアドレナリンの前駆物質である。低用量（通常は $1 \sim 2 \mu g/kg/min$ 以下）からドパミンシナプス後（DA_1）受容体を刺激し，腎動脈拡張作用による糸球体濾過量の増加と腎尿細管への直接作用により利尿効果を示す。

中等度の用量では，β_1 受容体刺激作用と心臓および末梢血管からのノルアドレナリン放出増加により，強心作用，心拍数増加，α_1 受容体刺激による血管収縮作用をもたらす。さらに，$10 \mu g/kg/min$ 以上の高用量ではおもに α_1 刺激作用により昇圧薬として作用する。

心拍数が $100/min$ を超える患者にはさらなる頻脈や不整脈に注意して使用する。

近年，改めてドパミンの腎血流増加作用に注目する報告がなされ，再認識されはじめている。

◉ ホスホジエステラーゼ（PDE）III阻害薬

PDE III 阻害薬は，心筋細胞内のサイクリック AMP（cAMP）の分解に関与するホスホジエステラーゼを選択的に阻害し，β 受容体を介さずに心筋および血管平滑筋細胞内の cAMP を上昇させ，強心作用と血管拡張作用を発揮する。これによ

り，"inodilator（強心血管拡張薬）"ともよばれる。

このような作用機序から急性心不全治療薬として注目されたが，OPTIME-CHF[11]*3 により，第一選択薬として使用することは，合併症が多いという理由で認められなかった。しかし，腎機能低下例が多い患者背景，$0.5 \mu g/kg/min$ という高用量設定，開始時期が遅いなどの問題があり，この結果だけで PDE III 阻害薬を評価するのは問題があると考えられている。

日本では，ミルリノンとオルプリノンという 2 種類の PDE III 阻害薬が使用できる。前者のほうが強心作用が強く，後者のほうが血管拡張作用が強いといわれている。また，低用量のドブタミンで効果不十分，あるいは PDE III 阻害薬単独で効果不十分な場合は，両者の併用を考慮すべきである。この場合も，低用量の組み合わせを原則とする。

『急性・慢性心不全診療ガイドライン』[1]では，「経験的にはドブタミン $1.5 \mu g/kg/min$ とミルリノン $0.125 \mu g/kg/min$ より開始し，ドブタミン $3 \mu g/kg/min$ とミルリノン $0.5 \mu g/kg/min$ を上限とする」との記載がある。また，β 遮断薬を内服している慢性心不全患者の急性増悪には作用機序から有用であることが示唆されている。

◉ アデニル酸シクラーゼ賦活薬（コルホルシンダロパート）

心筋細胞膜にあるアデニル酸シクラーゼを賦活して，細胞内の cAMP を増やし，強心作用および血管拡張作用を発揮する薬物である。PDE III 阻害薬とともに inodilator といわれる。

β 遮断薬投与中の患者で PDE III 阻害薬により十分に効果が期待できなかった

ときはよい適応である．PDE Ⅲ阻害薬よりも強心作用が強いが，催不整脈作用が強く，心拍数増加および不整脈には十分に注意をする．

筆者は，0.01〜0.02 μg/kg/min から開始する．効果発現まで数時間を要する場合があるので，慌てて増量しすぎないように注意する．半減期も比較的長く，心拍数や不整脈増加をきたしたときに改善するのに時間がかかることは十分に留意する．

◉ ジギタリス

強心薬として用いるよりも心房細動/粗動の心拍数のコントロールに用いられることが多い．0.125〜0.25 mg を緩徐に静注する．有効血中濃度は 0.5〜1.0 ng/mL が妥当といわれている．

利尿薬を併用する際，低カリウム血症にともなう中毒には十分に注意する．

『急性・慢性心不全診療ガイドライン』[1]では，心房細動の心拍コントロールではクラスⅠで推奨されている．

◉ ノルアドレナリン

ノルアドレナリンは内因性カテコラミンであり，交感神経節後線維や副腎髄質においてドパミンから合成される．ノルアドレナリンは β_1 刺激作用により強心作用と心拍数増加作用を示す．また，末梢の α 受容体に働く強力な末梢血管収縮作用を有する．末梢血管抵抗の増加により平均動脈圧が増加する．心筋酸素消費量を増加させ，腎臓，脳，内臓の血流量を減少させるので，強心薬として単独で使用されることはほとんどない．しかし，心原性ショックの際の昇圧薬としては，ドパミンに勝るとの報告がなされ，ショックの際の，第一選択薬と考えてよい．

低用量 0.03〜0.05 μg/kg/min から開始し，必要に応じて 0.3〜1.0 μg/kg/min まで増量する．ただし，心停止の場合は，心肺蘇生ガイドラインに準じてアドレナリン投与が推奨されている．

主病態を把握し，治療を開始したのち，Nohria-Stevenson 分類を参考に病態を再評価し，併存する病態に対する治療も薬物を併用して行っていく（図3）．すなわち，「心原性肺水腫が主病態なので血管拡張薬で治療を開始したが，体液貯留もあり，その改善が不十分であるので利尿薬を追加する」といった具合である．

治療を開始し，現時点でどのような状態になっているかを遅滞なく，把握することが特に超急性期（来院後12時間）は大切である．この時期に，刻々と変化する病態を見落として治療が遅れることは避けなければならない．そして，病態に応じてどの薬物を選択するかは各薬物の特徴を踏まえ，低用量から適切に使用することが鍵である．

急性冠症候群治療と同様に，急性心不全治療は「時間軸」を重要視することが重要であるという認識をぜひもって診療

図3 ● 急性心不全治療の流れ

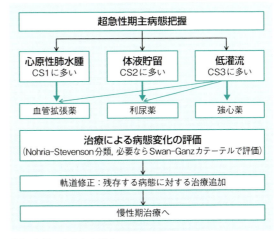

CS：クリニカルシナリオ

にあたっていただきたい。

（佐藤 直樹）

● 文献

1）日本循環器学会/日本心不全学会合同ガイド
ライン. 急性・慢性心不全診療ガイドライン
（2017 年改訂版）（班長：筒井 裕之）.
《http://www.j-circ.or.jp/guideline/pdf/
JCS2017_tsutsui_h.pdf》（2018 年 12 月閲
覧）.

2）田中啓治, 高田加寿子, 長野具雄ほか. うっ
血性心不全に対するニトログリセリンスプ
レー（TY-0155）舌下噴霧による心血行動態
に対する効果と血漿中薬物動態. 循環器科
1990; 28: 285-91.

3）Klein R, Sharir T. A dose-finding study of
the hemodynamic effect of isosorbide dini-
trate spray in congestive heart failure.
Am J Cardiol. 1990; 65: 39J-42J.

4）Cotter G, Metzkor E, Kaluski E, et al. Ran-
domised trial of high-dose isosorbide dini-
trate plus low-dose furosemide versus
high-dose furosemide plus low-dose iso-
sorbide dinitrate in severe pulmonary oe-
dema. Lancet 1998; 351: 389-93.

5）Ponikowski P, Voors AA, Anker SD, et al.
2016 ESC Guidelines for the diagnosis and
treatment of acute and chronic heart fail-
ure. The Task Force for the diagnosis
and treatment of acute and chronic heart

failure of the European Society of Cardiol-
ogy（ESC）. Eur Heart J. 2016; 37: 2129-
200.

6）Tanaka K, Kato K, Takano T, et al. Acute
effects of intravenous nicorandil on hemo-
dynamics in patients hospitalized with
acute decompensated heart failure. J Car-
diol. 2010; 56: 291-9.

7）Shirakabe A, Hata N, Yokoyama S, et al.
Efficacy and safety of nicorandil therapy
in patients with acute heart failure. J Car-
diol. 2010; 56: 339-47.

8）Felker GM, Lee KL, Bull DA, et al. Di-
uretic strategies in patients with acute
decompensated heart failure. N Engl J
Med. 2011; 364: 797-805.

9）Kinugawa K, Sato N, Inomata T. Effects of
tolvaptan on volume overload in patients
with heart failure. Int Heart J. 2018; 59:
1368-77.

10）Nigwekar SU, Navaneethan SD, Parikh
CR, et al. Atrial natriuretic peptide for
preventing and treating acute kidney in-
jury. Cochrane Database Syst Rev. 2009;
（4）: CD006028.

11）Cuffe MS, Califf RM, Adams KF Jr, et al.
Short-term intravenous milrinone for
acute exacerbation of chronic heart fail-
ure: a randomized controlled trial. JAMA
2002; 287: 1541-7.

7 慢性心不全の薬物治療

β遮断薬

心不全治療におけるβ遮断薬の位置づけ

1990年代からはじまった大規模臨床試験は，循環器領域，特に心不全での治療アウトカムの幅を広げた。それまでは急性期を乗り切る方法論のみが重要であり，この方法論を長期的に維持することが常識とされていた。しかし，急性期に有用な強心薬でも，慢性期に投与すると長期予後は逆に悪化し，むしろ，β遮断薬が予後を改善させた。EBM（evidenced based medicine：エビデンスにもとづいた医療）の幕開けである。

現況の心不全管理は，「目に見える治療」と「目に見えない治療」とに大別される。β遮断薬は，アンジオテンシン変換酵素（ACE）阻害薬やアンジオテンシンⅡ受容体拮抗薬（ARB），抗アルドステロン薬とともに，収縮不全での長期予後の改善という「目に見えない治療」の代表格である。

β遮断薬の「心臓を休ませる」という心保護効果は，同時に心抑制という「使い勝手の悪い」負の側面にもつながる。ここで確認すべきは，「目に見えて」悪い症例，つまり心不全増悪期では「目に見える治療」が優先権をもつことである。遠隔期の予後改善を狙うべきβ遮断薬を増悪期に漫然と導入し心不全の悪化をまねくような愚行は避けねばならない。時相的にどちらの治療を選択すべきか，そして，どのようなアウトカムを期待するのか，を個々の症例を前に医療者は明確にしておく必要がある。

なぜβ遮断薬療法が定着しないのか：心不全β遮断薬療法のノウハウ

β遮断薬療法の現況

心不全β遮断薬療法の特徴は，①現存の心不全薬物治療のなかで最も予後の改善効果が高く[1]，②不全心の縮小と機能改善，いわゆる「左室逆リモデリング」をも

7
慢性心不全の薬物治療

たらす[2,3]，ところにある。

しかし，際だった特色でありながら，その導入率は循環器専門施設においてでさえ，いまだ高いとはいえない[4]。「目に見えない治療」のために，導入期に心イベントを発生させたくない医療者の心の内がみてとれる。これを払拭するには，以下に述べるような系統立てた理解とトレーニングが必要である。

「必要な人全員に，より安全に」のモットーで

心不全における β 遮断薬の適応は，心不全徴候を有する（あるいは既往のある）収縮障害例である。『ACC/AHA 慢性心不全ガイドライン』[5]におけるステージ分類 C および D に相当する[*1]。心臓の構造的異常を有しながらも心不全徴候が欠如したステージ B では，心筋梗塞後に限定したエビデンス[6]にかぎられる。ただし，進行性病態に先立った予防的投与の意義が強調されるようになり，この度改訂された日本の『急性・慢性心不全診療ガイドライン』[7]でも，無症状の左室収縮機能不全患者に対する投与をクラスⅡa に分類している。すなわち，すべての収縮障害例にその適応を拡大すべきと考えられるようになってきている。

なお，気管支喘息，特に大発作をきたす症例には，β 遮断薬は原則禁忌である。ただし，心臓喘息との鑑別に留意し，呼吸機能検査を併用しながら，$β_1$ 選択的 β 遮断薬を導入する慢性閉塞性肺疾患〔chronic obstructive pulmonary（lung）disease（COPD）〕例もある。

さて，薬理学的に β 遮断薬は，短期的には心ポンプ力を低下させる。したがって，漫然と導入したのでは，心不全を悪化させる。心不全例に導入する際のリスクを下げるには，以下に述べる，

①リスク評価と導入前の十分な減負荷
②油断のない経過観察
③患者への適切な説明（インフォームドコンセント）

に留意しながら，少量から漸増して維持量へともっていく。

導入の下ごしらえとして，利尿薬により負荷を軽減する（減負荷）。「軽くドライにする」体液量設定が重要である。CIBIS[*2] Ⅲ[8]の報告から考えるに，ACE 阻害薬と β 遮断薬のいずれから導入を開始しても差し支えないが，事前の減負荷というリスク減弱を勘案すれば，従来の「ACE 阻害薬を基盤とした β 遮断薬導入」が勧められる。

導入の高リスク例としては，重症心不全（特に，低心拍出），徐脈，高度弁逆流症，減負荷のかけにくい腎機能障害，があげられる。ちなみに，「脳性ナトリウム利尿ペプチド brain natriuretic peptide（BNP）< 100 pg/mL」は，導入しやすさの指標になりうるが，BNP 高値は必ずしも導入困難の予見とはならない[9]。むしろ，身体所見をはじめとした従来指標が有用である[10]。

導入期では心不全悪化の把握が重要である。漸増前日に各臨床指標を確認したうえで，増量のオーダーを出す慎重さがほしい。呼吸困難が出現する前に，体重の増加がみられる場合が多い。胸部 X 線での心胸郭比や心エコーでの下大静脈径，三尖弁逆流ドプラ波形での圧較差も，うっ血増悪を早期に把握するのに有用である。低心拍出による急性悪化の際には，導入直後に尿量の低下に気づく。また，徐脈やときに生じる伝導障害にも留意する。また，β 遮断薬が生じせしめる房室ブロックは A-H ブロックであるため，漸増に従い PQ 時間が徐々に延長する前

---

*1 ステージ分類については，第1章『心不全の概念と分類』の図1（3ページ）を参照。

*2 **CIBIS**：Cardiac Insufficiency Bisoprolol Study

徴をうかがえうる場合がある[11]（図1）。

「インフォームドコンセント」も大事である。左室逆リモデリングをはじめとしたβ遮断薬の効果は，導入直後でなく，導入完了後2〜3か月ほどのインターバルを挟んで出現する[12]。多くの患者は，退院時に「最もよい状態になっているはず」と思いがちだが，導入完了時に退院を迎えた時点ではその恩恵を受けておらず，心不全がむしろ不安定になっている可能性すらある。このような作用経過を説明しないと，退院後の自己管理不良で，あっという間に心不全増悪をきたさないともかぎらない。

こうしたポイントに注意を払いながら，β遮断薬を少量から漸増していく。一般的に，カルベジロールは1.25〜2.5 mgから，ビソプロロールは0.3125〜0.625 mgから開始し，倍量ずつ増やす。心イベントは増量の比較的初期ステップに起こることが多く，カルベジロール10 mg以上，ビソプロロール2.5 mg以上の増量ステップで心不全悪化が生じることはまれである。維持量として，カルベジロール20 mg，ビソプロロール5 mgを目標とする。

特殊病態でのβ遮断薬の意義

拡張障害

拡張障害による心不全において，「目に見える治療」としては血圧・心拍数・体液量の各コントロールと心筋虚血の解除が有効である[5]。心拍数コントロールの治療ツールとしてβ遮断薬が使用される機会は多いが，「目に見えない治療」，すなわち，長期予後を改善するというエビデンスは確立していない。サブ解析とし

図1● 漸増法によるβ遮断薬の導入時の房室ブロックの露見

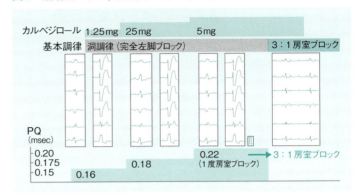

53歳の男性。拡張型心筋症。β遮断薬の漸増にともない，わずかながら徐々にPQ時間が延長し，最終的に高度房室ブロックを発症した。

て有効性を示唆する臨床試験はある[13]が，純粋な拡張不全例を対象とした試験結果が待たれる。

徐脈

徐脈は，β遮断薬を導入や増量していくうえでの最大の制限因子である。徐脈が起きた際，心臓再同期療法にてバックアップをして本剤導入を進めるか否かに，一定の見解は得られていない。

高齢者

高齢者心不全に限局して長期予後改善を実証した心不全治療は，β遮断薬のみならず報告がきわめて乏しい。

β遮断薬では，国内未発売のネビボロールを用いたSENIORS[13]*3が唯一である。70歳以上の対象全体としては心不全イベントが14%減少（$p=0.039$）したが，75歳以上ではその有意性が消失した。忍容性には問題が少ないとする結果[14]もあるが，より重要なのは，「長期予後」という利益が高齢者個々の状況でどの程度かを判断し，導入リスクとのバランスで考える臨床的判断であろう。

*3 **SENIORS**：Study of Effects of Nebivolol Intervention on Outcomes and Rehospitalization in Seniors With Heart Failure

β遮断薬のクラスエフェクト

EBMにおいて，ある臨床研究で導かれた結論は，その状況設定でのみ言及できるとの原則がある。「β遮断薬を入れる，入れない」などという種類全体を一括りにした議論が現場には多いが，心不全予後の改善が実証されているβ遮断薬は，メトプロロール，ビソプロロール，カルベジロールの3剤にすぎない[15]。ここで，β_1選択性の前二者とβ非選択性のカルベジロールの使い分けが焦点となろう。両者の直接対比試験であったCOMET[16][*4]では，短時間作動性メトプロロールが対比の不公平さを生んだとして，カルベジロール優位との結論に疑問が投げかけられた。現時点で確実視できるのは，カルベジロールが有する導入の容易さ[17]のみといっても過言ではない。作用機序も含め今後の検討が望まれるが，減心拍数効果の違い[18]が論点の1つとなるに違いない。

β遮断薬の至適用量

予後は少用量群でも高用量群と遜色ないとの報告[2,3]を根拠に，β遮断薬を推奨量まで増量しない現状が見受けられる。確かに，純粋に用量を比較する大規模試験がなく，β遮断薬の至適維持量は結論づけができない。しかし，現在語られるβ遮断薬のエビデンスは，高用量を用いた臨床試験が唯一の根拠であり，高リスクでないかぎり推奨される高用量を維持量と考えるべきである。さらには，たとえば日本においてカルベジロールは20mgが最高用量だが，他のアジア人を対象にしたエビデンスやチトクローム代

*4 **COMET**：Carvedilol or Metoprolol European Trial

*5 肝代謝の多くをつかさどる一連の酵素系。

謝系[*5]の人種差[19]にもとづけば，欧米での推奨量が日本人において的はずれの高用量ではないのかもしれない。

（猪又 孝元）

● 文献

1) CIBIS-II Investigators and Committees. The Cardiac Insufficiency Bisoprolol Study II（CIBIS-II）: a randomised trial. Lancet 1999; 353: 9-13.

2) Hori M, Sasayama S, Kitabatake A, et al. Low-dose carvedilol improves left ventricular function and reduces cardiovascular hospitalization in Japanese patients with chronic heart failure: the Multicenter Carvedilol Heart Failure Dose Assessment（MUCHA）trial. Am Heart J. 2004; 147: 324-30.

3) Bristow MR, Gilbert EM, Abraham WT, et al. Carvedilol produces dose-related improvements in left ventricular function and survival in subjects with chronic heart failure. MOCHA Investigators. Circulation 1996; 94: 2807-16.

4) Shiba N, Watanabe J, Shinozaki T, et al. Analysis of chronic heart failure registry in the Tohoku district: third year follow-up. Circ J. 2004; 68: 427-34.

5) Hunt SA, Abraham WT, Chin MH, et al. ACC/AHA 2005 Guideline Update for the Diagnosis and Management of Chronic Heart Failure in the Adult: a report of the American College of Cardiology/American Heart Association Task Force on Practice Guidelines. Circulation 2005; 112: e154-235.

6) Dargie HJ. Effect of carvedilol on outcome after myocardial infarction in patients with left-ventricular dysfunction: the CAPRICORN randomised trial. Lancet 2001; 357: 1385-90.

7) 日本循環器学会/日本心不全学会合同ガイドライン. 急性・慢性心不全診療ガイドライン（2017年改訂版）（班長：筒井裕之）.《http://www.j-circ.or.jp/guideline/pdf/JCS2017_tsutsui_h.pdf》（2018年12月閲覧）.

8) Willenheimer R, van Veldhuisen DJ, Silke B, et al. Effect on survival and hospitalization of initiating treatment for chronic heart failure with bisoprolol followed by enalapril, as compared with the opposite

sequence: results of the randomized Cardiac Insufficiency Bisoprolol Study（CIBIS）Ⅲ. Circulation 2005; 112: 2426-35.

9）猪又孝元. Ⅴ. 拡張型心筋症 7. 治療 2）薬物療法の実際. In: 磯部光章, 松﨑益德編集. 新心臓病診療プラクティス10. 心筋症を識る・診る・治す. 東京：文光堂, 2007: 210-7.

10）Beck-da-Silva L, de Bold A, Fraser M, et al. BNP-guided therapy not better than expert's clinical assessment for beta-blocker titration in patients with heart failure. Congest Heart Fail. 2005; 11: 248-53.

11）大坂 勤, 猪又孝元, 品川弥人ほか. β遮断薬にて高度房室ブロックをきたし心臓再同期療法にて著明改善を認めた拡張型心筋症の一例─房室ブロック発生予測は可能か？ J Cardiol. 2006; 48（Suppl Ⅰ）: 639.

12）Gottlieb SS, Fisher ML, Kjekshus J, et al. Tolerability of beta-blocker initiation and titration in the Metoprolol CR/XL Randomized Intervention Trial in Congestive Heart Failure（MERIT-HF）. Circulation 2002; 105: 1182-8.

13）Flather MD, Shibata MC, Coats AJ, et al. Randomized trial to determine the effect of nebivolol on mortality and cardiovascular hospital admission in elderly patients with heart failure（SENIORS）. Eur Heart J. 2005; 26: 215-25.

14）Krum H, Hill J, Fruhwald F, et al. Tolerability of β-blockers in elderly patients with chronic heart failure: the COLA Ⅱ study. Eur J Heart Fail. 2006; 8: 302-7.

15）Swedberg K, Cleland J, Dargie H, et al. Guidelines for the diagnosis and treatment of chronic heart failure: executive summary（update 2005）: The Task Force for the Diagnosis and Treatment of Chronic Heart Failure of the European Society of Cardiology. Eur Heart J. 2005; 26: 1115-40.

16）Poole-Wilson PA, Swedberg K, Cleland JG, et al. Comparison of carvedilol and metoprolol on clinical outcomes in patients with chronic heart failure in the Carvedilol Or Metoprolol European Trial（COMET）: randomised controlled trial. Lancet 2003; 362: 7-13.

17）Hirooka K, Yasumura Y, Ishida Y, et al. Comparative left ventricular functional and neurohumoral effects of chronic treatment with carvedilol versus metoprolol in patients with dilated cardiomyopathy. Jpn Circ J. 2001; 65: 931-6.

18）Stoschitzky K, Koshucharova G, Zweiker R, et al. Differing β-blocking effects of carvedilol and metoprolol. Eur J Heart Fail. 2001; 3: 343-9.

19）Shimizu T, Ochiai H, Asell F, et al. Bioinformatics research on inter-racial difference in drug metabolism I. Analysis on frequencies of mutant alleles and poor metabolizers on CYP2D6 and CYP2C19. Drug Metab Pharmacokinet. 2003; 18: 48-70.

7 慢性心不全の薬物治療

2 ACE阻害薬とARB

心不全はあらゆる心臓病の終末像であり、心収縮および拡張障害、神経体液性調節異常からなる複雑な病態である。何らかの原因で心ポンプ機能が障害されると、代償機構として交感神経系やレニン・アンジオテンシン（RA）系をはじめとする「神経体液性因子」が活性化される。これらの過剰な活性化は「心筋リモデリング」とよばれる心筋の構築・機能変化を引き起こし、さらに心筋障害や心ポンプ機能低下を悪化させ、悪循環を形成している（図1）[1]。

大規模臨床試験で、左室駆出率（LVEF）の低下した心不全（HFrEF）に対するβ遮断薬およびRA系抑制薬の有効性が証明された。これらの結果にもとづいて、HFrEF治療は神経体液性因子の活性を抑制する薬物を中心に行われるようになった[2]。

本稿では、RA系抑制薬の中心を占めるアンジオテンシン変換酵素（ACE）阻害薬およびアンジオテンシンⅡ受容体拮抗薬（ARB）の効果と使い方について概説する。

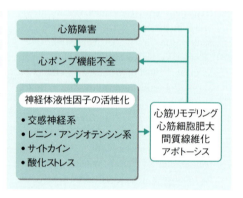

図1 ● 心筋リモデリング・心不全の形成・進展における神経体液性因子の役割
(Braunwald E, et al. Congestive heart failure: fifty years of progress. Circulation 2000; 102: IV14-23. より、一部改変)

RA系

RA系は、全身および局所で発現している（図2）。

全身に作用する循環RA系は、肝臓において生成されたアンジオテンシノーゲンが血中を移行し、腎臓で生成されるレニンによりアンジオテンシンⅠとなり、肺でACEにより生理活性ペプチドのアンジオテンシンⅡに変換され、血行動態の変化に対するフィードバック機構とし

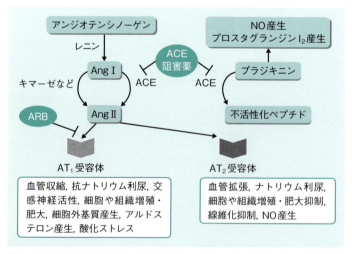

図2 ● レニン・アンジオテンシン系

NO：一酸化窒素、Ang：アンジオテンシン、ACE：アンジオテンシン変換酵素、ARB：アンジオテンシンⅡ受容体拮抗薬、$AT_{1(2)}$受容体：アンジオテンシンⅡタイプ1(2)受容体

て，短期的な調節因子として働く。

一方，臓器独自の組織RA系が存在することも明らかとなっている。心筋においてもRA系の各構成要素が存在し，循環RA系とは独立してアンジオテンシンⅡ産生を行っている。また，組織内にはACEだけでなく，キマーゼなどの蛋白質分解酵素によってもアンジオテンシンⅡが産生される。このような組織RA系が心筋リモデリングに重要な役割を果たしている。

アンジオテンシンⅡの作用

アンジオテンシンⅡは，血管収縮，抗ナトリウム（Na^+）利尿，交感神経活性，細胞や組織の増殖・肥大，細胞外基質産生，アルドステロン産生，酸化ストレスなどの生理活性を有するが，これらの作用はアンジオテンシンⅡ受容体を介するものである。

アンジオテンシンⅡ受容体には少なくとも，アンジオテンシンⅡタイプ1（AT_1）受容体とアンジオテンシンⅡタイプ2（AT_2）受容体が存在する。上記のアンジオテンシンⅡの作用はおもにAT_1受容体を介して発現することが知られている。一方，AT_2受容体はAT_1受容体に対する拮抗作用を有しており，血管拡張，Na^+利尿，細胞増殖抑制作用，線維化抑制作用，一酸化窒素（NO）産生があり，心血管保護的に作用すると考えられている。

ACE阻害薬とARBの作用 (図2)

慢性心不全においてRA系の亢進は，全身および局所に影響し，悪循環をもたらしている。ACE阻害薬は，アンジオテンシンⅡの産生を阻害することにより，その血管収縮作用の抑制，アルドステロン分泌低下を介したNa^+利尿をもたらす。また，ACEはキニン分解酵素であるキニナーゼⅡでもあるため，ACE阻害薬はキニン分解を抑制し，ブラジキニンを増加させる。このブラジキニンはNOの産生やプロスタグランジンI_2の産生を促進し，血管拡張・Na^+利尿に働く。ACE阻害薬は心筋組織局所においてもアンジオテンシンⅡ産生抑制を介して作用し，心筋細胞肥大や間質線維化の抑制から心筋リモデリングを抑制する。

現在，臨床に用いられているARBはAT_1受容体選択性であり，アンジオテンシンⅡのAT_1受容体を介した作用を抑制することができる。したがって，ARBはACE以外のキマーゼなどによって産生されるアンジオテンシンⅡの働きも抑制することができる。さらにアンジオテンシンⅡの産生自体には影響しないため，AT_2受容体を介した心血管保護作用を維持することができる。また，ACE阻害薬と比較してブラジキニン増加作用がないこともARBの特徴であり，ブラジキニンによるリモデリング抑制効果がない反面，ブラジキニンを介した咳嗽や血管浮腫がない。

ACE阻害薬およびARBの慢性心不全に対するエビデンス

ACE阻害薬のHFrEFでの有効性が多くの大規模臨床試験で確認されている（表1，2）。

ACE阻害薬の有効性

CONSENSUS[3][*1]では，NYHA心機能分類Ⅳ度の重症心不全を対象として，エナラプリルの有効性が確認された。また，

*1 **CONSENSUS**：Co-operative North Scandinavian Enalapril Survival Study

7
慢性心不全の薬物治療

表1● ACE 阻害薬の慢性心不全に対する有効性を検討した大規模臨床試験

試験名（発表年）	薬物	対象	患者数（人）	期間
収縮不全				
CONSENSUS（1987）	エナラプリル	NYHA Ⅳ	253	6 か月
SOLVD 治療（1991）	エナラプリル	NYHA Ⅱ～Ⅲ	2,569	41 か月
V-HeFT-Ⅱ（1991）	エナラプリル	NYHA Ⅱ～Ⅲ	804	24 か月
SOLVD 予防（1992）	エナラプリル	NYHA Ⅰ	4,228	37 か月
SAVE（1992）	カプトプリル	MI, NYHA Ⅰ	2,231	42 か月
TRACE（1995）	トランドラプリル	MI, NYHA Ⅰ	1,749	4 年
ATLAS（1999）	リシノプリル	NYHA Ⅱ～Ⅳ	3,164	45 か月
X-SOLVD（2003）	エナラプリル	NYHA Ⅰ～Ⅲ	6,797	12 年
左室駆出率の保たれた心不全（HFpEF）				
PEP-CHF（2006）	ペリンドプリル	NYHA Ⅰ～Ⅳ	850	2.1 年

表2● ARB の慢性心不全に対する有効性を検討した大規模臨床試験

試験名（発表年）	薬物	対象	患者数（人）	期間
収縮不全				
ELITE Ⅱ（2000）	ロサルタン	NYHA Ⅱ～Ⅳ	3,152	18 か月
Val-HeFT（2001）	バルサルタン	NYHA Ⅱ～Ⅳ	5,010	22 か月
CHARM-Alternative（2003）	カンデサルタン	NYHA Ⅱ～Ⅳ	2,028	33 か月
CHARM-Added（2003）	カンデサルタン	NYHA Ⅱ～Ⅳ	2,548	41 か月
左室駆出率の保たれた心不全（HFpEF）				
CHARM-Preserved（2003）	カンデサルタン	NYHA Ⅱ～Ⅳ	3,025	36 か月
I-PRESERVE（2008）	イルベサルタン	NYHA Ⅱ～Ⅳ	1,505	49.5 か月

* 2 **SOLVD 治療**：Studies of Left Ventricular Dysfunction Treatment Trial

* 3 **V-HeFT-Ⅱ**：Vasodilator-Heart Failure Trial Ⅱ

* 4 **SAVE 試験**：Survival and Ventricular Enlargement Trial

* 5 **TRACE**：Trandolapril Cardiac Evaluation

SOLVD 治療[4]*2 では，NYHA 心機能分類Ⅱ～Ⅲ度の軽症から中等症の心不全においても，エナラプリルが心血管死を18％，心不全増悪による死亡を22％低下させたことが示された。V-HeFT-Ⅱ[5]*3 でも同様の結果が観察された。さらに，NYHA 心機能分類Ⅰ度の無症状の心不全においてもエナラプリルが有効であることがSOLVD 予防[6]で示された。心筋梗塞後の左室収縮不全で心不全症状を有さない患者を対象としたSAVE 試験[7]*4 やTRACE[8]*5 では，それぞれカプトプリル，トランドラプリルの心不全発症予

防効果があることが示された。また，ATLAS[9]*6 では，リシノプリル低用量群（2.5～5 mg/日）と比較して高用量群（32.5～35 mg/日）でより高い有効性（全死亡率＋心不全入院率が有意に低下）が示された。2003 年に報告されたX-SOLVD[10]は，SOLVD 治療およびSOLVD 予防の対象となった6,797 人を追跡して，12 年後の生存率を比較検討したものである。いずれの試験の追跡調査でも心臓死は有意に抑制された。エナラプリル投与によるハザード比は0.90〔95％信頼区間（CI）0.84～0.95〕，生存期間の延長は9.4 か月（95％ CI 2.8～16.5）であった。SOLVD 本試験終了後，ACE 阻害薬の投与が全例で推奨され，X-SOLVD 調査時点でプラセボ群およびエナラプリル群におけるACE 阻害薬の処方率は有意な差がなかった。したがって，X-SOLVD の結果は発症早期におけるACE 阻害薬の投与の有無が，その後の長期間にわたって患者の予後に影響を与えると解釈することができる。

ARB のACE 阻害薬との比較

ARB のHFrEF での有効性を検討した大規模臨床試験の結果が報告された。ELITE Ⅱ[11]*7 ではARB（ロサルタン）とACE 阻害薬（カプトプリル）が比較された。ARB は忍容性においてACE 阻害薬より優れていたものの，予後改善効果に差はなかった。CHARM*8-Alternative 試験[12]においてACE 阻害薬に対して忍容性のない患者に対するARB（カンデサルタン）投与は予後を改善した。また，日本における心不全の登録研究であるJCARE-CARD[13]*9 でも，ACE 阻害薬を服用していた心不全患者とARBを服用していた心不全患者の予後は変わ

らなかった。

したがって，ARB は ACE 阻害薬と同等の臨床的有用性を有すると考えられ，ACE 阻害薬が投与できない場合は ARB を代替とすることが可能であることが示された。Val-HeFT[*10] や CHARM-Added 試験によって，ACE 阻害薬と ARB の併用の有効性も証明された[14, 15]。

左室駆出率の保たれた心不全（HFpEF）に対するエビデンス（表1, 2）

近年の疫学調査では，LVEF が正常に保持されていながら心不全を発症する患者が 30〜50％を占めることが報告されている。このような「LVEF が保たれた心不全（HFpEF）」は左室の拡張機能障害がかかわっていると考えられている。

日本の JCARE-CARD[16] によると，LVEF 50％以上を有する心不全患者は心不全患者全体の 26％であった。HFpEF に関する大規模臨床試験のエビデンスは HFrEF と比較するときわめて少なく，HFpEF に対する治療法は確立していない。

CHARM-Preserved 試験[17]において，カンデサルタンは HFpEF における入院を減少させた。さらに，ペリンドプリルを用いた高齢の HFpEF を対象とした PEP-CHF 試験[18]*11 では，症状・運動耐容能の改善および心不全での入院を減少させた。また，I-PRESERVE[19]*12 では，プラセボ群と比較してイルベサルタンは HFpEF 患者の転帰を改善しなかった。

したがって，HFpEF 患者の予後を改善するエビデンスがある薬物はない。しかし，ACE 阻害薬および ARB は少なくとも心不全増悪による入院を減少させる効果はあると考えられる。

エビデンスにもとづく慢性心不全治療における ACE 阻害薬と ARB の用い方

上記の大規模臨床試験の結果から得られる RA 系抑制薬の用い方をまとめる[2]。

① HFrEF に対する薬物療法として，ACE 阻害薬は第一選択である。

②重症度にかかわらず，無症状であってもすべての HFrEF 患者に禁忌がないかぎり ACE 阻害薬は投与すべき（推奨クラス I，エビデンスレベル A）であり，可能なかぎり早期に投与を開始すべきである。

③忍容性の許容範囲内でできるだけ ACE 阻害薬は増量すべきである。

④ ARB は ACE 阻害薬と同等の臨床的有用性を有すると考えられ，ACE 阻害薬が投与できない場合は ARB を用いる（推奨クラス I，エビデンスレベル A）。

⑤ ACE 阻害薬と ARB の併用の有効性は確立していない（推奨クラス IIb，エビデンスレベル B）。

⑥ HFpEF の予後を改善するエビデンスがある薬物はなく，ACE 阻害薬や ARB は心不全増悪による入院を減少させる可能性はある（推奨クラス IIb，エビデンスレベル C）。

ACE 阻害薬および ARB 使用時のケア上の問題点

服薬指導において

慢性心不全患者に ACE 阻害薬や ARB を処方するときに，服薬指導で「高血圧に対する薬」と説明することが多いが血圧を下げることが主たる目的ではないことを理解してもらう必要がある。

もちろん，高血圧を基礎とした心不全

---

*6 **ATLAS**：Assessment of Treatment with Lisinopril and Survival

*7 **ELITE II**：Evaluation of Losartan in the Elderly II

*8 **CHARM**：Candesartan in Heart Failure-Assessment of Reduction in Mortality and Morbidity

*9 **JCARE-CARD**：the Japanese Cardiac Registry of Heart Failure in Cardiology

*10 **Val-HeFT**：Valsartan Heart Failure Trial

*11 **PEP-CHF 試験**：The Perindopril in Elderly People with Chronic Heart Failure Study

*12 **I-PRESERVE**：Irbesartan in Patients with Heart Failure and Preserved Ejection Fraction

7

慢性心不全の薬物治療

患者には血圧コントロールも同時に行うことができる。しかし，慢性心不全患者では血圧が低いことも多い。したがって，これらの薬を服用している理由が心保護の役割であることを十分に説明することが重要である。

血圧のモニター

ACE 阻害薬，ARB ともに，血圧低下，腎機能悪化，高カリウム血症に注意が必要である。利尿薬併用時には過度の血圧低下に注意が必要であり，投与時にはボリューム管理が重要である。

開始初期には血圧のモニターが重要であり，特に起立性低血圧の症候性低血圧に注意し，問診することが重要である。

腎機能障害合併時は少量から用い，腎機能を十分にモニターする必要がある。また，腎機能低下がある場合や抗アルドステロン薬を併用時には高カリウム血症に注意が必要である。

副作用の説明

「空咳」は，ACE 阻害薬投与後 2〜3 週間以内に最も高頻度に起こる副作用である。一方で，患者に「咳嗽」を意識させすぎると，咳嗽の頻度が増加することも知られている。

したがって，副作用として咳嗽を強調しすぎないことが重要である。また，副作用であっても早急に対策をとらなければならないようなものではなく，しばらく様子をみると自然消失することがあることを説明する必要がある。さらに，どうしても忍容できない場合には，薬物を中止することで消失することも事前に説明するとよいだろう*13。

*13 イミダプリルはエナラプリルより空咳の頻度が小さい，と報告されている。

処方例

無症候性の左室収縮機能障害

【NYHA 心機能分類 Ⅰ度】
①レニベース®（エナラプリル）
　5〜10mg/日分 1 〜 2
　　または
　ロンゲス®（リシノプリル）
　5〜10mg/日分 1
　　これらの ACE 阻害薬が使用できない場合には，
　　　ブロプレス®（カンデサルタン）
　　4〜8mg/日分 1

HFrEF

【NYHA 心機能分類 Ⅱ〜Ⅳ度】
①レニベース®（エナラプリル）
　5〜10mg/日分 1〜2
　　または，
　ロンゲス®（リシノプリル）
　5〜10mg/日分 1
　　これらの ACE 阻害薬が使用できない場合には，
　　　ブロプレス®（カンデサルタン）
　　4 〜 8mg/日分 1
②アーチスト®（カルベジロール）
　初期量 1.25〜2.5mg/日，維持量 5〜20mg/日分 2
　　または，
　メインテート®（ビソプロロール）
　初期量 0.625mg/日，維持量 1.25〜5mg/日分 1
③ラシックス®（フロセミド）
　20〜40mg/日分 1〜2
④アルダクトン A®（スピロノラクトン）
　25〜50mg/日分 1
⑤ジゴシン®（ジゴキシン）

0.125〜0.25mg/日分1

HFpEF

①ラシックス®（フロセミド）

　20〜40mg/日分1〜2

②アルダクトン A®（スピロノラクトン）

　25〜50mg/日分1

③ブロプレス®（カンデサルタン）

　4〜8mg/日分1

　　または，

　コバシル®（ペリンドプリル）

　2〜4mg/日分1

④ジゴシン®（ジゴキシン）

　0.125〜0.25mg/日分1

（絹川 真太郎）

●文献

1) Braunwald E, Bristow MR. Congestive heart failure: fifty years of progress. Circulation 2000; 102: IV14-23.

2) 日本循環器学会/日本心不全学会合同ガイドライン，急性・慢性心不全診療ガイドライン（2017 年改訂版）（班長：筒井裕之）.《http://www.j-circ.or.jp/guideline/pdf/JCS2017_tsutsui_h.pdf》(2018 年6 月閲覧).

3) The CONSENSUS Trial Study Group. Effects of enalapril on mortality in severe congestive heart failure. Results of the Cooperative North Scandinavian Enalapril Survival Study (CONSENSUS). N Engl J Med. 1987; 316: 1429-35.

4) The SOLVD Investigators. Effect of enalapril on survival in patients with reduced left ventricular ejection fractions and congestive heart failure. N Engl J Med. 1991; 325: 293-302.

5) Cohn JN, Johnson G, Ziesche S, et al. A comparison of enalapril with hydralazine-isosorbide dinitrate in the treatment of chronic congestive heart failure. N Engl J Med. 1991; 325: 303-10.

6) The SOLVD Investigattors. Effect of enalapril on mortality and the development of heart failure in asymptomatic patients with reduced left ventricular ejection fractions. N Engl J Med. 1992; 327: 685-91.

7) Pfeffer MA, Braunwald E, Moyé LA, et al. Effect of captopril on mortality and morbidity in patients with left ventricular dysfunction after myocardial infarction. Results of the survival and ventricular enlargement trial. N Engl J Med. 1992; 327: 669-77.

8) Køber L, Torp-Pedersen C, Carlsen JE, et al. A clinical trial of the angiotensin-converting-enzyme inhibitor trandolapril in patients with left ventricular dysfunction after myocardial infarction. Trandolapril Cardiac Evaluation (TRACE) Study Group. N Engl J Med. 1995; 333: 1670-6.

9) Packer M, Poole-Wilson PA, Armstrong PW, et al. Comparative effects of low and high doses of the angiotensin-converting enzyme inhibitor, lisinopril, on morbidity and mortality in chronic heart failure. ATLAS Study Group. Circulation 1999; 100: 2312-8.

10) Jong P, Yusuf S, Rousseau MF, et al. Effect of enalapril on 12-year survival and life expectancy in patients with left ventricular systolic dysfunction: a follow-up study. Lancet 2003; 361: 1843-8.

11) Pitt B, Poole-Wilson PA, Segal R, et al. Effect of losartan compared with captopril on mortality in patients with symptomatic heart failure: randomized trial-the Losartan Heart Failure Survival Study ELITE Ⅱ. Lancet 2000; 355: 1582-7.

12) Granger CB, McMurray JJ, Yusuf S, et al. Effects of candesartan in patients with chronic heart failure and reduced left-ventricular systolic function intolerant to angiotensin-converting enzyme inhibitors: the CHARM-Alternative trial. Lancet 2003; 362: 772-6.

13) Tsuchihashi-Makaya M, Furumoto T, Kinugawa S, et al. Discharge use of angiotensin receptor blockers provides comparable effects with angiotensin-converting enzyme inhibitors on outcomes in patients hospitalized for heart failure. Hypertens Res. 2010; 33: 197-202.

14) Cohn JN, Tognoni G. Valsartan Heart Failure Trial Investigators. A randomized trial of the angiotensin-receptor blocker varsartan in chronic heart failure. N Engl J Med. 2001; 345: 1667-75.

15) McMurray JJ, Ostergren J, Swedberg K,

et al. Effects of candesartan in patients with chronic heart failure and reduced left-ventricular systolic function taking angiotensin-converting-enzyme inhibitors: the CHARM-Added trial. Lancet 2003; 362: 767-71.

16) Tsuchihashi-Makaya M, Hamaguchi S, Kinugawa S, et al. Characteristics and outcomes of hospitalized patients with heart failure and reduced vs preserved ejection fraction. Report from the Japanese Cardiac Registry of Heart Failure in Cardiology (JCARE-CARD). Circ J. 2009; 73: 1893-900.

17) Yusuf S, Pfeffer MA, Swedberg K, et al. Effects of candesaratan in patients with chronic heart failure and preserved left ventricular ejection fraction: the CHARM-Preserved Trial. Lancet 2003; 362: 777-81.

18) Cleland JG, Tendera M, Adamus J, et al. The perindopril in elderly people with chronic heart failure (PEP-CHF) study. Eur Heart J. 2006; 27: 2338-45.

19) Massie BM, Carson PE, McMurray JJ, et al. Irbesartan in patients with heart failure and preserved ejection fraction. N Engl J Med. 2008; 359: 2456-67.

7 慢性心不全の薬物治療

❸

利尿薬

利尿薬とは「利尿をつける」薬，つまり尿量を増やす薬であり，心不全の診療には必要不可欠である。利尿薬なしでは心不全診療は成り立たない，むしろ，利尿薬を理解すれば心不全全体を理解できる，といっても過言ではない。

以前は，高用量の利尿薬を内服していると予後が悪化するために，利尿薬は極力使わないほうがよい，と信じられていた時期もあった。しかしながら最近は，必要であると判断したら十分な量を躊躇なく，ときに大胆に使う必要があるし，逆に不要であると判断すれば積極的に減量を試みるべきであると考えられるようになった。

利尿薬といってもさまざまな薬物が出回っている。最も重要な利尿薬はフロセミドであり，この薬の使い方を十分に習得することが利尿薬の理解への近道である。本稿では，特別な断りがないかぎりフロセミドの使い方に焦点を当てることにしたい。

利尿薬は尿量を増加させることに長けたフロセミドのほかに，利尿による降圧効果（循環血液量が低下するために血圧が下がる）を狙ったものも存在する。これらは最近，他の降圧薬との合剤として各種販売されている。合剤の場合，名前だけからは利尿薬が含まれているかどうか判別しにくいために，注意を要する。

最後に，新しい利尿薬であるトルバプ

タン（サムスカ®）についても簡単に述べることとする。従来の利尿薬とは働き方や効果が異なるため，ほかの利尿薬とは一線を画する。

利尿薬の必要性

基本的な考え方としては，利尿薬は水分貯留によって生じる「症状」を改善させる目的で投与されるべきである。心不全の本質は心不全の原因となっている基礎疾患そのものであり，利尿薬は基礎疾患を根治させるものではない。したがって，利尿薬によって症状を緩和しつつも基礎疾患を探す努力，そして基礎疾患を治す努力を並行して行うべきである。

フロセミド

利尿薬を作用機序で分けた場合に，フロセミドは「ループ利尿薬」に分類される。フロセミドは，腎臓の中の Henle ループと呼ばれる場所に存在する $Na^+/K^+/2Cl^-$ 共輸送体が，Na^+ や K^+ などの電解質を体に再吸収する働きを阻害する。その結果として Na^+ とともに水分が尿として体外に排出される（「利尿がつく」と呼ぶ）。

フロセミドの基本的な処方内容は朝に1錠 20 mg を内服することである。効果があれば1時間以内に排尿が確認されるはずで，逆に数時間待っても排尿が確

認されなければ有効でない，または尿閉
などの重篤な合併症を疑う。膀胱留置カ
テーテルが留置されていたものの利尿薬
に反応しないために利尿薬を増量して
いったところ，実はカテーテル内が沈殿
物によって閉塞しており，カテーテルの
入れ替えによって大量の排尿を認めた症
例を経験したことがある。排尿効果が数
時間続くため，一般的には夕方や夜間の
投与は控える。

　腎機能や心機能の悪化にともなって利
尿薬の効果は減弱する。利尿薬の効果が
乏しいと判断される場合は増量するが，
1日およそ80 mgあたりを上限として
考え，これ以上フロセミドの内服が必要
と判断した場合は入院治療が適切である。
なぜならばフロセミドに耐性が生じてい
る可能性があり[1]，これ以上の増量はフ
ロセミドのデメリットのみが目立ってし
まうためである。後述するトルバプタン
などの別の利尿薬を併用したり，フロセ
ミドを静脈投与に変更したり，場合に
よっては強心薬などを併用したり，血液
透析などの機械的補助を検討することに
なる。

　慢性心不全が急性増悪した場合や経口
摂取が望ましくない場合にもフロセミド
の静脈内投与を検討する[2]。1アンプル
は20 mgであるが，しばしば1アンプ
ルでは利尿がつきすぎるために1/4ア
ンプルまたは1/2アンプルからまずは
開始し，反応に乏しい場合に増量するこ
とが多い。フロセミドの持続静注を好む
施設もある。急激な効果は期待できない
ものの，血圧低下などの副作用は軽減で
きるかもしれない[3]。特に一刻も早く利
尿の有無を確認したい救急外来やICU
の症例などでは，自然排尿を待つのでは
なく躊躇することなく膀胱留置カテーテ
ルを留置して尿量の増加をリアルタイム
で確認すべきである。

　その他，ハンプ®などといった静注用
の利尿薬や各種の強心薬を使うことで腎
血流量が増加して，結果として尿量が増
加することが多い。最も重要なことは，
これらの薬物投与による反応性は患者ご
とに，そして同一患者であっても病態ご
とに異なることを理解することである。
薬物投与を行ったら必ずその反応性を評
価する必要があり，反応がなければ次の
アクションを考えることになる。

浮腫の評価

実際の臨床現場ではしばしば自覚症状を
ともなわないにもかかわらず軽度な浮腫
に対して安易に利尿薬が投与されること
がある。後述する利尿薬のデメリットも
勘案しつつ，患者が本当に困っていると
きにのみ必要量を投与するようにする。

　利尿薬が必要な浮腫と必要のない浮腫
を区別するうえで，症状だけでなく浮腫
を「定量化」することが重要になってく
る。心不全が原因によって起こるむくみ
を特に「うっ血」とよぶ。うっ血とは，心
臓のポンプ機能が低下することによって
起こる，血液の渋滞である。左心不全に
よって肺に血液が渋滞すれば肺うっ血か
ら呼吸困難感を起こし，右心不全によっ
て全身にうっ血を起こせば全身の浮腫を
増悪させる。うっ血の程度を正しく評価
することができれば，正しい利尿薬の使
用につながる。

　この「うっ血」を正確に評価するのは
容易ではない。下肢の浮腫や頸静脈の怒
張，聴診によるwheezeの確認など，い
わゆる身体所見からできるだけうっ血の
有無を推定する努力をすべきである。た

図1●胸部X線写真による肺うっ血・肺水腫の評価

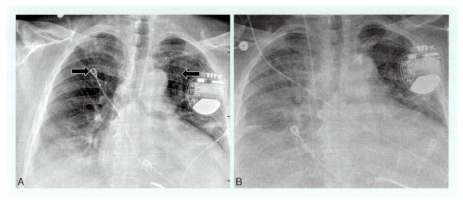

両側上肺野の血管陰影を強く認める（矢印）場合に肺うっ血を疑い（A），両側の肺門部の陰影増強を認める場合に肺水腫を疑う（B）。

だし身体所見だけではしばしば重篤な病態を見逃すことも知られており，各種検査を組み合わせてうっ血を評価していくことになる[2]。

胸部X線写真でうっ血像（図1A）や場合によって肺水腫像（図1B）を認めた場合は，肺うっ血を強く疑う。両側の胸水貯留（心不全による胸水でもしばしば片側のこともある）を認めた場合は，右心不全による全身うっ血を疑う。これらの所見は常に肺炎などの鑑別疾患を念頭におく。心臓超音波検査は非侵襲的で，特に心臓の形態を観察することに優れている。うっ血を評価する最も有用で簡単な指標は下大静脈の拡張と呼吸性変動の消失である。血液検査によるBNP値もうっ血の参考になるものの，おもに左室負荷の指標になるため，高値であっても必ずしもうっ血をともなう病態とはかぎらない。

そのほか，センサーを肺動脈内に埋め込んで肺動脈圧を遠隔モニタリングすることで肺うっ血を推定するCardioMEMSや，電磁波を用いたデバイスをチョッキのように着るだけで胸郭内の水分量を推定できるReDSといったデバイスや（図2），

図2●CardioMEMSとReDSによる肺うっ血・肺水腫の評価

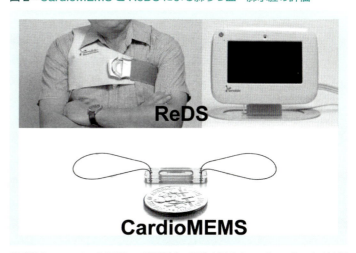

肺動脈内にセンサーを留置して肺動脈内の圧力を測定することで，うっ血を遠隔モニタリングするCardioMEMSと電磁波を用いたベストを数十秒着用するだけで胸郭内の水分量を測定できるReDS。
(Imamura T, et al. Clinical implications of hemodynamic assessment during left ventricular assist device therapy. J Cardiol. 2018; 71: 352-8. より)

体表面から肝臓の硬さを測定することで全身うっ血を推定するFibroScanなどが，うっ血を簡便に，そして客観的に評価できる新しいデバイスとして着目されつつある。

利尿薬使用前の再考

一刻を争ううっ血性心不全の場合，少し

7
慢性心不全の薬物治療

でも早くフロセミドを静脈内投与したほうが，予後がよいことがわかっている[4]。しかしながら，投与前にもう一度その必要性を再考すべきである。

　肺うっ血を胸部X線写真で確認しても必ずしも全身の水分貯留は多くなく，全身の動脈の収縮による心負荷の増大が心不全の原因になることはしばしば経験される。この場合，フロセミドを使っても必ずしも良好な利尿が得られないか，むしろ脱水を引き起こすことがあり，それよりもむしろ血管拡張薬を使って全身の血管の収縮を解除することが心負荷の軽減につながり，結果として尿量を確保できる。

　慢性心不全であっても，高度な左室収縮能障害をともなっている場合は利尿薬の使用は特に慎重になるべきである。尿量の確保に難渋するものの利尿薬を増量しても尿量は確保できず，逆に腎機能の悪化や血圧低下からのショック状態をまねくことがある。この場合は，もはや高度な心機能低下によって血管内脱水をきたしており，たとえ四肢の浮腫などを認めていても，フロセミドの投与ではこれを解除できない。強心薬などを用いて拍出量を増やすことで腎血流を増加させなければ尿量は確保できない。

　外来ではしばしば下肢の浮腫を訴える患者がいる。安易に利尿薬を処方せずに可能なかぎり原因を探して，その解決に努めるべきである。降圧薬の1つとしてカルシウムチャネル阻害薬を内服している場合，これが原因になりうる。見逃されやすい原因の1つとして甲状腺機能低下症があげられる。この場合，浮腫の部分を指で強く押しても指の痕が残らないことで心不全による浮腫と鑑別できる。

利尿薬の欠点

利尿薬の適応をよく考えなければならない理由は，以下にあげる合併症があるからである。利尿薬は尿中のナトリウム排泄を増やすために，低ナトリウム血症を悪化させる。低ナトリウム血症は慢性心不全では利尿薬の有無にかかわらずしばしば合併する。注意すべきなのは，ナトリウムの「濃度」が低いことをいっているのであって，心不全においてはナトリウムの総量自体は増加していて，水分貯留量がそれ以上に多いために結果としてナトリウムの濃度が低下している。ナトリウムの総量は増えており，低ナトリウム血症に対してナトリウムを補充すると病態はさらに悪化する。

　フロセミドは尿中のカリウムの排泄を増やすので，低カリウム血症にも注意する必要がある。心不全ではしばしば重篤な不整脈を合併するが，低カリウム血症では不整脈を起こしやすくする。カリウム製剤によって補充が試みられることがあるが，心不全では腎機能障害の合併による高カリウム血症の危険もあるため，定期的なカリウム値のフォローが必要である。安易に果物などのカリウムを多く含む食品の大量摂取を勧めるべきではない。アルドステロン拮抗薬やACE阻害薬の併用によっても低カリウム血症を補正することができる。いずれも腎機能障害の程度によっては逆に高カリウム血症を引き起こすために注意を要する。

　血管内の水分を尿中に排泄させるために，血管内脱水を起こして血圧低下をきたす危険がある。この作用を利用し利尿薬が降圧薬としても使用されることがるが，重症心不全において血圧が安定し

ない場合は危険をともなう。血圧が不安定な症例では持続静注を選択するか，血圧モニター下での使用が望ましい。血管内脱水の結果として腎血流量を低下させるため，腎機能を悪化させることがある。脱水症例に誤って利尿薬を投与してしまった場合やもともと高度な腎機能障害を認める場合にこの危険性が高い。

高度な心不全・腎不全を合併している場合は，利尿薬抵抗性といって利尿薬への反応性が低下して，より高用量の利尿薬が必要になる[1]。高用量の利尿薬は合併症の危険性をより高めることになる。利尿薬に対する抵抗性を疑う場合，利尿薬単独で押し通すのではなく，強心薬，血管拡張薬，血液濾過や機械的循環補助などのより高度な治療に早めに切り替える決断も必要になる[2]。

高用量の利尿薬を使用している症例は予後が悪いことが多数報告されている(図3)[5]。合併症による予後悪化に加えて，レニン・アンジオテンシン系という心不全を悪化させる神経体液性因子の不必要な活性化も予後に悪影響を与えているといわれている。この結果は，高用量の利尿薬を使うことによる悪影響だけではなく，高用量の利尿薬を使わざるをえないほどの重篤な患者背景を反映しているともいえる。

利尿薬を用いた治療戦略

これらのリスクを把握したうえで，特に軽症例では少なくとも漫然と使用しないように心がける必要がある。季節の変化や本人の体調，食事や飲水量の変化によって体液量も刻々と変化していく。特に高齢者であれば環境の変化に適応しにくく，体液量が一定に保たれにくい。この変化に応じて利尿薬の必要量も変化していくはずである。経時的な患者評価を繰り返し行って，利尿薬の最適量を微調整していく必要がある。

急性期のうっ血を利尿薬なしで乗り切ることは不可能に近い。最近はうっ血を十分に解除することの有用性も再注目されつつあり，心不全患者を退院させる前にうっ血を残存させないほうが予後良好であることも明らかになってきた[6]。

重症心不全であれば，利尿薬抵抗性の問題がある。フロセミド換算で80 mg程度が目安であり，これ以上の利尿薬が必要であると予想される場合はトルバプタンなどの新しい利尿薬を追加するか，強心薬や血液濾過などのより高度な治療へ乗り換えるべきである[2]。

新規利尿薬

従来の利尿薬とはまったく異なる働きを

図3● 退院時のフロセミド用量と退院後の生存率の比較

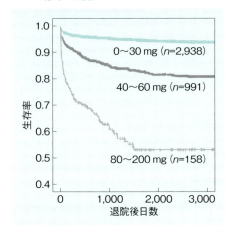

40 mg/日を超えるだけで30 mg以下と比べて有意に生存率が下がる。
(Imamura T, et al. Prognostic impacts of hyponatremia, renal dysfunction, and high-dose diuretics during a 10-year study period in 4,087 Japanese heart failure patients. Int Heart J. 2016; 57: 657-8. より)

もつトルバプタンという新規利尿薬が普及しつつある[7]。当初はさまざまな治療に抵抗性を示す超重症心不全に対してのみ試みられていたが、最近はもう少し軽症の段階で使用されるようになってきた。当初は入院中のみ使用されていたが、最近は半数以上の症例で外来での内服も行われるようになってきた[8]。

トルバプタンは腎臓のなかでも集合管（尿細管の出口の部分）に働いて、水の再吸収を強力に抑制する。従来の利尿薬が尿中へのナトリウム排泄を増やして利尿をはかるのに対して、トルバプタンは純粋に水だけの排泄を促進させる。濃縮性の高ナトリウム血症を起こす危険があるため、必ずナトリウムを排泄するフロセミドと併用する。利尿がつきすぎないように通常は3.75 mgや7.5 mgといった少量から開始する。高齢者や自分で飲水行動ができない患者には原則として投与しないほうがよい。フロセミドに取って代わるものではなく、あくまで上乗せ効果を期待するものであることは強調しておく。

トルバプタンの最大の利点は、従来の利尿薬の欠点をうまく補ってくれることである。高用量のフロセミドは低ナトリウム血症、低カリウム血症、血圧低下、腎機能障害などを合併するが、トルバプタンはこれらの合併症をきたしにくい。フロセミド40〜60 mg相当以上の利尿薬を内服する場合は少量のトルバプタンを併用して、フロセミドの減量を試みる[8]。適応をよく吟味する必要があり、腎機能障害が高度になると集合管機能も低下して効果が減弱することが知られている[9]。

（今村 輝彦）

● 文献

1) Ellison DH. Diuretic therapy and resistance in congestive heart failure. Cardiology 2001; 96 (3-4): 132-43.

2) 日本循環器学会/日本心不全学会合同ガイドライン, 急性・慢性心不全診療ガイドライン（2017年改訂版）（班長：筒井裕之）.《http://www.j-circ.or.jp/guideline/pdf/JCS2017_tsutsui_h.pdf》（2018年12月閲覧）.

3) Dormans TP, van Meyel JJ, Gerlag PG, et al. Diuretic efficacy of high dose furosemide in severe heart failure: bolus injection versus continuous infusion. J Am Coll Cardiol. 1996; 28: 376-82.

4) Matsue Y, Damman K, Voors AA, et al. Time-to-furosemide treatment and mortality in patients hospitalized with acute heart failure. J Am Coll Cardiol. 2017; 69: 3042-51.

5) Imamura T, Kinugawa K. Prognostic impacts of hyponatremia, renal dysfunction, and high-dose diuretics during a 10-year study period in 4,087 Japanese heart failure patients. Int Heart J. 2016; 57: 657-8.

6) Coiro S, Rossignol P, Ambrosio G, et al. Prognostic value of residual pulmonary congestion at discharge assessed by lung ultrasound imaging in heart failure. Eur J Heart Fail. 2015; 17: 1172-81.

7) Kinugawa K, Imamura T, Komuro I. Experience of a vasopressin receptor antagonist, tolvaptan, under the unique indication in Japanese heart failure patients. Clin Pharmacol Ther. 2013; 94: 449-51.

8) Imamura T, Kinugawa K. Update of acute and long-term tolvaptan therapy. J Cardiol. 2019; 73: 102-7.

9) Imamura T, Kinugawa K, Minatsuki S, et al. Urine osmolality estimated using urine urea nitrogen, sodium and creatinine can effectively predict response to tolvaptan in decompensated heart failure patients. Circ J. 2013; 77: 1208-13.

7 慢性心不全の薬物治療

抗不整脈薬

心不全は，心臓の肥大・拡大，間質の線維化，心筋細胞内のカルシウム（Ca^{2+}）過負荷などを生じ，不整脈が発生・持続しやすい状態である．左室駆出率 left ventricular ejection fraction（LVEF）が40％以下の多数例での臨床試験では，心房細動の合併率は10〜30％と高く，Holter心電図での期外収縮（＞10/hr）または3連発以上の心室不整脈の出現も40〜70％の頻度でみられる．さらに持続性心室頻拍・心室細動の発症は致命的で，心不全患者における心臓突然死の原因の1つと考えられている．

器質的心疾患に伴う心不全患者においては，持続性心室頻拍，心室細動，心臓突然死からの蘇生例に，二次予防として植込み型除細動器 implantable cardioverter defibrillator（ICD）による治療が必要となる[1]．また，持続性心室頻拍・心室細動の既往のない例でも心不全患者では心室不整脈の合併が多く，Francis[2]は「心不全701例において，平均87％に2連発性または多源性心室期外収縮が，平均54％に非持続性心室頻拍が認められた」と報告している．このような例からみても現在，ICDに勝る予後改善効果をもたらす抗不整脈薬はない．しかし，持続性心室頻拍や心室細動の既往のない例における一次予防としてのICD植込みは，患者の生活の質 quality of life（QOL）などから，適応の判断が難しいときもある．一方で，多くの抗不整脈薬は，心収縮力を低下させる作用（陰性変力作用）と催不整脈作用を有しており，心不全患者において用いることができない．

そのような点を踏まえて本稿では，心室不整脈と心房細動の予防（一次），治療を中心に，不整脈の薬物治療について解説する．

心不全に対する薬物治療

心不全における不整脈の予防と治療にはまず，基本的な心不全の治療を行うことが大切である．鎮静・安静・酸素投与・利尿薬などによる心不全治療によって不整脈が減少することはしばしば経験する．低カリウム血症，低マグネシウム血症などの電解質異常の是正も，心室不整脈の治療には有効である．さらにβ遮断薬，および抗アルドステロン薬が，心不全による死亡および突然死を減少させることは，多くの臨床試験で報告されている．このように不整脈治療では常に基礎疾患の治療を念頭におく．

なかでも，β遮断薬であるカルベジロールおよびビソプロロールは，心不全による死亡および突然死を減少させることが，多くの臨床試験で報告されている．基本的には陰性変力作用を有するが，少量から心機能を注意深く観察しながら投

7
慢性心不全の薬物治療

与すると，心機能の改善を得ることも期待できる[3]。

ループ利尿薬，アンジオテンシン変換酵素（ACE）阻害薬，アンジオテンシンII受容体拮抗薬（ARB），抗アルドステロン薬の使用時には，電解質の異常に注意が必要である。ループ利尿薬に起因する低カリウム血症は，QT延長からtorsade de pointes[*1]を引き起こす誘因になりうる。この場合，抗アルドステロン薬の併用により予防できることがある。ただし，抗アルドステロン薬は反対に高カリウム血症をもたらすので，定期的な電解質モニタリングが必須となる。

心室不整脈に対する薬物治療

心不全における心室不整脈に対する抗不整脈薬による治療はいまだ確立されていないが，Vaughan-Williams分類（**表1**）のI～III群薬の効果について，現在の状況を述べる。

I群抗不整脈薬

I群に属する薬物はナトリウム（Na^+）チャネルをブロックし，短期的には心室期外収縮・頻拍の停止および発生の予防をする。しかし，持続的な使用は催不整脈作用や陰性変力作用を有するため，予後を改善するとはかぎらない。

Ia群はQT延長作用および（尿閉などの）抗コリン作用を有する薬もあり，注意を要する。Ib群であるメキシレチンを心筋梗塞後に用いたIMPACT[*2]では，死亡率を低下することができなかった。CAST[4][*3]では，心筋梗塞後の心室期外収縮をIc群のエンカイニドまたはフレカイニドにて治療したところ，有意に不整脈死の増加を引き起こしたため試験が中止になっている。

ジソピラミド，プロカインアミド，キニジンなど，Ia群の使用によりQT延長をきたし，torsade de pointesを生じることがある（**図1**）。QTcが薬物投与後500msec以上となる場合，「異常QT延長」と判断される[5]。心不全・心肥大は，このような薬剤性QT延長症候群を起こしやすい状態の1つである，と考えられている（**表2**）[6]。ほかに利尿薬の使用にともなう低カリウム血症や徐脈が薬剤性QT延長症候群の危険因子であり，注意する。

洞結節や房室結節機能の低下患者や高齢者では，徐脈が誘発されることもあるので注意を要する。

II群抗不整脈薬

II群に属する薬物はβ受容体遮断作用を有し，過剰な交感神経刺激が心臓に伝わるのを抑制するのに有効である。ただし，徐脈の誘発に注意を要する。

---

*1 QT延長を呈する患者でみられる特殊な形態（基線を中心にねじれたような形）の多形性心室頻拍である。不整脈の一型であり，突然死を引き起こすことがある。

*2 **IMPACT**：International Mexiletine and Placebo Antiarrhythmia Coronary Trial

*3 **CAST**：Cardiac Arrhythmia Suppression Trial

表1 ● Vaughan-Williams分類

クラス		作用	薬物
I	Ia	Na^+チャネル遮断薬（APD延長）	キニジン，プロカインアミド，ジソピラミドなど
	Ib	Na^+チャネル遮断薬（APD短縮）	リドカイン，メキシレチン，アプリンジンなど
	Ic	Na^+チャネル遮断薬（APD不変）	エンカイニド，フレカイニド，プロパフェノン，ピルシカイニドなど
II		β受容体遮断薬	プロプラノロールなど
III		APD延長作用（K^+チャネル遮断薬）	アミオダロン，ソタロール，ニフェカラントなど
IV		Ca^{2+}チャネル遮断薬	ベラパミル，ジルチアゼムなど
APD：action potential duration（活動電位持続時間）			

122

III群抗不整脈薬

III群に属する薬物はカリウム（K^+）チャネルをブロックし，活動電位を延長させてリエントリー回路の形成を阻害し，高い抗不整脈作用を発揮する。重篤な心室不整脈の抑制に有効であると考えられている。

◎ アミオダロン

K^+チャネルのみならず，Na^+チャネル，Ca^{2+}チャネルの抑制作用と交感神経遮断作用を有している。

心不全患者への使用における長期予後については，いくつかの臨床研究が報告されている。アミオダロンの無作為割付試験13件，約6,500例を対象としたメタ解析[7]では，アミオダロンは不整脈死を29％有意に減少させ，全死亡も13％減少させた。アミオダロンの効果は原因疾患によって異なる。CHF-STAT[*4]では，虚血性と非虚血性の心不全例に分けて分析したところ，非虚血性心不全例においてのみ生存率の改善傾向が認められた。BASIS[*5]でも心筋梗塞後の患者で調べたところ，LVEF 40％以上の例では生存率を改善したが，LVEF 40％未満の心機能低下群では改善しなかった。これらの結果より，心機能の悪い心筋梗塞後の例ではアミオダロンは予後を改善しないが，非持続性心室頻拍を合併した非虚血性心不全例において予後改善効果が期待されている。

しかし，肺線維症，甲状腺障害などの副作用があることから，不整脈の有無にかかわらずアミオダロンを投与することは推奨されていない。心機能低下例（LVEF 35％以下）において，不整脈の有無にかかわらず，ICDとアミオダロンの有効性を検討したSCD-HeFT[8][*6]では，虚血性・非虚血性心不全ともに，アミオダロンの予後改善効果はICDに劣るばかりか，プラセボ群にも勝らないという結果が示されている。

アミオダロンの導入時期別にみると，

図1 ● 薬剤誘発性 torsade de pointes の心電図

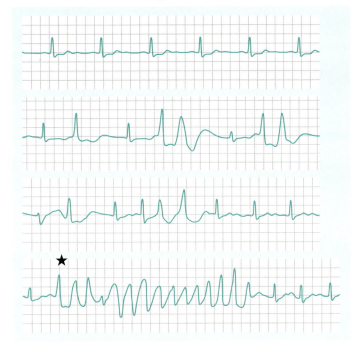

58歳の女性。心筋炎後にて外来観察中であった。心室期外収縮に対してピルメノール（Ia群抗不整脈薬）を内服し，失神を起こした。入院後のモニタリングでtorsade de pointes（★）が発見された。

表2 ● 薬剤性QT延長症候群の危険因子

女性
低カリウム血症
低マグネシウム血症
徐脈
心不全
心房細動に対する最近の除細動
　イオンチャネルの変異
　潜在性のQT延長症候群
　QT延長症候群の遺伝子多型
薬物の高濃度
左室肥大
薬物の急速静注

（Roden DM, et al. Genetics of acquired long QT syndrome. J Clin Invest. 2005; 115: 2025-32. より，一部改変）

*4 **CHF-STAT**：Congestive Heart Failure Survival Trial of Antiarrhythmic Therapy

*5 **BASIS**：Basel Antiarrhythmic Study of Infarct Survival

*6 **SCD-HeFT**：Sudden Cardiac Death in Heart Failure Trial

7
慢性心不全の薬物治療

心筋梗塞後3か月以上たった症例を調べたCHF-STATでは，突然死を有意に抑えることができなかったが，心筋梗塞後5〜21日の早い時期に登録された症例を調べたEMIAT[*7]では，35％不整脈死が抑制された（$p = 0.050$）。心筋梗塞後6〜45日の時期に登録された症例を調べたCAMIAT[*8]でも，心室細動または不整脈死の発生を48.5％抑制した（$p = 0.016$）。すなわち，心筋梗塞後慢性期の死亡率は改善しないものの，亜急性期の心室不整脈の抑制にはアミオダロンが有効であると考えられる。

重篤な心室不整脈（持続性心室頻拍，心室細動）が認められる例にはICDが必要であるが，発作回数の減少効果を期待してアミオダロンが併用されることも臨床上少なくない。

アミオダロンの注射薬は，難治性の心室不整脈に対する急性期の有効性が報告されている。

使用時は特異的な副作用（甲状腺機能障害，間質性肺炎，角膜色素沈着，肝機能異常）に注意する。

◎ソタロール
K$^+$チャネル抑制作用および非選択的β遮断作用を有する。I群薬より不整脈再発率，死亡率が低いことが報告されているが，アミオダロンと違って，ソタロールの活動電位持続時間の延長作用は心拍数が低いほど強く（逆頻度依存性），徐脈になるほどQT時間が延長しtorsade de pointesが出現しやすくなるので，使用時には注意が必要である。

◎ニフェカラント
日本で開発され，1999年から静注薬が使用可能となった純粋なK$^+$チャネル（特にI$_{Kr}$電流）抑制薬である。多剤が無効な難治性の心室頻拍あるいは心室細動

に対する緊急治療薬として位置づけられている。陰性変力作用をもたないため，I群薬が使用困難な心機能低下例や急性心不全例にも使用可能と考えられている。副作用としてQT延長にともなうtorsade de pointesの発生に注意が必要である。

慢性心不全における心房細動の薬物療法

抗凝固療法

脳梗塞などの血栓塞栓症の予防に，禁忌でないかぎりワルファリンまたは直接経口抗凝固薬 direct oral anticoagulant（DOAC）/非ビタミンK阻害経口抗凝固薬 non-vitamin K antagonist oral anticoagulants（NOAC）による抗凝固療法が勧められる。

心拍数調節（レートコントロール）

心拍数が多い場合には，β遮断薬などを用いた心拍数調節を行う。β遮断薬を少量から使用することが多い。

洞調律維持（リズムコントロール）

アミオダロンは副作用があるものの，抗不整脈薬のなかで最も洞調律維持に優れ，唯一選択可能な抗不整脈薬である。心不全（低心機能）または肥大型心筋症に合併した心房細動に対して保険適用となっている。

Vaughan-Williams分類のI群薬は，死亡率を高め，予後を悪化させることが知られており，アミオダロンを除くIII群抗不整脈薬（ソタロール，ベプリジル）についてもその催不整脈作用から，いずれも用いるべきではないとされている[1]。

なお，洞調律維持と心拍数調節の優劣

*7 **EMIAT**：European Myocardial Infarct Amiodarone Trial

*8 **CAMIAT**：Canadian Amiodarone Myocardial Infarction Arrhythmia Trial

を比較した AF-CHF 試験[9]*9 では，両治療間に心血管死において有意な差は観察されず，患者個別に治療方針を模索することが望ましい。

● ● ●

心不全において抗不整脈薬を使用する際には，副作用がつきものであることを常に考えて，注意深い観察を行うことが重要である。

(中村 一文)

● 文献
1) 日本循環器学会/日本心不全学会合同ガイドライン，急性・慢性心不全診療ガイドライン（2017 年改訂版）（班長：筒井裕之）.《http://www.j-circ.or.jp/guideline/pdf/JCS2017_tsutsui_h.pdf》（2018 年 12 月閲覧）.
2) Francis GS. Development of arrhythmias in the patient with congestive heart failure: pathophysiology, prevalence and prognosis. Am J Cardiol. 1986; 57: 3B-7B.
3) Nakamura K, Kusano K, Nakamura Y, et al. Carvedilol decreases elevated oxidative stress in human failing myocardium. Circulation 2002; 105: 2867-71.
4) Echt DS, Liebson PR, Mitchell LB, et al. Mortality and morbidity in patients receiving encainide, flecainide, or placebo. The Cardiac Arrhythmia Suppression Trial. N Engl J Med. 1991; 324: 781-8.
5) 遺伝性不整脈の診療に関するガイドライン（2017 年改訂版）（班長：青沼和隆）.《http://www.j-circ.or.jp/guideline/pdf/JCS2017_aonuma_h.pdf》（2018 年 12 月閲覧）.
6) Roden DM, Viswanathan PC. Genetics of acquired long QT syndrome. J Clin Invest. 2005; 115: 2025-32.
7) Amiodarone Trials Meta-Analysis Investigators. Effect of prophylactic amiodarone on mortality after acute myocardial infarction and in congestive heart failure: meta-analysis of individual data from 6500 patients in randomised trials. Lancet 1997; 350: 1417-24.
8) Bardy GH, Lee KL, Mark DB, et al. Amiodarone or an implantable cardioverter-defibrillator for congestive heart failure. N Engl J Med. 2005; 352: 225-37.
9) Roy D, Talajic M, Nattel S, et al. Rhythm control versus rate control for atrial fibrillation and heart failure. N Engl J Med. 2008; 358: 2667-77.

＊9 **AF-CHF 試験**：Atrial Fibrillation and Congestive Heart Failure study

7 慢性心不全の薬物治療

⑤ 経口強心薬

強心薬が必要な病態とは？

強心薬とは，その名のとおり「心臓が収縮する能力を強める薬物」である。したがって心拍出量を上げたいときに使用する薬物である。しかし，注意しなければならない点は，心拍出量が少ないから使用する薬ではない。

たとえば，急性冠症候群（ACS）により，急激に心拍出量が低下し主要臓器への血液の供給が著しく低下してしまった場合(**図1**)には，強心薬によって心筋特性を持ち上げて心拍出量を元に戻し，臓器障害を最小限にとどめる治療が必要となる。そして冠動脈形成術を行えば，心機能は元に戻る可能性が高く，強心薬も減量，そして中止することができる。

しかし，低心機能の慢性心不全の場合，その心機能はもともと悪く(**図2**)，長い年月の間に徐々に心拍出量も正常の半分くらいになってしまうことがある。その場合，主要臓器はその低心拍出状態に「慣れて」おり，先ほどのACSによる「急激な心拍出量の低下」とは異なり，その心臓の使い方が悪くなったことで急性増悪をきたす。心拍出量はもともと少なく，心拍出量が低下したために急性増悪をきたしたわけではなく強心薬の適応はない(**図2**)。もっとも，実臨床では強心薬を使用したほうが治療が早くすむ場面や腎機能を悪くしないで治療できるという理由により，強心薬を投与することもあるが，低心機能だから強心薬を投与するのではない。慢性心不全に対する強心薬の適応は，明確に定義することが難しい。それは，強心薬が適応となる病態，すなわち「低心拍出量症候群 low cardiac output syndrome（LOS）」を定義することが難しいからである。

経口強心薬の開発

歴史的には，まず強心薬の注射薬（カテコラミン）が開発され，その後，経口強

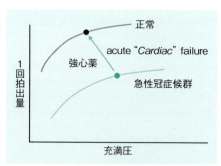

図1 ● 急性冠症候群の心機能低下と強心薬の効果

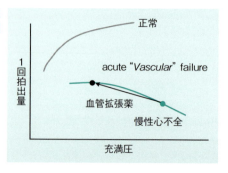

図2 ● 慢性心不全の急性増悪と血管拡張薬の効果

心薬が開発された。静脈内投与の強心薬は，先述したとおり，急性期のLOSによい適応があるが，注射薬であるが故に入院中しか使用できなかった。しかし，経口強心薬の登場によって，外来でも強心薬が使用できることになり，低心機能をともなう慢性心不全患者の治療におおきな期待が寄せられた。当然，経口強心薬の効果を検証すべく大規模臨床試験がいくつも施行されたが，多くの人々の期待を裏切って，その臨床効果は満足のいくものではなかった。

　たとえば1996年に公表されたPICO trial[1]では経口強心薬であるピモベンダンにより，運動耐容能は改善したものの，予後を悪化させる結果となった。その他に施行された試験においても同様の結果となり，強心薬の長期投与は，患者の予後を改善することはなく，場合によっては予後を悪化させてしまう可能性が指摘された。よって『急性・慢性心不全診療ガイドライン』[2]上も，経口強心薬の使用はできるかぎり短期間にし，早期に減量，できれば中止することが推奨されている。

　この経緯を経て「心臓を休ませてあげる治療が予後を改善する」ことがわかりβ遮断薬の予後改善効果が証明された。したがって一般的に強心薬の使い方として念頭に置くべきは，血行動態を維持するためにやむを得ないときに使用し，可能なかぎり減量して，休止する，ということである。同ガイドラインにおいては，経口強心薬は左室収縮能が低下した慢性心不全患者の「生活の質（QOL）の改善，経静脈的強心薬からの離脱を目的とした短期投与」が推奨クラスⅡA（エビデンスレベルB），Minds推奨クラスC1（エビデンスレベルⅡ）である。つまり予後の改善ではなく症状を取り除くための治療であると位置づけられている。

強心薬の種類と作用機序

カテコラミン製剤：ドブタミン，ドパミン，デノパミン，ドカルパミン

カテコラミンは心筋細胞のβ_1受容体に結合し，アデニル酸シクラーゼによりアデノシン三リン酸（ATP）がサイクリックAMP（cAMP）に変化し，cAMPの作用によって，筋小胞体内のカルシウムイオン（Ca^{2+}）が放出されて，アクチン-ミオシンのスライディング（滑り込み）により心筋細胞を収縮させる（図3A）。強心薬としてよく使用されるカテコラミン製剤は，ドブタミンとドパミンがある。ともに点滴用製剤であり静脈内投与によりすみやかに効果を発揮する。

　その後，ドパミンの誘導体であるデノパミン（カルグート®），ドカルパミン（タナドーパ®）といった経口薬も開発されたが，後述するピモベンダンと比較して，心室不整脈の出現頻度が高く，現在ほとんど臨床では使用されていない。

ジギタリス

ジギタリスはもともと薬草から抽出された薬物であり，その使用の歴史は長い。18世紀の記録に，心不全患者の浮腫を改善したとされている。β遮断薬が心不全治療薬として認められる以前の1990年代は，心不全治療といえば「ジギ・ラシ・エース」といって，ジギタリス，ラシックス，アンジオテンシン変換酵素（ACE）阻害薬という時代であった。ジギタリスは強心配糖体とよばれ，作用機序は，細胞膜にあるナトリウムイオン（Na^+）とカリウムイオン（K^+）の交換を抑制することで，細胞内のNa^+濃度が上

7 慢性心不全の薬物治療

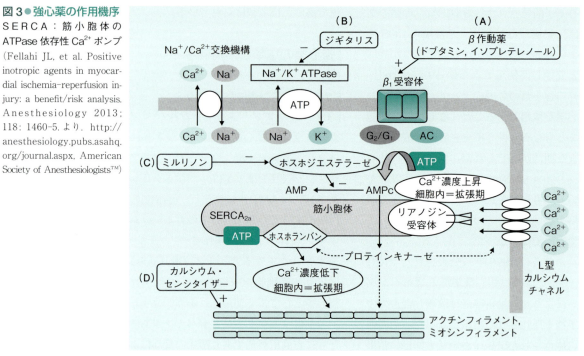

図3●強心薬の作用機序
SERCA：筋小胞体のATPase依存性Ca²⁺ポンプ
(Fellahi JL, et al. Positive inotropic agents in myocardial ischemia-reperfusion injury: a benefit/risk analysis. Anesthesiology 2013; 118: 1460-5. より. http://anesthesiology.pubs.asahq.org/journal.aspx, American Society of Anesthesiologists™)

昇する．すると，Na⁺とCa²⁺を交換する速度が落ち，細胞内のCa²⁺濃度が上昇する．これがきっかけとなり細胞内の筋小胞体からCa²⁺が放出され，あとはカテコラミンと同様にアクチン-ミオシンのスライディングにより，強心作用が発揮される(**図3B**)．

ジギタリスは，迷走神経や房室結節へ作用して心拍数を減少させる効果を有する．そのため低心機能の頻脈性心房細動患者に投与して，脈拍数をコントロールするのに使用することが多い．臨床上，ジギタリスの強心作用はほかの薬物と比較するとあまり強くはなく，この徐脈化効果が主たる作用として使用されている．

ジギタリスの臨床効果については DIG試験[*1]が施行されおり，ジギタリスは同調律の慢性心不全患者に対し，プラセボと比較して，うっ血性心不全による入院を減少させることができた．しかし，その予後に関しては改善効果が認められなかった，と報告されている[3]．このジギタリスのよい効果は，強心作用によるものではなく，徐脈化効果によるものであると考えられており，その意味では，まだβ遮断薬が普及していなかった1996年頃とは違い，今はβ遮断薬にその座を取って代わられた．現在，ジギタリスが臨床的に使用される場面は，前述のガイドラインにも記載があるように，低心機能患者の頻脈性心房細動に対する脈拍数のコントロールが主である．

ジギタリスは血中濃度において治療域が大変狭く，高濃度になりすぎると有名な「ジギタリス中毒」として，悪心などの消化器症状や高カリウム血症，伝導障害などが出現する．心電図の変化としてテント状T波は有名である．この副作用の出現頻度が高いため，高用量では使用しにくい薬物である．ジギタリスの血中濃度についても報告がなされており，0.5〜0.8 ng/mLが臨床的に効果的な領域であ

[*1] **DIG試験**：Digitalis Investigation Group trial

り，高濃度になると，患者の予後は悪化することも報告されている[4]。

ホスホジエステラーゼⅢ阻害薬：ミルリノン，オルプリノン

代表的なホスホジエステラーゼ（PDE）Ⅲ阻害薬は，ミルリノン，オルプリノンなどの注射薬である。ドブタミンを投与しても改善が芳しくない重症のLOSに，ドブタミンと併用して使用されることが多い。

その作用機序は，心筋細胞内のPDEⅢという，cAMPを代謝する酵素の活性を阻害することで，細胞内のcAMPがいつまでも高濃度の状態を保ち，Ca^{2+}の濃度が維持され強心作用が発揮されるというものである（図3C）。この薬物の特徴的な点は，カテコラミンと違って$β_1$受容体を介さない点と，末梢の細動脈を拡張させる効果を持つ点である。

$β_1$受容体を介さない強心薬であることで，カテコラミンと違ってβ遮断薬の導入に有効である。カテコラミンを使用している患者にβ遮断薬を使用すると，$β_1$受容体の奪い合いになり，カテコラミンの効果が低下してしまうが，その点，PDEⅢ阻害薬は，その効果がβ遮断薬によって低下することはない。

また，末梢の細動脈を拡張させることで心臓の後負荷を軽減する作用を持ち合わせ，心拍出量の増加に有効である。末梢血管抵抗は臓器の灌流圧の調整に重要な役割を果たすが，血液を押し出す力が低下してしまった重症心不全心にとって，後負荷の不適切な上昇は低心拍出をきたす原因となる（アフターロードミスマッチ）。重症心不全心の患者が心不全をきたしている場合，多くは，交感神経の亢進をともない，その心臓には過剰な後負荷がかかっている場合が多く，その際には後負荷を減じる必要がある。しかし，血管拡張薬によって，単に後負荷を落としてしまうと，主要臓器への灌流圧が下がって機能不全をきたす可能性がある。その点，PDEⅢ阻害薬は，後負荷を軽減する作用とともに強心作用によって心拍出量が増加する（図4）。したがって，特に右室不全など，ドブタミン投与によっても十分な心拍出量が得られない場合にはPDEⅢ阻害薬を併用するとよい効果が生まれることが多い。

カルシウム・センシタイザー：レボシメンダン，ピモベンダン

カルシウム・センシタイザー（Ca^{2+}感受性増強薬）は，心筋細胞内においてCa^{2+}への感受性を増強させることで心筋の収縮力を増強させる薬物である。Ca^{2+}濃度を増加させることで効果をもたらし，細胞内のCa^{2+}濃度の上昇を必要としないため心室不整脈など，これまでの強心薬に付いて回った有害事象を軽減する目的で開発された。注射薬のレボシメンダンがそれにあたる（図3D）。

しかし，当初の思惑は外れ，むしろPDEⅢ阻害薬よりも心室不整脈が多発し，その臨床効果についてもドブタミンを上回ることはできなかった[5]。そして開発は中止され，早々に姿を消した。

その他，カルシウム感受性増強効果を

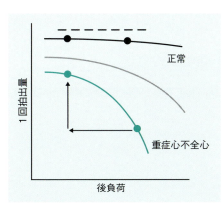

図4●PDEⅢ阻害薬による後負荷と1回拍出量の関係

重症心不全心の場合，後負荷を軽減することで，1回拍出量は増加する。

持つ薬物にピモベンダンがあげられる。ピモベンダンは，経口強心薬であり，カルシウム感受性増強作用とともにPDEⅢ阻害作用も併せ持つ「ハイブリッド強心薬」である。

前述のようにPICO trial[1]にて予後改善効果は認められなかったものの，近年ではよく処方されており，その背景には治療のゴールを予後よりQOLの改善に主眼を置く「高齢心不全」患者の増加がある。臨床的にはカテコラミン系の経口強心薬と違い，劇的な強心作用の発現はないが，じっくりと効いてくる印象がある。

経口強心薬の適応と薬物の選択

経口強心薬の適応は大きく2つあり，①短期的に強心作用が必要な場合で注射薬が使用できない症例，そして，②予後改善効果よりも日常生活動作 activities of daily living（ADL）の改善が優先される症例である。特に②に関しては，現在，高齢心不全患者が増加し経口強心薬が投与される場面が多いと考えられる。

薬物の選択としては，ピモベンダンが主流である。ジギタリスは高齢心不全では腎機能の低下を認めることが多く，血中濃度が高くなり，徐脈傾向になることや，思うほど陽性変力作用が得られないことが多い。また，カテコラミン製剤に関しては心室不整脈の出現頻度が高くなるため，現在はほとんど使用されていない。

使用上の注意点

経口強心薬をいったん開始したとしても，患者の状態，特に運動耐容能を評価して，減量や中止できる可能性がないか常に念頭に置く。また，ピモベンダンの有害事象の出現頻度はβ遮断薬を併用することで減少するとの報告があり[6]，できるかぎりβ遮断薬を併用することが望ましい。

（加藤 真帆人）

●文献

1) Lubsen J, Just H, Hjalmarsson AC, et al. Effect of pimobendan on exercise capacity in patients with heart failure: main results from the Pimobendan in Congestive Heart Failure (PICO) trial. Heart 1996; 76: 223-31.
2) 日本循環器学会/日本心不全学会合同ガイドライン. 急性・慢性心不全診療ガイドライン（2017年改訂版）（班長：筒井裕之）.《http://www.j-circ.or.jp/guideline/pdf/JCS2017_tsutsui_h.pdf》（2018年12月閲覧）.
3) Digitalis Investigation Group. The effect of digoxin on mortality and morbidity in patients with heart failure. N Engl J Med. 1997; 336: 525-33.
4) Rathore SS, Curtis JP, Wang Y, et al. Association of serum digoxin concentration and outcomes in patients with heart failure. JAMA 2003; 289: 871-8.
5) Mebazaa A1, Nieminen MS, Packer M, et al. Levosimendan vs dobutamine for patients with acute decompensated heart failure: the SURVIVE Randomized Trial. JAMA 2007; 297: 1883-91.
6) Kumar A, Choudhary G, Antonio C, et al. Carvedilol titration in patients with congestive heart failure receiving inotropic therapy. Am Heart J. 2001; 142: 512-5.

TOPICS

肺高血圧症患者の治療とケア

肺高血圧症の定義と分類

肺高血圧症 pulmonary hypertension（PH）は，「安静時に右心カテーテルで測定した平均肺動脈圧（mPAP）が 25 mmHg 以上」と定義される。さらに，肺高血圧症はその成因により，**表1**のように分類される。2群，3群の肺高血圧症についてはそれぞれ背景にある左心性心疾患，肺疾患の治療，ケアを中心に行うことになるため，本稿ではおもに1群の肺動脈性肺高血圧症 pulmonary arterial hypertension（PAH）と4群の慢性血栓塞栓性肺高血圧症 chronic thromboembolic pulmonary hypertension（CTEPH）の治療とケアについて述べる。

PAH と CTEPH の症状と診断

肺高血圧症の自覚症状としては労作時息切れが最も特徴的であり，肺高血圧症に至らない肺血管障害の段階でもみられる。易疲労感や胸痛，失神などもみられるほか，動悸や咳嗽，喀血などを認めることもある。右心不全をきたすと肝うっ血や，消化管浮腫にともなう腹部膨満感，早期の満腹感，食欲不振などの消化器症状，下腿浮腫を示すようになる。

　PAH は，肺動脈の内膜肥厚や中膜平滑筋の増殖により肺動脈内腔が狭小化した結果，肺動脈圧が上昇するもので，進

行すると右心不全をきたして死に至る難治性の疾患である。その原因は特発性/遺伝性のほか，膠原病性，先天性シャント性心疾患によるものなどがある（**表1**）。PAH の診断には「mPAP ≧ 25 mmHg」とともに，「肺動脈楔入圧（PCWP）≦ 15 mmHg」であることが必要である。

　CTEPH とは，器質化した血栓により肺動脈が慢性的に閉塞を起こし，肺高血圧症を合併したものである。その診断には PAH 同様「mPAP ≧ 25 mmHg かつ PCWP ≦ 15 mmHg」であるとともに，肺換気・血流シンチグラムで換気分布に異常のない区域性血流分布欠損を認めること，胸部造影 CT および/または肺動脈造影において慢性化した血栓の存在を示唆する所見を認めることが必要である。

PAH の治療

PAH の病態生理にかかわる重要な経路として，プロスタサイクリン（PGI$_2$）経路，エンドセリン経路，一酸化窒素（NO）経路が知られている。以下，それぞれの経路に作用する薬物について解説する。

PGI$_2$ 製剤

PGI$_2$ 製剤は経口薬だけでなく，持続静注・皮下注および吸入の薬物があることが大きな特徴である。

7
慢性心不全の薬物治療

表1●再改訂版肺高血圧症臨床分類（ニース分類［2013年]）

第1群　肺動脈性肺高血圧症（PAH）

1.1　特発性 PAH
1.2　遺伝性 PAH
　　　1.2.1　BMPR2
　　　1.2.2　ALK1, ENG, SMAD9, CAV1, KCNK3
　　　1.2.3　不明
1.3　薬物・毒物誘発性 PAH
1.4　各種疾患に伴う PAH
　　　1.4.1　結合組織病
　　　1.4.2　HIV 感染症
　　　1.4.3　門脈圧亢進症
　　　1.4.4　先天性心疾患
　　　1.4.5　住血吸虫症

第1′群　肺静脈閉塞性疾患（PVOD）および/または肺毛細血管腫症（PCH）

第1″群　新生児遷延性肺高血圧症（PPHN）

第2群　左心性心疾患に伴う肺高血圧症

2.1　左室収縮不全
2.2　左室拡張不全
2.3　弁膜疾患
2.4　先天性/後天性の左心流入路/流出路閉塞および先天性心筋症

第3群　肺疾患および/または低酸素血症に伴う肺高血圧症

3.1　慢性閉塞性肺疾患
3.2　間質性肺疾患
3.3　拘束性と閉塞性の混合障害を伴う他の肺疾患
3.4　睡眠呼吸障害
3.5　肺胞低換気障害
3.6　高所における慢性曝露
3.7　発育障害

第4群　慢性血栓塞栓性肺高血圧症（CTEPH）

第5群　詳細不明な多因子のメカニズムに伴う肺高血圧症

5.1　血液疾患：慢性溶血性貧血, 骨髄増殖性疾患, 脾摘出
5.2　全身性疾患：サルコイドーシス, 肺組織球増殖症, リンパ脈管筋腫症
5.3　代謝性疾患：糖原病, ゴーシェ病, 甲状腺疾患
5.4　その他：腫瘍塞栓, 線維性縦隔炎, 慢性腎不全, 区域性肺高血圧症

(Simonneau G, et al. Updated clinical classification of pulmonary hypertension. J Am Coll Cardiol. 2013; 62: D34-41. より)

◎経口薬

①ベラプロスト（ドルナー®, プロサイリン®）：経口の PGI_2 誘導体であり, 細胞内サイクリック AMP の増加により血管拡張作用とともに血小板凝集抑制作用, 平滑筋増殖抑制作用を有する。ベラプロストは半減期が短いため分3ないし分4の投与が必要であるが, 分2での投与が可能な徐放性製剤（ケアロード®LA, ベラサス®LA）もある。主たる副作用として頭痛, 顔面潮紅,

ほてりなどがある。

②セレキシパグ（ウプトラビ®）：経口投与可能なプロドラッグ型の PGI_2 受容体（IP 受容体）の選択的作動薬であり, 体内で加水分解されて活性代謝産物となって作用する。400 μg 分2 から開始し, 忍容性に問題がなければ7日以上の間隔をおいて1回量を 200 μg ずつ増量する。最大で 3,200 μg 分2 までの増量が可能である。

◎静注・皮下注製剤

①エポプロステノール（**図1左**）（フローラン®, エポプロステノール ACT®）：持続静注により投与する PGI_2 製剤である。強アルカリ性の製剤であるため, 必ず専用の溶解液で溶解し, 単独ルートで投与する。また, 容易に静脈炎を起こすので, 緊急時以外は中心静脈から投与する。開始用量は 1〜2 ng/kg/min であるが, 重症例では 0.25〜0.5 ng/kg/min とし, 必要に応じて強心薬を併用する。以後, 10〜15 ng/kg/min までは 1 日 0.5〜1 ng/kg/min ずつ増量する。在宅治療に移行する場合には, 携帯型精密輸液ポンプを使用して投与する。投与速度が 10〜15 ng/kg/min 以上となってからは, 週に1〜2回程度, 1回 1 ng/kg/min 程度の増量を続ける。最近では導入初期に急速に増量したほうが緩徐に増量するよりも血行動態改善効果が大きく, 予後も改善することが報告されており, 導入後3か月で 20 ng/kg/min, 6か月で 40〜45 ng/kg/min 程度まで増量するのがよいとされている。維持量についてはいまだに議論の余地があるが, 日本では mPAP をおおむね 40 mmHg 以下にすることが治療目標とされることが多く, これを達成するまでエポプ

132

TOPICS 肺高血圧症患者の治療とケア

図1●非経口プロスタノイド

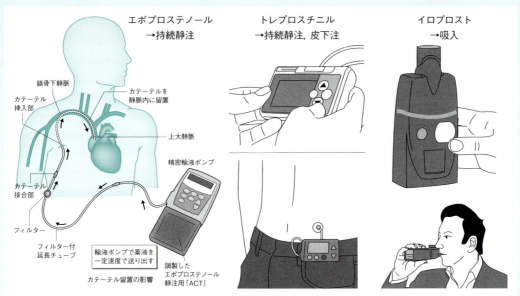

ロステノールの増量を続けるのがよいと考えられている。

②トレプロスチニル（**図1中央**）（トレプロスト®）：持続静注もしくは皮下注により投与するPGI₂製剤である。力価はエポプロステノールの50～80％程度と考えられており、エポプロステノールと同等の治療効果を得るためには1.3～2倍程度の投与量が必要と考えられている。増量法も前項のエポプロステノールの増量法をおおむね1.2～1.5倍にして考えればよい。トレプロスチニルはインスリン持続皮下注などにも使用される注射筒輸液ポンプを用いた持続皮下注が可能である。皮下注の場合には菌血症に至るケースはほとんどないため、感染リスクの高い患者にはよい適応と考えられる。一方で、穿刺部痛が必発であるため、疼痛対策が重要となる。同一の穿刺部位を長期（1週間以上）継続すると疼痛が軽減するとの報告もあり、疼痛の強い患者に対しては試みる価値があると思われる。

皮下注で使用する場合にはバイアルから2 mLのシリンジで薬液を採取し、注射筒輸液ポンプにセットする。トレプロスト®は常温で安定であるため、一度セットした薬液は最大連続3日間使用可能である。

トレプロスチニルを持続静注する場合の投与法はエポプロステノールに準じる。通常、溶解液として蒸留水もしくは生理食塩液を使用し、携帯型精密輸液ポンプを用いる。持続静注は48時間以内に投与を終了しなければならないので、薬液は毎日もしくは2日に1回の交換が必要である。

◎吸入薬

①イロプロスト（**図1右**）（ベンテイビス®）：吸入のPGI₂製剤であり、専用の吸入器を用いて1回2.5～5.0 μgを1日6～9回吸入する。ベンテイビス®はアンプル中に液体として入っており（10 μg/1 mL）、これをスポイトで吸引して専用吸入器の薬液槽にセットして吸入する。1回の吸入には通常4～

10分を要する。

エンドセリン受容体拮抗薬（ERA）

エンドセリンは強力な血管収縮作用を有する生理活性物質である。エンドセリンの受容体にはET_AとET_Bの2種類があるが，現在PAH治療薬として臨床応用されているERAにはET_AとET_Bの両者を阻害するボセンタン，マシテンタンと，ET_Aを選択的に阻害するアンブリセンタンがある。

①ボセンタン（トラクリア®）：ET_AとET_Bの両者を阻害する。最初の4週間は1回62.5 mgを1日2回投与し，忍容性に問題がなければ投与5週目から1回125 mgを1日2回投与する。約10％の患者で肝機能障害が発現するため，原則として投与開始3か月間は2週間に1回肝機能検査を行うことが必要である。GOT，GPTが基準値上限の3倍を超えた場合には，減量または投与を中止する。基準値上限の8倍以上となった場合には投与を再開してはならない。

②アンブリセンタン（ヴォリブリス®）：ET_Aを選択的に阻害する。ボセンタンよりも肝機能障害の発現頻度は低いが，浮腫の発現頻度が高い。1日1回5 mgから開始し，症状および忍容性に応じて1日10 mgまで増量する。

③マシテンタン（オプスミット®）：ET_AとET_Bの両者を阻害する。既存のERA（ボセンタン，アンブリセンタン）と比べ肝機能障害，浮腫いずれの発現頻度も低い。1日1回10 mgを投与する。

PDE5阻害薬およびsGC刺激薬

ホスホジエステラーゼ5（PDE5）阻害薬はサイクリックGMP（cGMP）の分解を阻害することにより血管拡張作用および血管平滑筋増殖抑制作用を有する。シルデナフィル（レバチオ®）とタダラフィル（アドシルカ®）がPAH治療薬として臨床応用されている。可溶性グアニル酸シクラーゼ（sGC）刺激薬（リオシグアト）は血管平滑筋細胞内でsGCを活性化し，cGMPを増加させ，血管平滑筋を弛緩させる。

①シルデナフィル（レバチオ®），タダラフィル（アドシルカ®）：シルデナフィルは1日60 mgを分3で投与する必要があるが，タダラフィルは1日40 mgを分1での投与でよい。PDE5阻害薬は硝酸薬あるいはNO供与薬（ニトログリセリン，亜硝酸アミル，硝酸イソソルビドなど）や心房性ナトリウム利尿ペプチド（ANP）との併用により降圧作用が増強し，過度に血圧を下降させることがあるので，これらの薬物との併用は禁忌である。副作用としては頭痛，顔面潮紅，ほてりなどがある。

②リオシグアト（アデムパス®）：リオシグアトはPAHのみならず，CTEPHに対しても開発が進められ，日本ではまずCTEPH治療薬として承認され，次いでPAHに対する適応拡大が承認された。アデムパス®は最高1回2.5 mgまでで1日3回内服するが，効果および副作用には個人差があるため，1回1.0 mgから開始し，2週間ごとに0.5 mgずつ量を増減する。原則として収縮期血圧が95 mmHg以上あれば増量可能であり，95 mmHg未満で低血圧症状をともなう場合には減量を考慮する。副作用としては頭痛，めまい，末梢性浮腫，低血圧，失神などがある。

なお，リオシグアトとPDE5阻害薬を併用すると低血圧イベントが増えることが報告されているため，両者の併用は禁忌である。

PAHの治療アルゴリズム

特発性/遺伝性肺動脈性肺高血圧症（IPAH/HPAH）[*1]の治療指針を図2に示す。他のPAHにおいても原則はこの治療指針に従うが，膠原病性PAHの場合には，まず免疫抑制療法の適応について考慮する必要があるし，未修復の先天性シャント性心疾患によるPAHの場合には初期併用療法の有用性は定まっていないなど，原因疾患によってはこの治療指針図をそのままあてはめることはできないことに注意が必要である。PAHは従来，難治性・致死的な疾患であったが，近年では積極的な併用療法により血行動態や予後を劇的に改善させることが明らかとなり，治療開始時から併用療法を行う初期併用療法が推奨されるようになった。『肺高血圧症治療ガイドライン』[1)]では図2のとおり，WHO機能分類Ⅳ度ならば静注PGI$_2$製剤を含む初期併用療法，WHO機能分類Ⅲ度ならば静注もしくは皮下注のPGI$_2$製剤を含む初期併用療法を推奨している。また，WHO機能分類Ⅱ度以下の症例であっても，経口薬およ

*1 **IPAH**: idiopathic pulmonary arterial hypertension/**HPAH**: heritable pulmonary arterial hypertension

図2●IPAH/HPAHの治療指針図

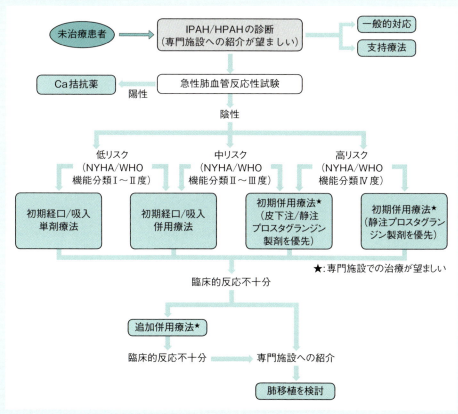

治療の選択にあたっては，予後決定因子として最も重要な平均肺動脈圧を常に考慮する。
〔日本循環器学会．肺高血圧症治療ガイドライン（2017年改訂版）（班長：福田恵一）．《http://www.j-circ.or.jp/guideline/pdf/JCS2017_fukuda_h.pdf》（2018年12月閲覧）．より〕

び吸入薬による初期併用療法が推奨されている。

一方で，一部には併用療法によっても治療に対する反応が不十分な症例もあるが，このような症例については年齢（肺高血圧症の場合には通常両肺移植が必要になるので55歳未満）などの条件を満たせば肺移植の適応を検討する。

CTEPHの治療

CTEPHの治療指針を図3に示す。抗凝固療法および必要な症例に対しては酸素療法を基本として，血栓が肺動脈本幹から肺葉・区域動脈に存在する場合（中枢型）には，まずは肺動脈血栓内膜摘除術の適応を検討する。主として区域動脈より末梢の，小動脈に血栓が存在する場合（末梢型）には，バルーン肺動脈形成術 balloon pulmonary angioplasty（BPA）および/または肺血管拡張薬（リオシグアト）の投与を検討する。血管拡張療法としては，リオシグアトがCTEPHに対して唯一保険適応を有する薬物である。BPAは近年日本で急速に普及している治療であり，以前は手術適応と考えられていたような，比較的中枢に血栓が多く存在する場合でも，最近はBPAが選択されることが増えてきている。ただし，BPAは侵襲的で，ときとして致死的な合併症を生じることもある治療であるため，その手技や肺高血圧症の管理に精通した専門施設で施行されるべきである。

肺高血圧患者のケア

治療薬やBPAなどの手技の飛躍的な進歩により，PAHやCTEPHの予後は著しく改善した。しかしながら，これらの疾患は本来，難治性・致死的であり，患者の状態に応じたケアを行うことが重要である。PAHやCTEPHは進行すると右心不全を呈するため，心負荷を増やさないようなケア・指導を行うことが重要である。前述のガイドライン[1]では，PAH患者に対するケアとして，避妊，

図3●CTEPHの治療アルゴリズム（推奨クラス，エビデンスレベル）

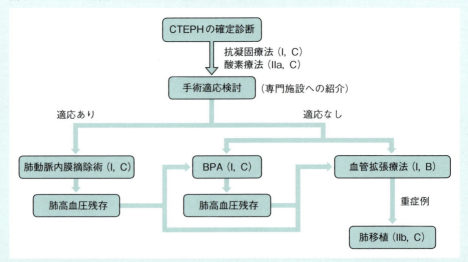

〔日本循環器学会．肺高血圧症治療ガイドライン（2017年改訂版）（班長：福田恵一）．《http://www.j-circ.or.jp/guideline/pdf/JCS2017_fukuda_h.pdf》（2018年12月閲覧）．より〕

インフルエンザおよび肺炎球菌感染症の予防接種，さらには社会的・心理的なサポートを推奨している。また，必要に応じて遺伝カウンセリング，服薬指導，旅行時の対応（飛行機搭乗中の酸素投与など）についても考慮する。PAHの患者に対してどこまでの身体活動が許容されるかについてはいまだに確立した見解は得られていないが，少なくとも重症例においては症状を増悪させるような過度な身体活動は避けるべきである。薬物療法により循環動態が安定している患者においては運動療法を考慮してもよいが，肺高血圧症治療やリハビリテーションの経験が豊富な施設において，バイタルサインの監視のもと，過度にならないよう慎重に実施するべきである。

持続静注・皮下注による治療を受けている患者に対しては，さらに特別な対応が必要である。エポプロステノール，トレプロスチニルを使用する際の注意点については前述したが，患者の心理面への配慮や緊急時の対応についても準備が必要である。ヒックマンカテーテルの刺入部やトレプロスチニル皮下注部の皮膚トラブルについては皮膚・排泄ケア認定看護師などを含めた専門チームでの対応が必要である。また，カテーテルの閉塞やポンプトラブルの際に迅速に対応できるような連絡体制を確立しておき，緊急連絡先や緊急時対応を依頼する医療機関に向けた対処法を記載した「緊急時連絡カード」を作成して，患者に常に携帯してもらうといったことも重要である。

（波多野 将）

● 文献
1) 日本循環器学会. 肺高血圧症治療ガイドライン（2017年改訂版）（班長：福田恵一）.《http://www.j-circ.or.jp/guideline/pdf/JCS2017_fukuda_h.pdf》（2018年12月閲覧）.

8 急性心不全の非薬物療法

急性心不全は急性非代償性心不全 acute decompensated heart failure（ADHF）ともよばれ，急速に心原性ショックや心肺停止に移行する可能性のある逼迫した状態である。そのため，その初期対応にあたっては，急性冠症候群と同様，あるいはそれ以上に時間軸を意識した評価と管理が重要である〔第6章『急性心不全の薬物治療』の図1（96ページ）を参照〕[1]。

急性心不全の治療の目標は，血行動態の改善と酸素化の維持，うっ血のコントロール，原因疾患に対する対処，多臓器障害の予防や改善，早期からの心保護であるが，これらの目標を達成するためには急性心不全の早期の認識と並んで迅速な病態の把握が必要である。強心薬，血管拡張薬，利尿薬といった薬物療法の早期開始と同様に，以下に述べる非薬物療法を適切な症例に適切なタイミングで導入することを躊躇してはいけない。

血行動態の改善，安定化

心原性ショックの定義：プレショックからの移行

急性心不全の診療において最も優先度が高いのは，血行動態が不安定な心原性

ショックの早期の認識と迅速な治療介入である。心原性ショックは，何らかの原因による心ポンプ機能の失調により，出血や脱水などにともなう循環血漿量の低下や前負荷不足がないにもかかわらず，収縮期血圧が90 mmHg未満，あるいは通常より30 mmHg以上の低下を認め，四肢冷感，チアノーゼ，乏尿，意識障害などの組織低灌流の徴候が認められる状態である。身体所見のみならず，血中乳酸値上昇（2.0 mmol/L，18 mg/dL以上）も参考になる[1]。来院時あるいは初期評価時には血行動態が維持できているにもかかわらず，その後急速に血行動態が悪化する症例は決してまれではない。

急性心筋梗塞後の心原性ショックのレジストリー研究[2]では，来院時すでにショック状態だった患者はわずか9％にすぎず，来院後の経過中にショックに陥った症例が90％を占めたと報告されており，連続的な血行動態のモニタリングが重要であると同時に，単に血圧や心拍数，呼吸数や酸素飽和度などのみを観察するのではなく，四肢の冷感，チアノーゼ，腹痛や吐き気などの消化器症状，あるいは全身倦怠感や不安感，不穏などといった患者本人を観察してはじめてわ

図1 ● 心原性ショックにおける病態の悪循環

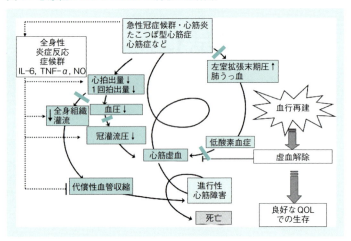

(Reynolds HR, et al. Cardiogenic shock: current concepts and improving outcomes. Circulation 2008; 117: 686-97. https://www.ahajournals.org/journal/circ より)

かるショックの症状や徴候，その程度の変化の観察がきわめて重要である。

ショックの悪循環，強心薬とその限界：door-to-support timeの概念

心原性ショックでは，時間経過とともに，その病態は単なる心拍出量の低下と血圧低下にとどまらず，全身の代謝性変化をきたして次第に不可逆性へと移行していく悪循環を形成しやすい(図1)[3]。すなわち，急性冠症候群（ACS）や慢性心不全の急性増悪などに代表される心機能障害によって，全身および心筋自体の組織灌流が低下，組織の代謝障害を生じる結果，アシドーシスを生じるとともに，フリーラジカルやサイトカインの産生を介して全身性炎症反応症候群 systemic inflammatory response syndrome（SIRS）とよばれる病態が惹起され，血管内皮傷害，血管透過性の増大，白血球凝集，微小循環障害などを生じて末梢循環不全がさらに悪化することになる。また，低心拍出による組織灌流圧低下の代償機転として全身の抵抗血管の収縮が生じ，左室の後負荷の増大と心仕事量の増大をまねくことになる。

また，冠動脈の灌流圧自体も低下し，しばしば併存する低酸素血症と相加的に心筋への酸素供給量は減少する。この冠灌流の悪化は前述の左室後負荷の増大と心仕事量の増大とあいまって，さらなる心機能障害を惹起することとなり，これらの病態が不可逆的に進行することになる。ひとたびこの状態に陥ると，肝臓や腎臓などの重要な臓器障害も併発し多臓器不全の状態となる。静注強心薬や血管収縮薬などの薬物治療ではこの悪循環を断ち切ることはできないばかりか，病態をさらに悪化させる可能性がある。血中乳酸値の上昇や代償性アシドーシスの進行はこれらの病態の進行を意味するものであり，すみやかな機械的補助循環を考慮すべきである。いたずらに静注強心薬や血管収縮薬を増量，追加していくよりは，すみやかな機械的補助循環の開始こそが予後の改善に重要であることを示す報告がある[4]。

ACSにおいて迅速な治療介入を目指すためにdoor-to-needle time（病院到着から血栓溶解療法開始までの時間）やdoor-to-balloon time〔病院到着から再灌流（PCIによる冠動脈閉塞の再開通）までの時間〕という概念があるが，心原性ショックの場合にはdoor-to-support time（病院到着から機械的補助循環開始までの時間），door-to-unload time（病院到着から心負荷軽減までの時間），shock-to-support time（心原性ショックの発症から機械的補助循環開始までの時間）という概念が重要である。

機械的補助循環装置

心原性ショックの病態を考えた場合，理想的な機械的補助循環装置に求められる

条件は，①十分な循環補助により全身循環を改善する，②心室の前負荷，後負荷を軽減し心筋を保護する，③冠血流を改善する，④肝・腎など多臓器機能を保護するという点である．**表1**に現在日本で急性期に臨床使用が認められている経皮的に挿入する機械的補助循環装置とその特徴，血行動態への影響を示す．より長期の循環補助に用いる体外設置型補助人工心臓と心臓移植適応例にのみ使用が保険償還されている植込み型左室補助人工心臓については他稿[*1]を参照されたい．

◎ 大動脈内バルーンポンプintra-aortic balloon pump（IABP）

IABPは最も簡便かつ迅速に挿入できることから，現在臨床の現場で最も広く用いられている補助循環装置の1つである．大動脈内に留置したバルーンを心周期に合わせて作動させることで圧補助による循環補助効果を発揮する．具体的には拡張期にバルーンが膨張することで大動脈拡張期圧は上昇し（diastolic augmentation），平均動脈圧の上昇，主要臓器への血流の増加と体循環の改善が期待

できる．特に心臓では大動脈拡張期圧の上昇によって冠灌流圧が上昇し，冠血流量の増加と心筋への酸素供給の増加が期待される．一方で収縮期直前にバルーンが収縮することで大動脈拡張末期圧は低下し，左室後負荷の減少（systolic unloading）と後負荷減少による左室拍出量の増加，左室仕事量の減少（すなわち左室心筋酸素消費量の減少）が期待できる．このようにIABPは基本的には圧補助による補助循環装置である．

IABPは虚血性心疾患にともなう心原性ショックや，心破裂，心室中隔穿孔，僧帽弁乳頭筋断裂などの機械的合併症を生じた場合に血行動態の改善，維持の目的で使用されることが多い．また，虚血性心疾患以外の心筋症や劇症型心筋炎などの難治性心不全でも，内科的治療にもかかわらず血行動態が不安定で低心拍出量症候群を呈した場合に有効なことがある[4]．さらに，カテーテル治療などの血行再建術の術前からの予防的な使用の有効性も報告されている[2]．

一方で，①中等度以上の大動脈弁閉鎖

*1 第12章『①補助人工心臓の適応と合併症』（229ページ）を参照．

表1●経皮的補助循環装置の特徴

	IABP	IMPELLA	VA-ECMO
補助法	圧補助	流量補助	流量補助
補助流量	0.3〜0.5 L/min	1〜5 L/min（IMPELLA 2.5, IMPELLA 5.0）	3〜7 L/min
補助血流の向き		順行性	逆行性
後負荷	↓	↓	↑↑↑
平均動脈圧	↑	↑↑	↑↑
全身灌流量	↑	↑↑	↑↑
左室拡張末期圧（LVEDP）	↓	↓↓	↑/↓
肺動脈圧楔入圧	↓	↓↓	↑/↓
左室前負荷	—	↓↓	↓
冠血流	↑	↑	—
心筋酸素消費量	↓	↓↓	↑/↓

（Atkinson TM, et al. A practical approach to mechanical circulatory support in patients undergoing percutaneous coronary intervention: An interventional perspective. JACC Cardiovasc Interv. 2016; 9: 871-83. より，一部改変）

不全や動静脈シャント，②胸腹部大動脈瘤や大動脈解離，③高度の両側性閉塞性動脈硬化症，④コントロール困難な敗血症，⑤コントロール困難な出血傾向などには禁忌とされている。大動脈のアテローム性硬化や石灰化がきわめて高度な症例でも，その適応は慎重に検討する必要がある。

IABPの合併症として頻度が高いのは，穿刺部の出血や血腫，動脈損傷，穿刺部末梢の阻血である。IABP挿入前には必ず両足背動脈触知部位にマーキングをするとともに，挿入後も脈拍の左右差や下肢の色調や温度差の出現がないか定期的に観察する必要がある。IABP挿入中は必ずしも抗凝固療法は必要ないと考えられているが，バルーン挿入部より末梢の血栓塞栓症のほかに腸間膜動脈や腎動脈，脾動脈の塞栓症の報告もある。また前脊椎動脈の虚血によると思われる対麻痺，バルーンカテーテルによる腎動脈の閉塞や解離による尿量低下，腸間膜動脈や脾動脈の閉塞なども報告がある。末梢循環不全の出現を評価する意味でも血中の乳酸値の定期的な測定が重要である。

バルーンの破裂も注意すべき合併症の1つである。多くは駆動装置からのガスリークで判断できるが，カテーテル内に血液の逆流がないかどうか定期的な観察が必要である。破裂が生じた場合にはただちにバルーンカテーテルを抜去する。そのほかに感染，血小板減少や溶血などの合併症が比較的多いことが報告されており，挿入の長期化にともなって合併症が増加することが報告されている。

IABPからの離脱基準は施設ごとに違いはあるものの，当初の血行動態の異常や症状などが改善したことを確認してから行うことが重要である。離脱の進め方には，IABPのサポートの比率を1：1から2：1，4：1と徐々に減じていく方法と，バルーンカテーテルの膨張容積を10％ずつ徐々に減じていく方法がある。一般的には前者を採用している施設が多いが，バルーンの膨張容積を徐々に減じる方法のほうがより生理的であり血行動態への悪影響が小さかったという報告もあり[5]，前者での離脱が困難な場合や，高度の心機能低下が残存している場合には考慮してよいと思われる。

IABPは容易に導入できる補助循環装置であるが，その最大の弱点は圧補助による循環補助であり，補助効果が自己の心機能に依存しているという点である。したがって不整脈発生時や著明な頻拍，あるいは心停止の際には十分な補助効果を発揮できない。さらにIABPは短期間の使用を念頭においたものであり，長期間の使用は合併症や患者の安静度を制限する観点からも困難である。IABPによっても十分な循環が得られない場合や，離脱が困難な状況になった場合には，後述の経皮的心肺補助装置（PCPS）や循環補助用心内留置型ポンプカテーテル，あるいは補助人工心臓の適応を検討すべきであるが，それらの補助循環導入にあたっては離脱の可能性やその後のさらなる治療方針を検討したうえで適応を検討することが重要である。

2012年，心原性ショックをともなう心筋梗塞症例においてIABPは内科的治療と比較して30日後の予後を改善しなかったという報告[6]がなされたが，この研究では患者の群分けやIABP挿入のタイミングなどの問題点も指摘されており，血行再建前から挿入された場合には有効である可能性もあり[7]，今後のさらなる検討の積み重ねが必要である。

◎ 経皮的心肺補助装置 percutaneous cardio-pulmonary support（PCPS）

PCPS は，海外では veno-arterial extracorporeal membrane oxygenation （VA-ECMO）とよばれる補助循環装置であり，流量補助によって全身循環を維持するものである。その特徴として，①遠心ポンプと膜型人工肺を用いた人工心肺装置であり，循環補助のみでなく強力な呼吸補助を同時に行うことができる。②基本的には大腿静脈や頸静脈，鎖骨下静脈などの末梢血管から脱血カニューレを挿入し，大腿動脈などの末梢血管に挿入したカニューレから逆行性に送血を行う。院内や院外での心停止症例に対する蘇生を目的とした使用も広く行われている。

PCPS の管理で重要なことは，まず十分な全身の組織灌流を維持することである。PCPS は理論的には 3〜7 L/min の血流補助が可能であるが，補助血流量は脱血・送血カニューレの位置やサイズ，遠心ポンプの回転数，前負荷，後負荷に依存することから，カニューレの位置の適正化，カニューレサイズの変更やカニューレの追加，適正な体液量・血圧の管理が求められる。補助流量が十分かどうかの指標として血圧などに加えて混合静脈血酸素飽和度や血中乳酸値などが参考となる。

PCPS の問題点として，大腿動脈からの逆行性の送血となることから左室の後負荷を増大させることとなり，心仕事量を増大させ心室の収縮能の改善の障害となりやすいことがあげられる。自己心の拍出量がきわめて少ない場合には大動脈弁逆流や左室内血栓，肺うっ血などをきたしやすい。逆に自己心の拍出量がある程度保たれている場合には，自己肺で換気された血液が心臓や脳を灌流することから，自己肺の酸素化の程度がきわめて重要になる。したがって PCPS 挿入中は可能なかぎり右橈骨動脈の動脈血の酸素飽和度をモニタリングして適正化する必要がある。左室内圧の上昇と肺うっ血がコントロールできない場合には，左室ベントや後述の循環補助用心内留置ポンプカテーテルの挿入の検討が必要となることもまれではない。

PCPS の合併症では，送脱血カニューレ挿入部の血管系合併症，神経系合併症が最も多い。特に出血については局所の腫脹といった所見のほかに後腹膜出血への注意も必要であり，外科的介入が必要な場合もある。また下肢の阻血が生じた場合には PCPS 回路の送血側の分枝を接続して下肢への送血ラインを確保することも重要である。ほかに溶血や脳卒中，感染などの合併症への注意も必要である。回路内の血栓形成やポンプの異常音の有無，人工肺の換気や血漿リークなどの頻回な監視が重要である。

◎ 循環補助用心内留置型 ポンプカテーテル（IMPELLA）

現在日本では，補助流量の違いにより左心補助用の 2.5，5.0 の 2 機種が軸流式の経皮的左室補助循環デバイスとして承認されている。IABP が圧補助であるのに対して，IMPELLA は流量補助による全身臓器・組織の灌流が可能であること，PCPS が左室の後負荷を増大させるのに対して，IMPELLA は左室内の適切な部位に留置することで，左室から脱血し上行大動脈に送血する生理的な循環補助を可能とし，左室の減負荷，心保護や心機能の改善が期待できる点が相違点である。2.5，5.0 ともにそれぞれのカテーテルのサイズによって挿入部位や挿入方法は制

表2● 急性心不全に対する NPPV の適応・禁忌・気管挿管への移行基準

NPPV の一般的適応条件
①意識があり，協力的である
②気道が確保できている
③喀痰の排出ができる
④顔面の外傷がない
⑤マスクをつけることが可能

NPPV 禁忌事項
①ドレナージされていない気胸がある
②嘔吐，腸管の閉塞，活動性消化管出血がある
③大量の気道分泌物がある
④誤嚥の危険性が高い

NPPV から気管挿管への移行基準
①患者の病態が悪化
②動脈血ガス分圧が改善しない，または悪化
③気胸，痰の滞留，鼻梁のびらんなどのあらたな症状，または合併症の出現
④症状が軽減しない
⑤意識レベルの悪化

〔日本循環器学会/日本心不全学会合同ガイドライン. 急性・慢性心不全診療ガイドライン（2017年改訂版）（班長：筒井裕之）.《http://www.j-circ.or.jp/guideline/pdf/JCS2017_tsutsui_h.pdf》（2018年12月閲覧）. より〕

約を受け，2.5は大腿動脈からシースによる挿入が可能である一方で，5.0はカットダウンにより人工血管を介して挿入する必要がある。症例によっては大腿動脈ではなく鎖骨下動脈や大動脈への直接の挿入が行われることもある。

IMPELLA の適応については「IMPELLA 適正使用指針」[8]が公表されており，「心原性ショック例のうち，あらゆる内科的治療抵抗性の急性左心不全を主体とする循環不全が遷延する症例であって，従来のIABP または PCPS による補助循環のみでは救命困難が想定される病態にあるもの」とされている。一方で，前述した心原性ショックの不可逆的な臓器障害へと向かう悪循環を断ち切るために，可能なかぎり早期の循環補助の開始が重要である。実際に，急性心筋梗塞にともなう心原性ショック症例における検討では，冠動脈の血行再建よりも IMPELLA

による循環補助を優先することの優位性が報告されており，より早期の循環補助開始がよりよい予後と関連していることを示している[4]。この報告では投与する静注強心薬の種類が多いほど IMPELLA 導入後の予後が不良であるともしており，ショックの病態を迅速かつ正確に把握したうえで，IMPELLA の適応と考えられる症例を早期に同定した場合には，すみやかに循環補助を開始することが治療の成功のためには重要である。また，最近 PCPS と IMPELLA の併用により PCPS 単独の使用と比較して予後が改善する可能性についての報告がされており[9]，今後の心原性ショックに対する新たな管理法として注目されている。

IMPELLA のおもな合併症には，他の補助循環装置と同様の出血，大動脈損傷，下肢阻血，脳血管障害などに加えて，溶血，大動脈弁閉鎖不全，カテーテル留置位置のずれによる心不全増悪，僧帽弁腱索断裂による僧帽弁閉鎖不全，心タンポナーデなどがあげられる。これらの合併症の可能性を十分に認識したうえでの適正な管理が求められる。また，IMPELLA はあくまでも一時的な補助循環装置であることから，十分な循環が得られない場合，離脱が困難な場合，重篤な合併症のために治療継続が困難な場合には，体外設置型もしくは植込み型 VAD（補助人工心臓）への移行を躊躇すべきではない。

酸素化の維持

急性心不全患者では経皮的動脈血酸素飽和度（SpO_2）＜90％または PaO_2＜60 mmHg の場合には酸素投与が推奨され，PaO_2 80 mmHg（SpO_2 95％）を目

指す[1]。鼻カニューレやフェイスマスクに加えて，最近ではネーザルハイフロー療法も広く用いられている。効果が不十分な場合には，すみやかに非侵襲的陽圧換気 noninvasive positive pressure ventilation（NPPV）を考慮する。NPPVは気管挿管率の低下，ICU滞在日数の減少や院内死亡率低下といった効果が報告されているが，それでも治療抵抗性の場合には，すみやかに気管挿管下での人工呼吸管理を行うべきである。NPPVの適応と禁忌，気管挿管への移行基準を**表2**[1]に示す。

うっ血のコントロール

急性心不全患者のうっ血に対して，薬物療法にて利尿が得られない場合には急性血液浄化療法が考慮される。体外限外濾過法 extracorporeal ultrafiltration method（ECUM），持続的静脈静脈血液濾過 continuous veno-venous hemofiltration（CVVH），持続的血液濾過透析 continuous hemodiafiltration（CHDF）などが行われることが多いが，薬物療法と比較した場合に，体液量減少，腎機能保護，長期予後の改善効果などについてのエビデンスは確立されていない[1]。血液浄化療法用のカテーテルを挿入する際の出血性合併症や治療中の血圧低下，長期のカテーテル留置にともなう感染症などへの注意が必要である。

（肥後 太基）

● 文献

1) 日本循環器学会/日本心不全学会合同ガイドライン. 急性・慢性心不全診療ガイドライン（2017年改訂版）（班長：筒井裕之）.《http://www.j-circ.or.jp/guideline/pdf/JCS2017_tsutsui_h.pdf》（2018年12月閲覧）.

2) Webb JG, Sleeper LA, Buller CE, et al. Implications of the timing of onset of cardiogenic shock after acute myocardial infarction: A report from the SHOCK Trial registry. J Am Coll Cardiol. 2000; 36: 1084-90.

3) Reynolds HR, Hochman JS. Cardiogenic shock: current concepts and improving outcomes. Circulation 2008; 117: 686-97.

4) Basir MB, Schreiber TL, Grines CL, et al. Effect of early initiation of mechanical circulatory support on survival in cardiogenic shock. Am J Cardiol. 2017; 119: 845-51.

5) Onorati F, Santini F, Amoncelli E, et al. How should I wean my next intra-aortic balloon pump? Differences between progressive volume weaning and rate weaning. J Thorac Cardiovasc Surg. 2013; 145: 1214-21.

6) Thiele H, Zeymer U, Neumann FJ, et al. Intraaortic balloon support for myocardial infarction with cardiogenic shock. N Engl J Med. 2012; 367: 1287-96.

7) Perera D, Stables R, Clayton T, et al. Long-term mortality data from the balloon pump-assisted coronary intervention study (BCIS-1). Circulation 2013; 127: 207-12.

8) 補助人工心臓治療関連学会協議会 インペラ部会. IMPELLA適正使用指針.《https://j-pvad.jp/guidance/》（2018年12月閲覧）.

9) Rao P, Khalpey Z, Smith R, et al. Venoarterial extracorporeal membrane oxygenation for cardiogenic shock and cardiac arrest. Circ Heart Fail. 2018; 11: e004905.

9 慢性心不全の非薬物療法

① 心臓再同期療法（CRT）・植込み型除細動器（ICD）

慢性心不全における心臓同期不全の理解

心臓の心筋収縮リズムは刺激伝導系が管理している。刺激伝導系は，洞結節⇒房室結節⇒His（ヒス）束⇒左脚，右脚⇒Purkinje（プルキンエ）線維で構成される。右房にある洞結節は，ペースメーカとして機能し心拍数をコントロールする。洞結節から起こった電気刺激が左右の心房を興奮させ心房が収縮し，その刺激は房室結節に伝導する。房室結節では刺激伝導速度がいったん遅くなり，その後His束に興奮を伝え，続いて左脚，右脚に分枝し，心室内のPurkinje線維に伝わり，心室を興奮させる。左室が収縮すると血液が大動脈を経由して全身へ送り出され，脈として認識される。

慢性心不全患者に合併する刺激伝導系の心室内伝導障害（His束以下の障害，心電図ではQRS幅の延長），特に左脚ブロックは，心室筋の収縮のずれ，非同期により，心室興奮効率が悪くなり，心拍出量の減少，僧帽弁逆流，心室リモデリングなどが生じる。このような状態を心臓同期不全といい，心不全の重症化や再入院など，予後を悪化させる因子である（図1）。中等度から重症の左心不全の20～30％に左脚ブロックが合併すると報告されており[1]，新たに出現した心電図変化は心臓同期不全の合併を検討する。

心臓再同期療法 cardiac resynchronization therapy（CRT）

CRTは心臓同期不全を改善する治療法で，心臓植込みデバイスを用いる。リードを右室と冠静脈洞経由で左室に挿入し，両心室を同時にペーシングさせることにより，心室の収縮タイミングをコントロールし，同期不全を改善させる治療である（図2）。急性効果として，収縮期血圧上昇，心拍出量増加，僧帽弁逆流減少，肺動脈楔入圧低下などを認めることが多く，慢性効果として，左室逆リモデリング[*1]や予後改善効果も報告されている。

*1 左室が何らかの原因で肥大したり，駆出率が低下することを心室リモデリングといい，それらが改善することを逆リモデリングという。

図1●心臓同期不全

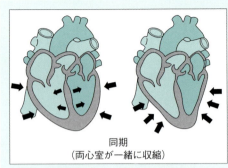
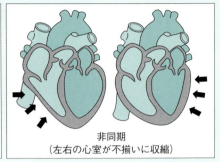

同期
（両心室が一緒に収縮）

非同期
（左右の心室が不揃いに収縮）

図2●CRT-D植込み後胸部X線写真

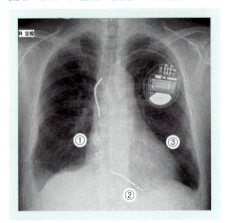

①心房リード，②右心室リード，③左心室リード
（冠静脈洞経由）

しかし，CRTはすべての患者に奏効するわけではなく，無効例（non-responder）が38～52％の頻度で存在することが知られている[2,3]。術前にその予測は困難であるが，適応を慎重に見きわめなければならない。

CRTの管理では，デバイスの自動調整機能，心エコーや運動負荷などを用いたペーシングタイミングの最適化に加え，CRTは両心室を高頻度で適正にペーシングできなければ，その効果が発揮されないため，ペーシング率を高める調整を行う。

洞調律の場合，心房に同期して生理的ペーシングができるように設定する。心房細動の場合は，できるだけ自己心室興奮を抑えて，ペーシング率を高めるように，β遮断薬などの投薬調整や心房細動や房室結節アブレーションなどを施行する。

加えて，投薬内容の最適化，セルフケア教育，運動療法などの介入はいうまでもなく，CRT有効症例（responder）を少しでも増やす努力が肝要である。

CRTは，心臓再同期療法のみを行うCRT-P（pacemaker）と心室頻拍，心室細動などの致死性心室不整脈を合併している場合や将来不整脈合併の危険性が高い場合に使用する除細動機能を追加したCRT-D（defibrillator）の2種類に分類される。CRT-Dは，CRTと植込み型除細動器（ICD）の適応がある患者に選択されるが，CRT-Pはペースメーカとほぼ同じ大きさであるのに対して，CRT-DはCRT-Pの3～5倍と大きく，その選択は予後改善への期待，機能のみならず，患者年齢，体格にも，配慮が必要である（図3）。

CRT適応の理解

CRTは，NYHA心機能分類Ⅲ～Ⅳ度，QRS幅≧120msの左脚ブロック，LVEF≦35％，洞調律の心不全患者が

❶心臓再同期療法（CRT）・植込み型除細動器（ICD）

よい適応で，これまで，多くの予後改善効果が明らかにされてきた。さらに，MADIT-CRT[4]では，NYHA Ⅰ〜Ⅱ度の軽度心不全患者に対する心不全リスク低減が示された。今回改訂された『急性・慢性心不全診療ガイドライン（2017年改訂版）』では，NYHA心機能分類を基軸として，LVEF，QRS幅，洞調律によって具体的なCRTの推奨が記載されている。NYHA Ⅰ度であっても，患者の状況により，より早期に治療介入を行うよう明記されている点が特徴的である（表1）。

ただし，よい適応でも，すべての心不全患者に有効でないこと，non-responderの存在を忘れてはならない。

高齢心不全患者に対するCRTの選択

超高齢社会を迎えている日本では，高齢心不全患者が増え続けている。CRT-Pの適応がある高齢心不全患者に，一次予防[*2]としてCRT-Dを用いるかについてのコンセンサスはない。除細動により，予後改善効果は期待できるものの，除細動時の衝撃は計り知れないものがある。認知症患者の場合，家族の希望が優先されることも多く，CRT-Dを選択するかは，慎重に検討すべきである。アドバンス・ケア・プランニングの考えをもとに，患者自身の意思を尊重できるような体制，事前指示の確認が，今後求められるであろう。特に，終末期と判断される状況での無意味な除細動治療は避けなければならない。

◎ 多点ペーシングシステム

近年，高いnon-responder率を改善させるために，多点ペーシングシステムが開発された（図4）。この方法は，左室2か所から同時にペーシングを行うことで

図3●CRT-PとCRT-D 大きさの違い

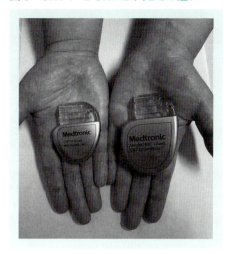

より多くの組織を捕捉することが可能となり，non-responderをresponderにするだけでなく，responder患者の左室心機能をより改善させる可能性が報告されている[5, 6]。ただし，多点でペーシングすればそれだけ電池寿命は短くなることが予想され，血行動態的メリットを相殺する可能性もある。すべての患者に多点ペーシングが必要なのか，効果の大きい症例の特徴など，まだ不明な点も多い。

致死性不整脈における心室頻拍の理解

心室頻拍（VT）は心室期外収縮が3発以上持続するもので，心拍数は100〜250回/min程度まで上昇する。心電図上，QRS幅が広く（0.12秒以上），房室解離があれば確定診断である。頻拍の持続時間が30秒以内の非持続型と30秒以上の持続型に分類する。心筋梗塞などの基礎疾患を有する場合と基礎疾患のない特発性（右室流出路起源，カテコラミン誘発性など）に大別され，その多くはリエントリー（頻拍回路が存在する）が機序と考えられる。VTが持続すると多形性

*2 心室頻拍が非持続性である，失神を認めるが心電図で不整脈が記録されていない，あるいは低心機能のために突然死・不整脈死のリスクが高い場合に適応。

表1●CRTの推奨とエビデンスレベル

	推奨クラス	エビデンスレベル	Minds推奨グレード	Mindsエビデンス分類
NYHA心機能分類Ⅲ/Ⅳ度				
以下のすべてを満たす患者 ①最適な薬物治療 ②LVEF≦35% ③左脚ブロック QRS幅120ミリ秒以上 ④洞調律	I	A	A	I
以下のすべてを満たす患者 ①最適な薬物治療 ②LVEF≦35% ③非左脚ブロック QRS幅150ミリ秒以上 ④洞調律	Ⅱa	B	B	Ⅱ
以下のすべてを満たす患者 ①最適な薬物治療 ②LVEF≦35% ③非左脚ブロック QRS幅120〜149ミリ秒 ④洞調律	Ⅱb	B	C1	Ⅲ
以下のすべてを満たす患者 ①最適な薬物治療 ②LVEF<50% ③ペースメーカあるいはICDの適応 ④高頻度に心室ペーシングに依存することが予想される場合	Ⅱa	B	B	Ⅱ
以下のすべてを満たす患者 ①最適な薬物治療 ②LVEF≦35% ③左脚ブロック QRS幅120ミリ秒以上もしくは非左脚ブロック QRS幅150ミリ秒以上 ④高頻度でペーシングが可能な心房細動	Ⅱa	B	B	Ⅱ
NYHA心機能分類Ⅱ度				
以下のすべてを満たす患者 ①最適な薬物治療 ②LVEF≦30% ③左脚ブロック QRS幅150ミリ秒以上 ④洞調律	I	B	B	Ⅱ
以下のすべてを満たす患者 ①最適な薬物治療 ②LVEF≦30% ③非左脚ブロック QRS幅150ミリ秒以上 ④洞調律	Ⅱa	B	B	Ⅱ
以下のすべてを満たす患者 ①最適な薬物治療 ②LVEF≦30% ③QRS幅120〜149ミリ秒 ④洞調律	Ⅱb	B	C1	Ⅲ
以下のすべてを満たす患者 ①最適な薬物治療 ②LVEF<50% ③ペースメーカあるいはICDの適応 ④高頻度に心室ペーシングに依存することが予想される場合	Ⅱa	B	B	Ⅱ
NYHA心機能分類Ⅰ度				
以下のすべてを満たす患者 ①最適な薬物治療 ②LVEF<50% ③ペースメーカあるいはICDの適応 ④高頻度に心室ペーシングに依存することが予想される場合	Ⅱb	B	B	Ⅱ
NYHA心機能分類Ⅰ〜Ⅳ度				
以下のいずれかを満たす患者 ①慢性疾患による身体機能制限 ②余命が1年以上期待できない例	Ⅲ	C	C2	Ⅵ

NYHA心機能分類Ⅲ/Ⅳ度とⅡ度では，推奨される対象患者（洞調律の場合）に以下のような相違点がある。
1）LVEFのカットオフ値：NYHA心機能分類Ⅲ/Ⅳ度ではLVEF≦35%に対し，Ⅱ度ではLVEF≦30%
2）QRS幅120〜149ミリ秒の場合：NYHA心機能分類Ⅲ/Ⅳ度では左脚ブロックはクラスⅠ，非左脚ブロックはクラスⅡbに対し，Ⅱ度では左脚ブロック，非左脚ブロックにかかわらずクラスⅡb

〔日本循環器学会/日本心不全学会合同ガイドライン．急性・慢性心不全診療ガイドライン（2017年改訂版）（班長：筒井裕之）．《http://www.j-circ.or.jp/guideline/pdf/JCS2017_tsutsui_h.pdf》（2018年12月閲覧）．より〕

VTから心室細動（VF）に移行し，突然死をきたす。重症心不全患者の突然死の80〜90%は致死性不整脈（持続性VT，VF）が原因であり，一次予防でのICDの予後改善効果が報告されている[7]。慢性心不全における死因の約40%が突然

死であり，その割合は重症の NYHA 心機能分類Ⅳ度（約 30 %）に対し，軽症から中等症の NYHA 心機能分類Ⅱ，Ⅲ度で 50〜60 % と非常に高いため，致死性不整脈の存在を評価し，予後改善のために ICD の適応を見きわめることも重要である。

植込み型除細動器 implantable cardioverter defibrillator（ICD）

ICD はペースメーカ機能に加え，VT，VF などの致死性心室不整脈に対する除細動機能を有している心臓植込みデバイスである。洞不全症候群や房室ブロックなどの徐脈性不整脈や心房細動などの上室頻拍を合併している場合は，心房リードと心室リードを用いる DDD 型，致死性心室不整脈に対する除細動治療のみであれば，VVI 型を選択する。

ICD による除細動治療は，致死性不整脈が出現すると，治療の必要性を評価して，致死性不整脈に応じて抗頻拍ペーシング antitachycardia pacing（ATP），カルディオバージョン cardioversion（CV），電気的除細動 defibrillation

図4 ● 多点ペーシングシステム

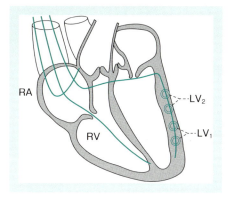

RA：右房，RV：右室，LV：左室
RV1 点，LV2 点の 3 点からペーシングが可能。

（DC）[*3] のいずれかで停止させる（図5）。

一方，2014 年から，致死性不整脈合併の高リスク例であるものの，ICD の適応とはならない期間（①急性心筋梗塞発症後 40 日未満，②冠血行再建術後 3 か月未満，③非虚血性心筋症による急性心不全に対する薬物治療導入後 3 か月未満）での着用型自動除細動器 wearable cardioverter defibrillator（WCD）が使用可能となった（図6）。加えて WCD は，ICD 植込みまでリスク管理の期間，二次

*3 **ATP**：VT が起こった場合に，頻拍周期よりも早い刺激を高頻度で加えて，停止させる。
CV：抗頻拍ペーシングで VT が停止しない場合には，安全なタイミング（心電図同期）で電気ショックによる停止を試みる。
DC：多形性 VT あるいは VF と診断した際に CV よりさらに強いエネルギーの電気ショックにて，VF を止める。

図5 ● 抗頻拍ペーシング（ATP）・電気的除細動（DC）

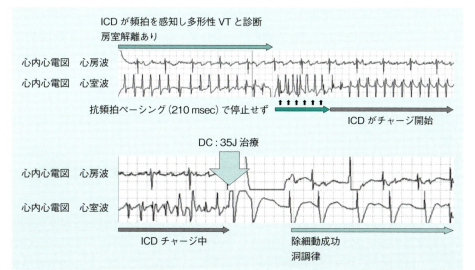

図6●着用型自動除細動器（WCD）

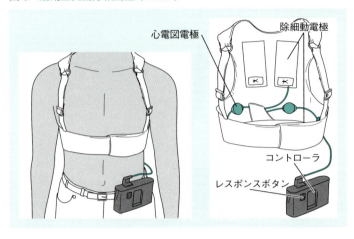

＊4 過去に心肺停止，持続性心室頻拍，心室細動の心電図が記録されているものに適応。

予防*4でも何らかの理由でICD植込みを待機しなければならない期間などのブリッジ治療も含めて推奨されているが，その使用期間は3か月に限られている。

さらに，2016年から静脈内リード留置を基本とする従来のICDとは異なる完全皮下植込み型除細動器 subcutaneous ICD（S-ICD）が登場し，リード感染リスクの高い糖尿病，透析患者や将来リード交換が必要となるような若年者，徐脈性不整脈によるペーシングの必要がない患者などに使用できるようになった。CRT-Dを含めると致死性不整脈合併心不全患者に選択できる除細動器はさまざまである。それぞれのデバイスの特徴を十分に理解して，患者により適切な器機を選択しなければならない。

ICD適応の理解

先述のガイドラインに記載されている心不全患者のICDによる突然死予防の適応を表2，3に示す。ClassⅢは絶対に植込みしてはいけないケースである。心不全に対する一次予防のICDは，冠動脈疾患または拡張型心筋症による慢性心不全で，十分な薬物治療を行っても心機能が改善せず，心不全症状があり，突然死の高リスク患者がよい適応である。

虚血性心筋症と非虚血性心筋症に対するICD治療の再考

心不全にともなう致死性不整脈からの蘇生例の70～80％で冠動脈疾患を合併し，2年間で10～20％と高い再発率が報告されている[8]。ICDが虚血性心不全にともなう致死性不整脈に有効なことは明らかで，特にLVEF≦35％の低心機能症例で，予後改善効果がより高いため，ICDのよい適応である。一方で拡張型心筋症などの非虚血性心筋症に対する突然死一次予防を検証したDANISH試験[9]では，DEFINITE試験[10]に比してより重症（NYHAⅡ～Ⅳ度，LVEF25％，CRT適応例を含む）で，心不全の至適治療が行われている患者群にICDを用いても，長期予後改善効果が示されなかったことから，その有効性はいまだはっきりしていない。

しかし，これまでの臨床試験[11]で，ICDは抗不整脈薬より予後改善効果が高く，拡張型心筋症でも冠動脈疾患例と同等の効果が期待されるためICDのよい適応ではあるが，より慎重な経過観察が必要となる。もちろん，ICDはVT/VFの発生そのものを予防できるわけではない。二次的要因（急性腎障害，高カリウム血症など）により発生した致死性不整脈は，原因対応による再発予防が最優先である。

ICDの不適切作動予防の重要性

心不全患者には心房細動（AF）がしばしば合併し，NYHA心機能分類の重症度が高くなるほどAFの合併率が高くなることが知られている。ICD患者にAF

❶心臓再同期療法（CRT）・植込み型除細動器（ICD）

表2●ICDによる突然死二次予防の推奨とエビデンスレベル

	推奨クラス	エビデンスレベル	Minds推奨グレード	Mindsエビデンス分類
以下の両方を満たす患者 ① 器質的心疾患に伴う心不全患者 ② 持続性心室頻拍，心室細動，心臓突然死からの蘇生例	I	A	A	I
以下のいずれかを満たす患者 ① 慢性疾患による身体機能制限 ② 余命が1年以上期待できない例	III	C	C2	VI

〔日本循環器学会/日本心不全学会合同ガイドライン．急性・慢性心不全診療ガイドライン（2017年改訂版）（班長：筒井裕之）.《http://www.j-circ.or.jp/guideline/pdf/JCS2017_tsutsui_h.pdf》(2018年12月閲覧).より〕

が出現すると，致死性不整脈と判断され，ショック治療をされることがあり，これを不適切作動という。不適切作動を経験した患者の予後が非作動患者に比し，ハザード比が1.6倍で有意に高いと報告されている[12]。その要因として不適切作動を経験すると2回目以降の発生率が高くなることから，ショック治療による心筋へのダメージによって左室機能が低下するためではないかと推測されている。以上から，ICDの不適切作動を回避する必要があり，不整脈検出時間を延長するなどの設定変更，アミオダロンのような薬物治療の追加，AFアブレーションなどの積極的な対応を考慮する。不適切作動による不必要な電気ショックは，予後不良のみならず，意識下に行われるために患者にとって苦痛であり，不安を与えてしまう。なかには抑うつ傾向となり，精神的サポートが必要となる患者もいる。

デバイス植込みに際しての注意点

以前に比べると，デバイス本体はかなり

表3●ICDおよびWCDによる突然死一次予防の推奨とエビデンスレベル

	推奨クラス	エビデンスレベル	Minds推奨グレード	Mindsエビデンス分類
ICDの使用 以下のすべてを満たす患者 ① 冠動脈疾患（心筋梗塞発症から40日以上経過）または非虚血性拡張型心筋症 ② 十分な薬物治療 ③ NYHA心機能分類II度以上の心不全症状 ④ LVEF≦35% ⑤ 非持続性心室頻拍	I	A	B	II
ICDの使用 以下のすべてを満たす患者 ① 冠動脈疾患（心筋梗塞発症から40日以上経過）または非虚血性拡張型心筋症 ② 十分な薬物治療 ③ NYHA心機能分類II度以上の心不全症状 ④ LVEF≦35%	IIa	B	B	II
ICDの使用 以下のいずれかを満たす患者 ① 慢性疾患による身体機能制限 ② 余命が1年以上期待できない例	III	C	C2	VI
WCDの使用（ICD適応判定・治療までの期間，急性心筋梗塞発症後40日未満，血行再建術後3ヵ月未満，心不全薬物治療導入後3ヵ月未満） 以下のすべてを満たす患者 ① 急性心筋梗塞例や低心機能に対し冠血行再建術を行った例，心不全に対して新規に薬剤導入を行った例 ② 突然死の高リスク例 ③ 経過中に心機能が変化する可能性がある例	IIa	C	B	III

〔日本循環器学会/日本心不全学会合同ガイドライン．急性・慢性心不全診療ガイドライン（2017年改訂版）（班長：筒井裕之）.《http://www.j-circ.or.jp/guideline/pdf/JCS2017_tsutsui_h.pdf》(2018年12月閲覧).より〕

小さくなったが，心不全患者は高齢者が多く，特に体の小さな患者では，植込む

153

表4● ICD，CRT-D 植込み後の自動車運転制限，観察期間

事例	観察期間
二次予防適応新規植込み	6 か月
一次予防適応新規植込み	7 日
ICD 作動後（ショック，抗頻拍ペーシングを含む）	3 か月
電池交換後	7 日
リードの追加，交換後	7 日

〔日本不整脈心電学会．ICD・CRT-D 植込み後の自動車の運転制限に関して．《http://new.jhrs.or.jp/public/pub-icd-crt/》(2019 年 1 月閲覧)．より〕

と皮膚の盛り上がりが目立つ。ICD/CRT-D はその大きさゆえ露出し感染を引き起こすことがあるため，皮膚の状態を確認し，植込み部を大胸筋下にするなどの工夫をする。デバイス感染は 1.6〜5.3％程度発生し，交換時に多いことが知られているが，感染が発生した場合，リード，本体とも全抜去しなければならず，その手技による致死的合併症も報告されている。予防が何より重要である。

ICD/CRT-D 植込み部位は除細動を重視して利き腕とは無関係に左鎖骨下領域とすることが一般的である。ICD 植込み手技はペースメーカのそれとほぼ同様だが，心室リードが太いため，より慎重に操作する。植込み後，通常は鎮静下で心室細動を誘発して適切に除細動が行われるかテストを行う。

CRT-D 植込み術は，デリバリーシースの進歩などもあり，1〜2 時間程度に短縮してきてはいるが，左室リード挿入，血管選択，ペーシング閾値不良などクリアしなければならないポイントも多く，重症心不全患者が対象であるため慎重でなければならない。

日常生活での注意点

ICD 植込み患者の社会復帰において，自動車運転ができるかは生活の質 quality of life（QOL）に大きく影響する。運転再開時期，一次予防，二次予防での違いやなど，正確に理解し，患者に説明する必要がある（**表4**）。

一方，外的な電磁波によりデバイスが何らかの影響を受けることで，不具合（オーバーセンシングによるペーシング停止など）が起こることを電磁干渉という。代表的な電磁波は MRI だが，条件を満たせば MRI を受けることができるデバイスも 2012 年より登場している。心不全患者では，セルフケアとしての体重管理は重要であるが，体脂肪測定可能な体重計は使用しないように指導する。

また，ICD/CRT-D は非常に高性能であり，致死性不整脈を検出してから約 7 秒前後で DC による除細動が行われる。若年者や心房細動などの不整脈患者で，疼痛刺激などにより頻脈になって誤作動による DC を引き起こす可能性もあり，歯科治療などの際には，十分な前処置や疼痛対策が望まれる。

（鈴木　誠）

●文献

1) Kalahasti V, Nambi V, Martin DO, et al. QRS duration and prediction of mortality in patients undergoing risk stratification for ventricular arrhythmias. Am J Cardiol. 2003; 92; 798-803.

2) Bax JJ, Abraham T, Barold SS, et al. Cardiac resynchronization therapy: Part 1—issues before device implantation. J Am Coll Cardiol. 2005; 46: 2153-67.

3) Bax JJ, Abraham T, Barold SS, et al. Cardiac resynchronization therapy: Part 2—issues during and after device implantation and unresolved questions. J Am Coll Cardiol. 2005; 46: 2168-82.

4) Moss AJ, Hall WJ, Cannom DS, et al. Cardiac-resynchronization therapy for the prevention of heart-failure events. N Engl J Med. 2009; 361: 1329-38.

5) Pappone, C, Ćalović Ž, Vicedomini G, et al. Improving cardiac resynchronization

therapy response with multipoint left ventricular pacing: Twelve-month follow-up study. Heart Rhythm. 2015; 12: 1250-8.

6) Zanon, F, Marcantoni L, Baracca E, et al. Optimization of left ventricular pacing site plus multipoint pacing improves remodeling and clinical response to cardiac resynchronization therapy at 1 year. Heart Rhythm. 2016; 13: 1644-51.

7) Moss AJ, Zareba W, Hall WJ, et al. Prophylactic implantation of a defibrillator in patients with myocardial infarction and reduced ejection fraction. Multicenter Automatic Defibrillator Implantation Trial II Investigators. N Engl J Med. 2002; 346: 877-83.

8) Connolly SJ, Hallstrom AP, Cappato R, et al. Meta-analysis of the implantable cardioverter defibrillator secondary prevention trials. AVID, CASH and CIDS studies. Antiarrhythmics vs Implantable Defibrillator study. Cardiac Arrest Study Hamburg. Canadian Implantable Defibril-lator Study. Eur Heart J. 2000; 21: 2071-8.

9) Kober L, Thune JJ, Nielsen JC, et al for the DANISH investigators. Defibrillator implantation in patients with nonischemic systolic heart failure. N Engl J Med. 2016; 375: 1221-30.

10) Kadish A, Dyer A, Daubert JP, et al. Prophylactic defibrillator implantation in patients with nonischemic dilated cardiomyopathy. N Engl J Med. 2004; 350: 2151-8.

11) Connolly SJ, Hallstrom AP, Cappato R, et al. Meta-analysis of the implantable cardioverter defibrillator secondary prevention trials. AVID, CASH and CIDS studies. Antiarrhythmics vs Implantable Defibrillator study. Cardiac Arrest Study Hamburg. Canadian Implantable Defibril-lator Study. Eur Heart J. 2000; 21: 2071-8.

12) van Rees JB, Borleffs CJ, de Bie MK, et al. Inappropriate implantable cardioverter-defibrillator shocks: incidence, predictors, and impact on mortality. J Am Coll Cardiol. 2011; 57: 556-62.

9
慢性心不全の非薬物療法

ONE POINT ADVICE
デバイス植込み心不全患者のケア

高齢化や生活習慣の欧米化による疾病構造の変化，植込み型心臓電気デバイス cardiac implantable electronic device（CIED）の多機能・高性能化，植込み適応の拡大，遠隔モニタリングシステムの導入，診療報酬の改定などにともない，CIED の植込み数は急増している。CIED 治療によって，心不全患者は症状の軽減や心機能・予後の改善が期待される。しかし，作動（除細動）の不安のみならず，心不全の疾病管理にともなう自己管理に加えて，運転制限や電磁干渉回避のための日常生活制限にも直面し，うつ状態などの心理社会的不適応が生じることが課題である。このような患者は，CIED の植込みに至る原疾患や治療経過，年齢，職業などの背景が実に多様であるため，必要とされるデバイス管理やケアは幅広く，専門性も非常に高い。

日本循環器学会による『ペースメーカ，ICD，CRT を受けた患者の社会復帰・就学・就労に関するガイドライン』[1]や，日本心臓リハビリテーション学会による『心不全の心臓リハビリテーション標準プログラム』[2]など，ケアの指針は急速に構築されつつある。さらに，日本不整脈心電学会では，患者教育も含めたその管理を専門とする臨床工学技士や看護師などを認定する「植込み型心臓デバイス認定士制度」[3]もはじまる。このように，専門的ケアを行える「心臓デバイス医療チーム」による包括的かつ継続的な支援

が必要である。チームメンバーは，循環器（不整脈・心不全）専門医，デバイス専門看護師，臨床工学技士，心臓リハビリテーション指導士，精神科医，臨床心理士などの院内専門職者だけでなく，デバイス業者，学校医や産業医，養護教諭や産業看護職，地域保健福祉専門職者を含めた構成が必要であり，各専門職者の役割とその連携・統合について議論されている[4]。

デバイス植込み心不全患者を支援する目的は，心機能に応じた生活調整に加えて，電磁干渉の回避や運転制限などの生活上の制約を，うまく患者の生活に組み入れ，患者なりの療養生活を再構築できることである。そのためには，デバイス植込み患者の療養経験に沿う支援[5]が必要である。本稿では，デバイス植込み心不全患者の療養経験の理解にもとづくケアのポイントについて概観する。

デバイス植込みをめぐる心不全患者の療養経験

植込み型除細動器 implantable cardioverter defibrillator（ICD）や CRT-D（除細動機能付き心臓再同期療法）などのデバイスを植込む心不全患者は，心不全症状による苦痛を体験し，薬物療法やアブレーションなどの治療を受けながら，心機能に合わせた活動・塩分・水分などの生活調整をしてきている。これらの治療が限界に達したり致死性不整脈が出現

したりして，デバイス治療の必要性を宣告される。ICD患者は，突然の致死性不整脈で生命危機を体験し，その危機を乗り越えた直後に安堵する間もなく決断を迫られる。日常生活上の制限があることを耳にはするも，熟考する間もなくデバイスを植込む状況がある。CRT-D患者は，薬物療法の限界を体感していることからCRTへの期待は大きい。しかし，不整脈の体感がない場合は，除細動機能への関心がまったくない場合もある。また，「器械」を「体に植込む」ことに対して，突然死や心不全悪化のリスクを認識していたとしても「器械を植込んでまで生きていたくはない」という患者の思いと，「生きていてほしい」という家族の思いが交錯している場合も少なくない[6]。

植込み後においては，突然死が回避できることや心機能が改善することで安心感を抱く反面，いつ作動するかという恐怖や植込み部の違和感，想像以上の生活制限などに対するいらだち，見通しがたたないことへの心理的な落ち込みを体験する[6]。時間の経過とともに，植込み部の身体的苦痛が軽減したり，治療効果による症状軽減を体感したりすることで一時的に心理状態も回復する[7]。しかし，患者・家族が，原疾患と不整脈との関係などの病態や，デバイス治療と薬物治療との関係について，きちんと理解することは難しく，「不確かさ」を抱えている[6]。ICDは致死性不整脈の根本的治療でなく，突然死を防ぐものであるという理解は乏しい。そのため，死に至る不整脈や心臓を抱えているままであることから「死ぬかもしれない不安や恐怖」は植込み後も消えることはない[6]。また，CRT-Dは「デバイスがあるから薬はいらない」と思う患者がいたり，モニター機能は体感できないために，カルディオバージョンや除細動治療や心機能の回復を体感しない患者，不整脈エピソードがないと，「デバイスはちゃんと働いているのか」，「薬だけでよかったのではないか」と「不満足感」を抱く患者もいる[6]。そのような困惑を抱えながら，日常生活行動や社会生活活動を拡大しようとするときに，安全に活動を拡大していくための判断が患者自身では難しく，自分なりの日常や社会生活を取り戻すことに難渋する。そのため，心理状態は再び悪化してしまい[7]，半数以上のデバイス植込み患者は不安や抑うつ状態に陥る[8]。

そして，「植込んでよかった」，「お守りだ」と思えるだけではなく，「器械に生かされているロボット」，「厄介なものでしかない」と思う[6]ことも残念ながらある。このような思いはどちらか一方のみを抱くのではなく，デバイスを植込んで生きていく生涯において，これらの相反する思いを両方抱えている。つまり，自分が満足する生活を再構築していくなかで，「デバイスを植込んで生きていること」に対峙し，デバイスの価値をさまざまに意味づけしながら適応しようとしている[6]。

デバイス植込み心不全患者へのケア

デバイス植込み心不全患者が，不安や抑うつ状態などの心理社会的不適応に陥らないためには，デバイスによるさまざまな制約を組み込みながら患者なりの生活をうまく拡大できることで，「植込んでよかった」とデバイスの価値を意味づけられることが必要である[9]。そのためのケアのポイントは，第一に，患者が安全に生活活動を拡大できるための自己管理

支援，第二に，植込みから最期のときまでの継続的な治療や生活調整における意思決定支援である。

安全に生活活動を拡大できるための自己管理支援

入院中から退院後における継続的な包括的リハビリテーション（運動療法，教育支援，保健福祉サービス調整支援）が必要である。『心不全の心臓リハビリテーション標準プログラム』[2)]では，「V. 特別な注意が必要な症例，2. CRT/ICD 植込み症例」として明記されている。

◎運動療法，教育支援

活動に関する患者の関心は，「不整脈が起きない，心不全が悪化しない，デバイスに影響を及ぼさないための安全な活動を，いつ，何からはじめて，どれくらいずつ増やし，どれくらいの活動量なら自分にとって安全なのか」である[10)]。

ICD 患者は，また起こるかもしれない致死性不整脈出現に関して，死への不安や不確かさ[6)]を常に感じるため，活動拡大に慎重になり過度の自制をすることも多い。CRT-D 患者は，治療効果が現れると喜びや期待が大きく，逆に過活動になることもある。

また，植込み部の身体的・心理的不快感，電池寿命やリード線の耐久性，合併症，電磁障害などの「器械である」ゆえの限界に関しては，自分の努力ではどうすることもできない不満足感は消えない[6)]。このような心理面があるなかで安心して生活を送るためには，「自分で確認・判断できること」が重要であり，活動による心負荷を体感できるセルフモニタリングができるように知識提供と運動療法が必要である[6, 10)]。さらに，単に禁止や制限を指示するのではなく，患者・家族とともに代替方法や対処方法を考えることが

大切である。

◎保健福祉サービス調整支援

デバイス植込み患者は，身体障害者（心臓機能障害）認定を受けることができる。CIED 手帳とともに，どのように申請し活用するかについて確認する必要がある。

電磁干渉回避や自動車運転の制限のために，仕事や趣味を制限/喪失されることも多く，移動手段を失われることもある。特に独居，高齢者のみの世帯，過疎地域においては，世帯全体の生活自体が困難となる場合も多い。そしてサポートを得ようとしても，デバイスに関する周囲の理解が乏しく，生活しづらさを体験している。心臓デバイス医療チームメンバーには，周囲の人々への知識提供や具体的な支援情報の提供，柔軟なサービス拡大への努力が求められている。

また，周囲とのつながり，社会的役割，生きがい，将来の見通しを喪失する患者は年齢にかかわらず多く，生きがい探しも大切な支援である。

継続的な意思決定支援

意思決定支援では，まず，「植込む」選択の意思決定を丁寧に支援することが重要である。単に「命を救うために」，「安心できるお守りだ」と説明するのではなく，患者と家族がおのおのに，デバイス治療の目的，デバイス治療を受けながら一生を送ることのメリットとデメリットをどのように理解して選択しようとしているかを具体的に確認し，患者・家族のゆらぐ思いに寄り添うことが必要である。

そして，植込み後，療養生活を再構築していく体験を通して，デバイスに対する理解や思いが変化する。前述のように，患者・家族にとって，病態や治療に関する理解が難しかったり，不満足感を抱く

ことは，医療者側の説明が足りないのでも，患者側の理解力が特別に低いのでもない。患者が，植込み後の自己管理行動1つ1つを意思決定（選択）しながら療養生活を再構築している過程で，症状の変化や生活状況に対峙しながら，患者が新たに認識し直したり，変化したりしているのである。したがって，デバイス外来では，「イメージしていた生活と今の生活を比べていかがですか？」，「今のあなたにとってのデバイスのメリットとデメリットをどのように感じておられますか？」など，患者の変化する認識に医療者が関心を寄せ，意図的に問いながらともに振り返ることが必要である。そして，それに合わせて，植込み後のさまざまな自己管理行動について意思決定（選択）ができるように，「いつ，何について」知識や情報を提供する必要があるかを考え，継続的にかかわる必要がある。

◎ 最期を迎えるとき

日本でICD治療が開始されて20年以上が経過し，患者が最期を迎えるケースが出てきている。患者は，植込み後の生活に慣れてくる頃には「心臓が止まりそうになったときに作動する。死ねないの？いつ器械の電源を切るの？」という疑問を抱いている。さらに，「意識がないとはいえ，バンバン鳴るのはみていられない。お願い，スイッチを切って」と悲痛な看取り体験をした家族も残念ながら少なくない。

日本より早期に導入された欧米でも，最期のときの意思決定に関する指針[11]が出されたのは，2010年である。そこでは，植込み時，植替え時，最期のときにおいて，「いつスイッチを切るか」を含めた説明と患者の意思確認が求められている。植込み基準や死生観が異なる日本においては，その疑問や希望を患者や家族は自ら発しにくいものである。基本的に，デバイスを植込まないといけないほどの重症かつ致死的な心不全患者であることを思えば，植込みの選択をするときに最期を迎えるときのことを話題にするのは早すぎることでないと筆者は考えている。たとえば，植込み後に行う心肺蘇生法や作動時の対処を説明するときなど，植込み後もなるべく早期から，「もしものときのことを考えることはありますか？」など，医療者が躊躇せずに話題にすることが重要である。

デバイス植込み心不全患者が，植込んでよかったとデバイスの価値を意味づけ，療養生活を再構築できることが重要である。そのためには，患者が，デバイス植込みによる制約を受け入れ，心不全の状態に応じた，かつ，患者が満足する生活へ向けて生活拡大できることが重要である。そこで，デバイス医療チームは，植込みの選択，療養継続，最期を迎えるまでの経過において意思決定支援，および，自分にとって安全だと確認・判断して生活拡大できるための，活動量を体感できる運動療法や教育支援，保健福祉サービス調整支援を含めた継続的な包括的リハビリテーションを中心とするケアの構築が課題である。

看護職には，心不全の症状管理やデバイス管理だけでなく，患者の療養生活とその関心事を把握し，それに応じた上述のケアをコーディネートする役割が求められている。

（齊藤 奈緒）

● 文献
1) 循環器病の診断と治療に関するガイドライン：ペースメーカ，ICD，CRTを受けた患

者の社会復帰・就学・就労に関するガイドライン（2013年改訂版）（班長：奥村 謙）.《http://www.j-circ.or.jp/guideline/pdf/JCS2013_okumura_h.pdf》（2018年7月閲覧）.

2) 日本心臓リハビリテーション学会心臓リハビリテーション標準プログラム策定部会. 心不全の心臓リハビリテーション標準プログラム（2017年版）.《http://www.jacr.jp/web/wp-content/uploads/2015/04/shinfuzen2017_2.pdf》（2018年7月閲覧）.

3) 植込み型心臓デバイス認定士制度. 日本不整脈心電学会.《http://new.jhrs.or.jp/recognition/device_ninteishi/》（2018年7月閲覧）.

4) 田村由美, 齊藤奈緒, 宮脇郁子. 社会復帰・就労支援した事例を通してIPWを評価する. In: 田村由美編著. 新しいチーム医療. 改訂版. 東京：看護の科学社, 2018: 139-51.

5) Redman BK. Advances in Learning Theory for Patient Education. In：Redman BK. Advances in Patient Education. New York: Springer, 2004: 17-37.

6) Saito N, Taru C, Miyawaki I. Illness experience: living with arrhythmia and im-

plantable cardioverter defibrillator. Kobe J Med Sci. 2012; 58 (3)：E72-81.

7) Saito N, Taru C, Miyawaki I. Time-dependent changes in psychosocial distress in Japanese patients with implantable cardioverter defibrillators. Kobe J Med Sci. 2016; 62 (4)：E99-106.

8) Bostwick JM, Sola CL. An updated review of implantable cardioverter/defibrillators, induced anxiety, and quality of life. Psychiatr Clin North Am. 2007; 30: 677-88.

9) 齊藤奈緒. 心臓デバイス植込み患者のケア. 看護技術 2014; 60: 16-20.

10) 齊藤奈緒, 多留ちえみ, 吉田明弘ほか. ICD植込み患者の療養生活上の関心に関する検討―日常生活活動の調整を中心とした教育的支援にむけて. 心臓リハ 2009; 14: 139-44.

11) Rachel L, David LH, George JN, et al. HRS expert consensus statement on the management of Cardiovascular Implantable Electronic Devices (CIEDs) in patients nearing end of life or requesting withdrawal of therapy. Heart Rhythm. 2010; 7: 1008-26.

9 慢性心不全の非薬物療法

2 在宅酸素療法（HOT）

在宅酸素療法 home oxygen therapy（HOT）とは，慢性呼吸不全患者に対し，これまでは入院していないとできなかった酸素吸入を自宅で行うことで，住み慣れた環境で療養し，趣味や生活習慣，社会活動を持続し，患者の生活の質 quality of life（QOL）を高めるための医療である[1]。

1985 年に保険適用となり，1994 年に肺高血圧症，2004 年に Cheyne-Stokes 呼吸をともなう中枢性睡眠時無呼吸 central sleep apnea with Cheyne-Stokes respiration（CSR-CSA）を合併している慢性心不全症例に対する HOT が保険診療として認可され，心不全診療に導入された。2017 年時点で，約 17 万人が利用している[2]。疾患別にみると，慢性閉塞性肺疾患 chronic obstructive pulmonary disease（COPD）が約 50 ％を占め，慢性心不全による CSR-CSA での HOT の利用は 3 ％程度となっている（図 1）[3]。

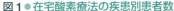
在宅酸素療法の適用基準

HOT の保険適用は以下の 5 つである[4]。
①高度慢性呼吸不全例
動脈血酸素分圧（PaO_2）55 mmHg 以下の者および PaO_2 60 mgHg 以下で睡眠時または運動負荷時に著しい低酸素血症

図1●在宅酸素療法の疾患別患者数

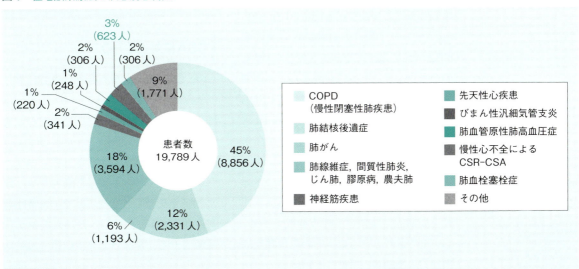

（日本呼吸器学会肺生理専門委員会．在宅呼吸ケア白書ワーキンググループ編集．在宅呼吸ケア白書 2010 要約．2010: 3．より，一部改変）

をきたす者であって，医師がHOTを必要であると認めたもの。

②肺高血圧症

保険適用上の記載はないが，肺高血圧症とは安静時における平均肺動脈圧が25 mmHg以上のものと定義される。

③慢性心不全

NYHA心機能分類Ⅲ度以上で，睡眠時のCSRが認められ，無呼吸低呼吸指数（AHI：1時間あたりの無呼吸数および低呼吸数をいう）が20回/min以上であることが，ポリソムノグラフィー上確認されたもの。

④チアノーゼ型先天性心疾患

Fallot四徴症，大血管転位症，三尖弁閉鎖症，総動脈幹症，単心室症などのチアノーゼ型先天性心疾患患者のうち，発作的に低酸素または無酸素状態になる患者。

⑤群発頭痛と診断されている患者のうち，群発期間中の患者であって，1日平均1回以上の頭痛発作を認めるもの。

本稿では，慢性心不全について述べる。

心不全に合併する睡眠時無呼吸

睡眠呼吸障害 sleep disordered breathing（SDB），特に閉塞型睡眠時無呼吸 obstructive sleep apnea（OSA）は多くの心血管疾患に高率に合併することが知られている。心不全患者におけるSDBの特徴は，OSAのみならずCSR-CSAを左室収縮低下の有無を問わず高率（50％前後）に合併することである[5]。

CSRとは，漸増，漸減パターンの過呼吸と呼吸そのものが停止する中枢性無呼吸を周期的に繰り返す呼吸様式である。心不全の進行とともに，その発現頻度は増加し，高齢者，男性，心房細動の症例に多くみられることも知られている[6]。

*1 詳細は第11章『④睡眠障害を合併する心不全患者の治療とケア』（214ページ）を参照。

心不全による慢性的な肺うっ血による過換気によって引き起こされる低二酸化炭素血症，中枢神経の二酸化炭素に対する感受性の亢進，心拍出量の低下にともない循環時間が遅くなることなどにより呼吸が不安定になり，わずかな二酸化炭素の上昇により過換気が誘発され，それにより引き起こされた二酸化炭素の低下によって呼吸が停止し，これが繰り返されることで周期性呼吸が出現すると考えられている。また，低酸素血症や覚醒反応による交感神経活性の亢進を介して，後負荷の増大や心筋虚血を誘発し，心機能をさらに悪化させる要因となりうる。

診断と検査

睡眠時無呼吸の診断に用いられる検査には，簡易呼吸モニター検査と，専用のモニターを用いて行う終夜ポリソムノグラフィー polysomnography（PSG）がある。通常，簡易呼吸モニター検査で無呼吸の疑いありとなった場合，確定診断と重症度の判定を行うためにPSGを行う[*1]。

在宅酸素療法の効果

CSAに対するHOT

CSR-CSAをともなう心不全患者に対して酸素療法を行うことにより，PaO_2が上昇し，中枢の二酸化炭素感受性の亢進を軽減，動脈血二酸化炭素分圧（$PaCO_2$）のゆらぎの振幅を低下させる。また，PaO_2の上昇は換気努力を減少させ，分時換気量を低下させることで，正常呼吸時の$PaCO_2$が上昇し，無呼吸閾値から乖離させる。結果として，CSR-CSAは減少し，交感神経活動が抑制され，睡眠構築の改善が認められる。

夜間酸素療法の短期間の検討では，慢性心不全患者のCSR-CSAの消失，交感神経活性の抑制，運動耐容能の改善，血中脳性ナトリウム利尿ペプチド（BNP）濃度の低下が報告されている[5]。また，簡便であり，患者への負担が少なく忍容性が高いことが利点である。しかし，慢性肺疾患や高度肥満例では$PaCO_2$が上昇し意識障害を引き起こすことがまれにあり，また，合併するOSAを悪化させる可能性があり，導入には慎重な判断と病態の理解が必要である。HOTの使用でQOLの改善効果は報告されていない[7]が，入院頻度や心イベントの減少，心不全の予後を改善する報告もない。

終末期におけるHOT

低酸素血症がある患者への，酸素投与は室内気と比較して呼吸困難を緩和させうる[8]。一方で，低酸素血症がないがんや心不全の終末期患者に対して，酸素投与は室内気と比較して有意な差は示されていない[9]。しかし，いずれの場合も酸素吸入前後では，呼吸困難感の改善が示されている。酸素療法のデメリットとして，CO_2ナルコーシス，酸素中毒，わずらわしさ，行動制限，延長チューブが絡まる，気道の乾燥，機械の騒音，喫煙者の不審火のリスク，コストなどがあり，メリットとして，改善感，安心感があげられる。導入は患者ごとに評価し検討する必要がある。

機器/装置レンタルの仕組み

導入が決まれば，主治医の指示に従い酸素取扱業者が酸素供給装置などを設置しに患者宅を訪問する（図2）。

処方の実際

HOTは医療保険が適用される。処方箋指示の出ている医療機関へ1か月に1回以上の通院または，訪問診療を受ける必要がある。また，HOTの必要性や療養上の注意点および機器類の保守，管理内容や夜間を含めた緊急時の対処方法について患者指導・説明が必要となる（表1）。

◎診療報酬算定要件
①在宅療養指導管理料（第2部第2節第1款）
　・在宅酸素療法指導管理料（月1回）〈C103〉
②在宅療養指導管理材料加算（第2部第2節第2款）
　・酸素ボンベ加算（3月に3回）〈C157〉
　・酸素濃縮装置加算（3月に3回）〈C158〉
　・液化酸素装置加算（3月に3回）〈C159〉
　・呼吸同調式デマンドバルブ加算（3月に3回）〈C159-2〉
　・在宅酸素療法材料加算（3月に3回）〈C171〉
が算定される。

◎酸素供給装置
酸素供給装置には，設置型酸素濃縮装置と液化酸素供給装置，外出時に用いる携帯用酸素ボンベ，携帯用液化酸素装置がある。それぞれの特徴を図3に示す。日本では約95％が酸素濃縮装置および携帯用酸素ボンベを使用している。

◎呼吸同調装置（図4）
連続で酸素を流すのではなく，鼻カニューレを通じて吸気を検出し，約0.1秒後に一定量の酸素を短時間に供給する。ボンベの連続使用時間を2〜3倍に延長

9 慢性心不全の非薬物療法

図2●在宅で使用する医療機器のレンタルの仕組み

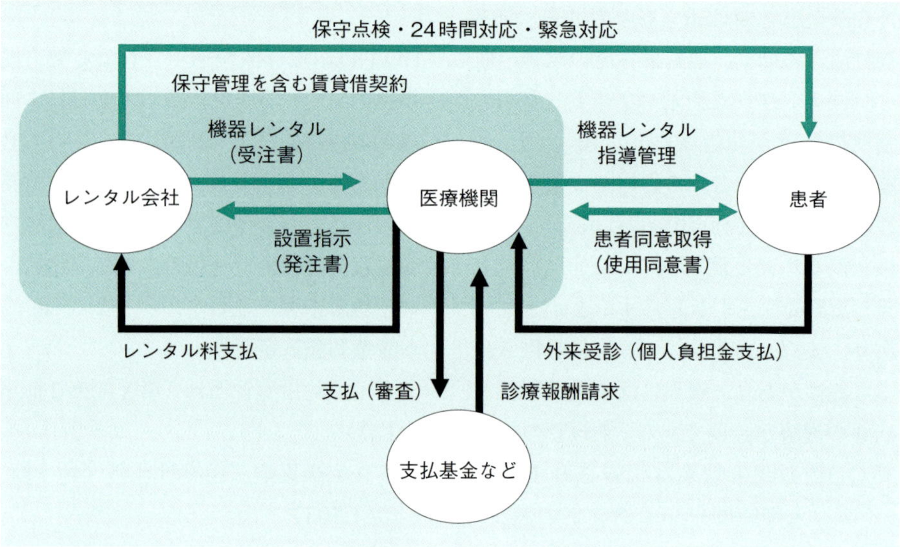

（蝶名林直彦監修. 慢性呼吸不全への在宅酸素療法. 帝人ファーマ株式会社.《https://medical.teijin-pharma. co.jp/zaitaku/remedy/hot/01/》. を参考に作成）

表1●診療報酬算定要件である患者指導・説明事項

医師がすべきこと	酸素投与方法（流量・吸入時間）の装置への掲示
	緊急時連絡方法の患者への説明
	夜間を含めた緊急時の対処方法の患者への説明
	指示事項（方法，注意点，緊急時の措置を含む），指導内容の要点を診療録に記載
	動脈血酸素分圧測定を月1回程度実施（経皮的動脈血酸素飽和度測定器による酸素飽和度の使用可）
	関連学会より留意事項が示されている在宅療養については，指示，管理にあたってこれらの事項を十分参考とするものとする〔例：『がん緩和ケアに関するマニュアル：がん末期医療に関するケアのマニュアル』（厚生労働省・日本医師会監修）〕
医療機関がすべきこと	装置の保守・管理を販売業者に委託する場合には，業者の保守・管理内容を患者に説明
	上記動脈血酸素分圧測定結果（経皮的動脈血酸素飽和度測定器による酸素飽和度の使用可）の診療報酬明細書への記載

することが可能となる。

◎供給デバイス（図5）

鼻カニューレ（約1.5 m）がおもに使用されている。吸入酸素濃度は患者の1回換気量に依存している。それ以外にも，病院と同様に酸素マスク，リザーバ付きマスク，オキシマイザーなど状態に合わせて使用できる。延長チューブの長さは酸素取扱業者によって違うため確認が必要

であるが，帝人ファーマ社では3，10，15，20 mと延長が可能である。行動範囲内に届くように，延長チューブの長さも検討する。

生活上の注意点

HOT導入時，外来管理時に禁煙，感染予防，呼吸法，運動療法，食事・栄養，服

❷在宅酸素療法（HOT）

図3● 酸素濃縮器と液化酸素装置の特徴

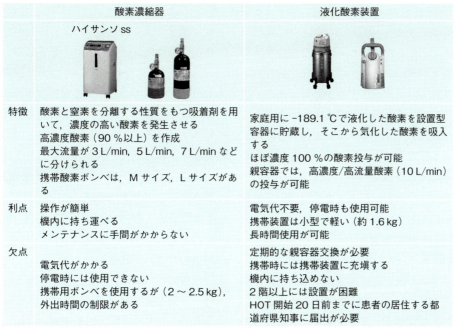

	酸素濃縮器 ハイサンソSS	液化酸素装置
特徴	酸素と窒素を分離する性質をもつ吸着剤を用いて，濃度の高い酸素を発生させる 高濃度酸素（90％以上）を作成 最大流量が3L/min，5L/min，7L/min などに分けられる 携帯酸素ボンベは，Mサイズ，Lサイズがある	家庭用に−189.1℃で液化した酸素を設置型容器に貯蔵し，そこから気化した酸素を吸入する ほぼ濃度100％の酸素投与が可能 親容器では，高濃度/高流量酸素（10L/min）の投与が可能
利点	操作が簡単 機内に持ち運べる メンテナンスに手間がかからない	電気代不要，停電時も使用可能 携帯装置は小型で軽い（約1.6kg） 長時間使用が可能
欠点	電気代がかかる 停電時には使用できない 携帯用ボンベを使用するが（2〜2.5kg），外出時間の制限がある	定期的な親容器交換が必要 携帯時には携帯装置に充填する 機内に持ち込めない 2階以上には設置が困難 HOT開始20日前までに患者の居住する都道府県知事に届出が必要

（日本呼吸ケア・リハビリテーション学会 酸素療法マニュアル作成委員会，日本呼吸器学会 肺生理専門委員会編集. 酸素療法マニュアル（酸素療法ガイドライン 改訂版）. 2017: 65, 67, 75. より，作成. 写真提供：帝人ファーマ株式会社）

図4● 呼吸同調式レギュレータ

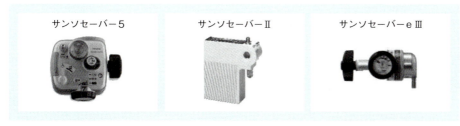

（写真提供：帝人ファーマ株式会社）

図5● 酸素投与器具

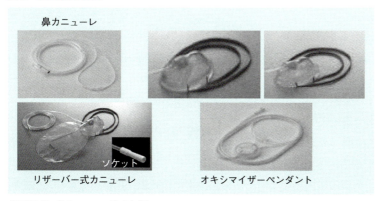

（写真提供：帝人ファーマ株式会社）

*2 呼吸が楽になる姿勢をとること。

薬・吸入，パニックコントロール*2，機器類に関した指導を包括的に行うことが必要となる[1]。包括的治療は自己管理が大切となるため，心不全のセルフケア行動と同様に，日常生活のなかに折り込み，実践，対処するスキルが必要である。医療者は必要な療養行動を実践できるようセルフケア支援を多職種で提供していく。心不全のセルフケアと重なる項目もあり，本稿では，酸素の取り扱い時の注意点，呼吸法，旅行，停電災害時について具体的に示していく。

酸素供給装置と酸素ボンベの取り扱いについて

酸素は燃焼を助ける性質が強いガスであるために，HOT に使用する酸素濃縮装置，液化酸素および酸素ボンベの取り扱いには以下の注意が必要となる。
①禁煙。酸素吸入中は，禁煙する。また，家族や職場に喫煙者がいる場合，その喫煙者に対しても 2 m 以内に近づかないように指導する。
②火気（ストーブ，仏壇のロウソク，線香，ガスコンロ，たばこ）からは，2 m 以上離れて使用する。
③酸素濃縮装置の設置場所，酸素ボンベの保管場所は，直射日光が当たらない場所にする。
④酸素濃縮装置は，前後左右を壁から15 cm 離して設置する。
⑤加湿器は酸素濃縮装置から離す。
⑥液化酸素装置の場合，近くに消火器を準備する。

HOT 導入患者の居宅で特に，喫煙に関連した火災が多く発生し，死亡ないし重体もしくは重症を負った事例が毎年報告されている[10]。患者や家族に対して，禁煙指導を含め，継続的に周知していくことが必要である。

呼吸法

在宅酸素・人工呼吸群の 75 ％以上が日常生活動作において息苦しさを感じている[3]。息苦しくなりやすい 4 つの動作を知り，工夫してくことが必要となる。
①上肢挙上動作（洗髪，上着の着脱，高い所の物を取る）：上肢を肩より上にあげると，胸の動きが制限されてしまう。
②腹部圧迫動作（靴下・ズボンの着脱，物を拾う）：横隔膜の動きが制限される。
③息を止める動作（排便，洗髪，会話，重い物を持つ）：呼吸を止めてしまうため，呼吸のリズムが乱れる。
④反復動作（洗体，歯磨き，掃除機をかける）：反復動作はリズムがつき，スピードが速くなりやすい。力を入れ続けるため，酸素消費量が増加する。

息苦しくなりやすい動作の前に呼吸を整え，口すぼめ呼吸をしながら，動作は「息をはくとき」にゆっくり行う。動作中に息を止めないこと，連続動作を避けて途中に休憩を入れることなどの工夫が必要である。また，入浴時は蒸気がこもり，酸素カニューレを外してしまいやすく，上記の 4 つの動作も含まれている。換気を行いながら，シャンプーハットやシャワーチェアーを利用し，酸素使用下で入浴ができるように安楽な動作方法を一緒に確認していく。また，「この動作ではこのぐらい息苦しくなる」「呼吸を整えれば，○分で回復する」など，患者自身がセルフモニタリングを行っていけるように支援が必要である。

旅行

旅行に行く場合，酸素取扱業者が宿泊先に酸素供給装置，携帯用酸素ボンベを届けてくれる（日本国内のみ，一部離島は

除く）。酸素取扱業者に出発の10〜14日前までに連絡をし，所定の旅行支援サービス申込書を提出する。

酸素吸入器具の公共輸送機関への持ち込みは，関係法令等により認められている[11]。また，座席は禁煙車両や禁煙が指定されている場所を利用する必要がある。利用する交通機関各社により携帯用酸素ボンベの持ち込み本数の制限や注意点がある。鉄道，地下鉄，バスなどについては，酸素ボンベの持ち込みは2本に制限されている。船舶も同様であるが，危険物船舶運送及び貯蔵規則第4条により，乗船前に船長の許可を受ける必要があり，事前に申し出が必要である。航空機の場合は，事前に所定の診断書，誓約書等を添えて申し込みが必要となる。また，持ち込むことのできる酸素吸入器具の制限があり，航空会社によっては，航空機内への持ち込みを許可せず，あらかじめ搭載用として準備しているものを使用する場合もあり確認が必要となる。機内は機体の構造上，約0.8気圧前後と地上より低い圧に維持されている。通常，機内高度は8,000フィート（2,438 m）〔ボーイング747型機で飛行高度45,000フィート（13,716 m）のとき〕を超えることはないが，この気圧では，吸入酸素濃度は地上の15％相当まで低下，ガスの容積は1.4倍になる[1]。このような機内の環境変化により慢性心不全や慢性呼吸不全患者では影響を受ける可能性がある。

どのような手段で旅行をするのか患者に確認し，安全な旅行ができるように情報共有，指導を行うことが大切である。

停電，災害時

酸素濃縮器は停電時には供給が停止する。停電になったら濃縮器から携帯用酸素ボンベに切り替える。予備の酸素ボンベは家庭内に2本ほど用意されている。日ごろから患者だけでなく，家族も正しくボンベを設置，使用できるように指導する。また，懐中電灯や呼吸同調装置を使用している場合は予備の電池も必要である。災害時を想定した病院や酸素取扱業者への緊急連絡方法や避難先の確認，ボンベへの切り替え動作の確認，現行の流量での使用可能時間や酸素吸入の逓減量を把握しておくことなど，あらかじめ打ち合わせが必要である。

パルスオキシメータでのモニタリング

HOTを導入した日常管理として患者，家族にパルスオキシメータを利用してもらう場合がある。訪問診療を利用している患者に呼吸困難感が出現した場合，物理的な距離があり病棟のようにすぐに駆け付けることはできない。当院では，患者・家族に①呼吸数を確認してもらう，②パルスオキシメータで酸素飽和度を測定し数値が低ければ指示のもと酸素流量を上げてもらうという初期対応を行っている。また，患者も自覚症状のみで判断することがなくなるため，呼吸困難の自己コントロール感を高めることにもつながると考えられる。パルスオキシメータはインターネットから購入できるほか，酸素取扱業者によってはHOT導入時にレンタルが可能な場合がある。

社会資源

HOTには，外来通院や処方薬にかかる医療費だけでなく，医療機器の維持費などもかかる。身体，生活介護支援や経済的支援などを活用し生活を支えていくことが必要となる。ソーシャルワーカー，

ケアマネージャーや地域包括支援センターと連携をとり，検討していくことが必要である。

訪問看護を利用する場合

HOT を導入することで，活動的に生活ができる一方，機器の取り扱いや日常生活に不安を抱える場合がある。また，HOT を利用する心不全患者は重症なことも多く，訪問看護を導入することで，酸素機器や酸素延長チューブの取り扱いの工夫だけでなく，心不全の日常生活管理など生活全般のことを相談できる。HOT を利用している患者は，「厚生労働大臣が定める状態等」[*3] に該当するため，手厚いケアマネジメントが可能になる。「厚生労働大臣が定める状態等」だけでは医療保険の訪問看護の適用にはならないが，たとえば，長時間や複数名，退院日や入院先からの外泊時などの訪問看護も提供ができるなど，算定が可能となる項目が増え，特別管理加算の対象となる。訪問看護以外にもさまざまな居宅介護サービスがあるので，上手にサービスを組み合わせ，安心して住み慣れた場所で過ごせる支援をしていく。

●●●

今後，心不全患者は増加傾向にありHOT 導入患者も増えると考えられる。HOT を利用する患者の QOL が高められる支援を行うほか，患者のセルフケア実践を支えていくことが必要である。

（髙圓 恵理）

＊3 詳細は第 21 章の ONE POINT ADVICE『心不全ケアに必要な社会福祉の知識』（374 ページ）を参照。

◉文献

1) 日本呼吸ケア・リハビリテーション学会 酸素療法マニュアル作成委員会，日本呼吸器学会 肺生理専門委員会編集．酸素療法マニュアル．2017: 67, 65, 75.
2) 三宅良昭編集．ガスメディキーナ．大阪：ガスレビュー，2018; 40-1.
3) 日本呼吸器学会肺生理専門委員会．在宅呼吸ケア白書ワーキンググループ編集．在宅呼吸ケア白書2010 要約．2010: 3.
4) 東京保険医協会．2018 年4 月改定 保険点数便覧．診療研究 2018; 537: 353.
5) 日本循環器学会/日本心不全学会合同ガイドライン．急性・慢性心不全診療ガイドライン（2017 年改訂版）（班長：筒井裕之）．《http://www.j-circ.or.jp/guideline/pdf/JCS2017_tsutsui_h.pdf》(2018 年8 月閲覧).
6) Yumino D, Bradley TD. Central sleep apnea and Cheyne-Stokes respiration. Proc Am Thorac Soc. 2008; 5: 226-36.
7) Asakawa N, Sakakibara M, Noguchi K, et al. Adaptive servo-ventilation has more favorable acute effects on hemodynamics than continuous positive airway pressure in patients with heart failure. Int Heart J. 2015; 56: 527-32.
8) Bruera E, de Stoutz N, Velasco-Leiva A, et al. Effects of oxygen on dyspnea in hypoxaemic terminal cancer patients. Lancet 1993; 342: 13-4.
9) Cranston JM, Crockett A, Currow D. Oxygen therapy for dyspnea in adults. Cochrane Database Syst Rev. 2008; (3): CD004769.
10) 厚生労働省．在宅酸素療法における火気の取り扱いについて．《https://www.mhlw.go.jp/stf/houdou/2r98520000003m15_1.html》(2018 年12 月閲覧).
11) 日本産業・医療ガス協会 医療ガス部門 在宅酸素部会．公共輸送機関内における医療用酸素吸入について（平成 24 年9 月改訂）.

9 慢性心不全の非薬物療法

③ 遠隔医療・テレモニタリング

慢性心不全の増悪を予防するための在宅での心不全マネジメントは，患者や家族の生活の質 quality of life（QOL）の向上だけでなく，医療経済的観点からも重要といえる。本稿では，在宅での心不全管理の1つのツールとして，遠隔医療とテレモニタリングについて概説する。

セルフモニタリングを手助けする1つのツール

これまでの先行研究により，多職種で提供される包括的管理やセルフケア支援が従来の治療・ケアに比べて，心不全による入院を減少させることが実証されている。日本でも，入院中に筆者らが提供した多職種チームでのセルフケアプログラムは心不全による再入院を予防することが示唆された[1]。しかし，このような入院ベースのプログラムだけでは，心不全の増悪予防が十分でない患者も存在する。たとえば，重症度が高く，頻繁に症状モニタリングが必要な患者である。多職種医療スタッフが頻回に在宅でのセルフケア支援にかかわることができればよいが，今後深刻化する日本の高齢化を鑑みれば，医療従事者の負担を最小限にしつつ，患者のセルフケアを支えるシステムを構築する必要がある。

慢性心不全の増悪症状には，体重増加や息切れ，むくみなどがあげられる。なかには，心不全徴候に関する十分な知識がないために増悪症状に気づかずに受診が遅れる患者や，増悪症状には気づいたものの自宅で様子を見ていたために心不全が重症化し，入院期間が長期化する患者もいる。心不全は増悪を繰り返すことにより，心機能が低下し，予後が悪化することがわかっている。それゆえに，在宅での心不全増悪の早期予知と早期対応がきわめて重要である。近年注目されているデバイスを用いた遠隔医療・テレモニタリングは，患者のセルフモニタリングを手助けする1つのツールである。

遠隔医療・テレモニタリングの役割

図1は心不全のうっ血および体液貯留の病態と遠隔医療・テレモニタリングの役割を示したものである[2]。何らかの増悪

図1 ● 心不全のうっ血・体液貯留と遠隔医療・テレモニタリングの関連

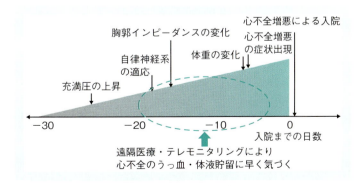

（Adamson PB. Pathophysiology of the transition from chronic compensated and acute decompensated heart failure: new insights from continuous monitoring devices. Curr Heart Fail Rep. 2009; 6: 287-92. より，一部改変）

因子によって心不全が悪化，心機能が低下すると，心室の充満圧が上昇し，心拍変動などの自律神経系の調節が起こる。その後，胸郭インピーダンスの変化や体重の増加，自覚症状が出現する。

遠隔医療・テレモニタリングは，デバイスを用いてうっ血や体液貯留などの指標をモニタリングし，心不全が重症化する前（すなわち，心不全増悪の症状・徴候が強く現れる前）に加療することで，心不全の重症化や心不全による入院を予防することを目指している[2,3]。

遠隔医療・テレモニタリングの種類

遠隔医療・テレモニタリングは，植込み型デバイスを用いた侵襲的遠隔モニタリングと，自宅で測定した体重や血圧などのデータが中央センターに送信され，あらかじめ設定していた基準を超えた際，医師や看護師から治療や助言を得る非侵襲的テレモニタリングに分けられる。

侵襲的遠隔モニタリング

日本の急性・慢性心不全診療ガイドラインにおける植込み型デバイスを用いた侵襲的遠隔モニタリングのエビデンスレベルは A，推奨クラスはⅡ a である[4]。

◎肺動脈圧モニタリング

現在，肺動脈に圧センサーを留置し，そのデータを体外から読み込んで遠隔モニタリングできるシステム（CardioMEMS HF System，St. Jude Medical 社）が開発されている。NYHA 心機能分類Ⅲ度の患者を対象とした CHAMPION 試験[5,6]では，肺動脈圧をモニタリングしていた群は標準治療群に比し，18 か月追跡時点の心不全入院リスクが 33 ％減少，QOL が改善した。2018 年 8 月時点でこ

のシステムの使用は日本で承認されていない。欧州の心不全ガイドライン[7]では，肺動脈圧モニタリングのエビデンスレベルは B，推奨クラスはⅡ a である。

◎胸郭インピーダンス

胸郭インピーダンスは，胸郭の水分量をモニタリングする。これは，水分量が増加すると電流が流れやすくなって抵抗値が下がり，水分量が減少すると流れにくくなって抵抗値が上昇するという原理を利用したものである。なお，胸郭インピーダンスは，肺動脈楔入圧や肺動脈圧と負の相関があることが示されている。

胸郭インピーダンスを測定し，遠隔モニタリングできるデバイスとして，Medtronic 社の CRT-D に搭載される OptiVol や St. Jude Medical 社の CorVue がある。2011 年に報告された OptiVol を用いた DOT-HF 試験[8]では，胸郭インピーダンス上昇のアラームにより受診を促したものの，主要評価項目であった心不全入院・死亡には有意差がみられなかった。胸郭インピーダンスの陽性適中率は低く，胸郭インピーダンスのモニタリングのみによる心不全の診断精度には限界があると考えられている。

◎植込み式在宅テレモニタリング

2014 年に結果が報告された IN-TIME 試験[9]は，在宅テレモニタリング機能が搭載された ICD/CRT-D デバイスの有効性を検証したもので，NYHA 心機能分類Ⅱ～Ⅲ度の収縮不全患者（LVEF ＜ 35 ％）を分析した。このデバイスでは，毎日定期的もしくは特定のイベントが検出されたときに中央センターにデータが送信される。送信されたデータはセンターの看護師・医師によって確認される。イベント発生時は，担当医に連絡が届き，担当医が患者へ電話連絡し，診察による

フォローアップがなされた。1年経過後，心不全臨床スコア（全死亡，心不全入院，NYHA 心機能分類の変化，患者の自己評価より作成）の悪化は遠隔モニタリング群で有意に少なく，全死亡を抑制する効果も示された。欧州の心不全ガイドライン[7]では，IN-TIME 試験のような多項目テレモニタリングについて，心不全症状を有する収縮不全患者に対するエビデンスレベルを B，推奨クラスを IIa と位置づけている。

　ペースメーカや ICD，CRT-D に搭載されたテレモニタリングシステムを利用する心不全患者は日本でも増加している。本システムでは，患者の自宅に専用の中継機器を設置することで，患者のデバイス情報が自動で専用サーバーへ送信され，取得した情報は医療機関からいつでも閲覧できる。送信される情報には，不整脈や心不全に関する情報，ペースメーカの作動状況，電池残量やリードに関する計測値など器械に関する情報が含まれる。心不全の悪化を示唆するデータがあれば，医師や看護師が患者に連絡をとり，息切れや体重増加，下肢の浮腫などの心不全症状がないかを確認し，必要であれば早めに受診するように促すなど，早期対応を行うことにより入院を回避することも可能となる。また，デバイスはアラート送信機能を兼ね備えていることも多く，デバイスに不具合や故障が発生した場合は，医療機関側でそれらを早期に発見することが可能である。

　このような植込み式テレモニタリングの利点には，患者が外来を受診する前に医療者がデータにアクセスできるため，外来での待ち時間が短縮され，診察室で患者とコミュニケーションをとる時間が得られやすいこと，通院が困難な患者の対応が可能となること，アラート送信機能による異常の早期発見，病状悪化の早期発見などがあげられる。現時点では，このような技術を用いた治療・ケアは医師が中心であると思われるが，今後は，看護師や臨床工学技士など多職種がかかわることが予想される。看護職には，日常生活上の注意点や病状，治療，デバイスに対する理解のサポート，心理的支援などが求められるであろう。

非侵襲的テレモニタリング

非侵襲的テレモニタリング[10]とは，自宅で測定した体重や血圧，心拍数，症状などのデータがインターネット（情報通信技術）を介して中央データセンターに送信され，あらかじめ設定していた基準を超えた際，患者が医師や看護師から治療や助言を得るシステムである（図 2）。

◎研究の紹介
Tele-HF 試験[11]では，介入群の心不全患者は，毎日中央センターへ電話し，一般的な健康状態や心不全症状のデータを送信し，医療従事者が取得したデータを毎日確認した。本試験では，あらゆる原因による入院や全死亡に効果がみられなかった。また介入群の 14 ％がシステムを一度も使用しておらず，患者がモニタリングシステムに十分に参加できるような取り組みの必要性が示唆された。

　TIM-HF 試験[12]では，介入群の心不全患者は，携帯型心電図，血圧計，体重計で測定したデータをまず自分の携帯情報端末に転送し，その端末から遠隔データセンターに毎日送信した。データセンターでは，24 時間体制で医師主導のサポートが提供された。介入群に割り付けられた患者の約 8 割が，毎日のデータ送信を 70 ％以上実施していたが，死亡抑

9
慢性心不全の非薬物療法

図2●非侵襲的テレモニタリングの一例

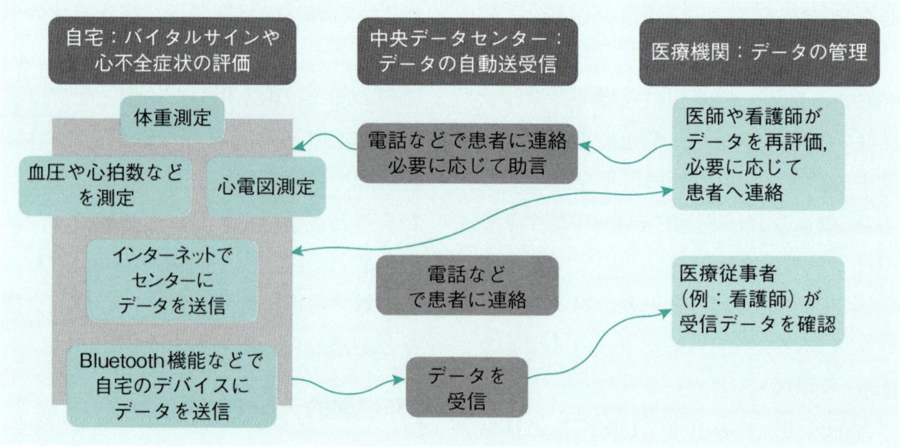

(Cleland JG, et al. Noninvasive home telemonitoring for patients with heart failure at high risk of recurrent admission and death: the Trans-European Network-Home-Care Management System (TEN-HMS) study. J Am Coll Cardiol. 2005; 45: 1654-64. より，一部改変)

制や心不全の入院抑制効果は示されなかった。

比較的新しい試験に BEAT-HF 試験[13]がある。介入群の患者は，電話で健康支援を受け，毎日血圧や心拍数，症状，体重のデータを中央センターに送信した。センターの看護師は，受信したデータを確認し，プロトコールにもとづいて対応した。本試験では，入院の抑制効果はみられなかったが，介入群の QOL は有意に改善された。

2018 年には，日本から HOMES-HF 試験[14]の結果が報告された。介入群は，自宅で血圧や心拍数，体重などを測定し，そのデータが中央ウェブサーバーに送信された。担当看護師がデータを毎日確認し，あらかじめ患者ごとに決められた基準値から測定値が外れていた場合，医師に連絡をとり，医師が患者に助言を行った。平均 15 か月の追跡期間後，主要評価項目の「全死亡・心不全入院」には，介入群と標準ケア群で有意差がみられなかった。

ここに紹介した大規模臨床試験では非

侵襲的テレモニタリングの有効性が示されなかったのに対して，2015 年に発表された Cochrane のシステマティックレビュー[15]（2008〜2015 年の研究を対象）では，非侵襲的テレモニタリングが総死亡（20 ％低下）および心不全入院（29 ％低下）を抑制することを報告している。Yun ら[16]による 2001〜2016 年の 37 研究を対象としたメタ解析からも非侵襲的テレモニタリングの死亡抑制効果が示されている。これまでの大規模臨床試験の否定的な結果であったが，小規模な試験を含めたメタ解析のいずれでも非侵襲的テレモニタリングの効果がみられたことは，対象とする患者の重症度や患者の医療環境，家族の支援体制，医療施設へのアクセスなどが各試験によって異なっていることが影響していると考えられる。在宅医療を受けている患者や医療機関への受診が困難な患者においては，このようなテレモニタリングシステムが心不全増悪症状の早期発見・対処につながり，それが心不全の増悪抑制につながる可能性がある。

◎研究と臨床現場のギャップ

非侵襲的テレモニタリングに関する数多くの先行研究が海外で実施されているのに対して、その導入率は国内外で高くない。一方、医師・看護師は、非侵襲的テレモニタリングに再入院の減少や患者のセルフケア強化、質の高いケア提供など多くの期待を抱いていることがわかっている[17]。非侵襲的テレモニタリングの障壁としては、組織的バリア（資源や構造の問題、例：マンパワーや資金不足、責任の所在、プロトコール、安全性）、医療従事者のバリア（不安や疑念、例：テレモニタリングの有効性に関する疑念、テレモニタリングに関する知識やスキル不足）、患者のバリア（高齢、合併症、身体機能の低下、不安や抑うつ、サポート、モチベーション、インターネット環境）があげられている[17]。

遠隔医療・テレモニタリングが抱える課題

海外同様に、日本でも医療機関へのアクセスが難しい地域に住む心不全患者や症状モニタリングのサポートを必要とする心不全患者は一定数存在する。遠隔医療・テレモニタリングは患者の症状モニタリングを手助けし、心不全増悪の早期発見と早期治療を可能にする有用なツールとなりうる。日本での遠隔医療・テレモニタリングに関する研究はいまだ少なく、これらを利用できる環境を整え、恩恵を受けるであろう患者を適切に選択できるシステムの構築を目指して、臨床と研究、双方の取り組みが必要である。

● ● ●

本稿では遠隔医療・テレモニタリングに関するこれまでの臨床研究や現在の状況を概説した。遠隔医療・テレモニタリングという1つのツールを、慢性心不全患者の再入院予防やセルフケア強化、ケアの質の向上にうまく役立てられるように、さらなる研究およびシステムの構築が求められる。

（加藤 尚子）

◉文献

1) Kato N, Kinugawa K, Sano M, et al. How effective is an in-hospital heart failure self-care program in a Japanese setting? Lessons from a randomized controlled pilot study. Patient Prefer Adherence 2016; 10: 171-81.

2) Adamson PB. Pathophysiology of the transition from chronic compensated and acute decompensated heart failure: new insights from continuous monitoring devices. Curr Heart Fail Rep. 2009; 6: 287-92.

3) Sousa C, Leite S, Lagido R, et al. Telemonitoring in heart failure: a state-of-the-art review. Rev Port Cardiol. 2014; 33: 229-39.

4) 日本循環器学会/日本心不全学会合同ガイドライン. 急性・慢性心不全診療ガイドライン（2017年度改訂版）（班長：筒井裕之）.《http://www.j-circ.or.jp/guideline/pdf/JCS2017_tsutsui_h.pdf》（2018年12月閲覧）.

5) Abraham WT, Adamson PB, Bourge RC, et al. Wireless pulmonary artery haemodynamic monitoring in chronic heart failure: a randomised controlled trial. Lancet 2011; 377: 658-66.

6) Abraham WT, Stevenson LW, Bourge RC, et al. Sustained efficacy of pulmonary artery pressure to guide adjustment of chronic heart failure therapy: complete follow-up results from the CHAMPION randomised trial. Lancet 2016; 387: 453-61.

7) Ponikowski P, Voors AA, Anker SD, et al. 2016 ESC Guidelines for the diagnosis and treatment of acute and chronic heart failure: The Task Force for the diagnosis and treatment of acute and chronic heart failure of the European Society of Cardiology (ESC). Developed with the special contribution of the Heart Failure Associa-

tion (HFA) of the ESC. Eur J Heart Fail. 2016; 18: 891-975.

8) van Veldhuisen DJ, Braunschweig F, Conraads V, et al. Intrathoracic impedance monitoring, audible patient alerts, and outcome in patients with heart failure. Circulation 2011; 124: 1719-26.

9) Hindricks G, Taborsky M, Glikson M, et al. Implant-based multiparameter telemonitoring of patients with heart failure (IN-TIME) : a randomised controlled trial. Lancet 2014; 384: 583-90.

10) Cleland JG, Louis AA, Rigby AS, et al. Noninvasive home telemonitoring for patients with heart failure at high risk of recurrent admission and death: the Trans-European Network-Home-Care Management System (TEN-HMS) study. J Am Coll Cardiol. 2005; 45: 1654-64.

11) Chaudhry SI, Mattera JA, Curtis JP, et al. Telemonitoring in patients with heart failure. N Engl J Med. 2010; 363: 2301-9.

12) Koehler F, Winkler S, Schieber M, et al. Impact of remote telemedical management on mortality and hospitalizations in ambulatory patients with chronic heart failure: the telemedical interventional monitoring in heart failure study. Circulation 2011; 123: 1873-80.

13) Ong MK, Romano PS, Edgington S, et al. Effectiveness of remote patient monitoring after discharge of hospitalized patients with heart failure: The Better Effectiveness After Transition— Heart Failure (BEAT-HF) randomized clinical trial. JAMA Intern Med. 2016; 176: 310-8.

14) Kotooka N, Kitakaze M, Nagashima K, et al. The first multicenter, randomized, controlled trial of home telemonitoring for Japanese patients with heart failure: home telemonitoring study for patients with heart failure (HOMES-HF) . Heart Vessels. 2018; 33: 866-76.

15) Inglis SC, Clark RA, Dierckx R, et al. Structured telephone support or non-invasive telemonitoring for patients with heart failure. Cochrane Database Syst Rev. 2015; (10) : CD007228.

16) Yun JE, Park JE, Park HY, et al. Comparative effectiveness of telemonitoring versus usual care for heart failure: A systematic review and meta-analysis. J Card Fail. 2018; 24: 19-28.

17) Kato NP, Johansson P, Okada I, et al. Heart failure telemonitoring in Japan and Sweden: a cross-sectional survey. J Med Internet Res. 2015; 17: e258.

10

急性心不全患者のケア

急性心不全は「心臓の構造的および/あるいは機能的異常が生じることで，心ポンプ機能が低下し，心室の血液充満や心室から末梢への血液の駆出が障害されることで，種々の症状・徴候が複合された症候群が急性に出現あるいは悪化した病態」[1]のことをいう。心ポンプ機能の代償機転が破綻しているため，短時間で重篤となる可能性があり，すでに心停止や心原性ショックになっていることもある。そのため急性心不全患者の救命や予後，その後の生活の質 quality of life（QOL）は初期治療とそれにともなうケアにかかっている。

　本稿では，初期治療におけるケアを中心に，急性期から移行期のケアについて述べる。

急性心不全患者の特徴

身体的側面

正常時，循環器系は代償機構（図1）を働かせ，全身の循環動態のバランスを保っている。身体に何かしらの変化が起こると，それを代償しようと交感神経系，体液動態系（レニン・アンジオテンシン・アルドステロン系）などを賦活化させ，循環血液量を増加させる。しかし，心機能が低下した結果，循環動態のバランスが崩れ，各組織からの酸素需要に応じられなくなると心不全として症状が現れはじめる。急性心不全患者では，左室拡張末期圧や左房圧の上昇にともなう肺静脈のうっ血から息切れや動悸を認めることが多い。また，右房圧の上昇にともなう体静脈のうっ血から腹部膨満感や全身の浮腫，体重増加を認めることもある。さらに急激かつ著明な心ポンプ不全が起こると，心拍出量減少から心原性ショックとなり，5P[*1]が出現する。

精神的側面

急性心不全患者では，低酸素血症，脳血流量の低下から，意識レベルが低下しやすく，興奮，錯乱，せん妄を認めることもある。加えて，呼吸困難感による死への不安や絶望感，環境の変化やさまざまな処置における苦痛から精神的ストレスを抱えている。

　心不全患者は持続する精神的ストレスによって，交感神経–副腎髄質系の活性化，凝固機能亢進，自律神経系の機能異常，サイトカインの分泌亢進などの状態

* 1 **5P**
pallor（蒼白）
prostration（虚脱）
perspiration（冷汗）
pulselessness（脈拍触知不能）
pulmonary deficiency（呼吸不全）

図1 ● 心不全を回避するための代償機構

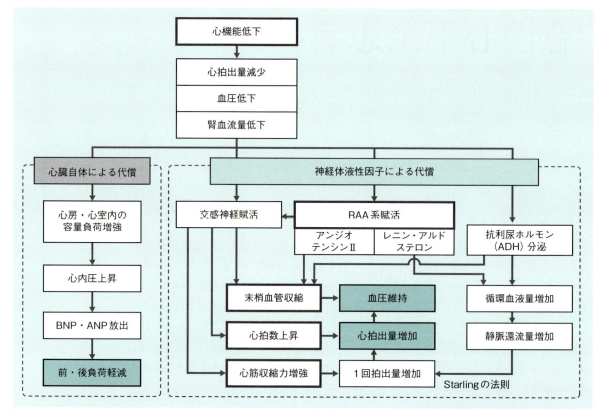

RAA系：レニン・アンジオテンシン・アルドステロン系，BNP：脳性ナトリウム利尿ペプチド，ANP：心房性ナトリウム利尿ペプチド

にある。サイトカインは，重症度の高い心不全患者や虚血性心疾患の患者では血中濃度がもともと上昇している[2]が，これに加え精神的ストレスによってさらに分泌亢進し[3]，直接，心筋収縮力を低下させる作用や，心筋のアポトーシス促進作用，心筋肥大，心線維化促進作用などをもたらす[2]。また，交感神経系の過剰な活性化にともなう内因性カテコラミンの分泌増加は，心拍数の増加や不整脈の原因となり，心負荷を増強させ，心不全の増悪要因となりうる[3,4]。

社会的側面

急性心不全のケアは，患者だけではなく家族にも向けなければならない。患者の家族にとっては，患者自身に最善のケアが提供されることが優先度の高いニーズである。一方で，自分たちに対する看護・ケアの必要性は認識できていないといわれる[5]。特に急性期では患者が命と対峙していると同時に，その家族はよい結果を期待しながらも愛する人の命を失う不安と戦っており，患者と家族の両方が危機的状況に陥りやすい。

家族が危機的状況に陥ると，家族間のコミュニケーションの歪みを生み，家族成員の協働や助け合いを阻害し，家族員全体に心身の疲労が蓄積する。その結果，家族機能の回復を妨げる悪循環へとつながり，患者にも不利益を生じる。そのため医療者は，患者・家族自身が気づいていないニーズを把握し，家族が危機を回避できるようかかわらなければならない。

急性心不全のケアの目標

◎症状および血行動態と酸素化を早期に改善し，救命とバイタルサインを安定させる

救命，バイタルサインの安定をはかることは最重要である。早期に医療チームで病態や血行動態，重症度の判断，心不全の原因疾患，誘因，合併症の有無について共有することは治療・ケアの適切な選択や実施につながる。急性心不全に対する初期対応から急性期対応のフローチャート[1]*2 に準じて早期に治療介入し，循環動態と呼吸状態の安定化をはかる必要がある。

◎心不全の自覚症状や治療・処置にともなう苦痛を緩和させる

呼吸困難感などの自覚症状の改善についても初期から対応する。また，心不全の治療には，患者に苦痛を強いるものもある。苦痛はさまざまな弊害を生むため，回復に悪影響を及ぼさないよう，苦痛緩和に努めなければならない。

◎急性心不全の治療時に生じやすい二次的障害・合併症を予防する

急性心不全の治療・ケアは，救命だけでなく QOL 向上，ICU/CCU 滞在期間の短縮，長期予後改善，再入院率の改善によって評価される。いかに早く臓器のうっ血を改善するかが重要であり，急性期の段階から二次的障害・合併症を予防することは重要な目標である。

急性心不全の初期治療・ケアにおけるアセスメントのポイント（表1）

緊急性を見きわめる

Framingham 研究[6]のうっ血性心不全の

1. 緊急性を見きわめる。
2. 原因・誘因を突き止める。
3. 治療・ケアの方向性を決める。

これらは段階を踏んで単独で行われるものではなく，並行して進める必要がある。

表1●アセスメントのポイント

診断基準を参考に身体所見を評価し，心不全か否かを判断する。急性心不全のケアでは全身状態観察とさまざまな検査・処置を同時かつ短時間で行う必要があるため，チームワークを要する。看護師には，情報を統合する役割も求められる。

また，急性重症心不全の患者は，心肺蘇生（CPR）が必要な場合も少なくない。必要であれば二次救命処置 advanced cardiac life support（ACLS）へ移行する。

原因・誘因を突き止める

急性心不全の基礎疾患について情報を集め，症状および所見の原因と誘因についてアセスメント（表2）する。心不全の増悪因子の同定が重要であり，症状に至る経過などの情報を患者・家族から得る必要がある。また，慢性心不全の増悪時には診療録などから，以前の基礎疾患や心機能などについて情報を収集する。

治療・ケアの方向性を決める

低下した心ポンプ機能の代償機構が不十分なため，急性心不全は短時間で重篤な病態，ショックに移行する。急性心不全は初期の治療を誤ると，以後の治療が非常に複雑かつ困難となるため，適切な治療・ケアに向け戦略を練る。

急性心不全の病態や重症度を把握し，ケアに活かす

急性心不全を分類する目的は，「迅速な診断と初期治療・ケアに役立てること」

*2 詳細は，第6章『急性心不全の薬物治療』の図1（96ページ）を参照。

10

急性心不全患者のケア

表2●急性心不全アセスメント項目

心不全による自覚症状と他覚所見
1. 呼吸状態：呼吸困難感，起坐呼吸，発作性夜間呼吸困難
2. 咳嗽，痰：血液混じりの泡沫状喀痰は肺うっ血，肺水腫を疑う
3. 血圧，心拍数，脈拍（頻脈，徐脈，不整脈など）
4. チアノーゼ，冷汗，末梢冷感，顔面蒼白：末梢冷感の強いときは心原性ショックを疑う
5. 精神状態：不穏，興奮，せん妄
6. 頸静脈怒張
7. 消化器症状：悪心・嘔吐，腹部膨満感
8. 肝腫大
9. 中心静脈圧（CVP）
10. 体重増加
11. うっ血の状態：四肢，胸水の有無

観察所見と検査データ
1. 心音：ギャロップリズム（Ⅲ音の聴取）
2. 断続性ラ音（湿性ラ音）
3. 心電図：不整脈，急性冠症候群
4. 胸部X線所見
5. 動脈血血液ガス分析
6. 血液検査
7. 貧血
8. 心エコー，心駆出率

心不全の誘因
1. 食生活：水分・塩分の摂取過多，アルコール多飲
2. 活動量，運動量
3. 疲労や身体・精神的ストレス
4. 治療薬の中断，コンプライアンスの欠如
5. 感染症：肺炎，敗血症
6. 手術後
7. 腎機能障害
8. 喘息
9. 心機能抑制作用のある薬物投与

＊3 詳細は，第4章『③急性心不全の病態生理』（37ページ）を参照。

にある。急性心不全はさまざまな観点から分類*3 できるが，一般的には，①急性非代償性心不全，②高血圧性急性心不全，③急性心原性肺水腫，④心原性ショック，⑤高拍出性心不全，⑥急性右心不全，がある。初期治療後には病態を再評価することが重要であり，適切なケアと二次治療の移行につなげなければならない。

急性心不全の初期治療・ケア介入のポイント

酸素投与

日本の急性心不全患者の7割が，呼吸困難感を症状としてもっていることが明らかとなっている[7]。収縮期血圧とともに治療前の動脈血酸素飽和度が低いほど，予後不良であることも知られている[8]。

急性心不全の呼吸管理の初期治療は，最低でも臓器障害を起こさないとされる動脈血酸素飽和度90％および動脈血酸素分圧60 mmHg以上の迅速な達成と維持を目標にする。酸素投与しても呼吸困難感が改善しないときは，非侵襲的陽圧換気 noninvasive positive pressure ventilation（NPPV）の導入を早期より検討する。NPPVを施行すると，呼吸数の減少，頻拍の改善，動脈血酸素化や血行動態の改善など病状の改善がすみやかであるため，気管挿管の頻度の低下，死亡率の改善などが期待できる。その理由として，NPPVは胸腔内を陽圧にするため静脈還流を減少させることや，肺胞内圧上昇による肺静脈からの漏出の抑制，肺胞虚脱の予防による効果が期待できるためである。

ケアのポイント

- 動脈血酸素飽和度 90 ％以上の迅速な達成と維持を目標に管理する。
- 酸素化の目標が達成できない場合は，早期より NPPV の導入を検討する。ただし，血圧低下に注意する。肺動脈楔入圧 pulmonary capillary wedge pressure（PCWP）が 12 mmHg 未満の場合は静脈還流低下により，血圧が低下する可能性があると報告[9]されている。
- NPPV を過信せず，効果が認められないときはただちに気管挿管も選択肢として考えなければならない。従来の酸素療法と NPPV の有効性を比較した結果，7 日間での死亡率，気管挿管実施数においては差を認めないという報告[10]がある。これは，NPPV に頼りすぎて挿管のタイミングを逃したことが理由として考えられる。
- NPPV 装着時には痰の排出が困難であることや，マスクの圧迫によるストレスもともなうため，治療が効果的に継続できるようケアしなくてはならない。

安静

重症例では初期には絶対安静が原則である。急性心不全が疑われたら，まず静脈還流量を減少させるため，上半身を挙上し Fowler（ファウラー）位（半坐位）を保つことが基本である。ただし，Fowler 位は心臓への前負荷を抑える一方で，心タンポナーデ症例では病態をさらに悪化させる。

ケアのポイント

- 患者によって楽な体位は異なるため，診察およびケアを進めながら，患者が一番楽な体勢を探していく。

- 治療が奏効し症状が改善したら，ストレスの緩和，筋力低下の予防などの観点から，できるだけ早めに安静度を拡大し，心臓リハビリテーション[1, 11, 12]に組み込むべきである。
- ベッド上での安静が長期化する場合は，深部静脈血栓予防は欠かせない。心筋梗塞やうっ血性心不全（NYHA 心機能分類Ⅲ度，Ⅳ度）は中等度の危険因子とみなされ，十分に歩行可能となるまで弾性ストッキングあるいは間欠的空気圧迫法を施行する。弾性ストッキングは下肢浮腫の改善に合わせ，患者に合った適切なサイズを選択する必要がある。
- うっ血性心不全は，静脈血栓塞栓症の危険因子である[13]ため予防が重要である。一方で，弾性ストッキングや間欠的空気圧迫装置の使用は静脈還流量が増加し病態増悪が危惧されるため十分注意し，症例によってはヘパリンの使用を考慮する。

血圧管理

急性心不全の治療において，静脈ライン確保は必須である。そして，重症例では血圧が低下していることも多く，静脈ラインから強心薬など，多種類の薬物を投与することも多いため，静脈炎の予防や薬物の確実な投与のために中心静脈カテーテル挿入を検討する。初期治療では血圧および病態による分類であるクリニカルシナリオ[*4]を参考に治療戦略を練る。

ケアのポイント

- 急性心不全管理では，後負荷軽減を目的に血圧目標は低めに設定する。腎機能が正常であれば，腎血流量（尿量）は循環血液量や心拍出量の間接的指標と

＊4 第 4 章『③急性心不全の病態生理』の図 4（40 ページ）を参照。

なる。よって，循環維持に必要な最低限の血圧は，目標とする尿量流出がみられるときの値ということになる。血圧目標は患者の尿量管理目標（表3）に合わせ設定する。心不全の状態・時期や腎機能障害の有無によって個別的かつ具体的な血圧目標・尿量目標は決まるため，それぞれをチームで共有し管理する。

- 高血圧が既往にある患者や腎機能が低下した患者および高齢者では，ある程度血圧が高くないと尿量が確保できないことがある。どの程度までの血圧が許容できるか腎機能と心負荷の観点からアセスメントする。高い血圧の維持による心臓への余計な前・後負荷をかけないよう，期待する尿量確保を目安に血圧を管理する。
- 左室収縮力が低下した患者では，急激な利尿で血圧が低下し，循環不全となることがあるため注意する。

不穏や苦痛の緩和

急性心不全の患者の多くが呼吸困難感を自覚症状として訴える。呼吸困難は患者に耐えがたい強い苦痛・ストレスを与え，さらに心筋梗塞患者では胸痛をともなう。

初期治療において，不穏により安静が保持できない場合や呼吸困難感が強い場合，その他治療・ケアに支障をきたす場合は，鎮静として塩酸モルヒネを使用する。モルヒネは中枢性に働き，その鎮静により呼吸困難感や不穏は軽減する。それにともない交感神経緊張も緩和され，細動脈，体静脈が拡張することで後負荷の軽減や静脈還流量の減少をもたらし，肺うっ血は減少する。

ケアのポイント

- 不穏や苦痛によって交感神経が亢進することで，心仕事量の増加，不整脈の誘発，心筋虚血の増強を導き，心不全に悪循環をもたらすため，不穏に対する鎮痛や苦痛の緩和は重要である。
- 急性心不全の管理では安静が基本であるため，重症度や全身アセスメントから鎮静が必要か否かすみやかに判断する。
- モルヒネの効果により血管拡張が過度になると，血圧低下をまねくため注意する。
- モルヒネは，呼吸器系に対して，呼吸数減少や呼吸仕事量抑制をもたらす一方で，二酸化炭素（CO_2）に対する呼吸中枢の反応が鈍るため，呼吸抑制に注意しなくてはならない。

心電図，モニター監視

急性心不全患者の12誘導心電図は重要な検査の1つである。急性冠症候群の選別だけでなく，徐脈性不整脈（房室ブロックなど）や心室細動などの診断にも有効である。心房細動は心不全で最も多く見られる不整脈であり，心房収縮消失や心拍数増加によって血行動態に悪影響

表3●尿量管理目標

- 時間尿量目標：40 mL 以上
- 1日尿量目標：1,000 mL 以上（最低でも 500 mL/日を下回らないよう管理する）
- 1日の除水目標：体重で−1〜−1.5 kg
  つまり，1日の除水目標＝（水分出納−500〜−1,000 mL）＋（不感蒸泄*）

*不感蒸泄も加味し，水分出納管理を行う。不感蒸泄の量は，条件により大きく変動するが，常温安静時には健常成人で1日体重1 kg あたり約 15 〜 20 mL といわれる。不感蒸泄が 1,000 mL の場合，皮膚から約 600 mL，呼気による喪失分が約 300 mL 程度である。発熱，熱傷，過換気状態などで増加する。

を及ぼし，心不全を増悪させる。また，徐脈性不整脈をともなう心不全であればペースメーカを必要とするときもある。心臓に侵襲や負荷のかかった状態や心不全増悪時は頻脈や心室期外収縮などの不整脈を起こしやすいため24時間モニター監視は必須である。

ケアのポイント

- 不整脈の原因は心負荷以外にも，電解質異常，低酸素血症，脱水，発熱などがあり，交感神経緊張状態なると特に出現しやすい。急性期は心不全の治療にともなう変化が起こりやすいため，常にモニター監視する必要がある。

栄養・食事

心不全患者のなかには，腸管浮腫の影響で食欲が低下し，十分な栄養を摂取できていない者がいる。さらに，初期治療においても，消化活動は心仕事量を増加させるため，循環動態と利尿が安定するまで栄養摂取を目的とした経口摂取は控えなくてはならない。しかし，体内では心仕事量や呼吸仕事量の増加にともない，神経系や免疫系が賦活化され，エネルギー消費量の増大，異化亢進となっていることが考えられる。そのためエネルギーや栄養素の供給が不十分だと，臓器機能の低下や筋力低下をきたす。

さらに低栄養は，安静管理や心不全による浮腫などとともに褥瘡の危険因子である。また，絶食により腸管粘膜の萎縮をまねくと，重要な免疫組織である腸管関連リンパ組織 gut-associated lymphoid tissue（GALT）の機能も損なわれ，全身の免疫低下をまねく[14]。これらは入院期間の長期化につながるため，栄養管理についても急性期から視野に入れるべきである。

ケアのポイント

- 精神的ストレス，生活リズムなどの観点からも酸素投与の減量と酸素飽和度が維持できるようになった時点で，経口摂取は早期から少量ずつ開始していく。
- 気管挿管患者や誤嚥のリスクが高い患者などでは経腸栄養法や中心静脈栄養，胃ろう造設なども考慮する。
- 中心静脈栄養では，急激にエネルギー量を上げると肝機能障害を起こすこともあるため注意する。まずは500 kcal程度から開始し，徐々にエネルギー量を上げていく。

二次的合併症予防管理のポイント

急性心不全に続く二次的合併症は，急性期病態が難治化する要因となるため，予防および早期対処が必要である。その代表的病態として，貧血，腎不全，肺炎，うっ血肝，脈拍異常がある。

貧血

貧血は心不全患者が高頻度に合併[15]し，重症度が高いほどその合併率が増加する。また，貧血を合併する心不全患者の予後は，貧血のない患者に比べ悪いといわれる[*5]。

心腎貧血連関 cardio-renal anemia syndrome[16]という概念がある。これは心不全，腎不全，貧血が相互に影響し合い，悪循環を形成するというものである。貧血状態では酸素運搬能の低下により，代償的に1回拍出量と心拍数が増加していることが多く，心仕事量は増強している。

*5 第11章『③貧血を合併する心不全患者の治療とケア』（208ページ）を参照。

ケアのポイント

- 貧血を合併した心不全では，心予備能を最大限発揮しているにもかかわらず，組織への酸素供給は不十分な状態が続くため，早期対処が必要である。
- 急速な輸血は容量負荷となり，うっ血や肺水腫を助長させる危険があるため注意する。利尿薬を投与し，尿量を観察しながら，慎重に投与しなければならない。
- 輸血により前負荷が増し，さらに血液粘稠度も増すことで心筋仕事量が増えるため，血行動態の変化に注意する。輸血中に心不全症状が悪化したら，すぐに中止する必要がある。
- 心不全のみでなく，各組織への酸素供給の観点からも貧血の改善は重要である。各組織への酸素供給を考える場合には，動脈血酸素飽和度，ヘモグロビン値，心拍出量の三者をアセスメントする必要がある。

腎不全

心不全患者では高血圧や糖尿病を合併した者や高齢者が多く，腎機能障害の合併率が高い。さらに「心腎貧血連関」があり，心臓と腎臓は一方の機能障害が他方の機能障害を誘発し，増悪させる関係にある。腎機能に関連する心不全重症化の要因は，代償作用（**図1**）にともなう過剰な容量負荷と圧負荷である。また慢性腎不全患者には心肥大や心不全患者が多いといわれ，予後に影響を与える。

ケアのポイント

- 急性心不全の治療では，利尿薬の投与や輸液の制限，絶食などで腎臓に負担をかけることになる。低血圧や治療にともなう過度の脱水には十分注意する

必要がある。

肺炎

急性心不全による入院後に発症する肺炎の多くは，院内肺炎である。院内肺炎は，入院後48時間以降に新しく発症した肺炎であり，重症化した急性心不全では発症率が高くなる。

　診断は，胸部X線写真での新たに出現した浸潤影に加え，発熱や喀痰（膿性分泌物）などの症状があり，炎症所見（CRP，白血球数），細菌学検査などによる。感染経路は，上気道細菌叢の下気道への吸引，誤嚥，経気道感染，血行性感染，医療者を介する感染があり，特徴的なものに人工呼吸器関連肺炎や誤嚥性肺炎などがある。急性心不全患者が肺炎を合併すると，基礎疾患や免疫能低下などの患者側の要因に加え，メチシリン耐性黄色ブドウ球菌（MRSA）や多剤耐性緑膿菌（MDRP）などの耐性菌が原因となり難治化，重症化しやすい。

ケアのポイント

- 院内肺炎の予防に努めることが重要である。
- 主要な院内肺炎は，人工呼吸関連肺炎と誤嚥性肺炎である。

◎ 人工呼吸器関連肺炎

気管挿管・人工呼吸開始後48時間以降に新たに発生した肺炎である。感染経路として気管チューブ外側からの汚染物質の流入 silent aspiration に注意が必要で，カフ上部に貯留した分泌物の吸引が有効である。臨床では，経過と所見，気管吸引検体の培養結果から診断することが多い。予防的抗菌薬の使用は勧められないが，診断後は原因菌をカバーする抗菌薬を十分量投与する。

◎誤嚥性肺炎

誤嚥性肺炎は，明らかな誤嚥の確認，誤嚥が強く疑われる病態（嚥下障害）の確認，肺の炎症所見（X線，血液検査）の確認によって診断される。誤嚥性肺炎の病因菌は，肺炎球菌，インフルエンザ菌，黄色ブドウ球菌，嫌気性菌などの口腔内常在菌を考慮し，抗菌薬を用いる。早期から誤嚥予防を意識したケアを行うことが重要である。

うっ血肝

うっ血肝は，右心不全にともない肝静脈に静脈血がうっ滞することにより生じる。両心不全を併発した重症例で認められることが多い。また，右室梗塞や肺血栓塞栓症，心タンポナーデなどでも生じることがある。

ケアのポイント

- 貯留した体液を減少させることが最も重要である。
- 高度の右心不全を合併している場合には強心薬の投与を検討する。

脈拍異常・不整脈

心不全患者では交感神経やレニン・アンジオテンシン（RA）系の亢進などの神経体液性因子の変化や心房圧上昇にともなう心房の機械的伸展により，しばしば心房細動を合併する。一方で，頻脈性不整脈は，酸素消費量も増加させ，心筋虚血を有する患者では心機能低下にもつながるため，慢性心不全が急性増悪する一因である。また，急性心不全に合併する不整脈は，心不全の増悪因子として重要であり，心房細動発生は心不全患者の予後悪化因子でもあることが報告[17]されている。洞頻脈や頻脈性心房細動の場合，貧血や甲状腺機能異常などがなければ，心不全の改善，血行動態の改善とともに心拍数はおのずと低下してくることが多い。

心不全患者では，心機能低下による血流の変化，抗凝固異常，血管壁性状の変化（Virchowの三徴）を生じ，血栓を形成しやすい。この状況に加え，持続する心房細動は血栓形成のリスクをさらに高めるため，電気的除細動が必要となることもある。また，抗凝固療法も考慮する必要がある。なかでもワルファリンは心房細動患者の脳梗塞発生率を1/3に減少させることが明らかになっている[4]。

ケアのポイント

- 血行動態が安定した頻脈性心房細動は，まず薬物にてレートコントロールをはかる。自覚症状が強いまたはレートコントロール後も心不全が増悪する際には，リズムコントロールをはかる。
- 不整脈にて血行動態が悪化している場合は，電気的除細動を試みる。
- 心不全患者は代謝・排泄機能が低下している場合も多いため，抗不整脈薬の血中濃度上昇による催不整脈作用に十分注意が必要である。
- 心室細動や重症な心室頻拍などの致死性不整脈が出現した場合には，ただちに電気的除細動が必要である。

ケアの連続性

急性心不全の治療・ケアは，救命だけでなく，その後のQOL向上，長期予後改善，再入院率の改善を目標に行う必要がある。つまり，急性期のみならず回復期・慢性期の生活も意識し，患者および家族の人生全体を見据えてかかわる必要がある。

183

10
急性心不全患者のケア

心不全は器質的な心臓の変化があるため完全に治癒することはなく，患者は心不全と共存しながら生活を営まなくてはならない。医療者は患者がどのような生活を望んでいるのか，どのようにしたら満足いく生活が送れるのかなど，さまざまな職種と患者・家族で相談しながら，連続性をもった治療・ケアをしていく必要がある。入院中は，回復に合わせてICU，病棟などと療養環境が変化するため，ケアが場当たり的なものになっている可能性があることも認識する必要がある。

急性心不全の心臓リハビリテーション

心不全患者の運動耐容能は，炎症性サイトカイン上昇による骨格筋萎縮（心臓性悪液質）や自律神経の機能異常によって低下する。さらに急性心不全治療により長期安静が必要になると心身のデコンディショニング[*6]や廃用症候群に陥り，さらに運動耐容能が低下する[1]。急性期には安静が優先されるが，一方でその弊害も理解し，できるだけ早期に離床できるよう介入する。急性心不全患者の心臓リハビリテーションは，血行動態・呼吸状態が安定し，安静時に呼吸困難感がな

*6 デコンディショニング（筋萎縮，骨粗鬆症，自律神経障害，内分泌障害などの種々の身体調節異常など）から運動耐容能が低下する

*7 ICU-AW（ICU-acquired weakness）：ICU在室中に生じる急性のびまん性筋力低下

表4●急性心不全における心臓リハビリテーションの目的

1. 早期離床による過剰な安静の弊害（身体的・精神的デコンディショニング，褥瘡，肺塞栓症など）の防止
2. 迅速かつ安全な退院と社会復帰プランの立案・共有と実現
3. 運動耐容能の向上によるQOLの改善
4. 患者教育と疾病管理による心不全再発や再入院の防止

〔日本循環器学会/日本心不全学会合同ガイドライン．急性・慢性心不全診療ガイドライン（2017改訂版）（班長：筒井裕之）.《http://www.j-circ.or.jp/guideline/pdf/JCS2017_tsutsui_h.pdf》（2018年12月閲覧）.より，作成〕

ければ低強度のレジスタンストレーニングから開始する。特にICU・CCUでは心電図やバイタルサインに細心の注意をはらいながら段階的かつ計画的に行うことが望ましい。

急性期に挿管下人工呼吸を余儀なくされた患者であっても，早期からの運動や離床の安全性は立証されているため[18]，理学療法士と協働し，ICU-AW[*7]予防に努める。

ただし，強心薬や昇圧薬を使用しても血圧が低い患者や循環動態が不安定で大動脈内バルーンポンプ（IABP）などの補助循環を必要とする患者には，早期からのリハビリテーションは原則行わず[18]，安定するのを待つ必要がある。

患者をケアする医療者にとって，急性期から退院後のことを見越して心臓リハビリテーションに取り組むことは重要な使命である。看護師は早期リハビリテーションの意義や効果を説明し，患者を励ます役割を担う[18]。また急性期から包括的外来心臓リハビリテーションへの参加と継続の動機づけを行う。多職種チームで心臓リハビリテーションの目的（表4）を共有し，それぞれの職種がイニシアティブを発揮しながら，患者の状態に合わせたよりよい包括的な心臓リハビリテーションの戦略（疾患教育，生活習慣の改善と危険因子の管理，運動療法，カウンセリングなど）を早期から練る必要がある。

退院支援（回復期）につなげる

急性期を乗り切った心不全患者は，退院後も自分の心臓と生活の折り合いをつけながら，心不全が増悪しないよう予防管理をしていかなくてはならない。しかし，多くの患者は，急性期には自覚症状もあ

り苦しむが，治療・ケアが成果を上げるのにともない，そのことを忘れ，以前と同様の日常生活に戻る。よって，教育開始は，呼吸状態が改善し，会話や食事ができるようになった段階で，早期から退院に向けた教育をスタートしていくことが望ましい。この時期は，呼吸困難感，倦怠感などの自覚症状や心不全所見がわずかに残っているため，患者に心不全の症状を印象づけることに役立つ。

心不全教育の1つにセルフモニタリング教育[19]（表5，6）がある。セルフモニタリングとは自分で自分自身の状態を客観的に評価し，治療に役立てることである。食事や水分，過労，心身ストレス，内服などの自己管理不良は慢性心不全の急性増悪因子となりうる。それらの管理が順調か否か自分で判断する必要があるため，セルフモニタリングは患者が習得すべき重要な技術であるといえる。退院後は，自分の心臓の機能に見合った生活を送りながら，病状をコントロールし，QOLを維持していかなくてはならないため，自分自身の心臓の状態を把握することは重要なことである。

急性期では心不全の回復が優先され，治療に焦点が当てられることが多い。しかし，回復期で行う再発予防・自己管理についての教育プログラムのためには急性期で基盤を作っておくことが重要である。心身の負担に配慮して行うことはいうまでもないが，早期の教育的介入は急性心不全の治療・ケアの目標であるQOL向上，長期予後改善，再入院率の改善を達成する一助となる。

心不全は基礎心疾患の新規発症から改善と悪化を繰り返しながら時間が経過していく。基礎疾患と増悪因子は互いに作用

表5● セルフモニタリング教育の目標

急性期
1. 患者が自分自身に起こりうる心不全の症状を知る
2. 患者がセルフモニタリングの必要性を理解する
3. 患者が日常生活のなかでセルフモニタリングが行える
慢性期
4. 患者が心不全徴候に気づき，増悪を予防する対処行動がとれる

表6● 急性期セルフモニタリング教育のポイント

1. 患者の心臓の状態を把握する
   → まずは患者の状態や生活パターンなどを把握する。患者に合った教育方針，アプローチの戦略を練る
2. 患者から急性心不全時の症状や体験を聞き出し，心臓以外の変化にも気づくようかかわる
   → 患者の気づいていない心不全症状を気づかせる（心不全と症状を結びつける）
   改めて心不全症状を認識できるようにかかわる
3. 心不全所見を患者とともに観察し，心不全の影響を認識させる
   → 心不全増悪時と回復時の症状，所見の違いを説明する（心拍数，体重，浮腫などの変化）
   食事，排泄，歩行時などの心拍数の上昇や息切れ，発汗は心臓負荷の影響だと気づかせる（体に起こる変化と心不全増悪時に体験したことを結びつける）
4. 回復期の教育につなげる
   → 退院後の日常生活でセルフモニタリングをはじめとした自己管理ができるように教育を継続する

し合うため，双方への対処が必要となる。そのため，入院した急性心不全患者が退院するためには，症状の改善だけではなく，退院後の生活も見直さなければならない。短い間隔で再入院を繰り返さないように，看護師は教育的役割を発揮し早期からアプローチする必要がある。今後高齢化が進み，心不全患者の増加が予測され，生き方や人生観，死生観は多様化すると考えられる。複雑な病態や背景をもつ患者のケアの質を維持し，向上させるためには，専門的な看護師の活躍が期待される。

（山中 源治）

● **文献**

1) 日本循環器学会/日本心不全学会合同ガイドライン. 急性・慢性心不全診療ガイドライン（2017改訂版）（班長：筒井裕之）.《http://www.j-circ.or.jp/guideline/pdf/JCS2017_

tsutsui_h.pdf》(2018 年 12 月閲覧).

2) 堀尾武史. 慢性心不全治療の進歩-成因と臨床研究. I. 心不全の発症進展機序. 4. サイトカイン. 日臨 2006; 64: 843-7.

3) 三浦俊郎, 深川靖浩, 松﨑益徳. ストレスと循環器疾患. 臨床：ストレス下における循環器危機とその対応 心不全. Cardiac Prac. 2007; 18: 59-62.

4) 北風政史編著. 重症心不全の予防と治療. 東京：中外医学社, 2009: 314-41, 353-9.

5) 中尾由佳, 中村朱芳, 郡司亜希. 患者家族が望む看護師の関わりに関する調査. 日本看護学会論文集-成人看護 II 2009: 45-7.

6) McKee PA, Castelli WP, McNamara PM, et al. The natural history of congestive heart failure: the Framingham study. N Engl J Med. 1971; 285: 1441-6.

7) Sato N, Kajimoto K, Asai K, et al. Acute decompensated heart failure syndromes (ATTEND) registry. A prospective observational multicenter cohort study: rationale, design, and preliminary data. Am Heart J. 2010; 159: 949-55. e1.

8) Milo-Cotter O, Cotter G, Kaluski E, et al. Rapid clinical assessment of patients with acute heart failure: first blood pressure and oxygen saturation-is that all we need? Cardiology 2009; 114: 75-82.

9) Bradley TD, Holloway RM, McLaughlin PR, et al. Cardiac output response to continuous positive airway pressure in congestive heart failure. Am Rev Respir Dis. 1992; 145: 377-82.

10) Gray A, Goodacre S, Newby DE, et al. Noninvasive ventilation in acute cardiogenic pulmonary edema. N Engl J Med. 2008; 359: 142-51.

11) 飯田有輝, 山田純生. 虚血性心疾患の理学療法. 急性心筋梗塞第 I 相 (急性期)・第 II 相 (回復期) の理学療法. 理学療法 2009; 26: 965-72.

12) 日本循環器学会. 循環器病の診断と治療に

関するガイドライン (2011 年合同研究班報告). 心血管疾患におけるリハビリテーションに関するガイドライン (2012 年改訂版) (班長：野原隆司). 《http://www.j-circ. or.jp/guideline/pdf/JCS2012_nohara_h. pdf》(2018 年 12 月閲覧).

13) 日本循環器学会. 肺血栓塞栓症および深部静脈血栓症の診断, 治療, 予防に関するガイドライン (2017 年改訂版) (班長：伊藤正明). 《http://www.j-circ.or.jp/guideline/pdf/ JCS2017_ito_h.pdf》(2018 年 12 月閲覧).

14) 村越 智, 深柄和彦. 栄養と腸管免疫. TPN (total parenteral nutrition; 完全静脈栄養) の腸管免疫への影響. 栄養-評価と治療 2008; 25: 38-41.

15) Tang YD, Katz SD. Anemia in chronic heart failure: prevalence, etiology, clinical correlates, and treatment options. Circulation 2006; 113: 2454-61.

16) Silverberg DS, Wexler D, Blum M, et al. The cardio renal anemia syndrome: correcting anemia in patients with resistant congestive heart failure can improve both cardiac and renal function and reduce hospitalizations. Clin Nephrol. 2003; 60 (Suppl 1): S93-102.

17) Pizzetti F, Turazza FM, Franzosi MG, et al. Incidence and prognostic significance of atrial fibrillation in acute myocardial infarction: the GISSI-3 data. Heart 2001; 86: 527-32.

18) 日本集中治療医学会早期リハビリテーション検討員会. ガイドライン 集中治療における早期リハビリテーション～根拠に基づくエキスパートコンセンサス. 日集中医誌 2017; 24: 255-303.

19) 仲村直子. 心不全のディジーズマネジメント：新しい疾病管理と患者支援. II. 心不全のディジーズマネジメントの実践を探る. 急性期から始めるセルフモニタリングの教育. 看護技術 2008; 54: 70-3.

ONE POINT ADVICE

急性期治療におけるせん妄のケア

せん妄は，急性に発症する脳の機能不全にもとづく軽度の意識混濁（清明度の低下）と意識変容（意識の質の変化），意識狭窄（意識の狭まり）のうえに認知の障害を呈する症候群である。心不全を患う患者がせん妄を生じる際，それはバイタルサインの一部として重要な指標となりうる。そして，その背景にある病態の悪化や感染症などの合併症の存在を疑い，原因にアプローチすることが可能となる。

せん妄の診断基準

せん妄の診断は，「状態診断」と「病因診断」の2段階を踏む。「状態診断」では，示している精神症状がせん妄によるものなのか，認知症やうつ病などの他の疾患によるものなのかを鑑別する。「病因診断」では，せん妄が何によって生じているのか，その原因を丹念に探る。

状態診断

せん妄の状態診断には，米国精神医学会による診断基準（DSM-5）[1]が多く用いられている。①注意・意識の障害，②短期間での出現，日内変動性，③認知機能障害，④認知症や昏睡の除外，⑤生理学的結果により引き起こされた証拠の存在を満たすときにせん妄と診断される。せん妄の中核症状である「注意の障害」「サーカディアンリズムの障害」「思路の障害（支離滅裂）」を見きわめることがポ

イントである。認知症との鑑別が難しいといわれるが，せん妄ではこれらの症状が前景に立つ。また症状が「急性発症」し，「日内変動」することが特徴である。

さらに，せん妄のサブタイプを評価する。過活動型せん妄は，幻覚，妄想，落ち着きのなさ，興奮状態を示すせん妄である。低活動型せん妄は，無気力，傾眠，自発的な運動の低下を示すせん妄である。混合型せん妄は，1日のうちでこれらが混ざり合うせん妄である。

病因診断

状態診断によりせん妄と診断した後は，予測されるあらゆる因子を探ってアセスメントする。これまでの研究により，その原因について，過活動型せん妄は物質中毒や物質離脱がより多く，低活動型せん妄は電解質異常や臓器不全がより多くみられることが示唆されている。さらに低活動型せん妄は，他のタイプに比べて予後不良と関連している可能性が示唆されている[2]。心不全の悪化など，原疾患の重篤化による低活動型せん妄の可能性を十分に意識する必要がある。

せん妄発症の危険因子の評価

せん妄は，高齢や認知症などの基本的な因子に，全身性の変調，および中枢神経系の病態が加わり，環境への不適応などの因子が誘引となって生じる[3]。つまり，

10 急性心不全患者のケア

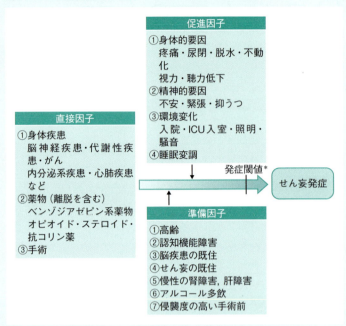

図1 ● せん妄発症の危険因子

*せん妄の診断基準を満たすか満たさないかの境となる閾値
〔Lipowski ZJ. Delirium (acute confusional states). JAMA 1987; 258: 1789-92. より，作成〕

せん妄は1つの因子で起こることはまれであり，複合的な因子によって発症する（図1）。

準備因子

準備因子は中枢神経系の脆弱性，脳の予備力の乏しさを表し，せん妄の準備状態となる。わかりやすくいえば，「せん妄の発症のしやすさ」である。準備因子を多く有するほど，せん妄を発症しやすくなる。認知症患者の3/4にせん妄を認めることがわかっている[4]。特に「高齢」「認知症および軽度認知機能障害」「せん妄の既往」は，せん妄発症の危険因子として重要である。

直接因子

せん妄を生じさせる身体疾患や変調のことであり，医学的治療がなされなければ回避できない因子である。①中枢神経系疾患，②中枢神経系以外の疾患，③依存・乱用物質（離脱を含む），④医薬品（離脱を含む）の4つに分類される。心不全では，代謝障害，循環障害，呼吸障害など複合的な障害が基礎にあり，せん妄の改善には病態や症状に対する治療が不可欠である。

促進因子

患者の療養環境における不快さ，生活リズムと生活機能の破綻に影響を与える環境すべてが促進因子に該当し，せん妄の発症の契機となり，重症化と遷延化にもかかわる。看護介入できる重要な因子である。疾患や治療による痛み，不眠，排泄にかかわる苦痛，口渇，安静の強要，過剰な感覚刺激や日常的な感覚遮断など，多岐にわたる欲求の満たされなさ，ストレスがせん妄を促進させる。

特に高齢患者では，環境への適応力が低下しており，入院にともなう1つ1つの変化に適応するのに時間と労力を要する。また，加齢による視力や明暗順応の低下，水晶体の器質的変化により，みえにくさ，まぶしさなどを生じやすい。感音性難聴にともない，音や声を耳障りと感じる患者もいる。これらはすべてストレスのもととなりうる。

せん妄のスクリーニングと継続的な観察

せん妄は，過活動型よりも低活動型や混合型のほうが見逃されやすいといわれる[5]。とりわけ低活動型せん妄の見逃しを減らすためには，評価尺度を使用して，積極的な発見方法をとる必要がある[6]。

日本総合病院精神医学会による『せん妄の治療指針』[6]や日本集中治療医学会による『日本版・集中治療室における成

ONE POINT ADVICE

急性期治療におけるせん妄のケア

表1 ● せん妄に用いられるスケール

	目的			測定時間	備考
	スクリーニング	診断	重症度		
Delirium Screening Tool（DST）	○			5〜10分	病棟看護師用に開発。感度が高く，簡便でもあり，使用しやすい。ただし，特異度の低さと信頼性の検討が不十分
Intensive Care Delirium Screening Checklist（ICDSC）	○			5分以内	集中治療室でのせん妄の評価に推奨。24時間以内を振り返った評価が可能で，患者に負担はかからない
Confusion Assessment Method for the ICU（CAM-ICU）	○			5分以内	集中治療室でのせん妄の評価に推奨。挿管中の患者にも使用できる。一時点での評価が可能であるが，多少患者に負担がかかる
NEECHAM Confusion Scale（NCS）	○			10〜15分	看護師によるせん妄評価として開発。通常ケアのなかで観察可能。急性の混乱の評価であり，診断基準に準拠したせん妄の評価ではない
Delirium Rating Scale-Revised-98（DRS-R-98）		○	○	10分以内	重症度の評価ができるため，症状モニタリングに有用。各障害が独立した項目になっているため，せん妄トレーニングに有用。ただし，評価に時間を要して煩雑

人重症患者に対する痛み・不穏・せん妄管理のための臨床ガイドライン』[7]においても，その早期発見のために，アセスメントツールを用いたせん妄評価が推奨されている。また，近年，せん妄と非せん妄の中間に位置し，せん妄発症の危険性が高いとされる「閾値下せん妄」[*1] が注目されている[6]。閾値下せん妄のうちに発見，対応できれば，せん妄の発症を未然に防ぐことも可能となる。現在，この評価もしうる尺度の日本語版作成の研究が進められている[6]。

せん妄のアセスメントツールは，スクリーニング，補助診断，重症度評価に分けられ，その目的に合わせて選ぶ必要がある。使用に際しては，スタッフがその目的と正しい活用方法を理解することはもちろんであるが，継続できることが重要であり，チーム全体で試用して検討して，取り入れることを勧めたい**（表1）**。

せん妄の発症および重症化・遷延化の予防

心不全を有する患者のうち，特に高齢者では，疾患自体の重篤さ，生体への侵襲が大きい治療により，せん妄を回避することが難しい。そこで，発症を完全に防ぐことを目標にするのではなく，患者1人1人についてせん妄を生じるリスクを評価し，生じた場合にも重症化，遷延化させないことを目標に，その予防ケアを徹底することが重要である。

準備因子の評価とケア

認知症，もしくは認知機能障害が認められる場合，患者はさまざまな生活面での状況理解や動作遂行が難しくなっており，療養環境や治療にストレスを生じやすい。患者，家族からもともとの生活様式や工夫，現在の困り事や要望を聞いて，住み慣れた環境設定に配慮し，個別性を重視した対応を行うことが求められる。

＊1 発症閾値を超えなくてもせん妄の症状が出現している状態をいう。

189

直接因子の評価とケア

せん妄の直接因子を同定して低減し，全身状態をできるかぎり改善させることが重要である。心不全の場合，そのコントロールが不可欠であるが，そのために使用されるジギタリス製剤や抗不整脈薬，β遮断薬などの薬物もせん妄を惹起させるリスクがあるため，そのバランスが重要である。

また，医薬品のなかでも注意を要するのは睡眠薬である。せん妄になると睡眠覚醒リズムが崩れやすいが，不眠時に処方されるベンゾジアゼピン系の睡眠薬は，抗コリン作用によりせん妄を惹起させることがある。特に高齢者においては，眠気と筋弛緩により転倒のリスクを高めるため，安易な薬物の使用は避けることが基本である。

心不全の治療的介入がもはや難しくなった終末期せん妄[*2]では，目標を見当識や生活機能の改善から，苦痛を最小限にし残り時間を家族とともにより安楽に過ごせることへと切り替えることも必要となる。ただし，これは家族を含めて医療者全体で慎重に検討しなくてはならない。

促進因子の評価とケア

◎環境調整

せん妄は因子が多様なぶん，多職種が連携して介入する意義は大きい。なかでも看護師には環境調整をはかる役割が期待される。環境調整とは，生理的欲求，生活リズムと生活機能を充足，維持すべく，患者の外部環境，内部環境の調和をはかることである。特に，睡眠覚醒リズムの改善は，食事や排泄などさまざまな生活機能を効果的かつ円滑に促進する要となるケアである。

◎苦痛の緩和

せん妄患者の苦痛を全人的にとらえ，できるかぎり除去，緩和する。苦痛はせん妄を助長するとともに，せん妄も苦痛を増強させる。最近では，患者のせん妄の体験そのものと苦痛を緩和する重要性も説かれている[9]。

全人的苦痛というと，医療職は患者の苦痛を「身体的」，「心理的」，「社会的」，「スピリチュアル」の側面からとらえようとしてしまう。しかし，これらを分けてアセスメントすることは，ありのままの患者の理解を難しくさせる。目の前で苦しんでいる患者その人に関心を寄せ，表情，言葉，しぐさ1つ1つについて起きている状態や状況に結びつけ，苦痛のもとを探りあて，緩和するケアが重要である。

◎認知・見当識の促進のための工夫

視覚・聴覚を補って状況を正しく認識できれば混乱は軽減する。視覚に関して，照明を調整したり，普段使用している眼鏡の装着を推奨するなど，日常的な工夫，配慮を行う。聴覚によるコミュニケーションも同様であり，補聴器はもちろん，患者の聴力に応じた筆談や文字盤の活用も効果的である。この際，言葉と視覚情報を組み合わせるなど，複数の感覚に働きかけるとよい。

また，適度な照明とわかりやすい標示，時計やカレンダーの設置は，患者の見当識を整える。周囲が患者に対して日常的に話しかけることは，患者が混乱せず，安心して過ごすための重要なケアである。ただし，医療者からの日時や場所の確認は，ときに患者の自尊心を傷つける行為になる。日常会話のなかでさりげなく示して補うなどの配慮を要する。

◎安心感，自己コントロール感を促すケア

せん妄患者は，自己コントロール感の喪

[*2] 終末期せん妄とは，死亡前24〜48時間の状態で，腎不全を含む不可逆的な多臓器不全の状態や，不可逆的な代謝性障害を生じ，全身状態の改善が困難となった結果，改善の見込みのなくなったせん妄を指す[8]。治療の観点から，終末期患者のせん妄との区別が重要であり，終末期患者のせん妄は，終末期（おおよそ予後が6か月以内）と見込まれる患者に生じたせん妄を指す[8]。

ONE POINT ADVICE
急性期治療におけるせん妄のケア

失やコミュニケーションの困難さなどから孤立感，絶望感，無力感を生じていることが，その体験談から明らかにされている[10]。このようななかで，安心感はせん妄からの回復には欠かせない感覚である。医療者は患者の擁護者であり続け，患者が抱く恐怖や不安を助長させないようにかかわる必要がある。

　患者の発言に対して否定せず，耳を傾けることにより，患者が「この場所，この人は安全だ」「この人はわかってくれている」と感じられることが重要である。この際，妄想を聞き出すのではなく，あくまでも訴えに耳を傾ける必要がある。せん妄は，注意障害をともなう軽度の意識と認知の障害であり，しばしば知覚の障害もともなうことから，現実の解釈が事実と異なるという事態をまねく。このことが妄想を引き起こす，あるいは助長する。重要なことは，たとえ妄想であっても患者が体験していることをありのままにわかろうとする姿勢である。

　また，患者は，周囲のことが意のままにならない体験をしていることがわかっている[10]。わずかでも今可能なセルフケア能力を活かして患者の自立を促し，患者自身がコントロール感をもてるようにすることが重要である。

安全の確保

せん妄が生じると，患者は注意の散漫さや興奮により，安全の保持が困難になる。せん妄発症のリスクの高い患者に対しては，危険物になりうる物品をそばに置かないなど環境面に最初から配慮する必要がある。また，発症した場合，カテーテルなど挿入物の必要性を評価して最小限にし，患者の行動から，興奮する，逆に

おさまる契機をよく観察，アセスメントして対応する。せん妄発症のリスクが高い患者には，身体拘束は合併症のリスクを高めるとともに，せん妄発症の契機となったりせん妄を遷延化させるため[11]，できるかぎり回避するが，自傷他害のリスクが高まった場合には，切迫性，非代替性，一時性の視点から多職種で検討する。看護において大事なことは，非代替性の検討であり，患者が落ち着かなくなる理由を探って，除去，緩和に働きかけることが重要である。それでも身体拘束の実施に至った場合，早期解除を原則とし，解除の目安を医療者全体で共有し，毎日継続して評価する。

薬物療法

薬物療法はあくまでも対症療法であり，治療の基本原則は原因の除去である。過活動型や混合型のせん妄に対して，おもに抗精神病薬を用いる。内服不可能な場合はハロペリドール（セレネース®），内服可能な場合は，クエチアピン（セロクエル®），ペロスピロン（ルーラン®），リスペリドン（リスパダール®），オランザピン（ジプレキサ®）が推奨される[6]。ただし日本では，クエチアピンとオランザピンは糖尿病に禁忌とされている。また，抗精神病薬は，心電図上，軽度の QT 延長をもたらすため，投与前に QTc を把握しておくことが望ましい。

家族ケア

患者がせん妄になると，家族もショックや不安に陥る。家族の経験として，患者が認知症になったと誤解していたり，患者の異変にいち早く気づきながらも医療

者にその理由や情報を聞けずにいること，もっと患者に関心をもってほしいと願っていることなどが明らかにされている[12]。せん妄があらかじめ予測できる場合には，事前に説明しておくと家族なりの心構えができる。発症した場合は，家族にも積極的に声をかけ，疲労に対する労いや休息の確保を促すとともに，せん妄の原因，今後の見通し，行われている治療やケアの必要性，対応方法について説明する必要がある。

心不全のような重篤な疾患では，せん妄を未然に防ぐことは難しい。よって，発症の予防ケアだけではなく，発症したとしても早期に回復できるような介入が必要である。せん妄の発症リスクの評価は，いずれの場合にも重要であり，入院時だけではなく，患者の状態の変化，治療の変更など，リスクが加わった際には繰り返し行う。

さらに，せん妄が疑われた際には，できるだけ早く他の精神疾患と鑑別すべく，せん妄の状態診断を行い，せん妄を見きわめたうえで病因を探索して同定する。その改善には，患者にとっての安全と安心感の提供に心がけながら，多職種で連携して特定された原因を可能なかぎり除去し，緩和することが求められる。

（山内 典子）

● 文献
1) 日本精神神経学会日本語版用語監修，高橋三郎，大野 裕監訳．DSM-5 精神疾患の分類と診断の手引き．東京：医学書院，2014：276-82．
2) Meagher DJ, Leonard M, Donnelly S, et al. A comparison of neuropsychiatric and cognitive profiles in delirium, dementia, comorbid delirium-dementia and cognitively intact controls. J Neurol Neurosurg Psychiatry 2010; 81: 876-81.
3) Lipowski ZJ. Delirium (acute confusional states). JAMA 1987; 258: 1789-92.
4) McKeith IG, Dickson DW, Lowe J, et al. Diagnosis and management of dementia with Lewy bodies: third report of the DLB Consortium. Neurology 2005; 65: 1863-72.
5) Peterson JF, Pun BT, Dittus RS, et al. Delirium and its motoric subtypes: A study of 614 critically ill patients. J Am Geriatr Soc. 2006; 54: 479-84.
6) 日本総合病院精神医学会せん妄指針改訂班．せん妄の臨床指針―せん妄の治療指針．第2版．東京：星和書店，2015．
7) 日本集中治療医学会 J-PAD ガイドライン検討委員会．実践鎮痛・鎮静・せん妄管理ガイドブック：日本版・集中治療室における成人重症患者に対する痛み．東京：総合医学社，2016：74-116．
8) 小川朝生．自信がもてる！せん妄診療はじめの一歩 誰も教えてくれなかった対応と処方のコツ．東京：羊土社，2014：131-2．
9) 村田久行，長久栄子．シリーズ現象学看護1 せん妄．東京：日本評論社，2014：120-36．
10) 中村孝子，綿貫成明．せん妄を発症した患者に対する理解と回復へのケア－患者の記憶に基づいた体験内容とその影響に関する文献レビュー（1996～2007年）．国立看研会誌 2011; 7: 2-12.
11) Inouye SK, Zhang Y, Jones RN, et al. Risk factors for delirium at discharge: development and validation of a predictive model. Arch Intern Med. 2007; 167: 1406-13.
12) 山内典子．せん妄を生じた患者，その家族，ケアを行う看護師の経験に関する文献検討．日精保健看会誌 2018; 27: 75-81.

11

合併症を有する心不全患者の治療とケア

①

心房細動（AF）を合併する心不全患者の治療とケア

心不全とは心臓のポンプ機能が低下し全身の需要に見合う血液量を拍出できない病態であり，その原因疾患は虚血性心疾患をはじめとして高血圧，心筋症，弁膜症，先天性心疾患など，さまざまである。日常生活動作 activities of daily living（ADL）や生活の質 quality of life（QOL）が障害され，予後は非常に悪い。心不全においては，高率に心房細動 atrial fibrillation（AF）を合併し，さらに心不全が増悪するという悪循環となり，心不全の予後も悪化する。

一方，AF は，従来，悪性不整脈とは考えられていなかったが，心原性塞栓症の１つである脳梗塞の合併や頻脈性心房細動が持続すると特に高齢者では心不全の原因となることから，高齢社会の進展とともにその影響が大きくなってきた。

本稿では，心不全と AF の現状，治療と予防，ケアについて解説する。

心不全と心房細動の頻度

心不全の頻度

先進諸国では成人の1～2％，70歳以上の≧10％に心不全がみられる[1]。米国における成人心不全有病者は2009～2012年には約570万人，2011～2014年には約650万人と増加し続けており，2030年には800万人になることが予想されている[2]。

日本では厚生労働省の人口動態調査による心不全の死亡率によると，人口10万対58.8（女性70.6，男性46.4，死亡数：73,508人，2016年）であり，年代とともに増加し続けている。心不全の発症率や有病率に関する正確な統計はないが，2005年で100万人，2020年には120万人に達するとされている。

心房細動の頻度

ATRIA研究[*1]によると，一般人口でのAFの有病率は約1％であり，70代では約5％，80歳以上では10％前後と，心不全と同様に加齢とともに増大している。女性の有病率はすべての年齢層で常に低い。2016年欧州心臓病学会European Society of Cardiology（ESC）による心房細動ガイドラインでは2010年時点で世界の先進諸国で男性2,090万人，女性1,260万人のAF患者が存在すると推定しており，AFの平均有病率は20歳以上で約3％で加齢とともに増加すると報告している[3]。

欧米に比べると日本では，AFの有病率は全体的に低く，図1のように定期健康診断を受けた40歳以上の日本人約63万人を対象とした調査では，70代では男性は約3％，女性は約1％，80歳以上では男性は4.4％，女性は2.2％となっている。

地域住民を対象とした吹田研究においても，AFの発症率は女性より男性に多く，年齢とともに増大している[4]。また，AFは近年になるほど，どの世代でも増えている。

AFを合併する危険因子としては，心血管系因子として高血圧，冠動脈疾患，洞不全症候群，弁膜症，心不全が，非心血管系因子として加齢，ストレス，自律神経障害，アルコール，喫煙，甲状腺機能障害，肺疾患，肥満などがみられる(**表1**)。

心不全に心房細動を合併する頻度

心不全には，高率にAFを合併する。心不全を有する患者はAF発症リスクが増加することが示されている[1]。慢性心不全患者を対象とした多くの大規模臨床試験[*2]では，約10～50％にAFが合併するという結果であり，心機能が悪化するほど図2のようにAFの合併は増えている。また，Framingham研究においても新規発症の心不全患者では57％にAFが発症し，心不全のタイプでは心収縮能の低下した心不全（HFrEF）よりも心収縮能の維持された心不全（HFpEF）に，より多くAFが発症している[5]。

一方，同じFramingham研究によると，新規発症したAFにおいては37％に心不全が発症し，相互に悪循環を形成する[5]。

心不全と心房細動が合併する機序

心不全における心房細動発症機序

心収縮能低下や拡張能低下により，十分な心拍出量が供給されないと交感神経系，レニン・アンジオテンシン・アルドステロン系（RAA系），バソプレシン，エンドセリンなどの神経体液性因子が活性化され，血管収縮とNa$^+$-水貯留で心拍出量を増大させようとする代償機序が働く。

[*1] **ATRIA研究**：An Ticoagulation and Risk factors in Atrial fibrillation study（JAMA 2001; 285: 2370-5.）

[*2] SOLVD，Val-HeFT，CHF-STAT，DIAMOND-CHF，GESICA，CONSENSUSなど〔Am J Cardiol. 2003; 91(6A): 2D-8D.〕

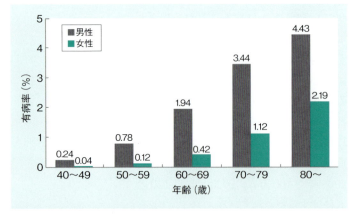

図1 ● 日本における心房細動：性別・年齢層別にみたAFの有病率

(Inoue H, et al. Prevalence of atrial fibrillation in the general population of Japan: an analysis based on periodic health examination. Int J Cardiol. 2009; 137: 102-7. より，一部改変)

表1 ● 心房細動の危険因子

心血管系	高血圧 冠動脈疾患 心筋症 弁膜症 洞不全症候群 心不全 心臓手術
非心血管系	加齢 ストレス 自律神経緊張 アルコール，喫煙 甲状腺機能障害，腫瘍，肺疾患 肥満，糖尿病，睡眠時無呼吸， 慢性腎不全

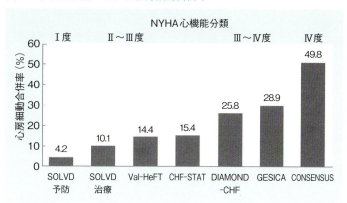

図2 ● 心不全患者における心房細動合併率

〔Maisel WH, et al. Atrial fibrillation in heart failure: epidemiology, pathophysiology, and rationale for therapy. Am J Cardiol. 2003; 91(6A): 2D-8D. より〕

これが，心臓に対してはさらなる圧-容量負荷を課すことになり，心機能低下へとつながる。このような病態は，心筋の伸展・肥大，間質の線維化などの構造的な変化ももたらし，不整脈が起こりやすい基質を形成する。また，心筋の電気生理学的特性にも影響し，心筋の不応期の変化，伝導の低下や不均一性をもたらすために，心不全ではAFや心室不整脈が発生しやすくなる。

近年，AF発症の新たな電気生理学的知見として，肺静脈，上下大静脈，冠静脈洞といった，心房とつながっている静脈との移行部にAFをトリガーする電気的起源があること（心不全による心房圧上昇，心房拡張により，これらの静脈も伸展され異常な電気的活動の発生を助長）が明らかとなり，カテーテルアブレーションによるAF治療が行われるようになった。

心房細動における心不全発症機序

AFになると，洞調律時にみられる心室拡張末期の有効な心房収縮が得られなくなる。また，心房と心室の同期が消失するために20〜30％の心拍出量の低下がみられる。これは心機能が悪いほど，その関与が大きく心不全につながる。また，AFによる頻拍，不規則な心室収縮，AFに対する抗不整脈薬治療などの影響により，さらに心機能の低下がもたらされる。AFの場合，房室伝導が良好な心臓では頻脈となり，「頻脈誘発性心筋症」という病態が臨床的にも確認されている[6]。

心不全と心房細動の予後

心不全の予後

Framingham研究によると，心不全発症から5年間の死亡率は1950〜1969年では男性で70％，女性で57％と非常に高率で，1990〜1999年になると男性で59％，女性で45％と若干の改善を認めるものの，やはりまだ高い状況である[7]。Olmsted研究においても，1991年に新規に診断された心不全患者の5年生存率は35％と不良である[8]。当時は利尿薬が治療の主体をなしていたが，その後，7,000人以上の慢性心不全患者を無作為にアンジオテンシンⅡ受容体拮抗薬（ARB，カンデサルタン）とプラセボに割り付け，その効果を37.7か月観察した

11 合併症を有する心不全患者の治療とケア

CHARM-Overall 研究[9]（1999～2001年）が報告された。その結果は、プラセボ群の1年間の死亡率は8.7％と高く、カンデサルタン投与群で6.3％と減少を認めるものの、なお高率であった。

この後もさまざまなトライアルやメタアナリシスなどが発表されているが、依然として予後は悪い[1]。このように、慢性心不全患者の予後は、欧米ではきわめて不良である。

一方、日本の臨床試験（ARCH-J 研究 2003[10]、MUCHA 研究 2004[11]）では、1年間の死亡率は0.7～1.7％前後と欧米に比べ非常に低い。しかし、これらの研究は、近年増大している高齢者の心不全（拡張不全）が含まれておらず、日本の現状を反映しているとはいいがたい。そこで、慢性心不全で一般開業医に外来通院中の2,685名の高齢者を含む患者（平均年齢74歳）を対象とした JCARE-GENERAL 研究[12]が行われ、約420日の観察期間で6.3％の患者が死亡（36％が心疾患）した。さらに予後については、JROAD 2015 における心不全患者の院内死亡率は約8％と報告されている。

JCARE-CARD、CHART-1 においても心不全患者の1年死亡率（全死亡）はともに7.3％となっており、日本の心不全の予後は改善してきている可能性がある[13]。

総じて、日本の慢性心不全患者の予後は欧米よりもよいと考えられる。

心房細動の予後

図3のように Framingham 研究では、AF に罹っている住民（55～94歳）においては死亡者比率が高くなり、特に老年者（75～94歳）で顕著となる。また、脳卒中に対する AF の寄与危険度[*3]は、50～59歳では1.5％だが、80～89歳では23.5％と上昇する。男性、女性ともに AF があれば死亡率が2倍になり[*4]、広い年齢範囲で AF にともない生存率が低下したと報告されている。

心不全と心房細動が合併したときの予後

心不全患者に AF が合併すると、予後不良であることが、さまざまなコホート研究や大規模臨床試験、そのメタ解析の結果から示されている[14]。Framingham 研

*3 ある集団において脳卒中の発生に AF がどのくらい関与しているか示す値。

*4 合併する他の心血管系の危険因子で調整すると、1.5～1.9倍とやや低下する。

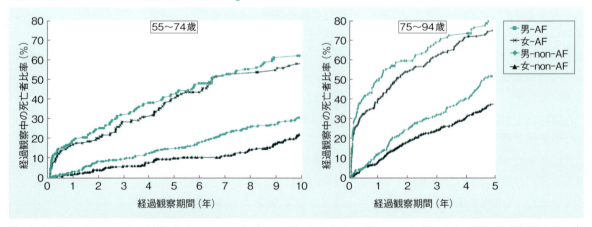

図3 ● 心房細動の有無による死亡の差（Framingham 研究）

(Benjamin EJ, et al. Impact of atrial fibrillation on the risk of death. The Framingham Heart Study. Circulation 1998; 98: 946-52. より、一部改変)

究では，心不全患者が AF を新規発症した場合と AF 患者が心不全を新規合併した場合の死亡リスクを解析している。その成績によると，心不全から AF を発症した場合の死亡リスクは男性で 1.6 倍，女性で 2.7 倍に上昇し，AF から心不全を発症した場合は男性で 2.7 倍，女性で 3.1 倍に上昇する[5]。

また，メタ解析によれば，AF 合併群は非合併群に比べ男性が少なく，高齢で，NYHA 心機能分類も重度であり，β 遮断薬の使用頻度が低いなど，臨床背景が異なる集団であり，それらが部分的に影響を及ぼした可能性はあるが，AF が心不全の予後を不良にする因子であることが示されている[14]。COMET[*5] では，2 種類の β 遮断薬の心不全治療における有用性を比較し，AF を発症した群の死亡リスクが非発症群に比べ有意に高く，特に観察期間中に AF を新規発症した群では相対リスクが約 2.9 倍に上昇している。

塞栓症の頻度と予後

AF や心不全では，心房内血栓や動きの悪い心室の壁在血栓により心原性塞栓症を発症することがある。AF では，脳卒中のリスクが AF のない患者に比べて 50 代で約 1.5 倍，60 代で 2.8 倍，70 代で 9.9 倍，80 代で 23.5 倍になることが知られており[15]，図4 のように心原性脳塞栓症は重症化し，1 年後の死亡率は 50 ％に及ぶ。このように，ラクナ梗塞やアテローム血栓性脳梗塞に比べると心原性脳塞栓症は予後が悪いことがわかる。

心不全合併心房細動患者への治療戦略

心不全の治療方針

RAA 系抑制薬〔アンジオテンシン変換酵素（ACE）阻害薬，ARB，抗アルドステロン薬〕や β 遮断薬（少量から）の投与は，AF の有無にかかわらず心不全の治療としてなされている。

AF を合併した心不全患者に対するジ

*5 **COMET**：Carvedilol or Metprolol European Trial（Eur Heart J. 2005; 26: 1303-8.）

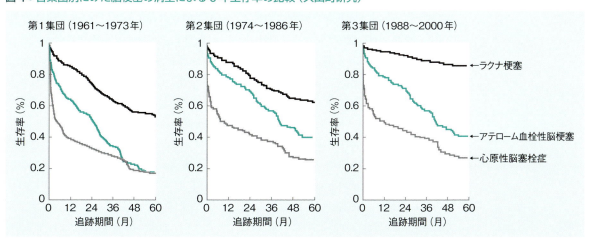

図4 ● 各集団別にみた脳梗塞の病型による 5 年生存率の比較（久山町研究）

（Kubo M, et al. Decreasing incidence of lacunar vs other types of cerebral infarction in a Japanese population. Neurology 2006; 66: 1539-44. より，一部改変）

11
合併症を有する心不全患者の治療とケア

＊6 **CHA$_2$DS$_2$-VASc ス
コア**
CHF　1
Hypertension　1
Age ≧ 75　2
Diabetes mellitus　1
Stroke/TIA　2
Vascular disease　1
Age: 65〜74　1
Sex **c**ategory
（women）　1

ギタリスの有用性については議論がある
が，ジギタリスの心拍低下作用は観察研
究によって有益と考えられている。近年
はランジオロール（短時間作用型 β_1 遮
断薬）も心拍調節に用いられるように
なった。

一方，体液貯留に対して利尿薬を使わ
ざるをえない場合が多くみられるが，
ループ利尿薬を使用する際には低カリウ
ム血症にならないように腎機能に応じて
抗アルドステロン薬を併用することが大
切である。

心房細動の治療方針

心不全を合併していない AF の治療にお
いては，欧米や日本における大規模臨床
試験により，必ずしもリズムコントロー
ル（洞調律化）がレートコントロール（心
拍調節治療）に優らないことが示され
た[16,17]。一方，心不全と AF を合併して
いる患者の治療は，両者の悪循環を断ち
切るために，心不全の治療と同時に AF
が頻脈性である場合にはそのレートコン
トロールが重要となる。また，これまで
心不全患者においては心房収縮欠如によ
る心拍出量の低下を改善するために洞調
律に戻すほうがよいと考えられてきた。
しかし，AF-CHF 試験[18]により，必ずし
もそうではないことも報告されている。
心不全で AF の既往のある患者をリズ
ムコントロール群とレートコントロール
群に分けて平均 37 か月経過観察したと
ころ，リズムコントロール群では 182 例
（27 %），レートコントロール群では 175
例（25 %）の心臓死がみられ，両治療方
針の間に予後，脳梗塞，心不全悪化の点
で有意差はみられなかった。このような
エビデンスにもとづくと，心不全に AF
を合併している患者においては抗不整脈

薬によるリズムコントロールは抗不整脈
薬の心抑制や催不整脈という副作用のた
めに必ずしも予後を改善しない。

近年，手技が成熟してきたカテーテル
アブレーションによる心不全合併例の
AF の根治による心不全の予後の評価は
まだ大規模試験は得られていないが，改
善する可能性はある。

抗凝固療法

日本で行われた JAST 試験[19]では，低リ
スクの AF 患者にアスピリンを投与して
も脳梗塞の予防効果がないだけでなく，
無投薬群と比べてアスピリン投与群では
大出血の頻度が約 4 倍高い傾向（1.6 %
vs. 0.4 %）にあったため，試験が中止に
なった。さらに，AF 患者を対象に行わ
れた多くの抗血栓療法に関する臨床試験
のメタ解析[20]でも，抗血小板薬による脳
卒中予防効果はワルファリンに及ばない
ことが示された。したがって，AF 患者
における心原性脳塞栓症の予防には，ワ
ルファリンによる抗凝固療法を行うこと
が共通のコンセンサスとなっている。非
弁膜症性心房細動に対して抗凝固療法を
行うか否かの指標として CHADS$_2$ スコ
アが提唱されている。

実際の抗凝固療法は図 5 に示すように，
『心房細動治療（薬物）ガイドライン（2013
年改訂版）』にもとづいて CHADS$_2$ スコ
アで 2 点以上の場合にワルファリンや
直接経口抗凝固薬（DOAC）として直接
トロンビン阻害薬（ダビガトラン），血液
凝固第 Xa 因子阻害薬（リバーロキサバ
ン，アピキサバン，エドキサバン）の投
与が推奨されている。DOAC はワル
ファリンのように食事制限やほかの薬物
との相互作用で薬効が変動することは少
なく，出血性イベントはワルファリンよ

198

り少ないが，個別の至適用量を設定できないという欠点がある。欧州ではCHA$_2$DS$_2$-VAScスコア[*6]2点以上で経口抗凝固薬の投与を推奨している[3]。

予防的治療

上述したように，AFと心不全は互いの誘因になるとともに，その増悪因子にもなる。心不全の治療に使われるACE阻害薬やARBによって心不全を十分にコントロールすること，心不全の原因として一番多い高齢者の高血圧などを十分に治療することが重要である。基礎心疾患の治療と心不全の予防をまずきちんとすることがAFの予防にもつながる。

ケアのポイント

日常生活上の注意点としては，一般的な心不全の予防として，適度な安静とともに処方された運動プログラムの範囲で有酸素運動を行うように指導し，筋力低下を防ぐことがADLやQOLを維持するうえで重要である。

食事は消化吸収がよく，栄養のバランスが取れた減塩された食物を腹八分で摂取するように習慣化させる。ワルファリンを服用している患者には，過量に食べてはいけない野菜・海藻や，摂取してはいけない納豆や栄養補助剤（クロレラなど）について指導する必要がある[*7]。排便時の努責は，狭心痛などを引き起こすことがあるので，適切な緩下薬の使用や便秘を防ぐ食物について指導する。また，塩分の過剰や腎機能低下により浮腫をきたすと，心不全の増悪につながる。その早期発見のために，朝食前の体重測定と記録を習慣化させるようにする。1日で1kg以上の体重の増加は浮腫が原因の

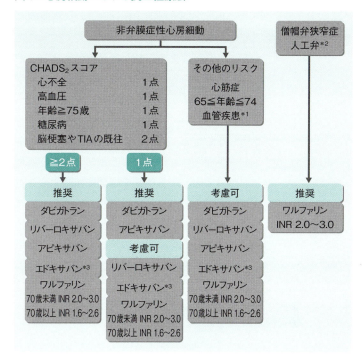

図5 ● 心房細動における抗血栓療法

同等レベルの適応がある場合，新規経口抗凝固薬がワルファリンよりも望ましい。
＊1：血管疾患とは心筋梗塞の既往，大動脈プラーク，および末梢動脈疾患などをさす。
＊2：人工弁は機械弁，生体弁をともに含む。
＊3：2013年12月の時点では保険適応未承認。
INR：international normalized ratio（国際標準比），TIA：transient ischemic attack（一過性脳虚血発作）
〔日本循環器学会．循環器病の診断と治療に関するガイドライン（2012年度合同研究班報告）．心房細動治療（薬物）ガイドライン（2013年改訂版）（班長：井上 博）．《http://www.j-circ.or.jp/guideline/pdf/JCS2013_inoue_h.pdf》（2018年12月閲覧）．より〕

ことが多いので，体重増加が続くときには早めに医師に報告し，利尿薬などの服薬指導を受ける必要がある。

心身のストレスをできるだけ避け，睡眠を十分に取れているか，確認する必要がある。近年，睡眠時無呼吸が心不全の増悪因子となっていることがわかっているので，目覚めたときに熟睡感があるか，途中覚醒がないか，家族からいびきがひどいと言われないかなど，尋ねる。

感染症は心不全の誘因となるので，日頃から風邪などの予防を指導する。冬季

[*7] 第Ⅱ，Ⅶ，Ⅸ，Ⅹの凝固因子はその活性化にビタミンKが必須である。ワルファリンはビタミンKと拮抗して，この活性化を妨げるために抗凝固作用を発揮する。ビタミンKの摂取が過量となるとワルファリンの拮抗作用をしのいでしまう。

の入浴は浴室や脱衣室を十分に保温し，40℃程度の湯に10分以下の入浴時間とする。

服薬は決められたとおりに行うことが必須であることを理解してもらうことが必要である。

心不全にAFが合併すると予後不良となるため，以上のように患者の状態を看護面からも評価することにより，心不全の誘因となる状態を早期に回避することができる。心不全の増悪を防ぐとともに，AFが起こったときにはすみやかな心拍調節と抗凝固療法の適応を考慮し，心原性脳塞栓症を予防していく必要がある。

（樗木 晶子）

● 文献

1) Ponikowski P, Voors AA, Anker SD, et al. 2016 ESC Guidelines for the diagnosis and treatment of acute and chronic heart failure: The Task Force for the diagnosis and treatment of acute and chronic heart failure of the European Society of Cardiology（ESC）Developed with the special contribution of the Heart Failure Association（HFA）of the ESC. Eur Heart J. 2016; 37: 2129-200.

2) Benjamin EJ, Virani SS, Callaway CW, et al. Heart Disease and Stroke Statistics—2018 Update. A Report From the American Heart Association. Circulation 2018; 137: e67-e492.

3) Kirchho P, Benussi S, Kotecha D, et al. 2016 ESC Guidelines for the management of atrial fibrillation developed in collaboration with EACTS. Eur Heart J. 2016; 37: 2893-962.

4) Kokubo Y, Watanabe M, Higashiyama A, et al. Development of a basic risk score for incident atrial fibrillation in a Japanese general population—The Suita Study. Circ J. 2017; 81: 1580-8.

5) Santhanakrishnan R, Wang A, Larson MG, et al. Atrial fibrillation begets heart failure and vice versa: Temporal associations and differences in preserved vs. reduced ejection fraction. Circulation 2016;133: 484-92.

6) Nerheim P, Birger-Botkin S, Piracha L, et al. Heart failure and sudden death in patients with tachycardia-induced cardiomyopathy and recurrent tachycardia. Circulation 2004; 110: 247-52.

7) Levy D, Kenchaiah S, Larson MG, et al. Long-term trends in the incidence of and survival with heart failure. N Engl J Med. 2002; 347: 1397-402.

8) Senni M, Tribouilloy CM, Rodeheffer RJ, et al. Congestive heart failure in the community. a study of all incident cases in Olmsted County Minnesota, in 1991. Circulation 1998; 98: 2282-9.

9) Pfeffer MA, Swedberg K, Granger CB, et al. Effects of candesartan on mortality and morbidity in patients with chronic heart failure: the CHARM-overall programme. Lancet 2003; 362: 759-66.

10) Matsumori A. Assessment of Response to Candesartan in Heart Failure in Japan（ARCH-J）Study Investigators. Efficacy and safety of oral candesartan cilexetil in patients with congestive heart failure. Eur J Heart Fail. 2003; 5: 669-77.

11) Hori M, Sasayama S, Kitabatake A, et al. Low-dose carvedilol improves left ventricular function and reduces cardiovascular hospitalization in Japanese patients with chronic heart failure: the Multicenter Carvedilol Heart Failure Dose Assessment（MUCHA）trial. Am Heart J. 2004; 147: 324-30.

12) Tsutsui H, Tsuchihashi-Makaya M, Kinugawa S, et al. Characteristics and outcomes of patients with heart failure in general practices and hospitals. Circ J. 2007; 71: 449-54.

13) 日本循環器学会/日本心不全学会合同ガイドライン，急性・慢性心不全診療ガイドライン（2017年改訂版）（班長：筒井裕之）．《http://www.j-circ.or.jp/guideline/pdf/JCS2017_tsutsui_h.pdf》（2018年12月閲覧）．

14) Mamas MA, Caldwell JC, Chacko S, et al. A meta-analysis of the prognostic significance of atrial fibrillation on chronic heart failure. Eur J Heart Fail. 2009; 11: 676-83.

15) Wolf PA, Abbott RD, Kannel WB. Atrial fibrillation as an independent risk factor for stroke: the Framingham study. Stroke 1991; 22: 983-8.

16) Sherman DG, Kim SG, Boop BS, et al. Oc-

currence and characteristics of stroke events in the Atrial Fibrillation Follow-up Investigation of Sinus Rhythm Management (AFFIRM) Study. Arch Intern Med. 2005; 165: 1185-91.

17) Ogawa S, Yamashita T, Yamazaki T, et al. Optimal treatment strategy for patients with paroxysmal atrial fibrillation: J-RHYTHM Study. Circ J. 2009; 73: 242-8.

18) Roy D, Talajic M, Nattel S, et al. Rhythm control versus rate control for atrial fibrillation and heart failure. N Engl J Med. 2008; 358: 2667-77.

19) Sato H, Ishikawa K, Kitabatake A, et al. Low-dose aspirin for prevention of stroke in low-risk patients with atrial fibrillation: Japan Atrial Fibrillation Stroke Trial. Stroke 2006; 37: 447-51.

20) Hart RG, Pearce LA, Aguilar MI. Meta-analysis: antithrombotic therapy to prevent stroke in patients who have nonvalvular atrial fibrillation. Ann Intern Med. 2007; 146: 857-67.

11 合併症を有する心不全患者の治療とケア

慢性腎臓病（CKD）を合併する心不全患者の治療とケア

CKDとは

慢性腎臓病 chronic kidney disease（CKD）とは，糸球体濾過量 glomerular filtration rate（GFR）で表される腎機能の低下が3か月以上あるか，もしくは腎臓の障害を示唆する所見が慢性的に（3か月以上）持続するものをすべて含んでいる（表1）。

腎臓の障害を示唆する所見としては，①微量アルブミンを含む蛋白尿などの異常，②尿沈渣の異常，③片腎や多発性腎嚢胞などの画像異常，④腎機能を示す血液検査異常，⑤腎生検などでの病理組織検査異常，などがあげられる。

CKDの原因としては，糖尿病や高血圧といった動脈硬化のリスク因子が多い。そのため，CKD患者では健常者に比して，心疾患の合併が高率であり，腎機能低下にともない，心血管イベントの発生率が上昇することはよく知られている[1,2]。一方，慢性心不全患者の多くは腎機能低下を合併しており，腎機能障害は慢性心不全患者の独立した予後予測因子となっている[3〜5]。このように心臓と腎臓は密接な関係にあり，これは「心腎連関」として，近年注目されている。

心不全におけるCKD

心不全患者はCKD合併が多い。日本の急性心不全患者を対象にした多施設登録研究であるATTENDレジストリー[6]では，全対象患者のうち，推定GFR（eGFR）< 60 mL/min/1.73 m^{2}の症例が69%と多くを占める。また，日本の慢性心不全患者を対象とした多施設前向き登録観察研究であるJCARE-CARD[7]でも同様に約7割がCKD患者であった。これらの研究においても，腎機能低下は心不全患者の予後を悪化させることが示されている。

CKD合併心不全の病態

CKDを合併する心不全患者の心腎連関にかかわる病態（図1）について概説する。

◎レニン・アンジオテンシン（RA）系

CKDを合併する心不全患者では，心拍出量の低下にともなう腎血流の低下がより顕著となり，RA系が賦活化され，アルドステロン・アンジオテンシンIIが過剰に産生される。RA系の亢進は心筋細胞の肥大，間質の線維化，心内腔拡大などの心筋リモデリングを引き起こし，心不全を悪化させる[8]。

表1● 慢性腎臓病（CKD）の定義

① 尿異常，画像診断，血液，病理で腎障害の存在が明らか。特に0.15 g/gCre以上の蛋白尿が存在する。
② GFR < 60 mL/min/1.73 m^2
①，②のいずれか，または両方が3か月以上持続する。

◎交感神経系

心不全では交感神経活動が亢進しており，その原因として圧受容体の異常や，CKD患者においては腎虚血によるものが考えられている。このような交感神経系の亢進は，急性心不全時には重要な代償機転として働くが，亢進が慢性化すると心臓の負荷を増大し，不整脈誘発や直接的心筋障害をきたし心機能を悪化させる。

◎水分およびナトリウムの貯留

CKDを合併する心不全患者では，心拍出量の低下にともない腎灌流量が低下する。そのため，ナトリウムや水分の排泄促進のために利尿薬が使用されるが，それによる腎機能低下も生じるため，水分やナトリウムは慢性的に貯留傾向となる。

◎腎性貧血

CKDでは比較的早期から，腎臓でのエリスロポエチン産生が低下し，腎性貧血を発症する[9]。貧血は全身への酸素供給が減少するために，代償性に前負荷が増大し，末梢血管抵抗の低下，心拍出量の増大が起こり，心不全を悪化させる。

◎一酸化窒素-活性酸素の不均衡

一酸化窒素（NO）は，血管拡張とナトリウム利尿により細胞外液量の減少に関与しており，一方，活性酸素はNOと逆の作用を有している。CKD患者では，NOと活性酸素のバランス不均衡が起こっており，細胞外液量が増加しやすい。

◎慢性炎症

心不全や腎不全には，慢性炎症がかかわることが知られている。炎症性サイトカインの上昇は，活性酸素の増加，RA系の亢進を引き起こし，CKD合併の心不全患者では心不全増悪が起こりやすい。

図1●心腎連関の病態生理

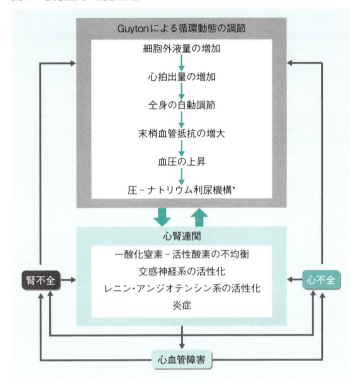

*圧-ナトリウム利尿機構：腎臓に何らかの障害がある場合に，灌流圧，つまり血圧を上昇させることにより腎臓に蓄積されるNa^+を排泄する機構。

(Bongartz LG, et al. The severe cardiorenal syndrome: 'Guyton revisited'. Eur Heart J. 2005; 26: 11-7. より. by permission of European Society of Cardiology)

表2●慢性腎臓病（CKD）のステージ分類

CKDステージ	説明	GFR（mL/min/1.73 m^2）
1	正常または高値	90
2	正常または軽度低下	60〜89
3	中等度低下	30〜59
4	高度低下	15〜29
5	末期腎不全	15未満

CKD合併心不全の治療

これまで急性心不全・慢性心不全を対象にした多くの大規模臨床試験が実施されているが，その多くで腎機能低下症例が除外されている。そのため，CKD合併の心不全患者への薬物選択は難しいことが多く，CKDステージを加味して治療戦略を立てることが望まれる（表2）。薬

11 合併症を有する心不全患者の治療とケア

表3●慢性腎臓病（CKD）合併の心不全患者の治療

治療薬	おもな作用	投与患者での注意
ACE阻害薬/ARB MRA	腎障害の進行抑制 心筋リモデリングの抑制	腎機能障害の増悪 高カリウム血症
β遮断薬	交感神経系の抑制 心筋酸素消費の減少	徐脈 血圧低下
利尿薬	前負荷の軽減	腎機能障害の増悪

ACE阻害薬：アンジオテンシン変換酵素阻害薬，ARB：アンジオテンシンⅡ受容体拮抗薬，MRA：ミネラルコルチコイド受容体拮抗薬

物選択においては，一般的に，CKDステージ3の症例まではCKDを合併しない症例とほぼ同様に考えればよいが，CKDステージ4〜5では極端にエビデンスが少なくなる。CKD合併の心不全患者への薬物選択について概説する（**表3**）。

◎RA系抑制薬

RA系抑制薬であるアンジオテンシン変換酵素（ACE）阻害薬やアンジオテンシンⅡ受容体拮抗薬（ARB）は，CKD症例において糸球体内圧の上昇を抑制することで蛋白尿を減少させ，腎障害の進行を抑える腎保護作用を有している。また，心不全症例におけるACE阻害薬とARBの有効性も確立されている。CKD合併心不全症例のエビデンスは少ないものの，CKDステージ3のみならず，CKDステージ4〜5にあたる心不全患者を対象にした研究においても，これらの薬物の投与で有意に予後が改善したとの報告もみられる。このことから，『急性・慢性心不全診療ガイドライン（2017年改訂版）』[10]ではCKDステージ3では推奨クラスⅠ，CKDステージ4〜5では推奨クラスⅡbとなっている。

ミネラルコルチコイド受容体拮抗薬（MRA）は，心不全例においてその有用性が報告されているが，CKDステージ4〜5相当に関するエビデンスはほぼない。一方，CKDステージ3のeGFR 60 mL/min/1.73 m^{2}未満の症例では，eGFR 60 mL/min/1.73 m^{2}以上の症例と同様に予後を改善することが示されている[11,12]。CKDステージ3の症例において，経時的にCKDステージ4〜5に腎機能が低下してきた場合には，慎重なモニタリングによりMRAの減量・休薬も考慮すべきである。また，ACE阻害薬やARB併用症例では，特に高カリウム血症や腎機能の悪化をきたしやすく，注意を要する。上記のガイドラインでは，ACE阻害薬やARBと同様にCKDステージ3では推奨クラスⅠ，CKDステージ4〜5では推奨クラスⅡbに位置付けられている[10]。

◎β遮断薬

先述したように心不全では交感神経系が亢進しており，β遮断薬は心不全治療薬としてその有効性が確立されている。カルベジロール，ビソプロロールともにCKD症例のサブ解析において有意な予後改善効果を認めている。また，透析症例においてもβ遮断薬の有効性が報告されており，CKDのすべてのステージでβ遮断薬の投与が推奨されている（CKDステージ3：推奨クラスⅠ，CKDステージ4〜5：推奨クラスⅡa）[10]。カルベジロールは脂溶性で肝代謝であるのに対して，ビソプロロールは脂溶性・水溶性をあわせもち，腎排泄もかかわるため，重度の腎機能低下症例では用量を調節する必要がある。

◎利尿薬

利尿薬は多くの心不全症例に使用されており，ループ利尿薬はうっ血性心不全の治療には欠かせない薬物である。特にCKD合併の心不全患者の治療においては腎機能低下にともない，その用量が増える傾向にある。利尿薬の使用は，前負

荷を減らすことにより心不全を改善させるが，過度の使用は血管内容量の低下から腎血流量の低下へとつながり，予後を悪化させることが報告されており[13,14]，必要最低限の使用にとどめるべきである。血管内容量の把握には，血圧・脈拍・尿量などバイタルサインのほかに，心臓超音波検査による右房圧の推定，血液検査での血中脳性ナトリウム利尿ペプチドbrain natriuretic peptide（BNP）値なども参考になる。

CKD合併患者では利尿薬のみでは十分な体液量のコントロールができないことも多く，その際には血液透析を必要とすることがある。急性期の一過性の腎機能悪化の場合には血液透析から離脱できる可能性もあるが，CKDの場合にはそのまま血液透析導入となってしまう例も多い。

またCKD患者では体液量を管理するうえでも，塩分制限は重要である。血圧低下作用，尿蛋白減少作用，腎機能障害の進行抑制作用も見据えて，6 g/日未満の塩分制限が推奨されている。

◎**貧血是正**
心不全患者は，貧血〔WHOの貧血診断基準：血中ヘモグロビン値13.0 g/dL未満（男性），12.0 g/dL未満（女性）〕を合併することが多く，日本で行われた臨床研究においては全登録患者の約35〜60％に貧血を合併していたと報告されている[6,7]。また，貧血は心不全患者において独立した予後規定因子である[6,15]。

CKD患者ではエリスロポエチン生成低下がおもな貧血の成因となる。これまで，心不全患者に対する赤血球造血刺激因子製剤erythropoiesis stimulating agent（ESA）の効果を検討した試験がいくつか試みられている。少数例の検討で

は，ESAによるNYHA心機能分類や運動耐容能の改善が示されたが，大規模無作為化二重盲検試験では，ESAの予後改善効果は示されておらず，貧血に対していかに治療するかに関してはまだ確立したエビデンスはない。しかし，貧血は全身への酸素供給の低下にともない心拍出量の増大が起こり，心不全を悪化させるため，CKD合併の心不全患者では血中ヘモグロビン値10.0 g/dL程度を保つように，ESA投与や赤血球輸血を検討する必要がある。

◎**急性期の薬物**
急性心不全症例において，日本ではヒト心房性ナトリウム利尿ペプチドhuman atrial natriuretic peptide（hANP）であるカルペリチドの使用頻度が高く，その腎保護効果は開心術における腎保護，造影剤腎症の予防などにおいて報告されている[16,17]。しかし，CKD合併の心不全患者において，画一的に腎保護効果を示すか否かははっきりしていない。

バソプレシンV_2受容体拮抗薬であるトルバプタンが新規利尿薬として広く使用されるようになっている。大規模研究のサブ解析では，腎機能低下患者で腎機能悪化・血圧低下をきたさずに安全に使用できるとされており，少数例の研究[18]ではあるがeGFR 15〜60 mL/min/1.73 m^2のCKDステージ3〜4の症例でフロセミドの使用量が減らせたとの報告もあり，CKD合併の心不全患者では有効な可能性がある。

腎血流増加目的にドパミンをはじめとする点滴強心薬が使用されることも実際の臨床現場では見受けられるが，心不全症例でドパミンの腎保護作用は確認されておらず，現時点で明らかに腎保護効果が証明された点滴薬はない[19]。

CKD合併心不全患者の観察ポイント

◎急性期の観察ポイント

治療としては利尿薬が中心となるが，CKD合併の心不全患者ではネフローゼ症候群や低栄養などから低アルブミン血症となっていること，またエリスロポエチン産生低下から貧血となっていることも多く，「下腿浮腫＝血管内の容量過多」とはいえないため注意を要する。そのため，利尿薬のみでは腎機能が悪化する場合には，血液透析や限外濾過，輸血も検討する必要がある。

◎入院経過中の観察ポイント

●血圧

心不全患者では，低心拍出に加え，RA系阻害薬やβ遮断薬，利尿薬の投与などにより血圧低下をきたす可能性が高く，注意を要する。また，CKD合併の心不全患者では，反対に血圧上昇からの非代償性心不全を引き起こすことも多く，血圧の推移に注意する。

●尿量・体重測定

心不全コントロールにおいて体液量の変化は重要である。CKD合併の心不全患者では，尿量の維持がより困難である。また高齢者など尿量測定が難しい場合には，退院に向けて目標体重を設定し，体液量の指標を作る。

●心電図モニター

CKD合併の心不全患者では，高カリウム血症をともなうことがしばしばあり，徐脈の出現に注意する。また心不全患者では不整脈の出現リスクが高いため，心電図モニターの観察は重要である。

◎退院後の観察ポイント

心不全の急性期治療が奏効し，先述した心保護薬を内服して退院を検討する際には，なるべく家での生活に近い状態までリハビリテーションや食生活を合わせておく必要がある。

長きにわたる心不全治療において，心不全再入院を防ぐことが重要なポイントである。心不全再入院のおもな患者側要因としては，①塩分・水分制限の不徹底，②治療薬服用の不徹底，③過労，④身体的・精神的ストレスがあげられている[20]。この結果からも重要なのは，入院中の患者教育ということになる。医師，看護師，栄養士，理学療法士など，チームで心不全患者と向き合うことが重要である。

（中田 康紀・斎藤能彦）

◎文献

1) Anavekar NS, McMurray JJ, Velazquez EJ, et al. Relation between renal dysfunction and cardiovascular outcomes after myocardial infarction. N Engl J Med. 2004; 351: 1285-95.

2) Go AS, Chertow GM, Fan D, et al. Chronic kidney disease and the risks of death, cardiovascular events, and hospitalization. N Engl J Med. 2004; 351: 1296-305.

3) McAlister FA, Ezekowitz J, Tonelli M, et al. Renal insufficiency and heart failure: prognostic and therapeutic implications from a prospective cohort study. Circulation 2004; 109: 1004-9.

4) Damman K, Valente MA, Voors AA, et al. Renal impairment, worsening renal function, and outcome in patients with heart failure: an updated meta-analysis. Eur Heart J. 2014; 35: 455-69.

5) Inohara T, Kohsaka S, Sato N, et al. Prognostic impact of renal dysfunction does not differ according to the clinical profiles of patients: insight from the acute decompensated heart failure syndromes (ATTEND) registry. PLoS One. 2014; 9: e105596.

6) Kajimoto K, Sato N, Keida T, et al. Acute Decompensated Heart Failure Syndromes (ATTEND) Investigators. Associations of anemia and renal dysfunction with outcomes among patients hospitalized for acute decompensated heart failure with preserved or reduced ejection

fraction. Clin J Am Soc Nephrol. 2014; 9: 1912-21.

7) Hamaguchi S, Tsuchihashi-Makaya M, Kinugawa S, et al. Chronic kidney disease as an independent risk for long-term adverse outcomes in patients hospitalized with heart failure in Japan. Report from the Japanese Cardiac Registry of Heart Failure in Cardiology (JCARE-CARD). Circ J. 2009; 73: 1442-7.

8) Schiffrin EL, Lipman ML, Mann JF. Chronic kidney disease: effects on the cardiovascular system. Circulation 2007; 116: 85-97.

9) Astor BC, Muntner P, Levin A, et al. Association of kidney function with anemia: The third national health and nutrition examination survey (1988~1994). Arch Intern Med. 2002; 162: 1401-8

10) 日本循環器学会/日本心不全学会合同ガイドライン. 急性・慢性心不全診療ガイドライン（2017年改訂版）（班長：筒井裕之）.《http://www.j-circ.or.jp/guideline/pdf/JCS2017_tsutsui_h.pdf》（2018年12月閲覧）.

11) Vardeny O, Wu DH, Desai A, et al. RALES Investigators. Influence of baseline and worsening renal function on efficacy of spironolactone in patients With severe heart failure: insights from RALES (Randomized Aldactone Evaluation Study). J Am Coll Cardiol. 2012; 60: 2082-9.

12) Eschalier R, McMurray JJ, Swedberg K, et al. EMPHASIS-HF Investigators. Safety and efficacy of eplerenone in patients at high risk for hyperkalemia and/or worsening renal function: analyses of the EMPHASIS-HF study subgroups (Eplerenone in Mild Patients Hospitalization And

SurvIval Study in Heart Failure). J Am Coll Cardiol. 2013; 62: 1585-93.

13) Eshaghian S, Horwich TB, Fonarow GC. Relation of loop diuretic dose to mortality in advanced heart failure. Am J Cardiol. 2006; 97: 1759-64.

14) Cosín J, Diez J. TORIC investigators. Torasemide in chronic heart failure: results of the TORIC study. Eur J Heart Fail. 2002; 4: 507-13.

15) Yamauchi T, Sakata Y, Takada T, et al. CHART-2 investigators. Prognostic impact of anemia in patients with chronic heart failure— with special reference to clinical background: Report from the CHART-2 Study. Circ J. 2015; 79: 1984-93.

16) Sezai A, Hata M, Niino T, et al. Influence of continuous infusion of low-dose human atrial natriuretic peptide on renal function during cardiac surgery: a randomized controlled study. J Am Coll Cardiol. 2009; 54: 1058-64.

17) Morikawa S, Sone T, Tsuboi H, et al. Renal protective effects and the prevention of contrast-induced nephropathy by atrial natriuretic peptide. J Am Coll Cardiol. 2009; 53: 1040-6.

18) Matsue Y, Suzuki M, Torii S, et al. Clinical effectiveness of tolvaptan in patients with acute heart failure and renal dysfunction. J Card Fail. 2016; 22: 423-32.

19) Bock JS, Gottlieb SS. Cardiorenal syndrome: new perspectives. Circulation 2010; 121: 2592-600.

20) Tsuchihashi M, Tsutsui H, Kodama K, et al. Clinical characteristics and prognosis of hospitalized patients with congestive heart failure—a study in Fukuoka, Japan. Jpn Circ J. 2000; 64: 953-9.

貧血を合併する心不全患者の治療とケア

心不全診療において，循環動態に関与する血液の状態を把握することは非常に重要である．実際，心不全患者の血液検査に着目すると，貧血を合併していることが多いことに気がつく．

貧血は，赤血球数あるいは血中ヘモグロビン濃度が低下した状態で，いわゆる血液が薄くなった状態である．心不全患者では，心臓のポンプ機能が低下することにより体液貯留が起こり，血液が薄くなり，貧血を生じると考えられるが，心不全に合併する貧血の原因はそれだけではない．

本稿では，心不全と貧血，その関連，治療，ケアについて解説する．

心不全に貧血を合併する頻度

世界保健機関（WHO）の貧血の診断基準は，血中ヘモグロビン値が男性で13.0 g/dL未満，女性で12.0 g/dL未満である．この診断基準を用いて心不全患者の血中ヘモグロビン値に着目すると，心不全患者は貧血を合併していることが多いことがわかる．その合併率は，左室駆出率の低下した心不全（HFrEF）か左室駆出率の保たれた心不全（HFpEF）かにかかわらず，入院が必要な急性心不全で約50％，症状の安定した慢性心不全で約30％とされる．

たとえば，日本で行われた急性心不全による入院患者を対象にした2つの臨床試験の結果をみてみると，登録患者の約60％に貧血を合併していたことが報告されている[1,2]．4,842例の急性心不全患者が登録されたATTENDレジストリーでは，入院時の平均血中ヘモグロビン値は男性12.6 g/dL，女性11.3 g/dLで，上記の診断基準を満たす．同レジストリーでは，貧血の合併率は登録患者の58％であったことが示されている[1]．また，1,960例の急性心不全患者が登録されたJCARE-CARDにおいては，登録患者の57％が貧血を合併し，心不全患者における退院時の平均血中ヘモグロビン値は12.0 g/dLであったことが示されている[2]．4,646例のステージC/Dの慢性心不全（HFrEF，HFpEF）の外来患者を対象としたCHART-2においては，登録患者の35％に貧血を合併していたことが報告されている[3]．

心不全患者における貧血の合併については，日本だけでなく欧米などの諸外国においても検討されており，諸国により貧血の診断基準は異なるものの，HFrEF，HFpEF患者における貧血の高率な合併が示されている．

以上の結果をまとめると，心不全患者は，急性心不全，慢性心不全，HFrEF，HFpEFにかかわらず，貧血を合併していることが多いといえる．

心不全に貧血が合併する機序

貧血における心不全発症機序

赤血球中にあるヘモグロビンは，酸素と結合することで肺から取り込んだ酸素を全身へ送り届ける役割を果たしている。貧血は，赤血球数，血中ヘモグロビン値が低下した状態であり，貧血が続くと全身へ十分に酸素を送り届けることができなくなる。生体は，それを補うために心臓から大量の血液を送り出したり呼吸数を増加させたりすることで，全身へ酸素を送り届けようと代償する。正常な心臓であれば，その代償は可能であるが，代償が次第に追いつかなくなると心不全を発症する。機能が低下した悪い心臓であれば，心不全はさらに増悪する。

心不全における貧血発症機序

貧血が原因で心不全を発症することがあるが，心不全は必ずしも貧血が原因で発症するわけではない。これは，心不全が原因で貧血を発症する機序があることを意味する。

図1に，心不全が原因で貧血を発症する機序をまとめた。

Ⓐ：赤血球は骨髄で産生される。心不全患者は慢性炎症がその病態に関与し，炎症性サイトカインが増加している。炎症性サイトカイン刺激により，骨髄造血能が低下する。

Ⓑ：赤血球産生の材料としてビタミンB_{12}や葉酸，ヘモグロビン合成の材料として鉄が必要であるが，心不全患者はこれらが不足する。

Ⓒ：赤血球産生に必要な造血因子であるエリスロポエチンは腎臓で産生される。

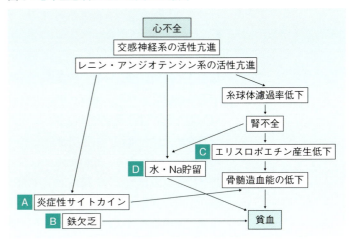

図1 ● 心不全患者における貧血の原因

心不全患者は腎機能低下を合併することによりエリスロポエチン産生が低下し，骨髄造血能が低下する。

Ⓓ：体液貯留が起こり，血液希釈が起こる。

Ⓔ：心不全治療薬であるアンジオテンシン変換酵素（ACE）阻害薬やアンジオテンシンⅡ受容体拮抗薬（ARB）が貧血に関与する，との報告もある。

以上のように，心不全が原因で貧血を発症する機序には，さまざまな因子が複雑にかかわっている。これらすべての因子が必ずしも心不全患者全例に認められるわけではなく，症例ごとにその因子の関与は異なると考えられる。

一般的に，赤血球数，血中ヘモグロビン濃度が低下する原因は，赤血球産生の低下，赤血球の破壊，出血，の3つに大別される。図1に示されるように，心不全が原因の貧血は，赤血球産生の低下が主因と考えられる。

心不全と鉄欠乏

最近，心不全患者は貧血とともに鉄欠乏を合併することが注目されている。心不

全患者の血液検査に着目すると，貧血だけでなく，鉄欠乏の合併率が高い。

鉄欠乏の診断基準

鉄欠乏の診断には，一般に貯蔵鉄の指標である血中フェリチン濃度が用いられる。膠原病などの慢性炎症では血中フェリチン濃度が上昇するが，慢性炎症は心不全の病態にも関与する。そのため，心不全患者でも血中フェリチン濃度が上昇する傾向がある。そこで，心不全患者における鉄欠乏の診断には，血中フェリチン濃度だけでなく，血中鉄濃度を総鉄結合能total iron binding capacity（TIBC）で割ったトランスフェリン飽和度（血中鉄濃度÷TIBC×100）が用いられる。

鉄は血液中ではトランスフェリンに結合して存在している。鉄欠乏状態では，鉄に結合していないトランスフェリンが多くなり，トランスフェリン飽和度は低下する。そこで，血中フェリチン濃度100 μg/L未満，もしくは血中フェリチン濃度100〜299 μg/Lかつトランスフェリン飽和度20％未満を，鉄欠乏の診断基準として用いる。

心不全に鉄欠乏を合併する頻度

上記の鉄欠乏の診断基準を用いた場合，心不全患者における鉄欠乏の合併率は，入院が必要な急性心不全で，男性69％，女性75％と高率であることが示されている。そのなかには，鉄欠乏の診断基準を満たすが，血中ヘモグロビン濃度は低下していない，つまり貧血の診断基準は満たさない例が含まれている（図2）[4]。一方，慢性心不全患者を対象とした検討においては，この診断基準を用いると，鉄欠乏の合併率は37％であることが示されている。慢性心不全患者を対象とした検討においても，鉄欠乏合併例の約1/3は，鉄欠乏の診断基準を満たすが，貧血の診断基準は満たさない[5]。つまり，貧血とは独立した鉄欠乏の高率な合併が報告されている。

心不全における鉄欠乏発症機序

一般的に鉄欠乏の原因は，鉄摂取不足，消化管における鉄吸収障害，発育などにともなう鉄需要増大，出血などによる鉄排泄増大などがあげられる。心不全患者における鉄欠乏の原因については，心不全による心臓性悪液質，低栄養状態や消化管での鉄吸収障害が考えられている[6]。

心不全に合併する貧血の治療とケア

心不全患者の貧血合併例は，非合併例に比べ死亡や心不全再入院率が高いことが報告されている[1〜3]。心不全患者の貧血合併例は予後不良であることから，貧血を治療すれば心不全患者の予後は改善するのではないか，と期待される。そこで，心不全患者における貧血について，これまで赤血球輸血，赤血球造血刺激因子製

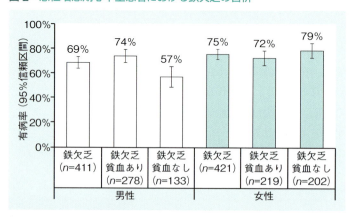

図2 ● 急性増悪期心不全患者における鉄欠乏の合併

（Cohen-Solal A, et al. High prevalence of iron deficiency in patients with acute decompensated heart failure. Eur J Heart Fail. 2014; 16: 984-91. より）

剤 erythropoiesis stimulating agent（ESA），鉄剤といった薬物による貧血治療が試みられている。

　これら治療法については，これまでに多くの臨床試験が行われているが，その効果について一貫性のある報告はなく，現在のところ「貧血治療により，心不全患者の症状は改善し，予後も改善する」という結論には至っていない。ここでは，現時点で明らかにされている心不全患者に対する個々の貧血治療，ケアについて述べる。

赤血球輸血

血中ヘモグロビン値 7.0 g/dL 未満であるが，血行動態は安定している症例においては，濃厚赤血球輸血の妥当性が報告されている[7]。日本循環器学会/日本心不全学会の『急性・慢性心不全診療ガイドライン（2017 年改訂版）』[8]では，「明らかに過度の貧血が心不全を悪化させており輸血で改善が期待される例に，輸血の適応がある」（推奨クラスⅡb，表1）と記載されている。

赤血球造血刺激因子製剤（ESA）

心不全患者は腎機能低下を合併することにより，エリスロポエチン産生が低下し，骨髄造血能が低下することから，これまで心不全患者に対する ESA の効果を検討した試験が行われてきた。表2にこれまで行われてきたおもな臨床試験の結果をまとめた。2008 年以前に行われた少数例の検討では，ESA による NYHA 心機能分類や運動耐容能の改善，いわゆる心不全症状の改善が示されてきた。しかし，予後改善を示す結果は得られていなかった。心不全患者に対する ESA の効果が期待され，2,278 例の心不全患者が登録された RED-HF が行われ，2013 年

表1 ● 心不全に合併する貧血に対する治療の推奨とエビデンスレベル

	推奨クラス	エビデンスレベル	Minds 推奨グレード	Minds エビデンス分類
赤血球輸血 過度の貧血が心不全を悪化させており，輸血で改善が期待される例	Ⅱb	C	C1	Ⅴ
経口鉄剤	Ⅲ	B	D	Ⅱ
ESA	Ⅲ	B	D	Ⅱ

〔日本循環器学会/日本心不全学会合同ガイドライン．急性・慢性心不全診療ガイドライン（2017 年改訂版）（班長：筒井裕之）．《http://www.j-circ.or.jp/guideline/pdf/JCS2017_tsutsui_h.pdf》（2018 年 12 月閲覧）．より〕

表2 ● 2007 年以降に発表された心不全に対する赤血球造血刺激因子製剤（ESA）のおもな無作為化二重盲検試験の結果

研究者名	発表年	症例数	薬物	効果
Ponikowski P, et al.	2007	41	ダルベポエチンアルファ	QOL 改善
Van Veldhuis-en DJ, et al.	2007	165	ダルベポエチンアルファ	QOL 改善
Kourea K, et al.	2008	41	ダルベポエチンアルファ	NYHA 心機能分類，運動耐容能，左室駆出率の改善
Ghali JK, et al.	2008	319	ダルベポエチンアルファ	変化なし
Maurer MS, et al.	2013	56	エポエチンアルファ	変化なし
Swedberg K, et al.	2013	2,278	ダルベポエチンアルファ	変化なし

にその結果が発表されている。その結果，ESA により貧血を改善しても，心不全患者の全死亡・心不全再入院率の改善効果，いわゆる予後改善効果は示されなかった[9]。さらに同試験においては，ESA 投与群の合併症として血栓塞栓症の発症が観察されている。

　以上の臨床試験の結果から，現在のところ，心不全患者に対する ESA の有用性は否定されている。上述のガイドラインにおいては，「他疾患で ESA の適応がない心不全患者に対する ESA 投与は推奨されない」（推奨クラスⅢ，表1）と記載されている[8]。

鉄剤

心不全患者における鉄欠乏の合併が報告されていることから，心不全患者に対する鉄剤の効果が期待されている。そこで，心不全患者を対象に静脈内鉄剤投与単独による臨床試験が，これまでにいくつか試みられている（**表3**）。その結果，鉄剤静注にて貧血を改善することにより，NYHA 心機能分類の改善，運動耐容能の改善，いわゆる心不全症状の改善が示されている。しかしながら，ESA 同様，予後改善効果についてはまだ結論がでていない。

たとえば，慢性心不全患者に対するカルボキシマルトース鉄静注の有効性および安全性を検討した無作為化二重盲検試験をみると，459 例の HFrEF 患者が登録された FAIR-HF では，貧血の有無にかかわらず，鉄剤静注による症状改善が報告されている[10]。また，304 例の HFrEF 患者が登録された CONFIRM-HF では，カルボキシマルトース鉄静注により，心不全患者の自覚症状改善，6分間歩行距離の延長，さらには心不全悪化入院の減少が示されている[11]。しかし，どちらの研究においても予後改善効果は示されていない。

一方，慢性心不全患者に対する経口鉄剤の効果を検討した臨床試験も行われている。225 例の HFrEF 患者が登録された IRONOUT-HF[12]では，経口鉄剤による心不全改善効果は示されておらず，上述のガイドライン[8]において推奨クラスⅢである（**表1**）。

現在までに行われている心不全患者に対する鉄剤静注の効果を検討した試験では，鉄剤の長期間投与による安全性および有効性は検討されていない。鉄不足はエネルギー代謝異常をきたしうるが，鉄過剰は酸化ストレス，悪性腫瘍の形成にかかわる。単純に血中ヘモグロビン濃度正常化を目指して安易に鉄補充を行えばよいわけではなく，鉄補充については慎重に取り扱うべきと考えられる。

心不全患者に対する鉄剤静注の効果を検討した FAIR-HF や CONFIRM-HF については，使用されたカルボキシマルトース鉄は現時点で日本未導入であり，同ガイドラインにおいては，静注鉄剤に関する記載はされていない。今後のさらなる臨床試験結果により，鉄剤静注による貧血治療の推奨とエビデンスレベルは，追記される可能性がある。

（内藤 由朗・増山 理）

表3●心不全に対する鉄剤単独治療の無作為化二重盲検試験の結果

研究者名，研究	発表年	症例数	投与方法	効果
Anker SD, et al. FAIR-HF	2009	459	静注	NYHA 心機能分類改善 6 分間歩行距離の延長 QOL 改善
Ponikowski P, et al. CONFIRM-HF	2015	304	静注	NYHA 心機能分類改善 6 分間歩行距離の延長 QOL 改善 HF 入院減少
Lewis GD, et al. IRONOUT-HF	2017	225	経口	変化なし

●文献

1) Kajimoto K, Sato N, Takano T, et al. Association between anemia, clinical features and outcome in patients hospitalized for acute heart failure syndromes. Eur Heart J Acute Cardiovasc Care. 2015; 4: 568-76.

2) Hamaguchi S, Tsuchihashi-Makaya M, Kinugawa S, et al. Anemia is an independent predictor of long-term adverse outcomes in patients hospitalized with heart failure in Japan. A report from the Japanese Cardiac Registry of Heart Failure in Cardiology（JCARE-CARD）. Circ J. 2009; 73: 1901-8.

3) Yamauchi T, Sakata Y, Takada T, et al.

Prognostic impact of anemia in patients with chronic heart failure-with special reference to clinical background: report from the CHART-2 Study. Circ J. 2015; 79: 1984-93.

4) Cohen-Solal A, Damy T, Terbah M, et al. High prevalence of iron deficiency in patients with acute decompensated heart failure. Eur J Heart Fail. 2014; 16: 984-91.

5) Jankowska EA, Rozentryt P, Witkowska A, et al. Iron deficiency: an ominous sign in patients with systolic chronic heart failure. Eur Heart J. 2010; 31: 1872-80.

6) Naito Y, Tsujino T, Fujimori Y, et al. Impaired expression of duodenal iron transporters in Dahl salt-sensitive heart failure rats. J Hypertens. 2011; 29: 741-8.

7) McIntyre L, Tinmouth AT, Fergusson DA. Blood component transfusion in critically ill patients. Curr Opin Crit Care. 2013; 19: 326-33.

8) 日本循環器学会/日本心不全学会合同ガイドライン. 急性・慢性心不全診療ガイドライン（2017年改訂版）（班長：筒井裕之）.《http://www.j-circ.or.jp/guideline/pdf/JCS2017_tsutsui_h.pdf》（2018年12月閲覧）.

9) Swedberg K, Young JB, Anand IS, et al. Treatment of anemia with darbepoetin alfa in systolic heart failure. N Engl J Med. 2013; 368: 1210-9.

10) Anker SD, Comin Colet J, Filippatos G, et al. Ferric carboxymaltose in patients with heart failure and iron deficiency. N Engl J Med. 2009; 361: 2436-48.

11) Ponikowski P, van Veldhuisen DJ, Comin-Colet J, et al. Beneficial effects of long-term intravenous iron therapy with ferric carboxymaltose in patients with symptomatic heart failure and iron deficiency. Eur Heart J. 2015; 36: 657-68.

12) Lewis GD, Malhotra R, Hernandez AF, et al. Effect of oral iron repletion on exercise capacity in patients with heart failure with reduced ejection fraction and iron deficiency: The IRONOUT HF Randomized Clinical Trial. JAMA 2017; 317: 1958-66.

4 睡眠障害を合併する心不全患者の治療とケア

睡眠は心血管系においても重要な休息時間である。この休息時間が量・質的に障害されると十分な休息をとれず負担が増加し心血管系へ悪影響を及ぼし，また心不全によって睡眠が妨げられる可能性もある。実際に心不全患者の多くで睡眠が障害されており，心不全患者のケアにおいて重要な問題であるが，心不全患者に特化した睡眠の問題に関する研究が少なく，現場での認識もまだまだ不十分である。

本稿では，心不全患者の睡眠と睡眠障害に関する検査とケアについて述べる。

睡眠検査

標準的な睡眠検査とされているのがポリソムノグラフィー polysomnography（PSG）であり，**脳波による睡眠，心電図，気流センサーと呼吸努力センサーによる呼吸状態，酸素飽和度，体動・体位など睡眠中の生体シグナルを包括的に記録・評価する検査である**（図1）。周囲の騒音の影響を排除するため専用個室で行い，体動を確認するためのビデオ記録やセンサー外れなどがないことの確認をするため検査技師の監視下で行うことが推奨されている。技師の監視なしで専用個室外で行う PSG は国際的検査分類で別カテゴリーになっているが，基本的に同じ検査であり，検査中に致死性不整脈の発生など急変のリスクもある心不全患者では，検査用個室で行うよりも循環器病棟など緊急時により迅速な対応が可能な場所での検査になることもある。

心不全で高頻度に合併する睡眠呼吸障害 sleep disordered breathing（SDB）の評価を目的とした場合は，PSG をより簡素化して呼吸状態の評価に特化した携帯用装置によって検査が行われることが少なくない。最も簡易なものはパルスオキシメータで，一過性 SpO_2 低下の頻度

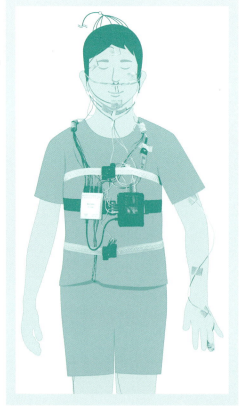

図1● ポリソムノグラフィー（PSG）
（八木朝子. コラム ポリソムノグラフィーの読み方. 自動解析に頼らない, 判読のコツ教えます！LiSA 2017; 24: 1052-6. より）

から評価する。SpO_2の低下の原因が無呼吸であるかは不明であり，あくまでスクリーニングである。SpO_2センサーに加えて，鼻口の気流センサーや呼吸努力センサーなどが付いたものを簡易睡眠検査polygraphy（PG）とよぶ。患者自身により取り付けも可能であり自宅での検査としても使用される。

睡眠と心血管系との関連

正常の睡眠は大きく，レム睡眠とノンレム睡眠の2つに分けられ，このうち全睡眠の80％程度を占めるノンレム睡眠はさらに浅い睡眠と深い睡眠に分類される。ノンレム睡眠では交感神経活性は低下し，副交感神経が優位となる。その結果，日中覚醒時と比べ血圧，心拍数が低下するとともに末梢血管抵抗，心拍出量も低下する。

　一方，レム睡眠では，反対に交感神経活性は亢進し，血圧や心拍数も上昇する。ただし，レム睡眠は全睡眠の約20％程度と割合として少なく，全睡眠中の血圧や心拍数は平均的にみると覚醒時のレベルよりは下回っており，睡眠全体としては心血管系の休息時間であり，これが妨げられると心血管系にも悪影響が及ぶ[1]。

心不全患者の睡眠と睡眠障害

心不全患者の睡眠

心不全患者では，PSGにおける入眠するまでの時間が健常人に比べて約6〜8分長く，総睡眠時間が約75〜90分短いとされ[2]，心不全症状，治療薬による影響，昼寝などの生活習慣，交感神経活性の亢進の中枢への影響などがその原因としてあげられている。さらに，このような総睡眠時間の短縮が予後悪化に関連することも知られている[3]。

　一方，心不全患者の約60％は，睡眠が妨げられていると自覚しているなど睡眠の質にも問題がある[4]。質の低下には後述の睡眠障害が関与していると推定されるが，心不全の臨床症状自体も睡眠の質を低下させる[5]。心不全患者では睡眠の量も質も低下しているものの，日中の眠気を訴えることは少ない[2]。これは，心不全による交感神経活性の亢進による中枢神経系の興奮が関与する[6]。

睡眠障害

◎ 不眠症

心不全患者の約半数で不眠症が合併することが知られており，入眠困難と睡眠維持困難を訴える症例が多い[7]。さらに，このような不眠症合併患者の予後は不良とされている[8]。一方で，不眠症に対しての治療で心不全患者の心機能や長期予後が改善するという報告はない。しかし，不眠症によって生活の質（QOL）は低下するので，それを緩和するために不眠症への介入を症例ごとに検討する。

　近年，睡眠薬の多用と依存の問題，高齢者におけるせん妄や転倒リスクなどの問題から，安易な睡眠薬の使用，特にベンゾジアゼピン（BZD）系睡眠薬を避ける方向にあるが，心不全患者でも同様で，投薬の前に睡眠に関連する習慣を見直し是正するための指導（睡眠衛生指導[*1]）がまず行われるべきである。心不全患者特有のものとして，起坐呼吸や発作性夜間呼吸困難など心不全そのものの症状によって不眠になっていないか把握することも求められる。これに対しては心不全治療の強化や適正化で改善する可能性があるため特に重要である。

*1 厚生労働省．「健康づくりのための睡眠指針2014」としてまとめられている。

一方で，利尿薬による夜間頻尿，植込み型除細動器のショックに対する恐怖感による不眠など心不全治療の影響がないかどうか見直すことも必要である。睡眠薬を用いる場合は，特にBZD睡眠薬に関しては，前述の依存，せん妄・転倒リスクに加え，合併する睡眠呼吸障害の悪化や血行動態への影響も懸念される。今のところ心不全患者に特化したエビデンスは限られており，日本では，これらの懸念が少ないとされる超短期作用型の非BZD睡眠薬（ゾルピデム，ゾピクロン，エスゾピクロン）やメラトニンアナログであるラメルテオン（おもに入眠困難に対して），オレキシン受容体拮抗薬であるスボレキサント（おもに睡眠維持困難や早朝覚醒，熟眠障害に対して）の使用が好ましい。

◎睡眠呼吸障害（SDB）

①心不全との関連

SDBは睡眠中に完全に呼吸が止まる無呼吸と，呼吸が減弱する低呼吸を繰り返し，これらにともなう覚醒反応によって睡眠の分断化から睡眠維持困難や熟眠障害のような症状を呈する。一般的には，このような無呼吸低呼吸の1時間あたりの出現頻度を無呼吸低呼吸指数 apnea-hypopnea index（AHI）として評価する。

SDBは，睡眠障害と独立して心血管系へ直接的に影響する。心不全におけるSDBは，その原因が，上気道閉塞に起因する閉塞型睡眠時無呼吸 obstructive sleep apnea（OSA）と，肺うっ血などに起因する中枢性睡眠時無呼吸 central sleep apnea（CSA）に大別され，CSAの多くは中枢性の無呼吸低呼吸と過呼吸を交互に繰り返す Cheyne-Stokes 呼吸として認められる。慢性心不全患者の SDB合併頻度は50％以上でOSA優位とCSA優位はほぼ半分ずつ[1]，急性非代償性心不全での合併頻度は70％前後とより高く，CSA優位が多いとする報告が多い[9]。

OSAは一般的に肥満や骨格の影響による上気道の狭小化が原因だが，心不全では全身の体液貯留や夜間就寝時の下肢からの体液シフトによって上気道周囲粘膜の浮腫が悪化しOSAがより出現しやすくなる[1]。CSAは心不全によって出現する病態で，発生機序として肺うっ血による過呼吸とそれによる低二酸化炭素血症，心不全そのものによる交感神経活性亢進にともなう換気応答の亢進，心拍出量低下にともなう循環時間の遅延などがあげられている[1]。OSAと同様に体液貯留と体液シフトが関与し，こちらは肺うっ血が進行することで出現しやすくなる[1]。

OSA，CSAのいずれも慢性心不全，急性非代償性心不全の予後悪化と関連する[1,10]。OSAが心血管系に与える悪影響として，OSA時の胸腔内高度陰圧化，一過性低酸素，それらに関連する交感神経活性の亢進などがあげられる[1]。一方，CSAでは，OSAのような胸腔内高度陰圧化はないが，この過呼吸時に心拍出量が一過性に低下傾向となることや，OSA同様の一過性低酸素や覚醒反応による交感神経活性の亢進などによって，予後悪化に関連すると考えられている[1]。

②治療

心不全に合併するSDBは，心不全そのものの改善でその程度が改善する可能性が示されており，まず心不全治療の最適化を行う[1]が，最適化が困難な症例でSDBが存在しているときは，SDBに対する治療を検討する。SDB関連の症状があればSDBへの治療は積極的に検討

❹睡眠障害を合併する心不全患者の治療とケア

する。また，心不全に合併する SDB に対し，短期的な有効性が示されてきたことなどから持続的陽圧呼吸 continuous positive airway pressure（CPAP），適応補助換気 adaptive servo ventilation（ASV）などが検討される[1]（在宅酸素療法に関しては他稿[*2]を参照）。

CPAP に関しては，OSA 優位でも CSA 優位でも数か月での心機能の改善が示されており，中等度以上の SDB では第一選択である。しかしながら，長期予後が明らかではなく，特に CSA 優位で左室駆出率 left ventricular ejection fraction（LVEF）≦ 45 ％の慢性心不全を対象にした試験である CANPAP で予後改善効果がないとされている。ただし CANPAP の事後解析で，CPAP で AHI＜15 となった症例の予後は無治療に比べ予後良好であったため，CPAP で AHI＜15 となっている症例では心機能の改善を期待して CPAP が継続的に使用される。OSA に加え CSA も十分に抑制できる ASV も短期的な心機能の改善が報告されており，1 年程度追跡した小規模無作為化試験や観察研究では予後改善に対しても有効性が示されている[1]。

しかしながら，CSA 優位で LVEF ≦ 45 ％の慢性心不全を対象にした試験である SERVE-HF[11]では，主要評価項目で有効性は示されず，副次評価項目である心血管死亡と全死亡が ASV によって増加するという予想外の結果となった。

海外の循環器系学会のガイドラインでは，CSA 合併慢性心不全に対しての ASV 導入は推奨しないとされている。しかし，ASV 群での脱落，対照群で CPAP や ASV が開始された症例も多いなど，SERVE-HF には根本的な問題が存在すること，これまでの国内データ含め心機能に対する有効性や観察研究の結果とあまりに乖離があること，また，日本での使用方法や患者管理状況も異なることを考慮して，日本のガイドライン[12]においては優位な CSA を合併する慢性期心不全に対する ASV 治療は少なくとも禁忌ではない。ただし，慎重に必要性を検討し，SERVE-HF の結果をしっかりと説明したうえで導入される必要がある。現在，慢性心不全を対象に，CSA 優位，OSA 優位いずれの患者も組み入れて ASV の予後への影響を評価する別の無作為化試験である ADVENT-HF が進行中である。

CPAP も ASV も治療アドヒアランスを維持することが，自覚症状の改善のみならず，心機能の改善や予後改善に重要であることが示されている。一般的な SDB の治療として自覚症状の軽減効果を期待するには，一晩あたりの使用時間 ≧ 4 時間であった日の割合 ≧ 70 ％が推奨されており，これは，高血圧患者の血圧の低下や，心不全症例における心機能の改善，観察研究での長期予後改善などの心血管系パラメータへの有効性においても同様である[1]。

しかし，これを維持するのは容易ではなく，特に心不全患者では眠気などの症状に乏しいため続かないことも多い。SDB に関連する症状を改善することだけでなく，心機能改善の効果を期待していることをしっかりと説明することで，アドヒアランスが向上することもある。特に経過中にみられた心血管系パラメータの変化などと関連付けて説明を行うと動機付けになることが多い。心不全患者では OSA であっても CPAP で 10 cmH$_2$O を超える高圧が必要となることはまれであり，うっ血状態が改善した際に心拍出量

＊2 第9章『②在宅酸素療法（HOT）』（161ページ）を参照。

217

が低下する懸念もあるので，圧設定は弱めで開始して慣れてもらうことも必要である。

マスクフィッティングの指導やマスクの種類の変更でアドヒアランスが改善することはよく経験する。マスクフィッティングに関しては急性期の非侵襲的陽圧換気ほどリークは気にしなくてよいことがほとんどで，近年の在宅用CPAP，ASV装置はリークが多少あっても追従するため，むしろそれを気にしてフィッティングがきつすぎないように注意する必要がある。マスクの当たる部分に保護素材を使用しないといけない状況（医療関連機器圧迫創傷[*3]など）は，基本的にはフィッティングがきつすぎるか，マスクの変更を行うべきサインと考えたほうがよい。患者の睡眠を妨げず，装置からダウンロードしたAHIなどで動作にも影響がないと判断される場合は多少のリークがあっても許容範囲と考え経過をみることがあるということを知っておきたい。

鼻，口の乾燥を訴える場合も多く，特に冬場は多い。これに対しては自室に加湿器を置くか専用の加温加湿器装置に付けることで対処できる。医師以外の医療従事者の関与が多いほどアドヒアランスがよいことも報告されており，入院患者のみならず外来においても特に看護師の果たす役割が大きい。

*3 medical device related pressure ulcer（MDRPU）

◎睡眠関連運動障害

①むずむず脚症候群（RLS）

むずむず脚症候群 restless legs syndrome（RLS）は，おもに夕方から夜間の安静時に出現し，脚を動かすことで軽減する脚の不快感と脚を動かしたいという衝動感を呈するもので，おもに入眠を妨げる（表1）。ドパミン欠乏・機能低下，中枢神経系における鉄不足，脊髄や末梢神経障害，遺伝的素因などが関与するとされるが，いまだ原因不明である。

日本での有病率は4〜5％とされ，妊婦，鉄欠乏，脳神経系変性疾患・その他の神経筋疾患，腎機能障害，リウマチ性疾患，糖尿病，甲状腺疾患を有する患者で多く，このような原疾患があるものと薬剤性RLSを含めて二次性RLSと呼ぶ。RLS患者の80％以上に，後述する周期性四肢運動 periodic limb movement during sleep（PLMS）を認める。疫学研究でRLSは高血圧や脳卒中の発症リスクを上げることが報告されており，RLS罹病期間が長い症例や，腎機能障害にともなうRLSでは冠動脈疾患などの心血管疾患リスクを増加させる。この機序として入眠困難による睡眠障害に関連した交感神経活性亢進があげられているが，PLMSや腎機能障害が交絡因子として働いている可能性もある。

RLSは心血管疾患の既往のある患者で頻度が高いことも示されているが因果関係は不明であり，心不全に特化してRLSの頻度や臨床的意義を検討した報告はない。筆者の施設における心不全患者での検討では合併率は約14％と一般の有病率より高く，RLS合併症例では睡眠の質や健康関連のQOLが低下していた。心不全に関連した末梢循環障害，併存する貧血・腎機能障害などの影響が考

表1●むずむず脚症候群の診断基準

以下の5つの項目すべてを満たすもの
1. 脚に不快な感覚が起こり，脚を動かしたいという強い欲求が起こる
2. その強い欲求が安静時や横になっているときに増悪する
3. その強い欲求，および異常感覚が運動によって改善する
4. その強い欲求，および異常感覚が日中より夕方や夜間に増悪する
5. これらの特徴をもつ症状が他の疾患や習慣的行動で説明できない（筋肉痛，下腿浮腫，関節炎，皮膚炎，こむら返りなど）

えられるが，詳細は不明である。いずれにしても RLS を合併する心不全では睡眠の質が低下しており，QOL の低下や心不全自体の悪化に寄与する可能性があるため，自覚症状を軽減するべく治療を検討する。国際 RLS 研究グループによる重症度分類で中等度から高度の一次性 RLS に対しては，Parkinson 病などで用いられるドパミン作動薬や抗てんかん薬が有効である。具体的にはロチゴチン（貼付剤），プラミペキソール，クロナゼパム（保険適応外）であり，ガバペンチンエナカルビルは RLS にのみ保険適応がある。

　RLS は症状をベースに診断ができる疾患ではあるが，患者自身から症状を訴えることは少なく，問診のなかで実は RLS 様症状があるということが少なくない。近年は RLS に保険適応がある薬物も登場しており，治療で制御できうるので，医療者側から積極的に症状を聞いていくことが必要であると考える。

②周期性四肢運動（PLMS）
　PLMS は睡眠中におもに下肢の筋収縮や蹴るような運動が不随意に繰り返し起こる病態で，高齢者や腎機能障害・腎不全，脳卒中，心血管疾患患者で多い。PLMS に付随する覚醒反応で睡眠が分断化する(図2)など睡眠の質の低下と関係し，眠気や中途覚醒などの症状があれば周期性四肢運動障害とよび，治療を検討する。RLS と同様の原因ともいわれているが，RLS がない PLMS や，PLMS のない RLS もある。RLS が合併しないかぎり四肢の異常感覚を伴わない。PLMS に特化した自覚症状がなく，通常は他の理由で行った PSG 検査でみつかることが多い。

　PLMS と心血管疾患をつなぐ機序としては，覚醒反応にともなうもしくは PLMS そのものによる交感神経活性の亢進が考えられている(図2)。PLMS は心不全に高頻度で合併し，合併率は 19〜75％と報告されており，心不全の重症度にともない合併率が上がる。心不全で PLMS が多い原因も明らかではないが，心不全そのものによる交感神経活性亢進，末梢循環障害，併存する貧血・腎機能障

図2●周期性四肢運動と覚醒反応

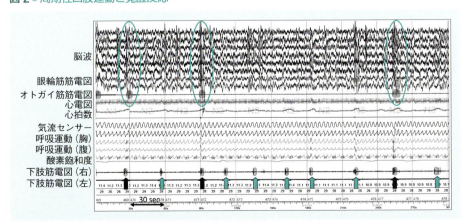

下肢運動に伴い覚醒反応がみられているが，覚醒反応をともなわないものもある。ただし，心拍数の増加（＝交感神経活性亢進）は覚醒反応の有無を問わず下肢運動によって引き起こされている。
緑丸：覚醒反応，黒矢印：覚醒反応をともなう下肢運動，緑矢印：覚醒反応をともなわない下肢運動

害などの影響が示唆されている。心不全に合併したPLMSは心不全の予後規定因子であり[13]，PLMS自体やそれに起因する覚醒反応による交感神経活性亢進が予後悪化に関与する。

　PLMSは患者自身の自覚がないことが多い。入院中に医療者によって指摘されるなど，家族を含めた睡眠に関する問診と注意深い観察が重要である。治療はRLSの治療に準じて行われることが多いが，PLMSの抑制によって心不全患者の予後が改善したというデータが今のところないため，実際に治療導入となるのは睡眠中の自覚症状やRLS症状により入眠困難などが顕著な例に限られることが多い。

睡眠が量・質的に障害されると心血管系へも悪影響を及ぼす可能性がある一方で，心不全そのものや心不全治療によって睡眠が妨げられるような状態に陥っている可能性もあり，心不全と睡眠の間には双方向性の関係があることを忘れてはならない。したがって，心不全を標的にした治療の強化，適正化だけでは，悪循環を断ち切ることができずに本来の治療効果が発揮されない症例も存在するといえる。睡眠に対する介入に関しては，患者の訴えに耳を傾け，循環器的な側面を考慮した治療選択を行うことが求められる。

（葛西　隆敏）

● 文献

1) Kasai T, Floras JS, Bradley TD. Sleep apnea and cardiovascular disease: a bidirectional relationship. Circulation 2012; 126: 1495-510.
2) Arzt M, Young T, Finn L, et al. Sleepiness and sleep in patients with both systolic heart failure and obstructive sleep apnea. Arch Intern Med. 2006; 166: 1716-22.
3) Reinhard W, Plappert N, Zeman F, et al. Prognostic impact of sleep duration and sleep efficiency on mortality in patients with chronic heart failure. Sleep Med. 2013; 14: 502-9.
4) Redeker NS, Stein S. Characteristics of sleep in patients with stable heart failure versus a comparison group. Heart Lung. 2006; 35: 252-61.
5) Zuurbier LA, Luik AI, Leening MJ, et al. Associations of heart failure with sleep quality: the Rotterdam Study. J Clin Sleep Med. 2015; 11: 117-21.
6) Taranto Montemurro L, Floras JS, Millar PJ, et al. Inverse relationship of subjective daytime sleepiness to sympathetic activity in patients with heart failure and obstructive sleep apnea. Chest 2012; 142: 1222-8.
7) Redeker NS, Jeon S, Muench U, et al. Insomnia symptoms and daytime function in stable heart failure. Sleep 2010; 33: 1210-6.
8) Kanno Y, Yoshihisa A, Watanabe S, et al. Prognostic significance of insomnia in heart failure. Circ J. 2016; 80: 1571-7.
9) Suda S, Kasai T, Matsumoto H, et al. Prevalence and clinical correlates of sleep-disordered breathing in patients hospitalized with acute decompensated heart failure. Can J Cardiol. 2018; 34: 784-90.
10) Khayat R, Jarjoura D, Porter K, et al. Sleep disordered breathing and post-discharge mortality in patients with acute heart failure. Eur Heart J. 2015; 36: 1463-9.
11) Cowie MR, Woehrle H, Wegscheider K, et al. Adaptive servo-ventilation for central sleep apnea in systolic heart failure. N Engl J Med. 2015; 373: 1095-105.
12) 日本循環器学会/日本心不全学会合同ガイドライン. 急性・慢性心不全診療ガイドライン（2017年改訂版）（班長：筒井裕之）.《http://www.j-circ.or.jp/guideline/pdf/JCS2017_tsutsui_h.pdf》（2018年12月閲覧）.
13) Yatsu S, Kasai T, Suda S, et al. Impact on clinical outcomes of periodic leg movements during sleep in hospitalized patients following acute decompensated heart failure. Circ J. 2017; 81: 495-500.

11 合併症を有する心不全患者の治療とケア

5

認知症を合併する
心不全患者の治療とケア

病態の理解：認知症とは

認知症の原因と頻度

認知症とは，煩雑性注意，実行機能，学習および記憶，社会的認知，知覚-運動，言語の認知の6領域のうち1つ以上において以前の行為水準から有意に低下した状態である[1]。これらの認知領域に障害を受ける結果，自立した日常生活を送ることが困難になり，社会生活に支障をきたすようになる。そのため，認知症高齢者の疾病管理には，看護師のみならず，家族などの介護者からの支援も欠かせない。

認知症の原因疾患はさまざまあるが，代表的なものには，Alzheimer病（AD），脳梗塞や脳出血などによる血管性認知症 vascular dementia（VaD），Lewy小体型認知症 dementia with Lewy bodies（DLB），前頭側頭型認知症 frontotemporal dementia（FTD）などがある。

なかでも日本では，Alzheimer病が認知症の原因疾患として最も多く，血管性認知症および Lewy小体型認知症がそれに次ぎ，この三者で認知症の約7割を占める。認知症の種類によって，予後，治療，ケアなどが異なるため，原因疾患を理解して援助を行うことが重要である。

認知症の発症頻度を年齢別にみると，65〜69歳で2％，70〜74歳で3.5％，75〜79歳で7％，80〜84歳で15％，85歳以上では26％にまで達するといわれ[2]，高齢になるほど，認知症の発症率は高くなる傾向がある。特に後期高齢者では加齢による身体機能の衰退に加え，認知症の有病率も高まるため，疾病の自己管理が困難な状況になる。

軽度認知機能障害（MCI）

高齢者では，記憶障害があっても認知症の診断には至らず，生活に支障をきたすほどではない軽度認知機能障害 mild cognitive impairment（MCI）[3]もみられることがある。MCIは健忘型と非健忘型に分類され，物忘れが主症状である前者では，その多くが Alzheimer病に進行するといわれている。一方で，失語[*1]や失行[*2]など，物忘れ以外の主症状を呈する後者では，前頭側頭型認知症や Lewy小体型認知症などへ移行しやすいといわれている。すべての MCI が認知症へ移行するわけではないが，MCI は認知症の前段階と考えられている。

高齢者では，認知症の診断を受けていない場合においても MCI が疑われたり，また，MCI のある高齢者では認知症へと移行することもあるため，評価指標などを用いて現在の認知機能のレベルをアセスメントし，予後を予測してかかわる

*1 構音器官や聴覚などに障害がないが言語機能が失われた状態。

*2 運動機能に障害がないが合目的な運動ができない状態。

ことが大切である。

手段的日常生活動作（IADL）

MCI は基本的な日常生活動作 activities of daily living（ADL）が正常であるが，日常生活や社会生活において動作が複雑になると障害を軽度に認める場合が多く，買い物，家事などの手段的日常生活動作 instrumental activities of daily living（IADL）[4]に障害が認められるケースでは，認知症の移行と関連するという報告が多い[5]。

そのため，IADL を測定し，低得点の場合には，認知症への移行を予測するためのおおよその目安となる。ただし，男性高齢者では，食事の準備，家事，洗濯などの項目はもともと行っていないことも多く，これらの項目は評価の対象とはならない。また，活動レベルや認知機能が比較的保持されている高齢者であっても，引きこもりがちで他者との交流が少なく，外出をしない場合もあるため，個々の状況によって判断することが大切である。

その他の指標

MCI の認知症への移行を予測するための指標には，IADL に加え，clinical dementia rating（CDR）[6]および mini-mental state examination（MMSE）[7]の利用も推奨されている。CDR では 0.5，MMSE では 23/24 点（高学歴者では 26/27 点）がカットオフ値となっている[8]。

認知症の症状

認知機能障害（中核症状）

記憶障害が目立たない認知症には種類があり，煩雑性注意障害，実行機能障害，学習および記憶障害，社会的認知障害，知覚‐運動障害，言語障害が中核症状と

＊3 時間的な記憶の分類
- 短期記憶
  - 即時記憶（数秒から1分程度の記憶）
- 長期記憶
  - 近時記憶（数分から数時間，数日にわたる記憶）
  - 遠隔記憶（数十年にわたる昔の出来事の記憶）

＊4 内容的な記憶の分類
- 非陳述記憶
  - 手続き記憶（車の運転など，技術を習得することで無意識にできるようになった記憶）
- 陳述記憶
  - 意味記憶（学習を通して得た知識）
  - エピソード記憶（個人の生活史や体験による記憶）

して記憶障害と同等に扱われるようになった。煩雑性注意障害では，注意を向けて持続して活動を行うこと（持続性注意），複数の刺激から1つの活動を選択して専念すること（選択性注意），2つの活動を交代して行うこと（転換性注意），2つの活動を同時に行うこと（分配性注意）が困難になる。また，社会的認知では注意，解釈，判断，記憶のプロセスにおいて障害がみられる。

記憶については時間的に分類すると[＊3]，短期記憶である即時記憶，長期記憶である近時記憶および遠隔記憶からなる。また，内容的に記憶を分類すると[＊4]，非陳述記憶と陳述記憶に2分される。前者は手続き記憶，後者は意味記憶およびエピソード記憶から構成される。

記憶の障害は，認知症の原因疾患により，その程度には違いがみられるが，Alzheimer 病では，新しい記憶から障害され，病期が進むにつれて，古い記憶も障害されていく。

認知症の行動・心理症状（BPSD）

認知症の行動・心理症状 behavioral and psychological symptoms of dementia（BPSD）は，徘徊，多動，不潔行為，収集行動，暴言・暴力などの行動症状と，不安，焦燥，妄想，幻覚，抑うつなどの心理症状から構成される。認知機能障害が認知症の中心となる症状であるのに対して，BPSD は周囲の環境によって出現する症状である。ただし，Lewy 小体型認知症や前頭側頭型認知症のように，脳病変により生じるものもある。

病期によって出現内容や頻度が異なる。認知症の原因疾患によっても BPSD の種類が異なるが，初期から徐々に現れ，中期は最も出現頻度が高く介護者に多大な負

担を与え，これが入院や入所のきっかけとなっている。一方で，末期，終末期にかけては症状が消失していくことが多い。

脳病変により生じる BPSD には薬物が効果的なものもあるが，体調不良や介護者のかかわり方などの環境要因によっても BPSD が引き起こされることも多いため，まずは患者の体調のアセスメントや援助者のかかわり方の工夫を行い，環境を調整していくことが大切である。

認知症のタイプ別の特徴と治療

認知症の原因疾患は多種多様であり，単一のものもあれば，混合型もあり，実際にはタイプを特定できない場合もある。以下に主要な原因疾患の特徴と治療について述べる。

Alzheimer 病（AD）

Alzheimer 病は，海馬領域ならびに頭頂葉を中心にびまん性萎縮を有する。診断基準は，
①記憶障害があること
②ほかの認知機能障害（見当識障害，失語，失行，失認，実行機能の障害など）があること
③認知機能障害のために社会・日常生活上の障害があること
が要件となっている[9]。

治療はできるだけ早い時期に，抗認知症薬を開始する。ドネペジル塩酸塩は全病期を通して，ガランタミン臭化水素酸塩とリバスチグミンは軽度から中等度に，メマンチン塩酸塩は中等度から高度のAlzheimer 病に適用となっている。意欲の向上には効果的であるが，学習や記憶などの機能の本質的な改善にはならない。副作用には，食欲不振，嘔吐，下痢などの消化器症状，喘息の悪化，徐脈などがあるため，これらの出現の有無に注意する必要がある。

◎症状

初期には，記憶障害，見当識障害，実行機能障害などの中核症状が中心であり，記憶障害では特に，近時記憶が障害される。精神症状では，物盗られ妄想が約半数にみられ，家庭内トラブルの原因となっている。また，これまでできていたことができなくなったことの自覚から，うつや不安も高頻度にみられる。

中期では，記憶障害が近時記憶のみならず，即時記憶や遠隔記憶にも及ぶ。また，手続き記憶は保たれているが，実行機能が著しく障害され，新しいことが実行できなくなる。上述したように，中期にはさまざまな BPSD が出現し，家族の介護負担感が増大し，在宅療養が困難となり，施設入所の誘因となっている。少数ではあるが，鏡に映った自分に話しかけたり，鏡の裏を覗き込んだりする鏡現象は Alzheimer 病に特徴的である。

末期には，記憶障害が著明になり，言語的コミュニケーションが困難となる。そして，自発性がますます低下することによって活動性が低下するため，寝たきりとなる。末期には食事の摂取も困難となるが，胃ろうを造設し，経管栄養を行うことで，数か月〜数年は維持される。肺炎や心不全の併発・悪化で最期を迎える。

◎ケアの際の注意

Alzheimer 病の記憶障害については，出来事そのものをまったく覚えていないという特徴がある。そのため，食事の摂取後に「まだ食べていない」と訴えたり，服薬についても内服したことを忘れてしまうため，患者の主観的な情報だけを頼りに，重複したケアを提供してしまわぬよ

う細心の注意を払う必要がある。また，食事や薬を認識できずに摂取できていない場合もある。あるいは，失認，失行などにより，摂取方法について記憶を想起できないこともある。箸の使い方を示すなど，軽度の支援によって自立摂取が可能となる場合もあれば，すべての支援を要する場合もあるので，患者個人の認知機能のレベルをアセスメントし，適切な支援を行うことが大事である。同様に，服薬についても，Alzheimer病の進行とともに薬の自己管理・内服は困難となるため，持てる力に応じた支援を行う。

血管性認知症（VaD）

血管性認知症は，脳梗塞，脳出血などの脳血管障害が原因となって生じる認知症の総称である。危険因子には，高血圧，糖尿病，心房細動，高ホモシステイン血症，脂質異常症などがあり，これらの治療が優先される。

病型は，
①多発梗塞性認知症
②単一脳梗塞に起因する認知症
③小血管病変にもとづく認知症
④低灌流に起因する認知症
⑤脳出血に起因する認知症
⑥その他
に分類される。

◎症状

病型によってさまざまな症状を示すが，実行機能障害，抑うつ，感情失禁などが共通してみられる。

血管性認知症では，片麻痺，血管性パーキンソニズムを含めた歩行障害などの運動機能障害をともなうことが多く，また，仮性球麻痺があると構音障害や嚥下障害をともなうこともある。運動機能障害があると，転倒による骨折のリスク

が高まり，骨折を生じると治療で安静を強いられることから，寝たきりとなってしまう可能性がある。また，血管性認知症では，意欲低下の症状もみられることから，認知症の進行が速まり，疾病管理は介護者主導となる。嚥下障害では誤嚥性肺炎のリスクがあり，これが心不全の急性増悪の要因となるため，食事の際の体位の工夫，嚥下反射を高めるための援助，口腔内の清潔保持など，誤嚥性肺炎の予防に努めなければならない。

◎ケアの際の注意

Alzheimer病と比較すると，血管性認知症では病変部位により，症状の出現に個人差があるが，障害がまだらであるため，できることとできないことが混在する。また，記憶障害よりも，自発性や意欲の低下，性格の変化が顕著になる。運動機能障害に加え，意欲の低下は，身体・精神活動の低下をまねき，認知症の進行を速めてしまう原因になる。日中に活動的に行動できるよう，在宅療養者では通所サービスの利用，趣味活動など，活動性を高め，持てる力に合わせた活動を行うことによって自立をうながしていくことが大切である。

性格は尖鋭になり，欲求不満から暴力行為がみられることもある。Alzheimer病のようには顕著な記憶障害がないため，出来事の記憶を比較的保持しており，人間関係をこじらせてしまうと，かかわりが困難となる。不安や欲求不満などに対しては，受容的，共感的態度で接するようにする。

Lewy小体型認知症（DLB）

Lewy小体型認知症の診断基準[10]では，進行性の認知機能障害が必須症状であり，
①認知機能障害の変動

②幻視

③パーキンソニズムの出現

の３項目があげられている。このうち，1症状を認めると possible DLB，2症状を認めると probable DLB と診断される。これに加え，支持症状として，繰り返す転倒・失神・一過性意識障害，抗精神病薬に対する過敏性，レム睡眠行動障害，抑うつ状態などもあげられている。

◎ **症状とケア**

Alzheimer 病と比較すると，記憶障害は著明ではないが，注意機能，実行機能，視空間認知の障害を認めやすく，認知機能の障害の程度が変動することが Lewy 小体型認知症の特徴である。変動は日内もあれば，週単位のこともある。記憶，見当識だけではなく，判断力や実行機能も変動するため，ADL のレベルにも変動を生じる。したがって，自立の程度がその時々で異なるため，その都度レベルを確認したうえで，自立度に合わせた支援を行うことが必要である。

Lewy 小体型認知症の BPSD では，ほかの認知症の原因疾患に比べて，高率に幻視，幻想がみられる。幻視は人物や動物などに関連したがものが多く，内容は具体的で生々しい。また，幻聴，幻臭，幻触も一部に観察されることがある。食事や薬に関する幻視や誤認をともなうと，拒食，拒薬などにつながることも考えられる。また，幻視などによって不安がある場合には，訴えを否定せずに受容的態度で接し，本人には幻視であるため実際には危険に曝されることはないことを説明し，安心感を与えることが必要である。

Lewy 小体型認知症は，パーキンソニズムの出現によって，歩行障害が現れるため，徘徊を生じると，転倒の危険性が高まる。自律神経障害もみられやすいため，起立性低血圧やめまいなども生じることもあり，転倒の危険はますます高くなる。そのため，環境整備を行い，転倒防止に努めていかなくてはならない。

◎ **治療**

ドネペジル塩酸塩，リバスチグミン，ガランタミン臭化水素酸塩などのアセチルコリンエステラーゼ阻害薬が奏効し，幻視などの BPSD にも有効である。また，抑肝散（漢方薬）も幻視や妄想などの BPSD に有効である。

前頭側頭型認知症（FTD）

前頭側頭葉変性症 frontotemporal lobar degeneration（FTLD）は前頭側頭型認知症（FTD），語義（意味性）認知症 semantic dementia（SD），進行性非流暢性失語 progressive non-fluent aphasia（PA）の３型に分類され，大脳の前頭葉，側頭葉の領域に限局した変性をきたす。

前頭側頭型認知症の診断基準[11]は，

①潜在性に発症し緩徐に進行する

②社会的対人行動の障害（行儀や礼儀正しさ，道徳観念の喪失，社会ルールの無視など）

③自己行動の調整の障害（日常生活において行動量を適切にコントロールできない）

④情意鈍麻（自己や周囲に対しての関心の減弱，感情的温かみの欠如，非共感性など）

⑤病識の欠如

が必須症状である。

◎ **症状**

前頭側頭型認知症では，認知症の中核症状である記憶障害は進行してから出現するため，初期では MMSE や改訂長谷川式簡易知能評価スケール（HDS-R）[12]などの認知症のスクリーニング検査では高

得点となり，鑑別が困難である。その一方で，BPSD は初期より著明である。我慢できない（脱抑制），購入前の品物を食べてしまうというような反社会的行動，同じ行動を繰り返す（常同行動），同じ行為や発話を繰り返す（保続）などの症状が初期よりみられ，病気の進行にともない，自発性が低下し，無気力になる。

進行性非流暢性失語は運動性の失語症で，非流暢性*5，失文法*6，構音障害*7，反復障害*8，錯語*9，錯読*10 が特徴的であるが，語彙は比較的保たれる。進行すると，性格変化，BPSD などが出現する。

語義（意味性）認知症では，意味記憶が障害されるが，エピソード記憶は比較的よく保持される。発話には流暢性があり，音韻性錯誤*11，文法的な誤りなどはみられない。

前頭側頭型認知症の BPSD は，Alzheimer 病とは異なり，空間認知機能が比較的保持されているため，徘徊では同じルートを毎回繰り返したりする（常同行動）が，迷うことなく戻ってくることができる。しかし，常同行動や保続の行動特性から，たとえば，自分がいつも座っている馴染みのある場所に他者が腰かけていると，突然暴力をふるって追い出すことがある。このような特徴から，前頭側頭型認知症は最も介護者の負担が強いタイプであると考えられる。

◎治療

前頭側頭型認知症は難治性であり，根本的な治療法はないが，選択的セロトニン再取り込み阻害薬（SSRI）が脱抑制，常同行動などの BPSD に奏効する場合がある。

認知症高齢者の心不全の疾病管理における問題と観察およびケアのポイント

認知症高齢者の心不全の疾病管理における問題を表1 に示す。

治療・ケアに対するアドヒアランスを得られにくい

認知症では，記憶障害や理解力の低下などのため病識が欠如し，また，判断力の低下，失認，失行，実行機能障害などによっても，疾病の自己管理を適切に行うことが困難になる。そのため，疾病管理全般にわたり，支援が必要となる。しかし，認知症のタイプや病期により，支援の程度や方法も異なるため，認知機能や身体機能のアセスメントを行い，支援方法を個別に検討する必要がある。

療養生活の説明については家族（介護者）を含めて行い，協力を求めるとともに，短期記憶の保持が困難であっても，初期〜中期では，その場における説明には納得し，協力が得られることもあるため，根気強くその都度説明を行い，同意を得て，治療やケアを行う。末期になると，寝たきりになり，自発性は失われ，治療やケアは受け身となる。説明に対して反応がみられなくなっても，その都度

*5（運動性失語のように）話し言葉の流暢性が欠けた状態。

*6 発話文から文法的な要素が抜けてしまう現象。

*7 構音器官の運動障害のために起こる発話の障害。

*8 同じことを何度も繰り返す障害

*9 言いたい単語が別の単語になってしまう現象。

*10 音読する際に生じる読みの障害。

*11「めがね」を「めとね」のように読みの音韻処理に障害がある状態。

表1●認知症高齢者の心不全の疾病管理における問題

・病識の欠如により治療・ケアに対するアドヒアランスが得られにくい
・失認，失行，実行機能障害などの中核症状により疾病の自己管理が困難になる
・記憶障害や加齢による味覚機能の低下により塩分制限を維持できない可能性がある
・認知症の進行や加齢変化により食事摂取量不足による低栄養や脱水のリスクがある
・徘徊による多動，うつや意欲・自発性の低下による寡動から適切な活動量が維持されにくい
・症状を自ら訴えることが困難であること，加齢により疾病特有の症状が不明瞭になることから悪化徴候がとらえにくくなる

説明を行い，治療・ケアの支援を行う。

適切な塩分・水分の摂取が困難になりやすい

加齢により味覚機能が低下し，個人差も大きいが，特に，塩味の感覚が低下しやすくなる。そのため，活動能力が保持されている初期～中期の認知症高齢者では，塩や醤油などを個人で保持し，食事に追加して摂取する姿がみられることもあるので，食事摂取時の観察も重要である。また，記憶障害のため，食事を摂取したことを忘れて，何度も食事を欲求することもある。1食の塩分量を少なく調整しても，食事の回数を増やすと全体の塩分摂取量も増えてしまうため，注意が必要である。多動，徘徊などで体力消耗がみられる場合には，補食についても検討し，無塩あるいは塩分含有量の低い補食で調整を行う。元々食欲があったのに食事量が減ったり食欲低下が続く場合には，その他の症状と合わせて心不全の悪化徴候を疑う。認知症が進行すると失認（食べ物を認識できない），失行（食べ方がわからない），集中力の低下（食事に集中できない）などにより食事量が低下してくるため，環境調整や摂取方法の検討が必要になる。

　加齢による細胞内水分量の低下，口渇中枢機能の低下，水との親和性に乏しい筋組織の低下，腎臓の萎縮・濃縮力の低下など，さまざまな変化により，高齢者は脱水状態に陥りやすい。成人に比べて高齢者では，口渇を感じにくいため経口水分摂取量は一般的に少なく，記憶障害により食事の再摂取は訴えても，水分摂取に執着のある場合を除いては，何度も水分の欲求を訴えることは少ないと考えられる。

　また，脳血管性認知症では，認知機能の低下とともに，麻痺などの運動機能障害もあり，たとえ口渇を感じても，自ら飲水行動を起こすことが困難になる。認知症では病期の進行により自発性の低下もみられるため，水分については，過剰摂取よりもむしろ摂取量が不足する傾向があると考えられる。必要最低限の水分摂取ができるよう援助する。また，血管性認知症による嚥下障害やすべての認知症において病期が進むにつれて，経口摂取が困難な状態になると，家族の同意を得て，胃ろう造設による栄養管理を行う場合もある。

多動，寡動により適切な活動量が守られにくい

慢性心不全の療養では，運動療法は心不全の症状を軽減し生活の質（QOL）を改善するために有効であるが，徘徊がみられる心不全患者では，過度に動きすぎてしまうことがある。過度な運動量による過労は，心不全の増悪因子であるため，長時間継続する徘徊行動には中断するための介入が必要である。徘徊行動にはさまざまな理由や目的があるため，なぜ徘徊に至っているのか原因を探り，それらの目的を達成できるよう支援することも大切である[13]。

　言語的コミュニケーションが可能な場合は，徘徊時，直接本人に尋ねることによって，原因を明らかにすることも可能であるが，言語的コミュニケーションが不可能な場合，あるいは，理由や目的の返答が不明確な場合には，身体・心理的な側面からアセスメントを行う。失禁，身体のかゆみ・痛みなどのような不快症状，不安などが徘徊行動の原因となっていることもある。徘徊の引き金となっている原因を除去できるよう支援を行う。

　徘徊行動はほかの行動症状と比べて長期間持続するといわれているが，末期に

なるにつれて，意欲や自発性の低下が顕著になり，寡動の状態となる。また，うつによっても寡動状態となる。高齢者は加齢にともなって，身体機能が低下し，全体の活動量が成人に比べて減少するので，歩行が可能な高齢者には散歩をうながしたりする。歩行が難しい場合でも，在宅療養者では，通所サービスなどを利用して，リハビリテーションを受けたり，レクリエーションに参加することによって活動量を確保するようにする。

悪化徴候がとらえにくくなる

認知症高齢者は，身体症状の発現があっても，自ら訴えられないことが多くなる。そのうえ，高齢者の疾病は，症状や経過が典型的ではなく，疾病特有の症状が不明瞭になる。そのため，心不全の増悪時においても，悪化症状がとらえにくくなるため，援助者による客観的な観察が重要となる。

　高齢者では症状や徴候が出現しにくいため，日々のモニタリングでは，悪化症状を示す臨床症状に加えて，食事摂取量の低下や元気のなさなど，いつもの状態とは異なる微妙な変化に気づくことができるよう，日頃の状態をよく知っておく必要がある。在宅療養では，モニタリングの内容や支援のポイントについて，家族などの介護者にも指導を行い，連携して悪化時に対応できるように努めていくことが大事である。

（大津 美香）

● 文献

1) American Psychiatric Association: Diagnostic and Statistical Manual of Mental Disorders. 5th ed. Washington D.C.: American Psychiatric Association Publishing, 2013.

2) 道場信孝著，日野原重明監修. 臨床老年医学入門−すべてのヘルスケア・プロフェッショナルのために. 東京：医学書院, 2005: 89.

3) Flicker C, Ferris SH, Reisberg B. Mild cognitive impairment in the elderly: predictors of dementia. Neurology 1991; 41: 1006-9.

4) Lawton MP, Brody EM. Assessment of older people: self-maintaining and instrumental activities of daily living. Gerontologist 1969; 9: 179-86.

5) Pérès K, Chrysostome V, Fabrigoule C, et al. Restriction in complex activities of daily living in MCI: impact on outcome. Neurology 2006; 67: 461-6.

6) 目黒謙一. 認知症早期発見のための CDR 判定ハンドブック. 東京：医学書院, 2008: 9.

7) 森 悦郎, 三谷洋子. 山鳥 重. 神経疾患患者における日本語版 Mini-Mental State テストの有用性. 神心理 1985; 1: 82-9.

8) 大内義隆, 目黒謙一. 手段的 ADL の水準低下と認知症への移行. 老年精医誌 2009; 20: 265-70.

9) 古田伸夫, 三村 將. 初期アルツハイマー病の認知機能障害. 老年精医誌 2006; 17: 385-92.

10) McKeith IG, Dickson DW, Lowe J, et al. Diagnosis and management of dementia with Lewy bodies: third report of the DLB Consortium. Neurology 2005; 65: 1863-72.

11) Neary D, Snowden JS, Gustafson L, et al. Frontotemporal lobar degeneration: a consensus on clinical diagnostic criteria. Neurology 1998; 51: 1546-54.

12) 加藤伸司, 下垣 光, 小野寺敦志ほか. 改訂長谷川式簡易知能評価スケール（HDS-R）の作成. 老年精医誌 1991; 2: 1339-47.

13) Otsu H, Takayama S, Handa Y, et al. Wandering behavior in elderly people with Alzheimer's disease. 人間と科学 2006; 6: 25-35.

12 重症心不全患者の治療とケア

補助人工心臓の適応と合併症

補助人工心臓（VAD）とは

心不全治療の基本は，その症状に応じた段階的薬物治療の導入である。薬物治療に反応しない一部の重症患者では，非薬物治療が一定の段階で導入される。非薬物治療には，適応補助換気 adaptive servo ventilation（ASV），心臓再同期療法 cardiac resynchronization therapy（CRT），弁形成置換術，骨格筋芽細胞シート移植などがあるが，必ずしもすべての患者が適応となるわけではなく，CRT では non responder の存在，ASV，弁形成置換術，骨格筋芽細胞シート移植では予後改善効果が未確立など，問題点もある。

したがって，こうしたさまざまな治療方法を検討し，施行しても，なお改善しない重症心不全の一群が存在する。機械的補助循環として急性増悪期には大動脈内バルーンポンプ intra-aortic balloon pump（IABP）や経皮的心肺補助装置 percutaneous cardiopulmonary support（PCPS, peripheral ECMO）が広く使用されてきた。最近，経皮的に挿入可能な循環補助用心内留置型ポンプカテーテル（IMPELLA）も使用可能となっている。しかし，これらの補助循環デバイスは，通常1週間以内の使用に限定され，入れ替えを行ったとしても合併症などにより2週間維持することは通常困難である。一方で，徐々に悪化する血行動態を強心薬の増量で対応しているような場合でもいずれは限界がくる。このような重症心不全患者のゴールは従来から心臓移植がスタンダードであるが，移植までの循環補助をするために開発されたデバイスが，補助人工心臓 ventricular assist device（VAD）である。現在では後に述べるように移植を前提としない VAD 治療（destination therapy：DT）も特に北米で盛んに行われているが，日本では保険未償還である。2019 年

初頭現在，日本においてもDTの治験が進行中であり，その結果によっては2020年以降承認される可能性がある。なお，前述のIMPELLAを経皮的VADとよぶことがあるが，この稿では含めない。2017年に心不全診療ガイドラインが改訂されたため（急性・慢性心不全診療ガイドライン2017年改訂版），本稿もガイドラインに沿って述べる。

体外設置型VADのシステム

体外設置型のVADは空気駆動拍動流ポンプのNIPRO VAD，AB 5000，EX CORが現在使用可能である。いずれも院内使用限定である。図1に，NIPRO VADのシステムを示す。心尖部から脱血し，空気駆動されるポンプ本体を経て，上行大動脈に送血する。空気駆動のため，駆動チューブによりVCT 50χという駆動装置(図1)に接続されている。駆動装置にはより軽量で移動に便利なMobartもあったが，現在は販売中止されている。AB 5000もシステムとしては同様である。また，乳児から小児まで使用可能なEX CORもサイズが小さいこと以外は同様のシステムである。左室脱血-上行大動脈送血以外に右房脱血-肺動脈送血の右心補助も可能である。左房脱血や右室脱血もまれに行われる。

ちなみに，最近は上述の空気駆動拍動流のタイプではなく，体外循環に使用する遠心ポンプを使用して，左室脱血-上行大動脈送血（左心バイパス）のほか，右房脱血-肺動脈送血（右心バイパス），右房脱血-上行大動脈送血（±左室ベント，この場合はしばしばcentral ECMOとよばれる）などのシステムで心原性ショックに対する機械的補助を行うことが多い。上記のシステムは胸骨正中切開を必要とするが，右房脱血を頸静脈から，上行大動脈送血を鎖骨下動脈へ変更して，必要なら左室ベントを小開胸で併設して，

図1 ● 体外設置型補助人工心臓と体外循環用遠心ポンプ

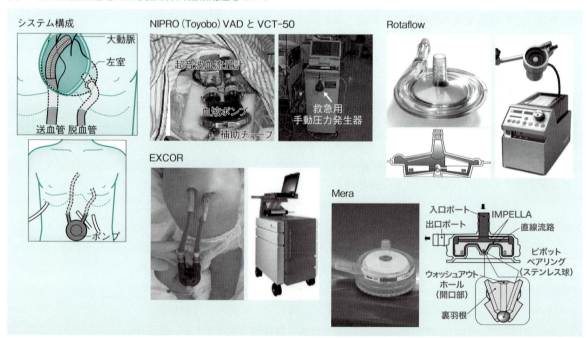

侵襲度を低くし，かつリハビリテーション可能な peripheral ECMO の進化版も施行されている。ここで使用される遠心ポンプは体外循環用として保険償還されている関係上，PCPS の管理料しか算定できないデメリットはある。しかし，空気駆動拍動流 VAD に比較して血栓形成が少なく，比較的高流量を出せ，また流量の表示も可能であることなどが支持されている。人工肺を接続できることもメリットである。このような遠心ポンプには Rotaflow，Gyropump，Mera などがある。

体外設置型 VAD の適応

ここでは体外循環用遠心ポンプも含めた適応を記す。表1 に重症心不全の病態把握に用いられる profile 分類を示す。体外設置型 VAD の適応となるのは profile 1 または 2 である。図2 に重症心不全に対する補助循環の適応判断のアルゴリズムを示す。図2 にあるように体外設置型 VAD は新規発症の心原性ショックに装着することが多い。基礎疾患としては，左主幹部病変や前下行枝近位部病変による広範囲前壁中隔梗塞や劇症型心筋炎が代表例である。当然，最初は静注強心薬や IABP，PCPS，ときに IMPELLA での補助を行うが，それでは不十分な場合，体外設置型 VAD の適応を検討する。PCPS や IMPELLA で補助が不十分な場合とは具体的には，肝腎肺など臓器不全の進行，血管合併症などがコントロールできない場合などである。適応を検討

表1 ● INTERMACS/J-MACS 分類とデバイスの選択

profile	INTERMACS	J-MACS	状態	デバイス選択
1	Critical cardiogenic shock "Crash and burn"	重度の心原性ショック	静注強心薬の増量や機械的補助循環を行っても血行動態の破綻と末梢循環不全をきたしている状態	IABP，PCPS，循環補助用心内留置型ポンプカテーテル，体外循環用遠心ポンプ，体外設置型 VAD
2	Progressive decline despite inotropic support "Sliding on inotropes"	進行性の衰弱	静注強心薬の投与によっても腎機能や栄養状態，うっ血徴候が増悪しつつあり，強心薬の増量を余儀なくされる状態	IABP，PCPS，循環補助用心内留置型ポンプカテーテル，体外循環用遠心ポンプ，体外設置型 VAD，植込型 LVAD
3	Stable but inotrope-dependent "Dependent stability"	安定した強心薬依存	比較的低用量の静注強心薬によって血行動態は維持されているものの，血圧低下，心不全症状の増悪，腎機能の増悪の懸念があり，静注強心薬を中止できない状態	植込型 LVAD
4	Resting symptoms "Frequent flyer"	安静時症状	一時的に静注強心薬から離脱可能であり退院できるものの，心不全の増悪によって容易に再入院を繰り返す状態	植込型 LVAD を検討（特に modifier A* の場合）
5	Exertion intolerant "House-bound"	運動不耐容	身の回りのことは自ら可能であるものの，日常生活制限が高度で外出困難な状態	modifier A* の場合は植込型 LVAD を検討
6	Exertion limited "Walking wounded"	軽労作可能状態	外出可能であるが，ごく軽い労作以上は困難で 100 m 程度の歩行で症状が生じる状態	modifier A* の場合は植込型 LVAD を検討
7	Advanced NYHA Ⅲ "Placeholder"	安定状態	100 m 程度の歩行は倦怠感なく可能であり，また最近 6 か月以内に心不全入院がない状態	modifier A* の場合は植込型 LVAD を検討

*致死性心室不整脈により ICD の適正作動を頻回に繰り返すこと。

〔日本循環器学会/日本心不全学会合同ガイドライン．急性・慢性心不全診療ガイドライン（2017 年改訂版）（班長：筒井裕之）．《http://www.j-circ.or.jp/guideline/pdf/JCS2017_tsutsui_h.pdf》（2018 年 12 月閲覧）．より〕

図2 ● 重症心不全におけるVAD治療のアルゴリズム

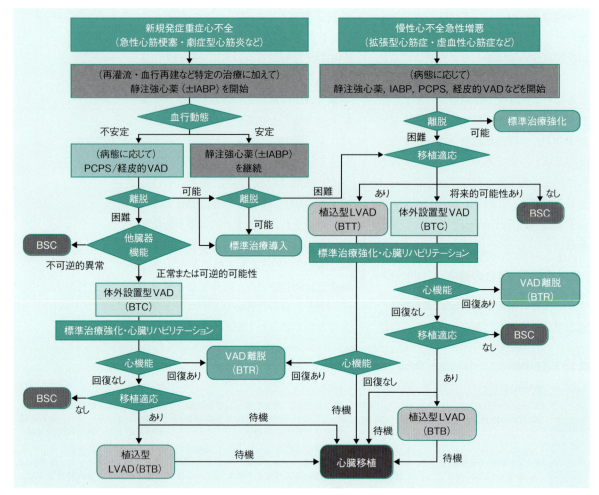

BSC：best supportive care, BTB：bridge to bridge, BTC：bridge to candidacy, BTD：bridge to device, BTR：bridge to recovery, BTT：bridge to transplantation, PCPS：percutaneous cardiopulmonary support
注）主として収縮不全による重症心不全を想定しており，標準治療は本ガイドラインを参照して実施する。
〔日本循環器学会/日本心不全学会合同ガイドライン，急性・慢性心不全診療ガイドライン（2017年改訂版）（班長：筒井裕之）．《http://www.j-circ.or.jp/guideline/pdf/JCS2017_tsutsui_h.pdf》（2018年12月閲覧）．より〕

*1 離脱，死亡，植込み型への移行のいずれになるのか見定めるための植込み。

するうえで重要なことは，臓器障害が不可逆的に障害されていないかどうかであり，特に心肺停止蘇生後の症例では高次機能の可逆性の判断が問われる。この時点は次の判断ステップに進むためのVAD装着であり，bridge to decision*1 とよばれている。
次の判断とは，標準的薬物治療〔β遮断薬，アンジオテンシン変換酵素（ACE）阻害薬，ミネラルコルチコイド受容体拮抗薬（MRA），利尿薬〕と心臓リハビリテーションを可能なかぎり最大限行って，心機能が回復するかどうかをおおむね1〜2か月観察する。現実に離脱可能な症例は多くはないが，可能性は追求すべきである。離脱可能かどうかの判断は心肺機能検査やoff testによるが，その細かい基準[1]については省略する。このような離脱へ向けたストラテジーをbridge to recovery（BTR）とよぶ。し

かし，多くの症例では離脱困難で，この場合は心臓移植の登録を目指す。後述するように日本における植込み型左心補助人工心臓（LVAD）の適応が移植適応患者に限定されており，移植登録がコンバートするために必須である。体外設置型から植込み型へスイッチすることを bridge to bridge とよび，現時点ではそのような症例はすべて移植を目指す bridge to transplantation（BTT）である。このように考えてくると，そもそも移植適応のない 65 歳以上の症例では体外設置型 VAD の装着には慎重にならざるをえない。高齢者に装着した場合には離脱するか，さもなければ体外設置型を装着したまま院内で best supportive care となってしまうからである。この点は今後 destination therapy が開始されれば bridge to bridge が施行できるため，大きく違ってくる。

植込み型LVADのシステム

植込み型左心補助人工心臓（LVAD）は現在，遠心ポンプを内蔵するEVAHEART2と軸流ポンプを内蔵するHeartMate ⅡとJarvik2000が使用可能である（図3）。EVAHEARTと同時に保険償還されたDuraHeartは2017年をもって販売終了となっている。左室心尖部脱血-上行大動脈送血で補助することが大部分で，特殊な場合にJarvik2000に限って下行大動脈送血を行う場合もある。Jarvik2000は左室心尖部に直接ポンプ本体を縫い付けるため，ポンプポケットは不要である。その他の2機種は左季肋部腹壁直下にポケットを作成する必要がある。Jarvik2000に特徴的な機能としてILS（intermittent low speed）モードがあり，これは64秒に1回8秒だけ回転数が低下して

図3●現在日本で使用可能な植込み型補助人工心臓と今後承認が見込まれる植込み型補助人工心臓

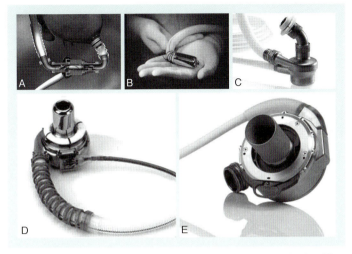

A：HeartMate Ⅱ，B：Jarvik2000，C：EVAHEART2，D：HVAD，E：HeartMate 3（日本未承認）

自己の心臓の拍動を優先し，大動脈弁を開放させ，上行大動脈での血栓形成を防止しようとするものである。

植込み型 VAD の実施施設基準が補助人工心臓治療関連学会協議会で策定され，「保険償還された体外設置型 VAD（これまでの基準では NIPRO VAD または AB 5000 であるが，2019 年認定以降前述の体外循環用遠心ポンプでも例数として算定可能になった）の植込み実績が最近5年以内に3例あり（厚生局基準は過去に遡って保険償還された体外設置型 VAD の経験が5例以上で乖離がある），かつ，1例は30日（厚生局基準は90日とこれも乖離がある）以上生存し，さらに，人工心臓管理技術認定士の資格を有するものが最低1名常駐していること，など」となっている。2018年1月現在植込み型補助人工心臓実施認定施設は全国で48施設である。

植込み型LVADの適応

植込み型連続流（非拍動流）LVADは現

12
重症心不全患者の治療とケア

表2●植込み型左心補助人工心臓（LVAD）のBTT（bridge to transplant）適応基準

選択基準	病態	心臓移植適応基準に準じた末期重症心不全であり，原則 NYHA 心機能分類Ⅳ度，ガイドラインで推奨された標準治療を十分施行しているにもかかわらず進行性の症状を認めるステージ D 心不全
	年齢	65 歳未満
	体表面積	デバイスごとに規定
	重症度	静注強心薬依存状態（INTERMACS profile 2 または 3），IABP または体外設置型 LVAD 依存状態，modifier A（特に INTERMACS profile 4 の場合）
	社会的適応	本人と介護者が長期在宅療養という治療の特性を理解し，かつ社会復帰も期待できる
除外基準	全身疾患	悪性腫瘍や膠原病など治療困難で予後不良な全身疾患
	呼吸器疾患	重度の呼吸不全，不可逆的な肺高血圧症
	臓器障害	不可逆的な肝腎機能障害，インスリン依存性重症糖尿病
	循環器疾患	治療困難な大動脈瘤，中等度以上で治療できない大動脈弁閉鎖不全症，生体弁に置換困難な大動脈機械弁，重度の末梢血管疾患
	妊娠	妊娠中または妊娠を予定
	その他	著明な肥満

在保険償還の条件が心臓移植適応の重症心不全患者で，薬物療法や体外設置型 VAD などの他の補助循環によっても継続した代償不全に陥っており，かつ，心臓移植以外には救命が困難と考えられる症例に対して，心臓移植までの循環改善を目的とした場合となっている。必ずしも日本臓器移植ネットワークに登録済みであることは必要とされないが，植込み時に移植の適応となりうることに関して院内および連携する移植実施施設のコンセンサスが得られていることを必要とする。移植へのブリッジ使用であるから適応疾患は心臓移植の適応疾患と同一であり，虚血性心疾患，弁膜症，拡張型心筋症，拡張相肥大型心筋症，心筋炎後心筋症，先天性心疾患などがおもな適応である。

日本における植込み型 LVAD の適応は静注強心薬依存状態であり，原則とし

*2 日本臨床補助人工心臓研究会ホームページ《https://www.jacvas.com/view-dt》（2018年12月閲覧）

て profile 2 または 3 である。植込み型 VAD の適応は NYHA 心機能分類ⅢないしⅣ度であり，Ⅳ度の既往があることを要する。静注強心薬投与中はすべて NYHA 心機能分類Ⅳ度と解釈すべきである。植込み型 LVAD の適応はステージ D に限られる。したがって，β遮断薬，ACE 阻害薬またはアンジオテンシンⅡ受容体拮抗薬（ARB），MRA の標準的薬物治療が忍容性のある最大限用量一定期間試みられていること，を必要とする。wide QRS であっても，静注強心薬を必要とするほどの重症例では，心臓再同期療法（CRT）はほとんどの場合無効であるので[2]，そのような症例では必ずしも CRT を施行する必要はなく，すでにステージ D と考えてよい。なお，頻発する心室不整脈の合併がある場合，modifier A とよび，profile 4A のように記載する。植込み型除細動器の頻回適正作動（おおむね 1 週間に 2 回以上）により定義している。modifier A の症例では通常 profile にかかわらず electrical storm から救命できないことがあり，早期に植込み型 LVAD 治療を施行することが推奨される[3]。その他，細かい適応除外条件については『重症心不全に対する植込み型補助人工心臓治療ガイドライン』[4]を参照のこと。表2 は BTT 適応基準の現状に合わせて作成したものである。

欧米では移植適応のない重症心不全に VAD 植込みを施行する destination therapy（DT）が盛んに行われている。2016 年に日本においても HeartMate Ⅱを使用した DT の治験が開始され，現在観察期間中である。この治験に際して DT の適応基準が策定されたが，これについては日本臨床補助人工心臓研究会ホームページ[*2]を参照のこと。DT が認

可されれば，**図2**に best supportive care（BSC）と記載したものの一部はDTとして植込み型LVAD治療に移行することになるであろう。

日本における植込み型LVADの成績

J-MACS（日本胸部外科学会ホームページ，J-MACS Statistical Report 2017年10月）によると，年間の新規植込み数は150例以上となってきており，また植込み型LVAD治療1年後の生存率は92％である。日本において植込み型LVADでは平均1,000日で移植を受けている。体外設置型VADでは離脱または植込み型へのコンバート合わせて，平均100日となる[5]。

VADの合併症

血栓塞栓症

血栓塞栓症は，すべてのVADにおいて問題となる事象である。抗血栓性を高めた素材を用いていても長期に使用することもあり，必ず抗血小板薬とワルファリンによる抗凝固療法が必要である。体外設置型VADにおいては，アスピリン100 mgを使用し，ワルファリンによりプロトロンビン時間国際標準比（PT-INR）を3程度にコントロールする。血栓傾向が強い場合，さらに抗血小板薬としてジピリダモールやシロスタゾール，またはクロピドグレルを追加する場合もある。植込み型LVADにおいては抗血栓性がやや優れているので，ワルファリンによるPT-INRは2〜2.5程度でよいとされる。また，抗血小板薬はアスピリンのみの併用が普通である。植込み型LVADのポンプ内血栓症は海外で一時問題となったが[6]，日本では多くない。この違いは今後検討を要する。

出血

出血は抗凝固療法にともなう合併症ともいえる。脳出血やくも膜下出血を起こすこともあるが，塞栓後脳出血の場合もある。塞栓後脳出血の予後は多くの場合，不良である。植込み型LVADに消化管出血が多いと海外では報告されているが[7]，日本では少ない。この点も今後検討を要する。

感染

体外設置型VADでも，植込み型LVADでも，皮膚を貫通して出てくる部分に感染が生じる。体外設置型VADではそれが送脱血管であり，植込み型LVADではバッテリーを接続するドライブラインである。創部管理については，第12章『②補助人工心臓の管理とケア』（237ページ）を参照されたい。ときにポンプポケット感染，縦隔炎，敗血症に至り，ポンプ交換を必要としたり致命的となることもある。菌種はさまざまで多剤耐性菌であることも珍しくない。

右心不全

術前の右心機能に問題がないと思われる症例でも，植込み型LVAD装着後に右心不全が発症することがある[8]。重症の右心不全が生じるとLVADの脱血不良や低流量アラームが鳴るなどのトラブルが起こる。これは植込み型連続流LVAD特有の合併症であり，おそらくは左室からの過剰脱血により持続的に心室中隔が左室側に偏位し続けることがその原因ではないかと考えられている。

大動脈弁逆流

LVAD の原理として，大動脈への送血により心拍出量を補助するのであるから，大動脈弁逆流 aortic regurgitation（AR）は補助効率を著しく損なうことは明らかである。したがって，術前に AR が存在する場合には，生体弁置換を併設するのが常道である。しかし，術前に有意の AR がなくても，術後に徐々に生じてくることが，特に連続流タイプの LVAD で多いことがわかってきた[9]。術後の AR 発症は，術前の自己心機能が悪い患者ほど多く，LVAD 挿入後に自己大動脈弁が開放しない症例にも多い。すなわち，LVAD 装着後も心機能の回復がおもわしくなく，LVAD に完全に依存しているような症例では，自己大動脈弁は閉鎖し続けているため，一定期間の後には弁尖の癒合をきたし，大動脈弁の構造変化をもたらすことがある。また，常に大動脈弁に逆行性に LVAD からの乱流があたっていることから，大動脈弁の変性をきたすことも想像に難くない。このように，さまざまな要素が LVAD 挿入後に生じ，AR を引き起こすと考えられる。有意な AR が生じてしまった場合には，機械弁は血栓の問題で適応がなく，弁尖縫合，生体弁置換，弁閉鎖などが選択肢である。

（絹川 弘一郎）

● 文献

1) Imamura T, Kinugawa K, Nitta D, et al. Novel scoring system using postoperative cardiopulmonary exercise testing predicts future explantation of left ventricular assist device. Circ J. 2015; 79: 560-6.

2) Imamura T, Kinugawa K, Nitta D, et al. Should cardiac resynchronization therapy be a rescue therapy for inotrope-dependent patients with advanced heart failure? J Card Fail. 2015; 21: 535-8.

3) Imamura T, Kinugawa K, Shiga T, et al. Early decision for a left ventricular assist device implantation is necessary for patients with modifier A. J Artif Organs. 2012; 15: 301-4.

4) 日本循環器学会/日本心臓血管外科学会合同ガイドライン（2011-2012 年度合同研究班報告）. 重症心不全に対する植込型補助人工心臓治療ガイドライン（班長：許 俊鋭）.《http://www.j-circ.or.jp/guideline/pdf/JCS2013_kyo_h.pdf》(2018 年 12 月閲覧).

5) Nakatani T, Sase K, Oshiyama H, et al. Japanese registry for Mechanically Assisted Circulatory Support: First report. J Heart Lung Transplant. 2017; 36: 1087-96.

6) Starling RC, Moazami N, Silvestry SC, et al. Unexpected abrupt increase in left ventricular assist device thrombosis. N Engl J Med. 2014; 370: 33-40.

7) Demirozu ZT, Radovancevic R, Hochman LF, et al. Arteriovenous malformation and gastrointestinal bleeding in patients with the HeartMate II left ventricular assist device. J Heart Lung Transplant. 2011; 30: 849-53.

8) Imamura T, Kinugawa K, Kato N, et al. Late-onset right ventricular failure in patients with preoperative small left ventricle after implantation of continuous flow left ventricular assist device. Circ J. 2014; 78: 625-33.

9) Imamura T, Kinugawa K. Preoperative Prediction of Aortic Insufficiency During Ventricular Assist Device Treatment. Int Heart J. 2016; 57: 3-10.

12 重症心不全患者の治療とケア

補助人工心臓の管理とケア

補助人工心臓 ventricular assist device（VAD）は，心臓のポンプ機能を代行する機械的補助循環の1つの治療である。自己心機能が回復するまでの一時的な補助手段として用いられることもあるが，多くの場合，心臓移植を受けるまでのブリッジとして装着される。現在，体外設置型 VAD がおもに使用されている。しかし今後は，植込み型 VAD も選択肢の1つとなることが考えられる。その場合，一生涯にわたり VAD を装着することを選択することも可能になることが予想される。

本稿では，VAD として，最も使用されている体外設置型 VAD "NIPRO VAD" を装着した患者の管理とケア，植込み型 VAD の自宅復帰プログラム，および外来管理について解説する。

体外設置型 VAD（NIPRO VAD）

看護について

◎急性期

原則として開心術に準じた観察を行い，循環動態のモニタリングをする。術前の全身状態により，術後急性期の状態が左右される。循環血液量のバランスを確認するとともに，呼吸状態や腎機能，右心不全の徴候にも留意する。循環血液量の管理としては，マイナスバランスで経過するように管理することが多い。そのため，水分出納および中心静脈圧 central venous pressure（CVP）を確認する。VAD 流量は 2.5 L/min/m² 以上を目安とする。心不全状態の期間にかかわらず，酸素化が不良になることがある。酸素化が不良な場合，人工肺によるガス交換を一時的に併用することもある。また，全身状態の悪化により，腎機能が低下していることが少なくない。そのため，緩徐式持続血液濾過法などを行うことがある。

同時に重要になるのが，VAD の駆動状態の管理である。まずは駆動条件を確認する[*1]。血液ポンプの駆動状態は "Full Fill-Full Empty" で駆動すると，1回拍出量が最も多くなる（表1）。血栓の有無，脱血管/送血管カニューレが挿入されている部分の皮膚の観察は必須である。

また，機器の管理として，駆動装置の電源コンセント/圧縮空気チューブ/吸引チューブが接続されているか，ストッパーなどで駆動装置が固定されているかなどを確認する。緊急時に備えて，送気球と鉗子2本を駆動装置に常備しておく。駆動装置に不具合が生じた場合は送

*1 **トリガーモード**：インターナルモード，駆動回数，％システール，駆動陽圧，駆動陰圧が，指示どおりの駆動条件に設定されているか確認をする。

表1 ● 血液ポンプの駆動状態

血液ポンプの駆動状態		血液の充満・駆出の程度
拡張期	Full Fill	血液室が血液で完全に満たされた状態
	Partial Fill	血液室が血液で完全に満たされていない状態
収縮期	Full Empty	血液室内の血液が完全に駆出されている状態
	Partial Empty	血液室内の血液が完全に駆出し切らない状態

237

表2 ● 体外設置型 VAD（NIPRO VAD）の看護ケアのポイント

VAD 駆動状態の確認	指示書/ベッドサイド 機器の管理（機器の原理やパネルの理解）
駆動装置の安全管理	トラブルシューティング 　鉗子2本/送気球1個の装備・使用方法 駆動装置の固定 駆動チューブの取り扱い方法 血液ポンプの固定方法 　専用ポシェットの使用方法 　日常生活動作（ADL）の注意点 タイガン（結束器）の位置の確認 脱血管/送血管の SaO_2 モニター
VAD 刺入部の創部管理	血液ポンプの固定 創部管理
患者・家族への指導	VAD 管理 日常生活の自立に向けた指導
生活の質（QOL）の向上	患者の状態に合わせたメンタルケア レクリエーション

図1 ● 血栓チェックの方法（A）と血栓ができやすい部分（B）

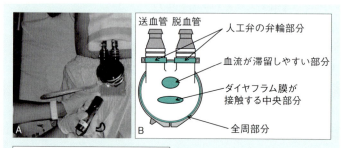

以下を用いて好発部位を観察する
・ライト
・鏡
・ウェットティッシュ
・手袋
・観察表

気球を用いて手動で血液ポンプに空気を送る必要があり，脱血管あるいは送血管が血液ポンプから外れた場合は脱血管および送血管カニューレを鉗子でクランプし，空気の流入や出血を防止する必要があるからである。

　VADの血液接触面は抗血栓性素材でコーティングされているものの，血栓を予防するために抗凝固療法が行われる。術後48～72時間後，もしくはドレーンの排液量が減少し血性から漿液性に移行する頃を目安に開始することが多い。活性凝固時間 activated coagulation time（ACT）150秒前後を，もしくは活性化部分トロンボプラスチン時間 activated partial thromboplastin time（APTT）50～80秒を目標にヘパリンを使用する。その後，経口にてワルファリン，アスピリンによるコントロールを行う。プロトロンビン時間国際標準比（PT-INR）3～4を目標とし，患者の状態をみながら早期に経口へ移行する。

◉回復期

体外設置型VADを装着した患者は，長期にわたる入院生活を余儀なくされる。患者の術前状態にもよるが，1週間～1か月程度で一般病棟へ移動することができる。術後出血や術後感染など開心術にともなう合併症に加え，感染（VAD脱血管/送血管の刺入部），血栓塞栓症，出血はVAD特有の合併症として特に注意が必要である（表2）。

　血栓塞栓症を早期に発見するためには，各勤務帯で複数の看護師間で血液ポンプの血栓の有無・程度を確認することが重要である。血栓の好発部位を把握しながら観察する（図1）。血栓の観察表を用いて状況を確認するとよい。出血については，易出血傾向にあることを念頭におき，脳出血の徴候の有無，VAD刺入部の出血の有無，点状出血の有無などを観察する。患者に採血後の止血方法や鼻をかむときの注意点を指導することも大切である。

　感染予防で最も重要なことが，VAD脱血管/送血管刺入部の創傷管理である。創傷管理は観察項目およびその基準を設け，客観的に看護師が一定して評価できる工夫をするとよい（表3）。創傷管理表

（チャート）などを用いて継続的にケアができるようにする．特に，安静度が拡大したときには血液ポンプの固定がきわめて重要であり，専用のポンプカバーを装着する（図2）．

また，心臓外科医，循環器内科医，看護師はもちろんのこと，レシピエント移植コーディネーターや皮膚・排泄ケア認定看護師，皮膚科医，感染症内科医，臨床工学技士，理学療法士など，医療チームでかかわる体制を構築することが推奨される．特に看護師，臨床工学技士においては，人工心臓管理技術認定士を取得し専門的にかかわるメディカルスタッフを中心に実施することが推奨される．

安静度は徐々に拡大させる（表4）．リハビリテーションは早期の段階から導入し，ベッド上，坐位，端坐位，立位と徐々にレベルを上げていく．当面は室内での日常生活が自立できるよう援助する．患者の状態に合わせて日常生活動作activities of daily living（ADL）に加え，レジスタンストレーニングを実施する．歩行可能になったら，自転車エルゴメータなどによる運動負荷も状態に合わせて実施する．理学療法士などと連携しながら運動を継続させるため，何をどの程度実施したかを記録する．運動負荷前後にはバイタルサインの測定を行い，レジスタンストレーニングを実施する．運動負荷時は心電図モニターを装着する．患者によっては過度な運動負荷時に不整脈が出現するときがあるので留意する．病棟内フリーになったら自己管理できるような体制を整える（図3）．

室内歩行が自力でできるようになった頃に，日常生活を送るうえで気をつけなければならないことについて患者教育を行う．たとえば，起き上がりや坐位保持の注意点や，歩行時に注意すべき機器の取り扱いについて説明を加え，日常的に機器管理をしながら生活できるように工夫する（図4）．

表3● VAD刺入部観察の評価基準

観察項目		評価基準
肉芽	−	肉芽なし
	＋	肉芽あり（＜5 mm）
	＋＋	肉芽あり（5 mm以上10 mm未満）
	＋＋＋	10 mm以上
滲出液	−	滲出液なし
	＋	Yガーゼまで
	＋＋	ガーゼ5枚未満
	＋＋＋	ガーゼ5枚以上
発赤	−	発赤なし
	＋	部分的な発赤
	＋＋	刺入部全周にわたる発赤
	＋＋＋	広範囲にわたる発赤
疼痛	−	なし
	±	体動時のみに疼痛あり
	＋	持続的に疼痛あり
	＋＋	鎮痛薬を内服するほどの疼痛あり
	＋＋＋	鎮痛薬を内服しても治まらない疼痛あり
臭気	−	なし
	＋	あり

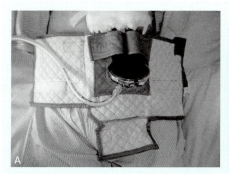 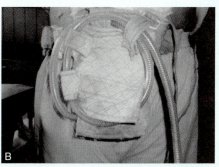

図2● 血液ポンプの固定
脱血管および送血管を固定し（A），駆動チューブは2重にする．駆動チューブが引っぱられても，1重目が引っぱられないように固定する（B）．
注：筆者らが考案した血液ポンプカバーを使用している．

表4● 安静度の拡大

安静度	床上フリー	病室内フリー	病棟内フリー
日常生活指導 (看護師)	講義 ・VADの概要と役割 ・VADの合併症 ・緊急時の対応 演習 ・坐位保持や歩行時の血液ポンプの固定 ・駆動チューブの取り扱い		自己管理表の確認 ・VAD設定条件 ・VAD作動状況 ・バッテリー値
VAD機器の取り扱い トラブルシューティング (臨床工学技士)	・VAD機器の名称 ・VAD機器説明	・VAD機器説明 ・トラブルシューティング 　(演習も含む) ・機器に関する確認テスト	
リハビリテーション (理学療法士)	・関節可動域運動 ・起居動作 　坐位，立位の保持など ・レジスタンストレーニング	・起居動作 　バランス，またぎ動作など ・有酸素運動 ・レジスタンストレーニング ・歩行練習	・有酸素運動 ・レジスタンストレーニング ・歩行練習

注：病棟内フリーになる前に多職種によるカンファレンスを行い，十分に自立できるかを検討する。また，病棟内フリー後は，1回/月は，評価を継続し，患者の状態によって安静度を変更する。

図3● 病棟内フリー患者の様子

A：病棟内を歩行している様子，B：VAD機器の自己点検をしている様子，C：患者が行った自己点検に対して看護師が確認しサインする

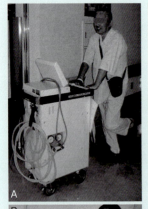
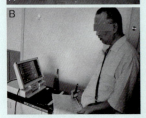

精神面のケアも重要である。集中治療室(ICU)から一般病棟へ移動する頃は全身状態の改善により，患者の精神面も落ち着いていくことが多い。しかし，VADを装着して全身状態が安定すると，自由に動くことができないいら立ち，予後への不安，社会からの疎外感，心臓移植への不安などから，再び精神的に不安定になることがある。患者家族のサポートはもちろん，リエゾン精神看護専門看護師や臨床心理士らと連携しながら，精神面をケアしていく必要がある。

植込み型 VAD

VAD装着後の回復過程と自宅復帰プログラムの概要

植込み型 VAD を装着した患者は，術前の状態にもよるが，1週間～1か月程度 ICU で経過観察したのち一般病棟へ転床できるようになる。約2か月程度で退院し，月に1回程度を目安に通院することになる(図5)。

術前から患者の病態を把握し，患者家族の協力が得られるようにコンセンサスを得ておく。また，家族構成や患者のサポート体制，生活環境についてもアセスメントする。

自宅復帰プログラムは，患者や家族の精神状態に留意しながら実施する(表5)。フェーズ4の「在宅/通院」を目指すことになる。それぞれの段階における看護ケア・リハビリテーションの状態について説明する。

フェーズ0は，急性期の段階で，全身状態の管理，循環動態の観察が最も重要である。全身状態の安定が第一であり，その状態に応じて VAD 設定を調整する。ADL は，仰臥位から坐位，端坐位，立位と，可能なかぎり回復をうながす。

フェーズ1は，全身状態の回復をうながす時期である。日常生活の自立をうながし，室内で生活できる程度を目指す。創部管理は看護師が行い，皮膚貫通部が癒着し安定するのを確認する。ADL は立位保持，歩行，レジスタンストレーニング，運動負荷など，患者の ADL に合わせて自立に向けた援助をしていく。

フェーズ2では，院内トレーニングを実施する。VAD の機器管理やトラブルシューティングはもちろんのこと，皮膚

図4● 体動時・歩行時の注意点

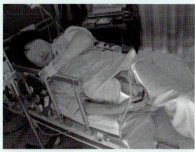

起き上がり
血液ポンプを手で支え，固定しながら起き上がる。

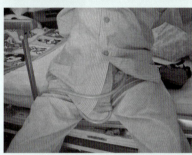

坐位保持
足を広げ血液ポンプが持ち上がらないようにする。

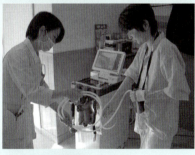

歩行時
駆動チューブの長さを調整する。

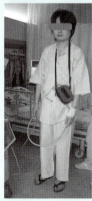

歩行時
駆動チューブを手で持ちながら歩く。

貫通部の消毒やシャワー浴の方法について指導する。同時に，運動や栄養管理など，緊急時対応を含めた日常生活行動についても指導する。

フェーズ3では，院外トレーニングと

図5 ● 植込み型補助人工心臓を装着した患者の様子

A：Jarvik2000を装着した患者と介護者（右：患者，左：介護者）
B：HeartMate Ⅱバッテリー交換の様子
C：皮膚貫通部とドライブラインの固定。
　皮膚貫通部の状態（肉芽，滲出液，発赤，疼痛，臭気の有無），消毒方法を確認する。

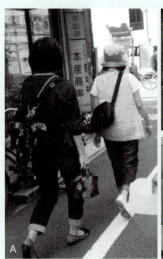
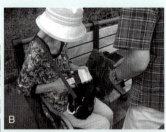
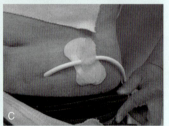

表5 ● 自宅復帰プログラムの概要

フェーズ		ケア・リハビリ内容	
フェーズ0	急性期	循環動態・全身状態の管理，VAD管理，日常生活動作（ADL）：ベッド上→坐位→端坐位→立位	
フェーズ1	回復期	VAD管理，創部管理，日常生活の自立，ADL：立位保持，歩行，レジスタンストレーニング，運動負荷	
フェーズ2	院内トレーニング 自己管理 （患者・家族）	創部管理	皮膚貫通部の消毒方法 シャワー浴の方法
		日常生活の注意点 体調管理	日常生活に合わせたバッテリー交換と充電方法 VAD機器の持ち歩き方法 バイタルサイン，VAD機器駆動状況の記入 内服薬の管理，栄養管理 緊急時の対応と連絡方法
		機器管理 トラブルシューティング	機器の名称や機能，付属品の取り扱い 駆動状態の確認方法，バッテリーの管理 トラブルシューティング
		ADL：歩行，階段昇降，レジスタンストレーニング	
フェーズ3	院外トレーニング1 （外出）	1-1. 医療者をともなう外出（1時間程度）	・外出時の準備：バックアップ用バッテリー，コントローラー ・外出先でのバッテリー交換 ・公共交通機関の利用
		1-2. 医療者をともなわない外出（2～4時間程度）	・外出時の準備 ・外出先からのVAD機器の名称や駆動状態の報告
	院外トレーニング2 （外泊）	2-1. 医療者をともなう帰宅	・病院から住居までの時間の確認（2時間以内） ・3Pコンセントの設置と動線の確認 ・寝室や浴室などの設備 ・緊急時の搬送ルートの確認
		2-2. 医療者をともなわない外泊	・外泊時に経験すること：創部管理，シャワー浴，日々の記録の記入，就寝時の電源管理
フェーズ4	在宅/通院	循環動態，退院後の日常生活状況，創部管理，機器管理	

して，医療者をともなう外出，ともなわない外出を経たのち，外泊トレーニングを行い自宅療養に問題がないことを確認する。

◎ 院内トレーニングの内容

院内トレーニングは，患者の回復状態に合わせて開始する。創部管理，日常生活および体調管理の指導，VAD の管理，ADL の拡大がおもな内容である。これらについては介護者にも同様の指導を行い，日常から患者を支援できるよう，また，患者に代わって対応できるようにするのが目的である。

創部管理では，皮膚貫通部の観察，消毒に必要な物品の準備や手順，貫通部の固定などを習得するようにする。シャワーが可能なので，その手順を確認する。日常生活の注意点や体調管理についても患者に合わせた指導を行う。日常生活に合わせたバッテリー交換や充電方法，内服薬の管理，栄養管理，バイタルサインや VAD 機器駆動（回転数，消費電力，流量など）の記入，緊急時の対応と連絡方法を指導する。これと同時期に，臨床工学技士が VAD 機器の名称や機能，付属品の取り扱いについて説明し，駆動状態の確認方法やバッテリー管理，トラブルに対応できるように指導する。ADL はレジスタンストレーニングを組み込みながら拡大し，住居に合わせたリハビリテーションの内容を理学療法士，看護師が実施する。

◎ 院外トレーニングの内容

院外トレーニングでは外出と外泊を経験する。医療者をともなう外出時は，久しぶりに施設外に出るため，患者の疲労の程度には注意が必要である。人工心臓管理技術認定士の資格[*2]をもつ看護師が中心となってトレーニングを実施するのが望ましい。外出先でバッテリー交換を実施する。医療者をともなわない外出では，外出先から電話で VAD 機器の駆動状態や自分自身の体調などについて報告するトレーニングを行う。精神的な状態についても評価し，外出できるという自信をもてるようにする。

医療者をともなう一時帰宅では，できるだけ人工心臓管理技術認定士の資格もつ看護師・臨床工学技士が同行し，住居から病院までの時間が 2 時間以内であることを確認する。住居内の見取図や写真でトイレや浴室，寝室，3P コンセントの位置を確認することもある。また，3P コンセントが設置されていることや，寝室やトイレ，風呂など，住居内での動線や段差の有無，コンソールの位置などを確認する。さらに，緊急時の搬送が可能かどうか確認する。外泊後は自宅での状況を確認し，退院後の生活に不安がないかを確認していく。退院する前に，消防署への協力[*3]を要請し，再度 VAD 機器の管理について確認する。

外来時のフォロー

外来では，入院時に指導した内容が実施できているかを確認する。特に，VAD 機器管理や皮膚貫通部の管理について確認が必要である。自宅復帰したことによる新たな問題が発生していないかを確認し，患者が安心して生活できるように支援する。定期的に外来を受診し心不全の悪化，合併症の徴候がないか多職種チームで確認をしていく（図6）。また，必要時に訪問看護を導入し地域と連携しながら患者・家族を支援する（表6）。

以上，最も使用されている体外設置型 VAD を装着した患者の管理やケア，植

[*2] 人工心臓管理技術認定士は，「医師の指示のもとで行う(補助)人工心臓症例の管理に関する技術・知識」を有するものである。4 学会 1 研究会合同試験委員会（日本人工臓器学会，日本胸部外科学会，日本心臓血管外科学会，日本体外循環技術医学会，日本臨床補助人工心臓研究会）が認定している資格である。平成 21 年度から年に 1 度，試験が実施される。植込み型補助人工心臓実施施設の認定をとるためには，少なくとも 1 名の人工心臓管理技術認定士がいることが条件となっている。

[*3] 植込み型 VAD の説明をするとともに，緊急時に当該施設へ搬送してもらえるように依頼する。東京都内は東京消防庁の協力のもと，依頼がなくても当該施設または実施施設へ搬送可能となった。認定施設以外では機器の取り扱いが困難である。なお，植込み型 VAD の手術が行える植込み型補助人工心臓実施施設については「日本における補助人工心臓に関連した市販後のデータ収集事業（J-MACS）事業報告書」(https://www.pmda.go.jp/files/000220282.pdf)（2018 年 12 月閲覧）を参照。

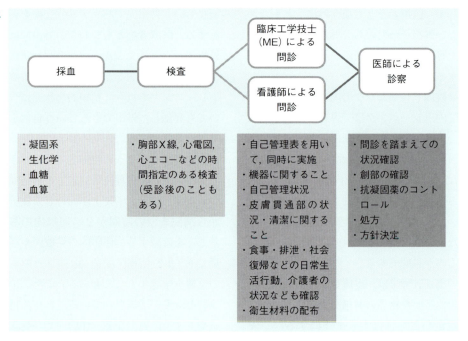

図6●外来受診の流れ

表6●VAD治療における院外との連携

- 緊急時対応
  →消防署との連携：退院前に管轄の消防署へ連絡
  →また，患者にも自宅周囲の管轄消防署へ訪問するように指導
- 社会復帰の対応：復学/復職
  →【条件】全身状態の回復，合併症などの対応ができている，本人・家族が希望している
  →本人・家族から学校や会社へ打診
  →診断書の発行および産業医/保健師との面談
  　機器トラブルシューティングの講義・演習（MEによる）
- 病院から2時間以上かかるような場所への対応
- 訪問看護などの医療サポート

込み型VADの自宅復帰プログラム，外来フォローについて紹介した．各デバイスの特徴と駆動原理を理解したうえで，看護ケアをしていく必要がある．また，身体の回復に合わせて個別的な対応が望まれている．

心臓外科医，循環器内科医，看護師（外来・病棟看護師，訪問看護師，リエゾン精神看護専門看護師，皮膚・排泄ケア認定看護師，レシピエント移植コーディネーターなど），臨床工学技士，理学療法士などが協働してVAD管理チームとして対応することが重要である．今後，植込み型VADを装着する患者の増加が見込まれる．ますます人工心臓管理技術認定士を取得している看護師や臨床工学技士の活躍が期待される．

（遠藤 美代子）

● 参考文献

1) 小野 稔．補助人工心臓の進歩．BIO Clinica 2011; 26: 43-7.
2) 遠藤美代子，加賀美幸江，小野 稔ほか．自宅復帰プログラム．呼吸と循環 2011; 59: S24-6.
3) 遠藤美代子．創部管理・ポンプ管理．In: 許 俊鋭，遠藤美代子ほか編著．実践！補助人工心臓治療チームマスターガイド．第1版．東京：メジカルビュー社，2014: 107-15.
4) 遠藤美代子．補助人工心臓（VAS）使用時の看護．In: 上田裕一編著．心臓外科看護の知識と実際．大阪：メディカ出版，2009: 307-20.

12 重症心不全患者の治療とケア

3 心臓移植後の治療

世界と日本の現況

国際心肺移植学会（ISHLT）報告2017年版によると，2015年6月までに欧米を中心に約13万例の心臓移植が登録された[1]。日本では1997年10月に臓器移植法が施行されて脳死臓器移植が可能となり，1999年2月に大阪大学で心臓移植第1例目が行われた。2010年7月に臓器移植法が改正され，家族承諾による脳死臓器提供が可能となった。これは同時に小児からの提供を可能とした。心臓移植数は飛躍的に増え，最近では年間50例を超えるようになった。2018年8月までに通算408例の心臓移植が実施された。

欧米を中心とした心臓移植報告数は2015年に5,074例と過去最高を記録した**(図1)**。最近1年間に行われている世界の心臓移植の総数は7,000例程度と推測されている[1]。日本の心臓移植は，2018年6月に千葉大学病院が新規に移植施設となり，現在10施設で実施されている。移植登録申請は，日本循環器学会心臓移植委員会で書面審査を行って適応判定が得られてから，いずれかの移植施設から日本臓器移植ネットワークに登録して完了する。申請は移植施設の承認があれば，移植施設以外からも可能であ

図1● 国際心肺移植学会登録データによる心臓移植の年次報告数

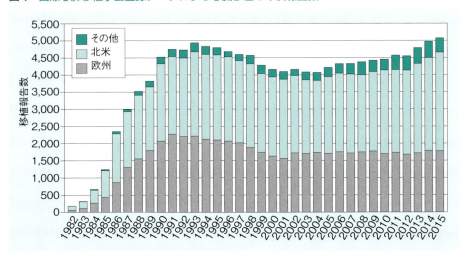

（Lund LH, et al. The Registry of the International Society for Heart and Lung Transplantation: Thirty-fourth Adult Heart Transplantation Report-2017; Focus Theme: Allograft ischemic time. J Heart Lung Transplant. 2017; 36: 1037-46. より）

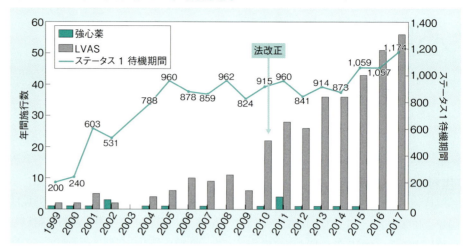

図2 ● 日本の心臓移植待機状態と平均待機期間（2017年12月31日現在）

〔日本心臓移植研究会．日本の心臓移植レジストリ．《http://www.jsht.jp/registry/japan/index.html》．より〕

る。東京大学，大阪大学，国立循環器病研究センターの3施設では，2015年5月から成人症例に限定して日本循環器学会の事前審査が免除されている。

移植待機は重症のステータス1と比較的軽症のステータス2に分けて行われている。2018年8月までに行われた408例の心臓移植のうち，小児の1例を除きすべてステータス1であった。日本では移植希望登録者数（2018年8月末で711名[2]）からみて臓器提供者が著しく少ないために移植待機期間はきわめて長期である。図2に年別の待機期間を折れ線で示す。待機期間は900日前後であったが，最近は3年を超えた。長期の待機期間を安全に乗り切るためにほぼ全例が補助人工心臓を装着している[3]。

日本では，脳死ドナーがきわめて少ない状況で提供臓器の移植率を促進するために，独自の脳死ドナー管理システムであるメディカルコンサルタント制度が導入されている。これは，心臓移植に従事する心臓外科医または循環器内科医が提供病院まで直接出向いて脳死患者の全身状態や臓器機能を評価・改善させて，提供可能な臓器数をできるだけ多くするという制度である。この制度の導入によって心臓提供率が約75％に達し，米国の32％をはるかに超えている。

適応

ISHLT報告[1]によると，2009年から2016年までに移植を受けた成人患者の原疾患は，拡張型心筋症が50％，虚血性心疾患が34％であった。日本での原疾患の内訳は，拡張型心筋症が68％と断

表1 ● 心臓移植の適応疾患と適応条件

- 従来の治療法では救命ないし延命の期待がもてない重症心疾患
  (1) 拡張型心筋症および拡張相肥大型心筋症
  (2) 虚血性心筋疾患
  (3) その他，日本循環器学会心臓移植適応検討委員会で承認する心臓疾患
- 不治の末期的状態にあり，以下を参考にして最長余命1年以内と予想される場合
  (1) 左室駆出率が20％以下
  (2) 長期間または繰り返し入院治療を必要とする心不全
  (3) β遮断薬およびACE阻害薬を含む治療法ではNYHA心機能分類Ⅲ～Ⅳ度から改善しないもの
  (4) 現存するいかなる治療法でも無効な致死性不整脈を有する症例
- 65歳未満が望ましい
- 他臓器障害を合併していないこと

然多く，拡張相肥大型心筋症10%，虚血性心疾患9%で，虚血性心疾患の割合がきわめて少ないのが特徴である[3]。表1に日本の心臓移植適応疾患と適応条件を示す。内科的および外科的治療を可能なかぎり行っても予後不良な重症の心疾患を対象としている。移植登録年齢の上限は従来60歳未満が適当とされていたが，2013年2月から国際標準である65歳未満まで引き上げられた。表2に除外条件を示す。

成績

ISHLTの報告によると，心臓移植後1年，5年，10年生存率は85.2%，73.4%，56.4%である。図3および表3に，日本で2017年12月31日までに行われた373例の心臓移植の内訳と遠隔成績を示す[3]。1年，5年および10年生存率はそれぞれ96.0%，92.4%および88.2%で，欧米よりも著しく優れている。これまでの死因として最も多いのが感染症の10例で，悪性腫瘍が4例，多臓器不全が3例などであった。明らかな急性拒絶反応による死亡はなく，移植心冠動脈病変 cardiac allograft vasculopathy（CAV）による死亡は2例のみである。

心臓移植後の治療

心臓移植直後の集中治療管理

ドナーの心臓は心筋保護液（セルシオ液またはUW液）によって心停止させ，10℃以下の低温保存で移植施設へ搬送される。移植後に大動脈遮断解除とともに血液灌流が再開される。ドナー心臓の血流遮断から移植後の血流再開までが移植心虚血時間であるが，4時間以内が理想的である。大多数の症例では移植後心機能はほぼ正常であり，集中治療室搬送後は少量のカテコラミンとホスホジエステラーゼ（PDE）Ⅲ阻害薬（ミルリノン

表2 ● 心臓移植の除外条件

（1）肝，腎臓の不可逆的機能障害
（2）活動性感染症（サイトメガロウイルス感染を含む）
（3）肺高血圧症（肺血管抵抗 >4〜6 Wood単位）
（4）薬物中毒（アルコール性心筋疾患を含む）
（5）悪性腫瘍
（6）HIV抗体陽性

図3 ● 日本における心臓移植遠隔成績（2017年12月31日現在）

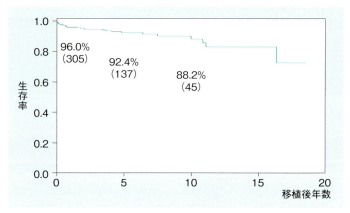

生存率（n at risk）は1年，5年および10年を示す。
〔日本心臓移植研究会．日本の心臓移植レジストリ．《http://www.jsht.jp/registry/japan/index.html》．より〕

表3 ● 日本の373例の心臓移植症例の背景

平均年齢	38.9 ± 14.2歳（1〜69歳）	
	（うち，小児：18歳未満26例）	
性別	男性271名，女性102名	
原疾患	拡張型心筋症	252
	拡張相肥大型心筋症	38
	虚血性心疾患	33
	心筋炎後心筋症	12
	その他	38
平均待機期間	ステータス1で961日	
補助状態	補助人工心臓（VAD）	353
	強心薬	19
	補助なし	1
VAD補助期間	989日（21〜1,802日）	

VAD：ventricular assist device（補助人工心臓）
〔日本心臓移植研究会．日本の心臓移植レジストリ．《http://www.jsht.jp/registry/japan/index.html》．より，作成〕

12
重症心不全患者の治療とケア

表4 ● 東大病院における免疫抑制薬投与プロトコール

1. カルシニューリン阻害薬（血清クレアチニンが 1.5 mg/dL 以上の場合は減量して投与する）
- ネオーラル®（シクロスポリン）
目標トラフ値（ng/mL）：300〜400（〜移植後1か月），250〜350（1〜6か月），200〜300（6か月〜1年），100〜200（1年〜）
- プログラフ®（タクロリムス）
目標トラフ値（ng/mL）：10〜15（〜移植後1か月），9〜12（1〜6か月），7〜10（6か月〜1年），5〜8（1年〜）
2. 代謝拮抗薬
- セルセプト®（ミコフェノール酸モフェチル）
2,000〜3,000 mg 分2を目標に1〜2週間かけて増量する．副作用がない限り，同量で投与を続ける．
体重 <50 kg では 1,500〜2,000 mg，体重 ≥60kg では 2,500〜3,000 mg を目指す．
3. ステロイド
- 移植手術開始時，メチルプレドニゾロン1g 静注し，移植手術終了後はメチルプレドニゾロン 125 mg を8時間ごとに4回投与する．
- 以後プレドニゾロンに変更する．1 mg/kg（原則的に最大 60 mg）分2で開始し，2日ごとに5 mg ずつ減量する．以後，10 mg（〜移植後6か月），5 mg まで減量（6か月〜1年）し，拒絶反応がなくかつ抗 HLA 抗体陰性の場合には1年を目途に中止を考慮する．
4. mTOR 阻害薬
- サーティカン®（エベロリムス）
導入期には使用しない．副作用のコントロールが困難，あるいは免疫抑制薬が適正投与されていたにもかかわらず高度細胞性拒絶反応がみられた場合に，CNI あるいは MMF から変更する．
0.5 mg 分2で開始し，目標トラフ値は 3〜8 ng/dL

＊1 薬物を繰り返し投与したときの最低血中薬物濃度。

やオルプリノン）の投与で安定した状態を維持できる．移植後に低心機能をきたした場合，高用量の強心薬，場合によっては大動脈内バルーンポンプや経皮的心肺補助装置が必要になることがある．この状態を一次性グラフト不全 primary graft dysfunction（PGD）とよぶ．PGD の原因として主なものは次の4つである．①ドナー心機能が最初から不良であったか，不良になる原因（高度冠動脈狭窄など）があった，②心筋保護液を含めたドナー心保護が不適切であった，③ドナー心虚血時間が長すぎた（5〜6時間以上），④超急性拒絶反応（後述），である．欧米と比較して日本では PGD は少ない．

　PGD が起こらないかぎり術後管理は通常の開心術に準じるが，免疫抑制薬の投与を早期から行うために，特に感染症予防が重要になってくる．無菌室などの

特殊な部屋は必要としないが，標準予防策による個室管理が好ましい．

免疫抑制治療

心臓移植では拒絶反応を抑制するために免疫抑制薬の計画的投与が重要である．東大病院で行っている代表的な投与プロトコールを表4に示す．3種類の機序の異なった免疫抑制薬を使用する．第一にカルシニューリン阻害薬（CNI）である．これは，リンパ球分裂を促進するシグナル伝達物質カルシニューリンを阻害する薬物である．シクロスポリンとタクロリムスの2種類があり，タクロリムスの使用頻度が高い．いずれも適正な血中濃度があり，トラフ濃度＊1を測定して投与量を調整する．CNI は他の薬物との相互作用が多いために注意が必要である．第二に代謝拮抗薬である．これはリンパ球の分裂に必要な核酸合成を阻害する薬物である．アザチオプリンとミコフェノール酸モフェチル（MMF）があるが，ほぼ全例で MMF が使用されている．第三がステロイドである．移植直後は，メチルプレドニゾロン（MP）を多めに投与して，経口摂取が可能となった時点でプレドニゾロンの内服へ切り替えていく．

　最近は第四の薬としてエベロリムス（EVL）の使用が多くなった．これは mTOR 阻害薬とよばれ，細胞分裂に関与するシグナル伝達物質 mTOR の働きを抑制する薬物である．ちなみに，mTOR 阻害薬は血管内膜肥厚抑制作用も強く，冠動脈狭窄治療用の薬剤溶出ステントに使用されている．高用量では抗がん剤としても使用されている．EVL は移植後初期からではなく，他の免疫抑制薬から移植後数か月〜数年後に切り替えで使用される．ELV も血液中のトラ

❸心臓移植後の治療

フ濃度を定期的に測定する。ほかに生物学的製剤として抗胸腺細胞グロブリン（ATG）や抗IL-2抗体（バシリキシマブ）などがあるが，ここでは説明を割愛する。

移植後早期は拒絶反応が起こりやすいために免疫抑制薬の投与量は多いが，1年程度かけてゆっくりと減量して維持量にもっていく。免疫抑制薬は体内動態を一定にするために12時間ごとに内服する。いずれも過量投与は副作用の危険性を高くするが，治療域内であっても起こることがある。重篤な副作用，生活に支障をきたすような副作用が出現した場合には減量を考慮する。しかし，拒絶反応が出現しやすいなどのために減量が困難な場合には，同じクラスの別の薬，あるいはEVLに変更することを考慮する。

代表的な免疫抑制薬の副作用としての感染症や悪性腫瘍については後述する。副作用のうち，CNIによる高血圧，脂質異常症，糖尿病は高頻度に起こり，同時にこれらの副作用は移植心の長期予後を悪化させることが判明している。したがって，いわゆる生活習慣病を予防する，悪化させないような生活指導がきわめて重要になる。外来通院時には，血圧・体重測定，血糖値や脂質の検査，運動や歩数の評価，食事内容の確認などを丁寧に行うべきである。CNIによる腎不全も少なくなく，腎機能温存のためにCNIを減量してEVLを導入することが有効であると報告されている。MMFは食欲不振，悪心，下痢などの消化器症状を呈することがある。また，白血球減少や血小板減少をきたすこともあり，減量で軽減しない場合にはEVLへ変更することが多い。EVLは口内炎や難治性下腿浮腫をきたすことがある。また，創傷治癒遅延や障害を起こしやすいために，手術などが必要な場合には一時的に他の免疫抑制薬へ変更しなければならない。

拒絶反応

拒絶反応は発生するタイミングによって，超急性拒絶反応，急性拒絶反応，慢性拒絶反応の3つに分ける。超急性拒絶反応は移植直後から数日以内に起こる激烈な反応で，日本では非常にまれである。予後はきわめて不良である。一般的に拒絶反応とよばれるのが急性拒絶反応である。慢性拒絶反応は後述の移植心冠動脈疾患とほぼ同義で使用されている。また関与する免疫機序の違いから，急性細胞性拒絶反応 acute cellular rejection（ACR）と抗体関連型拒絶反応 antibody mediated rejection（AMR）に分けることができる。

ACRは急性拒絶反応のときにみられる所見で，リンパ球が心筋組織を攻撃することによって引き起こされる。病理所見では心筋内へリンパ球が浸潤している像がみられる。ISHLT病理重症度分類では3段階（0R：拒絶なし，1R：軽度リンパ球浸潤，2R：中等度浸潤と軽度の心筋障害，3R：高度浸潤と心筋破壊・血管炎・浮腫）に分類されている。グレード2Rまでは拒絶反応が起こっていても自覚症状がない。グレード3R以上では拒絶反応の悪化・進行を食い止めるために何らかの免疫抑制療法の強化・追加を行う。免疫抑制薬の投与量の増量やMPのパルス療法などがこれに該当する。ACRは免疫抑制薬の効果が不十分になると，移植後数日後から10年経過しても発症し得る。移植後数年が経過して免疫抑制薬の内服遵守が不良となると発症することが少なくないために，怠薬が起こらな

249

12 重症心不全患者の治療とケア

心臓移植後のケア

成人心臓移植後のケア

急性期（手術～ICU入室時）

◉術後管理

術後急性期の管理は，通常の開心術後のケアに加え，ドナー心機能，拒絶反応，除神経心，右心不全，血圧コントロールの5つを特に注意する。

①ドナー心機能
移植心は，ドナーの脳死の状態（心停止の有無，カテコラミン使用量，心機能），心筋保護，虚血時間（ドナー心大動脈遮断からレシピエント大動脈遮断解除まで）による心機能低下を認め，循環動態（血圧，心拍数，右房圧，肺動脈圧，肺動脈楔入圧，混合静脈血酸素飽和度，心係数，体・肺血管抵抗，循環血液量）に応じて強心薬，輸液を投与する。

②拒絶反応（超急性拒絶反応，急性細胞性拒絶反応，抗体関連型拒絶反応）
超急性拒絶反応 hyperacute rejection（HAR）は，ドナーに対する既存抗体または感作リンパ球などにより引き起こされ，血流再開直後から移植心に広範囲な虚血や壊死を引き起こし，致命的になることが多い。日本では事前にドナーTリンパ球に対する細胞障害性交叉試験を行い，陰性の組み合わせでしか移植を行っていないので，HARの発生例はまずない。

急性細胞性拒絶反応 acute cellular rejection（ACR）は移植後1週目～数か月に多い拒絶反応で，細胞障害性Tリンパ球が移植心を攻撃することによって起こるが，免疫抑制薬の進歩により，発症頻度・重症度ともに低下傾向にある。

抗体関連型拒絶反応 antibody mediated rejection（AMR）は，抗ドナー抗体により引き起こされ，輸血，妊娠など非自己HLA抗原に接触する機会があった症例に多い。心臓移植患者は，左心補助人工心臓（LVAD）装着例が多いため，抗HLA抗体検査が必須であり，抗HLA抗体パネル試験 panel reactive antibody（PRA）[1]が高値である例は，術後AMRを発症しやすいとされているため，血行動態の変化に注意が必要である。

急性期にみられる新規の心房性不整脈は拒絶反応の可能性もあるため不整脈にも注意する。

③除神経心
移植心は除神経心であるため，一時的に徐脈，房室ブロックの場合がある。また，移植心は拡張障害を呈するため，術直後は体外式ペースメーカを用い，心拍数を90～100回/minで管理する。ペーシング不全またはセンシング不全[*1]に注意する。

④右心不全
ドナー心はドナー体内では正常な肺血管

[*1] ペーシング不全：ペースメーカから電気刺激が出ているのに患者の心筋が反応しない状態。
センシング不全：患者自身の脈が出ていてもペースメーカが正しく感知していない状態。

抵抗のなかで拍動していたので，移植前に肺血管抵抗が高いレシピエント内では右心負荷がかかる。そのため，肺動脈圧のモニタリングと肺高血圧の治療（酸素・一酸化窒素投与など）が重要である。ドナー心機能不全，心タンポナーデや肺動脈狭窄でも右心不全のリスクである。

⑤血圧コントロール

移植心による心拍出量の増加，ステロイド，タクロリムスなどの薬物，LVAD装着中の血管運動性の変化などにより，血圧が上昇する。術後血圧上昇にともなう顔面紅潮，頭痛，顔がほてるなど症状を訴え，なかには無症候性の多発性脳出血をきたす例もある。非拍動流植込み型LVAD装着患者は，長期間拍動の自覚がないため，ドナー心の拍動を強く感じ，動悸感や体の振動による不快感を訴える。安静時および運動時の血圧の変動をみることが重要である。

◎呼吸管理

強力な免疫抑制療法を行っていることから人工呼吸器関連肺炎（VAP）を予防することが重要であり[2]，早期抜管・離床を目指す。挿管中は閉鎖式吸引システムを用い，口腔内ケアも積極的に行う。

◎免疫抑制療法

カルシニューリン阻害薬（シクロスポリン，タクロリムス），核酸合成阻害薬（ミコフェノール酸モフェチル），ステロイド製剤の3剤併用療法を行う。術前に腎機能障害がある例，高齢者，小児および高PRA症例では，導入療法として抗CD25モノクロナール抗体（バシリキシマブ）を用いる（保険適用外使用）。

　術前状態（抗菌薬使用，心不全など）や免疫抑制薬の影響で腎機能障害をきたしやすい。明らかに尿量が低下してから対応するのではなく，尿量が低下する徴候

を認めた段階で医師に報告することが大切である。できるだけ早期に把握する。

◎感染予防

移植後の感染症には，ドナー由来のものとレシピエント由来のものがある（表1）。看護師は，熱型，創部，尿路感染，カテーテルなどライン挿入部，検査データなどを注意深く観察する。術直後は強力な免疫抑制療法を行っていることから原則として，クリーンルームもしくはそれに準じる個室管理が必要である。医療従事者は標準予防策を遵守するとともに免疫抑制療法の段階に応じて入室時にマスク，ガウンなど着用する[3]（各施設の状況に応じ検討）。

　患者への教育は術直後より開始し，手洗い・うがい，毎食後の歯磨きを日常生活のなかに組み込むようにする。

◎リハビリテーション

急性期のリハビリテーションは，呼吸器合併症，褥瘡予防，筋力低下など二次的合併症を防ぐことを目的に行う。リハビ

表1 ● 心臓移植後感染症

感染の種類	内容
ドナー由来	○ドナー心や輸血を介した感染症 ・ウイルス：サイトメガロウイルス（CMV） 　　　　　　Epstein-Barrウイルス（EBV） 　　　　　　単純ヘルペスウイルス（HSV） 　　　　　　水痘帯状疱疹ウイルス（VZV） 　　　　　　肝炎ウイルス（B型，C型） ・原虫：トキソプラズマ
レシピエント由来	○移植前からの不顕性感染（潜在感染） ・補助人工心臓 ・カテーテル ○免疫抑制療法による再活性化 ・CMV（肺炎，胃炎，腸炎など） ・EBV〔移植後リンパ増殖性疾患（PTLD）〕 ・帯状疱疹など ○腸管内バクテリアルトランスロケーションによる 　自己感染
院内感染	○多剤耐性菌 　（MRSA，VRE，MDRP，CRE，ESBL，MBLなど） ○インフルエンザ ○ノロウイルスなど

リテーションによる血圧の変動，ペーシング不全またはセンシング不全，自覚症状に注意する。

◎ メンタルケア

移植直後は，患者，家族は，移植手術が無事終わったことで安堵感を覚え，ドナーに対する感謝の思いをもつ。手術後，患者の倦怠感は強い時期であるが，この機を逃さず，提供された臓器を守ること，移植手術は終わりではなく新たなスタートであることを患者，家族に伝え，これからの治療を受けるうえでの動機付けを行う。また，移植手術は緊急手術であるため，術後せん妄に注意する。術後せん妄が遷延する場合は，免疫抑制薬による脳神経合併症を鑑別する。

回復期
（一般病棟転棟〜移植後6か月まで）

◎ 循環管理

尿量の増加にともなう血管内脱水，強心薬や輸液の減量，体外式ペースメーカの中止にともなう循環動態の変動に注意を要し，バイタルサイン，中心静脈圧，水分出納バランス，倦怠感など自覚症状を観察する。

　頭痛の苦痛は大きいので，降圧薬による血圧コントロール，カルシニューリン阻害薬（特にタクロリムス）の血中濃度の補正，鎮痛薬の投与などを行う。

◎ 呼吸管理

胸水貯留による息切れを自覚することがあるので，利尿薬，リハビリテーション，必要に応じてドレナージを適切に行う。

◎ 拒絶反応

① ACR，AMR
拒絶があっても軽度であれば無症状で経過するため，移植後1，2，3，5週目，以後約2週間ごとに心筋生検を行い，その間拒絶がなく，免疫抑制薬を予定量まで

減量できれば退院する（多くは5週目生検後：移植施設によってプロトコールは異なる）[4,5]。カテーテル刺入部の出血，硬結，感染徴候に注意する。頻回な検査や拒絶反応に対する不安は，患者にとって苦痛となる。AMRハイリスク患者やACRが出現した患者は，免疫抑制薬，特にステロイドの調整を慎重に行うので，先のみえない不安，隔離が長期になるためのストレス，ステロイドによる不眠などを認めるため，メンタルケアが重要である。

② 移植心冠動脈病変
慢性期合併症であるが，回復期においては，ドナー心の動脈硬化の状態を把握するために，安定した段階で冠動脈造影，血管内エコーで評価する。繰り返すACR，AMR，サイトメガロウイルス感染，耐糖能異常に注意し，脂質異常症のある患者は，移植心冠動脈病変に進行するリスクが高いため注意する。

◎ 薬物療法の副作用の管理

薬物，特に免疫抑制薬，抗菌薬の副作用が発現しやすい時期であるため，副作用の出現の有無の観察を行う（**表2**）。

　腎機能障害，ドナー心由来の冠動脈硬化病変，難渋するサイトメガロウイルス感染を認める場合，ミコフェノール酸モフェチルをエベロリムスに変更するが，エベロリムスは創傷治癒を遅延させるため，移植後1か月以上経過し，創傷治癒を確認してから変更する。

◎ 感染予防

移植後急性期〜回復期は，ステロイドの投与が多く，感染が発症・遷延しやすいので，熱型，炎症反応などに注意する。急性期に引き続き標準予防策を遵守し，患者の手洗い，うがい，歯磨きを励行する。また，シャワー浴が可能となれば積

極的に行い，皮膚の清潔を保つ。

◎創傷治癒

移植後の創傷治癒は，免疫抑制療法のため通常より遅延するため，抜糸時期は10〜14日程度を目安にする。感染の遷延を考慮し，創部の発赤，腫脹，滲出液，疼痛，熱感などを注意深く観察する。

◎リハビリテーション

デコンディショニングの改善（身体脱調節），除神経心にともなう心拍応答の改善のために行う。除神経心のため，心拍数の急激な増加はなく，胸痛がない。一方，血圧が上昇しやすいため，血圧，心拍数，自覚的運動強度（Borg指数），その他自覚症状ならびに12誘導心電図で虚血・不整脈の有無を観察する。

◎患者・家族指導

患者・家族指導は，医師，看護師，レシピエント移植コーディネーター，薬剤師，栄養士が行う。移植後の自己管理は生涯にわたり，予後に影響するため，患者だけでなく家族の協力が不可欠であることを説明する。移植後は患者が自立することから，外来や検査入院時に家族が来院する機会が少なくなるため，この機会に家族指導をしっかり行う。退院前の指導項目と内容を**表3**に示す[3]。

◎メンタルケア[6〜8]

患者は，移植が無事に終わった安堵感と感謝の気持ちに加え，「がんばらないといけない」というプレッシャー，ドナーの死によって元気になることへの罪悪感，楽しんだり笑ったりしてはいけないという思い，次から次にやることが押し寄せてくる感覚，などをもつ。また，疼痛，倦怠感，筋力や体力の低下，移植心の拍動による動悸感，免疫抑制薬の副作用による頭痛，不眠，気分の落ち込み，頻回なカテーテル検査への苦痛と不安などから

「こんなはずではなかった」と身体症状に対する苦痛が精神面に影響を及ぼす。

医療者は，患者にとってまったくはじめての経験であること，想像していなかったことが押し寄せている感覚に陥っていること，体に心がついていっていないこと，患者がそれらを必死に受け止めようとしていることを理解し，症状緩和やメンタルケアを行う。

慢性期（外来管理）[8]

◎日常生活管理

定期的な外来通院時，検査入院時に退院

表2 ● 免疫抑制療法の副作用とケア内容

免疫抑制薬	副作用	ケア内容
タクロリムス	○腎機能障害 ○耐糖能障害 ○高血圧 ○神経障害 ○頭痛 ○振戦 ○高カリウム血症 ○可逆性白質脳症	○水分摂取（2L/日以上） ○血糖コントロール ○食事指導（減塩・血糖コントロールなど） ○不整脈の有無：モニタリング ○免疫抑制薬変更にともなう全身状態ならびに症状の観察など
シクロスポリン	○腎機能障害 ○肝機能障害 ○高血圧 ○神経障害 ○振戦 ○可逆性白質脳症 ○多毛 ○歯肉肥厚	○水分摂取（2L/日以上） ○食事指導（減塩） ○免疫抑制薬変更にともなう全身状態ならびに症状の観察 ○歯磨きなど
ミコフェノール酸モフェチル	○白血球減少 ○消化器症状（悪心・嘔吐，下痢）	○感染徴候の観察，感染予防 ○排便状況 ○食事摂取量 ○免疫抑制薬血中濃度の変動など
エベロリムス	○創傷治癒遅延 ○心嚢液・胸水貯留 ○間質性肺炎 ○脂質異常症 ○白血球減少 ○血小板減少	○創傷治癒遅延があることを患者指導 ○手術：術式により免疫抑制薬変更 ○免疫抑制薬変更にともなう全身状態ならびに症状の観察 ○食事指導（脂質）
ステロイド	○感染症 ○耐糖能異常 ○消化性潰瘍 ○骨粗鬆症 ○精神症状：抑うつ，不眠など ○満月様顔貌	○感染徴候の観察，感染予防 ○血糖コントロール ○食事指導（減塩・血糖コントロール） ○精神状態の観察（気分の落ち込みなど） ○睡眠状態の観察 ○拒薬の有無など

12 重症心不全患者の治療とケア

表3 ● 心臓移植後患者・家族指導内容

指導項目	指導内容
拒絶反応	○拒絶反応の種類，診断，治療 ○心筋生検，冠動脈造影，血管内エコーの必要性と検査時期 ○免疫抑制療法の必要性
免疫抑制療法	○免疫抑制療法 ・血中濃度と日内変動について ・決められた時間に内服する理由 ・副作用 ・副作用を防ぐために日常生活で注意すること（食事療法など） ・水分の摂り方と摂取量 ・食事時間と血中濃度の影響 ・内服忘れと内服遅れを防ぐ必要性と方法 ・嘔吐，下痢時の対応
感染予防	○感染予防の必要性 ○感染予防の方法（マスク着用，手洗い，うがいの励行，皮膚の清潔） ○感染徴候を認めたとき，周囲に感染者（ウイルス感染など）が発生したときの連絡および対応方法 ○外食の時期と注意点 ○子供と接するときの注意点（ウイルス感染など） ○公共交通機関使用開始時期と注意点 ○飲料水について（加熱処理されたものを飲む） ○買い物時の注意点 ○掃除時の注意点（部屋，エアコンなど） ○観葉植物，生花，植木の取り扱い ○性生活の時期と注意点 ○ペットについて（飼うことは禁止） ○動物との接触時の注意点 ○水泳開始時期と注意点 ○温泉の開始時と注意点 ○ワクチン接種（インフルエンザなど）
運動療法と除神経心	○除神経心について（胸痛を感じない，心拍応答の低下） ○運動療法時の注意点（ウォーミングアップの必要性と方法，突然走らないなど） ○運動療法の必要性と効果 ○運動の内容と運動開始時期 ○胸骨保護の必要性と期間
食事療法	○減塩 ○栄養バランスを考慮した食生活 ○外食時の注意点 ○体重コントロール（肥満にならない） ○糖尿病予防の必要性 ○生涯食べてはいけない食品と，免疫抑制療法により食べることが可能な食品 ○食中毒予防 ○禁酒
がん予防	○がん検診の必要性 ○日焼け予防
その他	○自己管理表（血圧，脈拍，体温，体重）記載の必要性と効果 ○通院，検査入院の必要性 ○外来受診の方法 ○緊急受診が必要な症状と方法 ○復職，復学時期と注意点 ○禁煙

前指導の内容を実践できているか確認する。また，患者，家族は，食事などの日常生活でわからないことや戸惑いがあるため，レシピエント移植コーディネーター，看護師が対応する。

移植経過とともにノンアドヒアランスに陥る患者もおり，移植後のアドヒアランスは，待機中のアドヒアランスと関連するため，待機中から患者・家族に日常生活指導を行うことが重要である。

◎社会復帰

社会復帰の時期は，免疫抑制療法の内容，白血球数，体力，仕事内容，流行性ウイルス感染症の状況などによって異なるが，術後3〜6か月程度から行う。復職や再就職時には，職場関係者に感染予防（時期や場所によりマスク着用，流行性感染症時の配慮，清掃），仕事中の水分摂取，内服，定期的な外来通院・検査入院などへの理解と協力を依頼する。

◎結婚・妊娠[9]・出産

患者は，移植により将来を見据えることが可能になるため結婚や出産を希望するようになる。結婚や妊娠する前に，婚約者や配偶者に患者の状況（妊娠合併症のリスク，出産後の状況など）[9]を説明し，理解と協力を得る。また，挙児を考えるときは，必ず移植医，レシピエント移植コーディネーターに相談するよう指導する。

男女で共通する部分と異なる部分がある[9]（表4）。女性の場合，体の管理，育児，家事，すべてを担うことは難しいため，家族支援の強化が必要である。女性がミコフェノール酸モフェチルを服用しているときにはアザチオプリンに変更し，拒絶，腎機能低下のないことを確認してから，避妊を解除する。また，ドナー心の廃絶は，ドナーやその家族，産まれてき

た子の罪悪感（自分のために母親が亡くなった），子育て（父親と親族が子供を育てる）などさまざまな問題がある。これらのことを，夫婦・親族，医療者で十分話し合う。

◎ メンタルケア

移植後のそれぞれの時期における患者の思い・行動，ケア内容を表5に示す。

小児心臓移植後のケア

患者・家族指導

移植後は，多くの患児は正常な活動を行うことができる。それを長期間継続・維持するためには，患児を育てていくうえで両親のみならず祖父母などの協力が必要である。移植後の日常生活指導は，両親，祖父母を含め指導する。表3に加えて小児移植に特徴的な指導内容を表6に示す。

指導したことは，患児が自主的に行うことができるように日常生活のなかに取り入れるとともに，患児にわかるように伝える。

就園・就学

就園・就学時期は医師と相談し，就園・就学前は，学校関係者，保護者，医療者で話し合い，連携体制を作る。就園・就学することで集団生活における感染症が問題になる。感染症が発生した場合，学校は保護者へ，保護者は病院へ連絡し，相談・対応する。

移行期[4]

小児から成人への移行期は，保護者から子供が自立し主体的になる時期である。しかし，移行期は思春期と重なる。第二

表4 ● 妊娠を希望したときの注意点

男女共通	○児への遺伝について説明し，両親の心構えを確認する
男性	○エベロリムス使用患者 ・無精子症，乏精子症による不妊 　→不妊の場合は造精機能障害の有無を検査する
女性	○妊娠許可の条件が整っているか ・心臓移植後1年以降の妊娠 ・移植心機能正常（拒絶・移植心冠動脈病変なし） ・腎機能が正常かつミコフェノール酸モフェチルからアザチオプリンに変更が可能と判断できる ・ワクチン接種歴（インフルエンザ，肺炎球菌，B型肝炎，破傷風） 　→なければ接種する ・ミコフェノール酸モフェチルからアザチオプリンに変更 ・ドナーと夫のHLA→一致しているようであれば不妊推奨 ○妊娠・出産ハイリスク ○胎児に与える影響のある薬 ①催奇形性 ・ミコフェノール酸モフェチル→アザチオプリンに変更 ・アザチオプリンに変更にともなう拒絶反応，副作用の出現がないこと ②胎児毒性 ・ACE阻害薬，ARBの変更または中止 ○母体（胎児）に対する影響 ①胎児 ・胎児 ・流産 ・低出生体重児 ②母胎 ・母体にリスクがある場合は人工流産 ・臓器の廃絶 ○計画妊娠・出産（無痛分娩） ○授乳 ・母乳禁止

HLA：ヒト白血球抗原，ACE：アンジオテンシン変換酵素，ARB：アンジオテンシンⅡ受容体拮抗薬

次成長におけるホルモンバランスの変化，依存と自立の狭間で揺れ動く心の問題，思いどおりにならないことへの苛立ち，生や死を考えるなど，心身ともに変動が大きい時期である。それに加え，免疫抑制薬によるボディイメージの変化や，人間関係，免疫抑制療法を行っていることでやりたいことができなかったりすると，服薬拒否や，不登校，自傷行為などに陥ることもある。

患児は，いろいろな思いにさいなまれるが，自分の気持ちをうまく言葉にできないため，苛立ちや怒りで表現したり，

一人になりたい衝動に駆られたりする。自分で管理するなかで，間違った解釈や方法を行うことがある。移行期以前から，日常生活のなかで自分の体を大切にするにはどうしたらいいか伝えることが大切である。

低年齢で移植を受けた場合，患児が希望して移植したわけではないことが多い[4]。保護者，学校関係者，医療関係者と協力し，時間をかけて根気強く個々に応じた支援やメンタルケアを行うとともに，体のこと，命，自立について一緒に

表5●移植後時期による患者の思い・行動，ケア内容

時期	患者の思い・行動	ケアの内容
退院直後	患者は，体を管理しなければならないプレッシャー，薬の飲み忘れや飲み遅れによる拒絶反応への不安，どこまで感染予防を行ったらいいか，感染症への不安，食事はこれを食べても大丈夫かなど生活に対する不安，足がむくむ，体力・筋力が低下したなど身体面への不安をもつ。	患者が生活に慣れるまで，患者の疑問や不安に対し，訴えの傾聴，情報提供，助言をする。
安定期	患者は，拒絶反応がなく，経過が良好であると，「これくらい大丈夫」という思いこみや，社会生活が優先され「自分は大丈夫」という過信が生じ，「仕事が忙しい」ことを理由に体優先から仕事優先になる。	自己管理が乱れる原因につながるため注意する。なかには，根底にこれまでに生死と向き合ってきたなかで，大丈夫だと思おうとすることで，自分自身の精神状態を保つコーピング反応のことがあるため，患者の言動や行動だけでなく，患者が辿った経過を踏まえ，患者の言葉に隠された心理状態を見きわめ，ケアする必要がある。そのような心理状態でない場合は，患者の行動を正すよう働きかける。
移植後合併症に対する精神面への影響	拒絶反応，感染症，移植心冠動脈病変の進行，腎機能障害，がんなど，治療が必要な状況になると「やっと大丈夫だと思ったのに」「病気ばかりで気持ちが滅入ってしまう」「こんなはずじゃなかった」「移植してもこんなに大変だったら，あの時死んでいたほうがよかった」など，さまざまな思いをもつ。	移植がゴールでないことや移植後に「心臓移植後新しい病状と向き合う」ことは，登録の段階から説明されているが，その状況になってはじめて実感することが多い。特に若年層は，その傾向が強い。患者の訴えを積極的に傾聴し，共感，受容的姿勢でケアする。抑うつ傾向がある場合は，早期に精神科受診，カウンセリングなどの介入を検討する。
社会復帰	【移植待機前後に退職，無職になった患者】患者は，移植したからには社会復帰をしなければならないというプレッシャー，自分がやりたいことを見いだせない，他の移植者が社会復帰をしたことで焦りを感じる，などがある。そのなかで，患者はできない自分を責め，追い詰めてしまい，抑うつ状態になる。社会復帰が精神的負担になることがある。	患者の思いや考えの表出を促し，気持ちを整理しながら，自分でできることを探せるように時間をかけてかかわる。
	【社会復帰をした患者】待機前に一緒に働いていた同僚と自分と比較して落ち込んだり，仕事を覚えるのに時間がかかる，同僚と比べ遅れをとっている自分への焦りや挫折感をもつ。	患者の思いを丁寧に傾聴し，これまでの患者の経過を踏まえながら肯定的にかかわる。
	【待機中に脳血管障害の後遺症がある患者】思うように理解できなかったり，仕事ができないことで，身近にいる家族に苛立ちや怒りをぶつけてしまう。	易怒が持続するようであれば，精神科受診を検討する。

考える大切な時期である。

緩和ケア

心臓移植は重症心不全の治療として最大の治療である。しかし，免疫抑制療法の継続が困難な感染症，さまざまな免疫抑制療法によってもコントロールができない急性拒絶反応，血行再建が困難な移植心冠動脈病変，リンパ腫を含む悪性腫瘍，臓器障害などにより，回復の期待ができない状況に陥ることがある。治療の継続や中断の判断基準は末期心不全患者とほとんど変わらない。患者，家族の意思の確認を十分に行うこと，多職種で治療方針を検討することなどが必要となる[4,10]。

日本では，1999年に心臓移植が行われて以来，移植後生存率は世界で類をみないほど高くなったが，移植者の高齢化や長期管理で起こる問題に対し，緩和ケアを行う時期が来ている。移植者は移植までの間に何度となく死に直面し，そのうえでドナーからいただいた命を守り生きている。そういう生き方をした移植者だからこそ，最期は移植者自身の生き方，価値観，人生の目標，終末期の要望を尊重したかかわりをもち，アドバンス・ケア・プランニングを積極的に取り入れる。

(堀 由美子)

● 文献

1) 佐治博夫. 移植とHLA抗体：HLAタイプ&スクリーンと移植後抗体モニタリング. 移植 2010; 45: 494-504.
2) 国立大学病院集中治療部協議会ICU感染制御CPG改訂委員会編集. ICU感染防止ガイドライン改訂第2版. 東京：じほう, 2013.
3) 堀 由美子. 心臓移植後の生活指導や外来での注意点について教えて下さい. Heart 2013; 3: 48-57.
4) 日本循環器学会. 2016年版心臓移植に関する提言（JCS2016）（班長：磯部光章）.

表6 ● 小児心臓移植後患者・家族指導内容

指導項目	指導内容
拒絶反応	○心筋生検，冠動脈造影の必要性と時期 ○血管内エコーの必要性→小児では心エコーの有効性は高く，心筋生検の回数を減らす意味でも重要である
免疫抑制療法	○免疫抑制療法 ・内服薬の飲みむらや飲み残し，液性製剤が血中濃度に与える影響 ・嘔吐，下痢時の対応（嘔吐・下痢をしやすいため注意する）
感染予防	○マスク・うがい，手洗いの励行 ○同胞や他の子供と接するときの注意点（ウイルス感染など） ○他の生徒との物（特にタオル，管楽器，衣服など）の共有を避ける ○自宅の掃除時の注意点（患児との距離など） ○動物（特に猫・鳥）との接触時の注意点，動物園について（原則避ける） ○水泳（スイミングスクールで泳ぎを習う）開始時期と注意点 ○集団生活における感染症（水痘，麻疹，風疹，ムンプス，リンゴ病，アデノウイルス，RSウイルス，ノロウイルス，手足口病など）時の注意点と対応 ○学校生活における注意点（清掃：掃き掃除の禁止，感染症，遠足，課外学習，修学旅行など） ○怪我をしたときの対応 ○口腔ケア（う歯をなくす） ○ワクチン歴・ウイルス抗体価の把握とワクチン接種（インフルエンザなど）：生ワクチンは禁止
運動療法と除神経心	○運動療法時の注意点（除神経心のため突然走らないなど） ○体育授業での注意点（除神経心のため準備運動を行い心拍数を上げる。怪我をしたときはすみやかに洗浄・消毒する）
食事	○学校給食（環境調査が重要） ○弁当の注意点（調理後2時間以内に食べられない場合は，冷所保存）
就園・就学	○就学・復学時期と注意点 ○通学路の確認（工事の有無，鳩がいるか） ○学校生活（教室，保健室，トイレ，手洗い場所など） ○授業（体育など） ○怪我をしたときの対応 ○給食（どこで作り，どのように配膳するか） ○水分摂取の必要性（水筒持参） ○感染症者発生時の対応方法（状況により教室以外の部屋の確保） ○体調悪化時の対応方法，連絡方法の確認 ○学校行事（遠足，課外学習，修学旅行など）

《http://www.j-circ.or.jp/guideline/pdf/JCS2016_isobe_h.pdf》（2018年12月閲覧）.
5) Stewart S, Winters GL, Fishbein MC, et al. Revision of the 1990 working formulation for the standardization of nomenclature in the diagnosis of heart rejection. J Heart Lung Transplant. 2005; 24: 1710-20.
6) 安野忠彦. 第2章. 6. 心臓移植. In: 樋口輝

彦監修. 内科患者のメンタルケアアプロー
チ 循環器疾患編. 東京: 新興医学出版社,
2013: 88-93.

7) 堀 由美子. 重症心不全患者のメンタルケア.
Heart 2012; 2: 640-7.

8) Levenson JL, Olbrisch ME, et al. Psychiatric aspects of heart transplantation. Psychosomatics 1993; 34: 114-23.

9) 剣持 敬, 福嶌教偉, 肥沼 幸ほか. 臓器移植

後・妊娠出産ガイドライン. 移植 2014; 49: 393-401.

10) 日本循環器学会. 循環器病の診断と治療に関するガイドライン. 循環器疾患における末期医療に関する提言 (JCS2010) (班長: 野々木 宏). 《http://www.j-circ.or.jp/guideline/pdf/JCS2010_nonogi_h.pdf》 (2018年12月閲覧).

13

心不全の栄養管理

心不全患者の低栄養の割合は 16～90 % 程度であり，特に急性非代償性心不全の場合は 75～90 % の患者が低栄養であるとされている[1]。患者の栄養状態を評価して，個々の患者の病態に応じた栄養管理を行うことが重要である。

2018 年 10 月に，日本心不全学会が現段階でのエキスパートコンセンサスの集約という位置づけで発表した『心不全患者における栄養評価・管理に関するステートメント』では，心不全患者の栄養病態をはじめ，栄養評価，栄養療法について述べている[2]。特に，病期に応じた栄養療法では，心不全ステージ分類別の栄養療法について述べられており，ステージ C，D では急性心不全と慢性心不全とに分かれている。緩和ケアにおける食事についても言及されており，さまざまな場面で栄養療法の必要性が理解できる。

栄養評価

適正な栄養療法を行うためには，正確な栄養評価が重要である。栄養評価は，病歴，栄養歴，身体所見，身体計測値，臨床検査データなどを用いて栄養状態を総合的に多角的に判断する手法である[3]。

身体計測値

◎ BMI（body mass index）[*1]

身体計測値は，簡便で非侵襲的に計測が可能であり，特に重要な栄養評価項目の 1 つとして BMI がある。日本の心不全患者を対象とした研究では，BMI が高い患者で予後がよいと報告された[4]。心不全患者において，痩せは予後が悪く，特に 6 か月で 7.5 % の体重減少は心臓性悪液質とされ予後不良である[5]。

◎ 上腕周囲長，上腕三頭筋皮下脂肪厚，上腕筋周囲長，上腕筋面積

上腕周囲長 arm circumference（AC）と上腕三頭筋皮下脂肪厚 triceps skinfolds（TSF）から，上腕筋周囲長 arm muscle circumference（AMC）および上腕筋面積 arm muscle area（AMA）が算出できる。なお，正確な AC，TSF の計測値を得るためには熟練を要し，測定者間でのばらつきが大きいため，同一測定者が計測することが望ましい。これらは，長期的な栄養状態の把握に有効であり，AC の推移から筋蛋白の消耗の程度を把握し，TSF の推移からエネルギーの貯蓄率の変化が評価できる。また，AMC や AMA からは骨格筋量が評価できる。

＊1 **BMI** = 体重 kg ÷ （身長 m)^2

心不全患者の評価項目として，BMIにACを含めることで予後予測精度が向上するとされており[6]，複数の項目を組み合わせることで，正確な栄養アセスメントが可能となる。

◎下腿周囲長

下腿周囲長 calf circumference（CC）は，下腿の骨格筋の評価に有効であり日常生活動作（ADL）に反映される。ただし，心不全患者では下腿浮腫を認めることが多い点に，注意が必要である。

血液生化学検査

◎血清アルブミン

血清アルブミンは客観的な栄養評価指標として広く用いられている。また血液中の膠質浸透圧物質としても重要である。半減期が約21日と比較的長いことや炎症の存在下では著しく低下することも考慮して評価する。急性心不全を対象とした研究で，血清アルブミン値が3.4 g/dL未満は，1年間の死亡率が有意に高値であった[7]。

◎総コレステロール

慢性心不全を対象とした研究で，総コレステロール値が最も低い群（100.0～173.4 mg/dL）は，他の群に比べ3年間の死亡率が最も高かった[8]。低値は長期的な栄養障害を反映する。栄養指標として総コレステロールを使用する場合は，脂質異常症治療薬使用の有無をあわせて把握する。

栄養評価ツール

栄養評価ツールとは，いくつかの栄養評価項目を組み合わせ，栄養障害のリスクをスコア化し点数を算出するもので，経過のなかで，点数の変動により栄養状態の推移が把握できる。

◎MNA®（mini nutritional assessment）

高齢者の低栄養症候群の早期発見・早期治療をおもな目的として開発された。聞き取りによる簡便なスクリーニング法で，6個の予診項目と12個の問診項目からなり，合計30ポイントで評価される。現在ではMNA®-SFが広く利用されている。6項目の合計で「栄養状態良好」「低栄養のおそれあり（at risk）」「低栄養」の3つに分類される。

心不全患者に対してMNA®-SFを使用した研究では，低栄養に分類された患者は死亡率および再入院率が高く，その有用性が示されている[9]。

◎GNRI（geriatric nutritional risk index）

GNRIは，血清アルブミン値と体重のみから計算式で求めた数値により栄養状態を評価するツールであり（**表1**），高齢者において死亡率の正確な予測因子となることが報告されている。心不全患者を対象とした研究では，GNRI 92未満で死亡率が有意に高かった[10]。

◎CONUT（controlling nutritional status）

血液生化学検査で得られる数値を使用して栄養状態を評価するツールである。蛋白質代謝として血清アルブミン値，免疫能として総リンパ球数，脂質代謝として総コレステロール値を使用し，スコア化する（**表2**）。CONUTは心不全患者において低栄養の早期スクリーニングとして

表1● GNRI の算出方法
理想体重は，BMI が 22 となる体重を使用する。

GNRI スコア＝ 14.89 ×血清 Alb [g/dL] ＋ 41.7 ×（現在の体重 [kg] /理想体重 [kg]）	
栄養障害による危険性	
＜82	：高度
82 ≦ ＜92	：中等度
92 ≦ ＜98	：低い
98 ≦	：なし

表2● CONUT の算出方法
Alb：血清アルブミン値，TLC：総リンパ球数，T-cho：総コレステロール値

Alb（g/dL）	≧ 3.50	3.40～3.00	2.99～2.50	2.50 ＞
スコア	0	2	4	6
TLC（μL）	≧ 1,600	1,599～1,200	1,199～800	800 ＞
スコア	0	1	2	3
T-cho（mg/dL）	≧ 180	179～140	139～100	100 ＞
スコア	0	1	2	3
評価	正常	軽度障害	中等度障害	高度障害
CONUT スコア	0～1	2～4	5～8	9～12

有用な指標と報告[11]されているが，冠動脈疾患などにより脂質異常症治療薬を服用している場合には，その解釈に注意が必要である。

その他の栄養アセスメント項目

◎ 食事摂取状況

食事摂取状況とは，食事摂取量，食欲，食事の際の姿勢や食具，食事形態などがあげられる。これらを把握することで，患者の栄養摂取量を推測することができる。長期的な栄養摂取不足は，低栄養のリスクとなり対応が必要である。

また，普段から軟らかい物や副食を刻むなどの食事形態を調整している場合は，咀嚼機能や嚥下機能の低下が予測される。歯の脱落や咀嚼力の低下により，硬い物が食べづらい場合や水分にとろみが必要な場合などは，普段から十分な食事量が摂取できていないことがある。

◎ 口腔内環境

栄養評価の際に，口腔内環境や口腔機能を把握することは重要であり，近年，オーラルフレイルの概念が広まっている。オーラルフレイルは，滑舌低下や食べこぼし，わずかなむせ，噛めない食品が増えるなど，些細な口腔機能の低下を示し，咬合の状態，咀嚼能力，舌機能，嚥下機能，口腔乾燥などにより評価される。

高齢者を対象とした研究では，オーラルフレイルと評価された患者は，身体的フレイルやサルコペニア，死亡率の増加を認めることが示されている[12]。

◎ 身体所見

身体所見は，おもに視診や触診にて得られる情報であり，浮腫や腹水の有無，皮膚や爪の状態などがある。心不全患者の場合，浮腫は病態の評価に利用されることが多いが，低アルブミン血症により生ずることもあり，栄養状態の指標としても利用される。

皮膚や爪の状態により，蛋白質や脂質，ビタミン，微量元素などの栄養摂取量が十分であるかが評価でき，特に褥瘡がある場合は栄養状態の悪化を疑うことが必要である。両手の親指と人差し指で輪っかを作り，腓腹部（ふくらはぎ）の最も太い部分を囲んだ際に，隙間がある場合はサルコペニアの可能性が高いとされる。

心不全症状に応じた栄養管理

心不全の症状は，「左房圧上昇による肺うっ血」「右房圧上昇による体静脈うっ血」「低心拍出量」によるものがある。これら心不全症状により食欲低下や食事摂取不良を認める患者は多い。

心不全症状による影響

栄養管理にかかわる症状として，「左房圧上昇による肺うっ血」では息切れや易疲労感があり，食事動作や咀嚼により疲

労感が増強し十分な食事時間がとれず食事摂取量が低下することがある。「右房圧上昇による体静脈うっ血」では，下大静脈圧の上昇により腸管浮腫をきたし，腹部膨満や悪心・嘔吐などの消化器症状が生じ，食欲不振の原因となる。さらに，「低心拍出量」により易疲労感や脱力感があり，前述したとおり食事により倦怠感が増強することがある。また，集中力低下や意識障害により，食事の誤嚥や嚥下機能が一時的に低下することもあり，経口摂取が困難な場合もある。

症状に対する栄養管理

◎呼吸苦，易疲労感

心不全患者のおもな症状として呼吸苦や易疲労感があり，食欲低下や活動性の低下の原因になる。また活動性の低下は骨格筋力の低下のリスクとなる。

食事動作や咀嚼により呼吸苦や疲労感が増強する場合は，食事量を減らし食事に要する時間を短縮させる。不足する分は，栄養補助食品を付加することで補う。また，硬い物や頻回な咀嚼を要する食べ物は避け，粥や軟らかい副食など食事形態を調整することも有効である。

◎消化器症状（悪心・腹部膨満感）

悪心がある場合は，制吐薬など内服薬を検討する。患者がなるべく食べやすいものを提供し，減塩食やエネルギー制限食などを摂取している場合は，一時的に制限を解除し食事摂取を促すことを考慮すべきである。厳しすぎる減塩や必要以上の食事制限は，さらに患者の食欲を減退させ，食事摂取不良の原因となるため注意する。

腹部膨満感を生じる場合は，少量で高エネルギーの栄養補助食品が有効である。栄養補助食品は，ジュースタイプ，ゼ

リータイプ，ムース状など形態や味もさまざまで，患者の好みに応じて調整する。一度に多くの量が摂取できない場合は，少量ずつ頻回に摂取するなど，栄養摂取のタイミングも工夫する。

◎意識障害

意識障害を認める際は，誤嚥に十分注意する。嚥下機能の低下を認める場合は，嚥下食へ変更し，水分もとろみをつけたものにする。著しい意識障害や嚥下障害を認める場合は，経腸栄養も選択肢になる。胃管を挿入することで，自己抜去のリスクやそれを予防するための抑制が必要となることがあり，デメリットも考えられるが，腸管が使用できる状況であれば可能なかぎり腸管を使用する[*2]。

病期別の栄養管理の考え方

2009年にGoodlinが示した，包括的な心不全ケアの模式図には，心不全患者の時間経過と身体機能の変化，および病期に応じたケアが示されている[13]。栄養管理も同様に，心不全の時間経過に応じてそのポイントが異なるため，病期ごとの栄養評価・管理のポイントを理解したうえでの介入が重要である（図1）。

病期に応じた栄養療法

◎急性発症期

急性発症期の栄養管理の考え方は2つある。1つは，心不全の悪化を予防するための食事療法である。高血圧症や糖尿病，肥満などの生活習慣病を有する患者には，早期から生活習慣の是正を目的とした食事療法が重要である。

2つ目は，身体機能の著しい低下にともなう低栄養の予防である。急性発症期で重要なことは，循環動態の評価と早期

*2 長期間，腸管を使用しないことで腸管絨毛が疲弊し，腸管内の細菌が体内に侵入する「バクテリアルトランスロケーション」のリスクが高まる。

腸管使用の検討である。循環動態が安定したら、可能なかぎり早期からの腸管使用が推奨される。『重症患者の栄養療法ガイドライン』では、治療を開始した後、遅くとも48時間以内に経腸栄養を開始することを推奨している[14]。

◎ 慢性期

慢性期では、心不全の再発予防および合併症や既存疾患の増悪予防が重要であり、患者個々の疾患や問題点に応じた食事療法が中心となる。患者の食欲や食事摂取状況にもよるが、減塩を基本とした規則正しい食生活が望まれる。また、肥満の患者に対しては適度な減量が推奨される。管理栄養士による栄養食事指導が有効であり、外来患者の場合は受診時に定期的に指導を行うことで効果が期待できる。

◎ 増悪・回復期

心不全の増悪により再入院を繰り返すたびに身体機能が低下し、生活の質quality of life（QOL）も損なわれる。この時期は、いかに再入院を予防するかが重要となる。そのためには、多職種チームによる患者教育が有効である。

過度な食事制限はせずに十分なエネルギー摂取量を確保したうえで、過剰な塩分・水分摂取がない食生活を目指す。また、セルフケア・セルフマネジメントは重要であり、体重測定を習慣化し、短期的な体液貯留による心不全増悪のリスクと長期的な体重減少によるエネルギー不足を予測できるようになるための指導を行う。

◎ 緩和ケア・終末期

心不全患者の緩和ケアおよび終末期の見きわめは難しく、患者や家族の意思を尊重したうえで、チームカンファレンスなどにより治療方針を決定することが望ましい。栄養管理はその治療方針に沿って

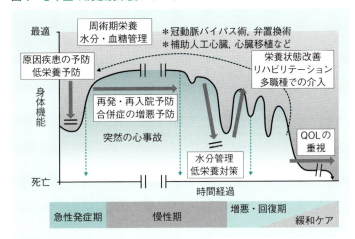

図1 ● 心不全の病態別栄養サポート

（Goodlin SJ. Palliative care in congestive heart failure. J Am Coll Cardiol. 2009; 54: 386-96. より、一部改変）

進めていくことが基本である。終末期は患者や家族の希望に応じた食事提供を行うようにして、QOL維持に努める。

鎮静薬の使用や心不全症状により覚醒レベルが低下している場合は、食事中の誤嚥に十分注意し、食事摂取のタイミングや食事形態の調整などを行う。最期まで食事摂取の希望がある場合は、できるだけ患者の希望をかなえることも、この時期の栄養管理の大切な役割である。

◎ 周術期

周術期の栄養管理で重要なのは、血糖コントロールである。『重症患者の栄養療法ガイドライン』[14]では、目標血糖値は180 mg/dL以下が推奨されており、これを超える高血糖を呈した場合はインスリン投与を開始するとしている。血糖値を80～110 mg/dLに維持する強化インスリン療法は、低血糖や死亡率が増加するリスクがあり推奨されない。

栄養介入の研究

心臓性悪液質を呈している患者に対して、

600 kcal，蛋白質20 gの栄養補助食品を摂取させることで，体重増加およびQOLが改善した[15]。また，MNA®で評価した低栄養心不全患者に対して，栄養士が6か月介入し，適正な食事提供，食事摂取不良時の対応，栄養補助食品の提供をすることで，12か月間の死亡・再入院が減少した[16]。

心不全患者に積極的な栄養介入をすれば予後は改善することが示唆されるが，現時点ではエビデンスとなる研究が非常に少なく，今後の研究が待たれる。

（宮島　功）

● 文献

1) Lin H, Zhang H, Lin Z, et al. Review of nutritional screening and assessment tools and clinical outcomes in heart failure. Heart Fail Rev. 2016; 21: 549-65.

2) 日本心不全学会. 心不全患者における栄養評価・管理に関するステートメント.《http://www.asas.or.jp/jhfs/pdf/statement20181012.pdf》(2018年12月閲覧).

3) 日本静脈経腸栄養学会. 静脈経腸栄養ガイドライン 第3版. 東京: 照林社, 2013.

4) Komukai K, Minai K, Arase S, et al. Impact of body mass index on clinical outcome in patients hospitalized with congestive heart failure. Circ J. 2012; 76: 145-51.

5) Anker SD, Ponikowski P, Varney S, et al. Wasting as independent risk factor for mortality in chronic heart failure. Lancet 1997; 349: 1050-3.

6) Kamiya K, Masuda T, Matsue Y, et al. Complementary role of arm circumference to body mass index in risk stratification in heart failure. JACC Heart Fail. 2016; 4: 265-73.

7) Uthamalingam S, Kanadala J, Daley M, et al. Serum albumin and mortality in acutely decompensated heart failure. Am Heart J. 2010; 160: 1149-55.

8) Rauchhaus M, Clark AL, Doehner W, et al. The relationship between cholesterol and survival in patients with chronic heart failure. J Am Coll Cardiol. 2003; 42: 1933-40.

9) Sargento L, Satendra M, Almeida I, et al. Nutritional status of geriatric outpatients with systolic heart failure and its prognostic value regarding death or hospitalization, biomarkers and quality of life. J Nutr Health Aging. 2013; 17: 300-4.

10) Kinugasa Y, Kato M, Sugihara S, et al. Geriatric nutritional risk index predicts functional dependency and mortality in patients with heart failure with preserved ejection fraction. Circ J. 2013; 77: 705-11.

11) Ignacio de Ulibarri J, Gonzalez-Madrono A, de Villar NG, et al. CONUT: a tool for controlling nutritional status. First validation in a hospital population. Nutr Hosp. 2005; 20: 38-45.

12) Tanaka T, Takahashi K, Hirano H, et al. Oral frailty as a risk factor for physical frailty and mortality in community-dwelling elderly. J Gerontol A Biol Sci Med Sci. 2017; 17: 1-7.

13) Goodlin SJ. Palliative care in congestive heart failure. J Am Coll Cardiol. 2009; 54: 386-96.

14) 日本集中治療医学会重症患者の栄養管理ガイドライン作成委員会. 日本版　重症患者の栄養療法ガイドライン. 日集中医誌 2016; 23: 185-281.

15) Rozentryt P, von Haehling S, Lainscak M, et al. The effects of a high-caloric protein-rich oral nutritional supplement in patients with chronic heart failure and cachexia on quality of life, body composition, and inflammation markers: a randomized, double-blind pilot study. J Cachexia Sarcopenia Muscle. 2010; 1: 35-42.

16) Bonilla-Palomas JL, Gámez-López AL, Castillo-Domínguez JC, et al. Nutritional intervention in malnourished hospitalized patients with heart failure. Arch Med Res. 2016 47; 535-40.

14 心不全における緩和ケア

世界保健機関 World Health Organization（WHO）は，「緩和ケアとは，生命を脅かす疾患による問題に直面している患者とその家族に対して，痛みやその他の身体的問題，心理社会的問題，スピリチュアルな問題を早期に発見し，的確なアセスメントと対処（治療・処置）を行うことによって，苦しみを予防し，和らげることで，生活の質 quality of life（QOL）を改善するアプローチである」と定義している．また，緩和ケアを必要とする成人のうち 38.47％が心血管系疾患であるとされ，すべての疾患群のなかで最も高い割合を占めているが（図1）[1]，これまで日本における緩和ケアのおもな対象は末期がん患者であった．

しかし近年，心不全に対する緩和ケアの整備を求める機運が高まっている．「循環器疾患の患者に対する緩和ケア提供体制のあり方に関するワーキンググループ」が設置され，2018年4月には「循環器疾患の患者に対する緩和ケア提供体制のあり方について」の提言がなされ，同年の診療報酬改定において，一定の条件を満たす重症心不全患者に対する緩和ケア加算が可能となった．心不全の緩和ケアに取り組む施設の増加が期待されるが，具体的に何をすればよいのであろうか．本稿では心不全に対する緩和ケアの実践において，心不全チームが心得ておきたいポイントについて解説する．

心不全における緩和ケアとは何をすることなのか

2016年の欧州心臓病学会（ESC）による急性/慢性心不全の診療ガイドラインでは，心不全の緩和ケアおよび終末期ケアとは，症状のマネジメント，精神的サ

図1●終末期に緩和ケアを必要とする疾患の内訳

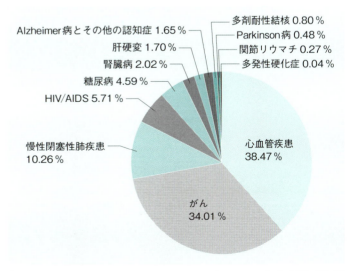

（Connor SR, et al, eds. Global Atlas of Palliative Care at the End of Life. Worldwide Palliative Care Alliance, 2014. より）

14
心不全における緩和ケア

表1 ● 心不全患者における緩和ケアサービスの要素

できるだけ最期まで患者とその家族の QOL を向上または維持することに注力する
重症心不全とその他の併存症による症状（呼吸困難と疼痛を含む）についてのアセスメントを繰り返し行い，それらの症状の緩和に注力する
患者と家族のニーズに応じて，精神的サポートとスピリチュアルケアへのアクセス
アドバンス・ケア・プランニング（最期を迎えたい場所，ペースメーカや ICD などのデバイスの停止を含む心肺蘇生措置についての選好を考慮に入れる）

〔Ponikowski P, et al. 2016 ESC Guidelines for the diagnosis and treatment of acute and chronic heart failure. The Task Force for the diagnosis and treatment of acute and chronic heart failure of the European Society of Cardiology（ESC）. Eur Heart J. 2016; 37: 2129-200. より. by permission of European Society of Cardiology〕

ポートおよび患者と家族とのコミュニケーションに焦点をあてることであり，これらのアプローチは心不全の早期に開始し，病状の進行とともにケアの密度を上げていくことが理想的だとされている。また，心不全の進行を抑制するための治療から QOL の最適化を重視したケアに移行する際には，患者，循環器科医，看護師，および総合診療医などからなるチームによる話し合いで決定されるべきであり，患者の要望があれば家族に参加してもらったほうがよいとされる。緩和ケア専門医と心不全チーム，またはプライマリケア医の連携によって症状と QOL が改善する可能性が示唆されているが，これについてはデータが十分ではない。また，以下にあげるような特定の治療は症状と QOL を改善するとされているが，これについてのエビデンスも限られている[2]。

- 呼吸困難，疼痛，不安の改善のために用いるモルヒネ
- 呼吸困難に対する酸素
- 重度の浮腫と症状のコントロールのための利尿薬
- 十分な酸素化維持および転倒防止のための降圧をともなう心不全薬の減量

これらの治療は在宅で行われることが理想的であり，家族全員が社会的サポートを受けることがほとんどの症例において推奨される。緩和ケアのプランは以下のような項目について家族とともに検討すべきであり，症状や QOL は経時的に変化するため，定期的にアセスメントを行うことが推奨されている[2]。

- 症状や QOL の改善に関与しない治療薬（脂質異常症薬，骨粗鬆症治療薬など）の中止
- 心肺蘇生に関する患者の意向を明確にすること
- 終末期における植込み型除細動器（ICD）の停止について（各地域の規則に従う）
- 緩和ケアと看取りの場所
- 患者，家族，介護者への適切な精神的・スピリチュアルサポート

表1に，ESC ガイドラインが推奨する，心不全患者における緩和ケアサービスの要素を示す。

痛みの軌跡と予後予測の難しさ

「心不全はがんと違って予後を予測することが難しいため，緩和ケアを開始するタイミングが難しい」という声をよく耳にする。左室駆出率（LVEF）や BNP（脳性ナトリウム利尿ペプチド）値，ヘモグロビン値，アルブミンやビリルビン値，コレステロール値，運動耐容能，換気指標，筋力など，心不全の予後予測に有用とされる指標はこれまでに数多く報告されており，シアトル心不全モデル（https://depts.washington.edu/shfm/）のような複数の指標を組み合わせた予後予測ツールも開発されているが，実際に目の前の患者があとどのくらい生きられ

るのか，正確に予測することは確かに困難である。しかしながら，がんにおいても正確な予後予測は難しいとされ，その点は心不全とさほど変わらないように思える。では何が違うのであろうか。日本循環器学会/日本心不全学会合同による『急性・慢性心不全診療ガイドライン』では，がんと心不全の疾患がたどる軌跡を比較して説明している[3]。

「病みの軌跡」ともよばれるが，図2が示すように，がんは人生の最終段階にさしかかると，その後は急速に，かつ後戻りすることなく死への軌跡をたどるのに対して，心不全は急性増悪と寛解を繰り返しながら徐々に悪化していき，何度目かの急性増悪で最期を迎える[3]。もちろん例外はあるが，このように急性増悪と寛解を繰り返すことが，緩和ケアの重要な要素であるアドバンス・ケア・プランニング advance care planning（ACP）のタイミングが難しいと感じられる要因だと思われる。緩和ケアをはじめるタイミングをはかる1つの方法として，サプライズクエスチョンがよく知られている。これは「1年以内に患者が亡くなったとしたら驚くだろうか」という問いに対して，「驚かない」のであれば緩和ケアをはじめるタイミングだというものである。同ガイドラインでは，緩和医療と終末期医療は同義ではなく，緩和ケアは終末期から始まるものではない。心不全が症候性となった早期の段階から実践すべきであり，早期の段階からACPを実施し，また多職種チームによる患者の身体的，心理的，精神的なニーズを頻回に評価することが重要であるとしている[3]（図3）。

しかしながら，ACPは「早すぎると曖昧になり，遅すぎると行われない」といわれるように[4]，実際にはタイミングが

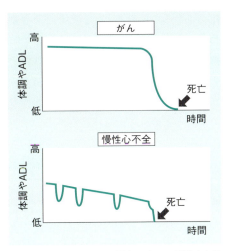

図2 ● 慢性心不全とがんの終末期に至る経過の比較

(Lynn J. Perspectives on care at the close of life. Serving patients who may die soon and their families: the role of hospice and other services. JAMA 2001; 285: 925-32. より，改変)

慢性心不全は，がんとは異なる病みの軌跡をたどり，急性増悪による入退院を繰り返しながら，最期は急速に悪化するため，終末期の判断がしばしば困難である。

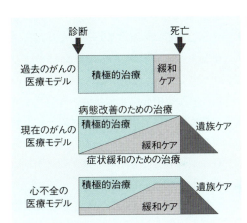

図3 ● 心不全における緩和ケアのあり方

(Gibbs JS, et al. Living with and dying from heart failure: the role of palliative care. Heart 2002; 88 Suppl: ii36-9. より，改変)

緩和ケアは終末期医療と同義ではなく，心不全が症候性となった早期の段階から実践し，心不全の治療に関しては最期まで継続される。

難しい。心不全では，瀕死の状態で搬送された患者であっても退院時にはほとんど無症状ということもまれではなく，治癒したと誤解している患者や家族も少なくない。そのようなタイミングで「病みの軌跡」を示しながら，「今後，あなたはこうなりますよ」というような演説をいくら熱心に行ったとしても，患者にとっては他人事のように聞こえるかもしれない。その結果，次の急性増悪時には，「ま

たこんなことになるとは」とか「まさか自分のことだとは思わなかった」といったような、よくある光景が繰り返されるのだと思われる。では話しても無駄なのかというとそうではなく、何事にもやり方があるということを次に述べたいと思う。

ACP の定義とそのタイミング

ACP とは、「患者が自分で意思決定できなくなった場合の将来的な医療について、医師、患者、家族または代理意思決定者間で継続的に話し合うこと」[5]であり、「個人およびケア提供者との間で行われる自発的なプロセスである」[6]という定義がよく用いられてきたが、これらは必ずしもコンセンサスを得たものではなかったようで、2017 年に Rietjens ら[7]は、欧州を中心に北米とオーストラリアを加えた 109 名の専門家を対象とし、デルファイ法によって得られた ACP の定義と推奨事項についてのコンセンサスレポートを報告している。

それによれば ACP とは、「意思決定能力のある個人が、自己の価値観を明確にし、重篤な疾患がもたらす意味（meanings）とその帰結（consequences）についてよく考え、これからの治療とケアの目標や選好を明確にし、これらを家族や医療・介護従事者と話し合う」プロセスであり、「身体的、精神的、社会的およびスピリチュアルなど複数の領域にわたる個人の問題に向き合う」ことであるとされている。さらには「将来、自分で意思決定ができなくなった場合でも本人の選好が考慮されるよう、代理人（personal representative）を明確にしておくことや、あらゆる選好について記録し、定期的に見直しを行うこと」を推奨する（encourage）と書かれており、必ずしも終末期の医療に限定するのではなく「これからの治療とケア」について話し合うところや、それらを文書化することについて、あくまで推奨という表現にとどまっているところなどが特徴的である。

これまでの定義では、自ら意思決定ができなくなったときに備えるために、人工呼吸器や心肺蘇生処置など終末期の延命措置に対する選好を確認し、文書に残しておくことが ACP のおもな目的であるかのように感じられる。先述したように終末期の医療・処置についての具体的な選択は、死を意識していない多くの心不全患者にとって現実的ではなく、ACP をはじめるタイミングが難しいと感じる原因はそこにあったのではないかと思われる。

表2 に、先述した国際コンセンサスで推奨されている ACP のタイミングを示す。先述のガイドラインではもう少し具体的なタイミングが示されているが（表3）、新たな定義が示すように、ACP のプロセスとは終末期の問題だけではなく、今を含むこれからの治療とケアの目標や選好を明確にしておくことであると考えるならば、いつはじめてもよいといえる。ただし、ACP のプロセスには予後が限

表2● ACP のタイミング

（Rietjens JC, et al. Definition and recommendations for advance care planning: an international consensus supported by the European Association for Palliative Care. Lancet Oncol. 2017; 18: e543-51. より、抜粋）

Recommended timing of ACP
1　ACP はいかなるステージからでも開始できるが、病態が悪くなるか、または高齢になるに従って、より的を絞った内容となりうる
2　病態の悪化や環境の変化、加齢などによって、価値観や選好は時間とともに変化しうるため、ACP の会話や文書は定期的に更新すべきである
3　ACP の目的、内容、法的位置づけとアクセス方法などに対する社会の認識を高めるべきである

られているという事実を伝えることが含まれる。

　このような"bad news"を伝えることは患者にとって侵襲的であり，伝えられることを望んでいない患者が存在すること，不安，怒り，否認，退行，逃避などのさまざまな心理的反応を惹起しうることなどを認識しておく必要がある。患者側に受け入れ準備ができていることを確かめたうえで実施するなど，相応の手順が求められることから，"bad news"を伝えるタイミングについてはいつでもよいというわけではない。なお，身体的，精神的，社会的，スピリチュアルな問題に患者とともに向き合っているのであれば，すでにACPははじまっていると考えることができる。

　病によって患者自身も「自分にとって大切なこと」がわからなくなるとされており[8]，問題に向き合う過程で患者の価値観や選好が徐々に明確になるよう手助けを行い，受け入れる準備ができたと判断されれば"bad news"を伝え，患者が望み，またそれが適切だと考えられるならば，代理人の選定や治療・ケアの選好について文書化するというように，常にACPを意識しながら診療ができれば理想的である。「そんな悠長なことをしていてよいのか，急変することもあるのではないか，最初にDNAR[*1]だけでも取っておいたほうがよいのではないか」という意見もあるかと思う。

　話は逸れるが「DNARを取る」というのは臨床現場ではよく耳にする言葉遣いであり，あまり違和感はないかもしれない。「インフォームドコンセントを取る」も同様で，いずれもリスク管理の目的で書類を作成しておく程度の意味であまり深く考えずに使われていると思われるが，

・症状増悪やQOL低下
・運動耐容能の低下
・心不全入院，特に再発
・利尿薬の漸増が続く
・症候性低血圧，高窒素血症（azotemia），ACE阻害薬やβ遮断薬の減量や中止を必要とする不応性の体液貯留
・初回もしくは繰り返すICDショック作動
・静注強心薬の開始
・腎代替療法の考慮
・他の合併疾患，新規発症の悪性腫瘍など
・配偶者の死亡などの主なライフイベント

表3●心不全患者に対しACPの実施を考慮すべき臨床経過

（Allen LA, et al. Decision making in advanced heart failure: a scientific statement from the American Heart Association. Circulation 2012; 125: 1928-52. より，抜粋）

明らかに医療従事者側の都合に偏った考え方である。本来の意味を考えれば誤用と言わざるをえない。ACPの大きな円の中にアドバンス・ディレクティブとDNAR指示の小さな円が含まれた図がよく説明に用いられているが，「DNARを取る」という表現が意味する行為はACPとは異なる。DNAR指示を錦の御旗のように用いて，緩和ケアを含む本来必要な治療・ケアが差し控えられている可能性があるとして日本集中治療医学会が警鐘を鳴らしている[9]が，まさにそのような行為を指すと思われる。

　実は，同じような批判がACPについても存在する。それは，ACPがいまだにアドバンス・ディレクティブの枠組みと強く結びついており，アドバンス・ディレクティブを推進することがACPプログラムのおもな目的になっているのではないか，という指摘である[10]。アドバンス・ディレクティブとは，この場合「自らが意思表示できなくなったときに備えて終末期の医療処置についての意向を記載した文書」のことを指すと思われるが，そのような文書を作成することがACPの本来の目的でないことはすでに述べた。われわれ医療従事者は，「ACPを取る」などという言葉が広まらないよう，くれぐれも注意する必要があると思われる。

　一方で，患者とその家族は医療従事者

*1 **DNAR**：do not attempt resuscitation（蘇生のための処置を試みない）

とは異なり，治療方針の決定における自律性をACPの最重要事項だとは考えておらず，むしろコミュニケーションを望んでいるという報告がある。さらには，信頼する専門家や愛する家族が自身の事前指示を遵守しなかったとしても，それを自律性の侵害だとみなすのではなく，むしろ愛情や気遣いの表現と考えるとさえいわれており[11]，ACPのプロセスにおいて患者と家族，医療従事者の間に十分な信頼関係が構築され，患者の価値観や選好を共有できていれば，たとえアドバンス・ディレクティブやDNAR指示のような文書が存在しなくとも，最期まで患者の意向に沿った医療・ケアを行うことは可能であると考えられる。ただし，ACPのプロセスを診療録に記載しておくことは重要であり，またその内容は定期的にアップデートされるべきである。

本人の意思が確認できない場合の意思決定支援については，厚生労働省による『人生の最終段階における医療・ケアの決定プロセスに関するガイドライン』で次のように推奨されている。①家族等が本人の意思を推定できる場合には，その推定意思を尊重し，本人にとっての最善の方針をとることを基本とする。②家族等が本人の意思を推定できない場合には，本人にとって何が最善であるかについて，本人に代わる者として家族等と十分に話し合い，本人にとっての最善の方針をとることを基本とする。時間の経過，心身の状態の変化，医学的評価の変更等に応じて，このプロセスを繰り返し行う。③家族等がいない場合および家族等が判断を医療・ケアチームに委ねる場合には，本人にとっての最善の方針をとることを基本とする[12]。

このように人生の最終段階において，

たとえ本人の意思が確認できない場合でも，本人の意思を推定することができれば文書化は必須ではないということが，このガイドラインからも読み取れる。しかしながら，本当に誰も本人の意思を推定することができない場合，本人にとって何が最善かを考え方針を決定することが，家族だけでなく医療従事者にとっても大きな精神的負担となるであろうことは容易に想像できる。患者の死後，自らの決定について思い悩む家族もあると思われる。ACPは家族のグリーフケアという意味でも重要であり，患者にかかわるすべての関係者にとっての緩和ケアであるといっても過言ではないだろう。

ACPの要素

先述の国際コンセンサスでは，ACPを構成する12の要素をあげており，これらのうち，大多数の専門家が賛同し，かつ最も高いコンセンサスが得られたものを抜粋して**表4**に示す。

ここでは，医療従事者は患者中心のアプローチを用いて，個人のヘルスリテラシー，コミュニケーションのスタイル，価値観などに合わせたやり方でACPを実践すべきであると述べられている。また，患者や家族と診断や予後，死やその過程について語り合うためには，必要なスキルを身につける必要があるとされており，なんの準備もせず場当たり的にACPをはじめることは慎むべきである。

bad newsの伝え方

"bad news"を伝えることが患者に悲嘆をもたらし，希望を奪ってしまうのではないかという医療従事者の懸念が，ACP

を躊躇してしまう要因の1つである。"bad news"を伝えることによって，その後の診療が難しくなることを避けたいという気持ちも理解できるが，隠していても心不全は確実に悪化し続ける。そうなったとき，お互いの信頼関係を維持し続けることができるだろうか。がんの領域では，"bad news"を伝えるためのコミュニケーションスキルとして，SHARE[13]などが開発され，緩和ケア継続教育プログラム PEACE プロジェクト（http://www.jspm-peace.jp/）では，ロールプレイを交えたトレーニングが行われている。SHARE とは，① Supportive environment（支持的な環境を設定する），② How to deliver the bad news（悪い知らせを伝える），③ Additional information（付加的な情報を提供する），④ Reassurance and Emotional support（安心感と情緒的なサポートを提供する）の4つの要素の acronym（頭字語）であり，これらの要素を時系列に沿って行う構成になっている。心不全の緩和ケアに携わる医療従事者に対してもこのようなトレーニングが必要であると考えられる。

心不全の症状緩和

日本緩和医療学会による各種ガイドラインなどを参考に，緩和ケア科などと連携して行うことが望ましいが，心不全にそのまま適用することができないところも多く，今後，独自のエビデンスを構築する必要がある。

呼吸困難

終末期心不全の 60〜88 ％にみられる[3]。利尿薬，血管拡張薬，あるいは強心薬などの心不全治療そのものが症状緩和につ

表4●ACP を構成する要素

Recommended elements of ACP
1 　ACP は，個人の準備状況に合わせて実施されるべきである
2 　個人の医療に関する経験，知識，関心とともに，身体的，精神的，社会的，スピリチュアルな領域にまたがる価値観を探る
3 　これからの医療のゴールを探る
4 　適切ならば，診断，病みの軌跡，予後，考えうる治療法の長所と短所，ケアの選択肢の情報を提供する
5 　代理人を選定し，それを文書化してもよい
6 　アドバンス・ディレクティブ（本人が意思表示できなくなった場合に備えて，価値観や目標，選好を記録した文書）の選択肢および役割についての情報を提供する
7 　アドバンス・ディレクティブを完成させる（completion）ことが含まれてもよい

(Rietjens JC, et al. Definition and recommendations for advance care planning: an international consensus supported by the European Association for Palliative Care. Lancet Oncol. 2017; 18: e543-51. より，抜粋)

ながることから，心不全治療が十分行われているかどうかを再検討する必要があるが，末期心不全においては，低血圧や腎機能障害などにより，これらの使用がしばしば制限される。心不全治療に抵抗性の呼吸困難に対しては，少量のモルヒネなどオピオイドの有効性，安全性が報告されている[14, 15]。がんの疼痛緩和よりも低用量で用いることが推奨されており，少量から開始して，症状や呼吸状態を観察しながら必要に応じて徐々に増量する。悪心・嘔吐，便秘などの副作用を有し，まれではあるが呼吸抑制に注意する。高齢者および腎機能障害患者ではより低用量から開始する必要がある。体位，寝具または部屋の温度，湿度，照明などの環境調整も有用である[16]。

疼痛

終末期心不全の 35〜78 ％に認められる[3]。心不全そのものや併存症，精神的ストレスなどが原因とされているが，特定が難しい場合も多いとされている。非ステロイド系抗炎症薬 nonsteroidal antiinflammatory drug（NSAID）は，腎機

能障害の悪化や体液貯留の増悪のリスクがあるため使用を控えるべきである[3]。非心原性疼痛には，WHO方式の三段階除痛ラダーに即してまずアセトアミノフェンが推奨され，無効な場合にはリン酸コデインあるいはトラマドールのような弱オピオイドを検討する。それでも疼痛コントロールが困難な場合にはオピオイドの追加投与を考慮すべきとされている。少量から開始して必要に応じて徐々に増量することや，注意すべき副作用などは呼吸困難の場合と同様である。体位の工夫やマッサージなどの非薬物療法も併用する[16]。

全身倦怠感

低心拍出，抑うつ，甲状腺機能低下症，貧血，利尿薬過量投与，電解質異常，睡眠時無呼吸，潜在性感染症などが原因とされ，心不全による倦怠感には薬物療法が奏効しないことが多いとされている[3]。

抑うつ・不安

入院を要する終末期心不全患者では，抑うつ症状を70％に認めるといわれている[17]。抑うつ症状は心不全の予後規定因子である。抑うつに対して，選択的セロトニン再取り込み阻害薬 selective serotonin reuptake inhibitor（SSRI），セロトニン・ノルアドレナリン再取り込み阻害薬，ノルアドレナリン・セロトニン作動性抗うつ薬などが選択されるが[3]，β遮断薬とSSRIの同時投与で死亡率上昇の報告がなされており[18]，薬物相互作用も問題となる。また，抗うつ薬を使用しても心不全の予後は必ずしも改善しないと報告されている[19]。三環系抗うつ薬は，QT延長や抗コリン作用などのため使用に際して注意が必要であり[3]，ノルアドレナリンを刺激する薬物では，心拍数や不整脈の増加をもたらす可能性がある[16]。運動療法，多職種チームによる心臓リハビリテーションや専門家によるカウンセリングなどの非薬物療法も有用であるとされる[3]。

せん妄

せん妄治療の原則は原因や促進因子の除去であり，せん妄を誘発・悪化させる可能性のある環境や薬物（降圧薬，β遮断薬，抗不整脈薬，ドパミン作動薬，交感神経刺激薬，抗コリン薬，睡眠薬，抗不安薬など）を見直し，安全確保に努める。薬物治療が必要な場合にはハロペリドールやリスペリドンなどが用いられるが，QT延長などの副作用に注意が必要である。抗精神病薬はあくまで対症療法であり，心不全の終末期におけるせん妄の治療としてはエビデンスが不十分であるため，精神科医と連携するなど，症例ごとに慎重に対処する必要がある[16]。

心不全の緩和ケアについて述べてきたが，どうしても取り除けない苦痛があることを知っておく必要がある。このような苦痛に対し，安楽死が合法でない日本で許容されうる選択肢は鎮静になるが，鎮静と安楽死との間にはグレーゾーンが存在するとされ[20]，線引きは難しい。『がん患者の治療抵抗性の苦痛と鎮静に関する基本的な考え方の手引』が日本緩和医療学会から2018年に出版されており，参考にされたい。心不全の緩和ケアにおいては，今後さらなる学術的議論や法整備，国民的議論を必要とする課題が数多く残されている。

（琴岡 憲彦）

●文献

1) Connor SR, Bermedo MCS, eds. Global Atlas of Palliative Care at the End of Life. Worldwide Palliative Care Alliance, 2014.

2) Ponikowski P, Voors AA, Anker SD, et al. 2016 ESC Guidelines for the diagnosis and treatment of acute and chronic heart failure. The Task Force for the diagnosis and treatment of acute and chronic heart failure of the European Society of Cardiology (ESC). Eur Heart J. 2016; 37: 2129-200.

3) 日本循環器学会/日本心不全学会合同ガイドライン. 急性・慢性心不全診療ガイドライン（2017 年改訂版）（班長：筒井裕之）.《http://www.j-circ.or.jp/guideline/pdf/JCS2017_tsutsui_h.pdf》(2018 年 12 月閲覧).

4) Billings JA, Bernacki R. Strategic targeting of advance care planning interventions: the Goldilocks phenomenon. JAMA Intern Med. 2014; 174: 620-4.

5) Marquis DK. Advance Care Planning: A Practical Guide for Physicians. Chicago: American Medical Association, 2001.

6) NHS End of Life Care Programme. Advance Care Planning: A Guide for Health and Social Care Staff, 2007.

7) Rietjens JC, Sudore RL, Connolly M, et al. European Association for Palliative Care. Definition and recommendations for advance care planning: an international consensus supported by the European Association for Palliative Care. Lancet Oncol. 2017; 18: e543-51.

8) 石垣靖子, 清水哲郎. 臨床倫理ベーシックレッスン. 東京：日本看護協会出版会, 2012.

9) 日本集中治療医学会. 委員会報告：Do Not Attempt Resuscitation（DNAR）指示のあり方についての勧告. 日集中医誌 2017; 24: 208-9.

10) Johnstone MJ, Kanitsaki O. Ethics and advance care planning in a culturally diverse society. J Transcult Nurs. 2009; 20: 405-16.

11) Johnson S, Butow P, Kerridge I, et al. Advance care planning for cancer patients: a systematic review of perceptions and experiences of patients, families, and healthcare providers. Psychooncology. 2016; 25: 362-86.

12) 厚生労働省. 人生の最終段階における医療・ケアの決定プロセスに関するガイドライン. 改訂 平成 30 年 3 月.《https://www.mhlw.go.jp/file/04-Houdouhappyou-10802000-Iseikyoku-Shidouka/0000197701.pdf》(2019 年 1 月閲覧).

13) 内富庸介, 藤森麻衣子. がん医療におけるコミュニケーション・スキル 悪い知らせをどう伝えるか. 東京：医学書院, 2007.

14) Johnson MJ, McDonagh TA, Harkness A, et al. Morphine for the relief of breathlessness in patients with chronic heart failure-a pilot study. Eur J Heart Fail. 2002; 4: 753-6.

15) Williams SG, Wright DJ, Marshall P, et al. Safety and potential benefits of low dose diamorphine during exercise in patients with chronic heart failure. Heart 2003; 89: 1085-6.

16) 心不全緩和ケア研究会編集. 心不全緩和ケアの基礎知識 35. 東京：文光堂, 2017.

17) Rutledge T, Reis VA, Linke SE, et al. Depression in heart failure a meta-analytic review of prevalence, intervention effects, and associations with clinical outcomes. J Am Coll Cardiol. 2006; 48: 1527-37.

18) Fosbøl EL, Gislason GH, Poulsen HE, et al. Prognosis in heart failure and the value of β-blockers are altered by the use of antidepressants and depend on the type of antidepressants used. Circ Heart Fail. 2009; 2: 582-90.

19) Angermann CE, Gelbrich G, Störk S, et al. MOOD-HF Study Investigators and Committee Members. Effect of escitalopram on all-cause mortality and hospitalization in patients with heart failure and depression: The MOOD-HF randomized clinical trial. JAMA 2016; 315: 2683-93.

20) 森田達也. 終末期の鎮静をめぐる新しい局面. 週刊医学界新聞 第 3220 号, 2017.

15

心不全における疾病管理

欧米では，1990年代半ばから，医師，看護師，薬剤師，理学療法士，栄養士などがチームを組み，患者教育・治療アドヒアランスの向上・病状モニタリング・服薬管理を行う疾病管理 disease management が，死亡，再入院といった予後や生活の質 quality of life（QOL）に効果を示すことが数多く報告されている[1]。日本においても，疾病管理が心不全治療の一部であるという認識が高まり，チーム医療と患者教育を中心とした疾病管理プログラムが定着しつつあるが，課題も残されている。

疾病管理とは

疾病管理の取り組みは，欧米諸国において1980年代に始まった。疾病管理の対象となる疾患は，糖尿病，喘息，慢性閉塞性肺疾患などの慢性疾患であり，慢性的な経過をたどり，寛解と増悪を繰り返す心不全に対しても有効と考えられた。疾病管理は，これらの慢性疾患の発症予防から増悪予防までの管理と，重症化予防をおもな目標とする，ヘルスケアシステムの1つの形ととらえられる。旧米国疾病管理協会 Disease Management As-

sociation of America は，疾病管理を次のように定義している[2]。「自己管理の努力が必要とされる患者集団のために作られた，ヘルスケアにおける介入・コミュニケーションのシステム。医師と患者との関係や医療計画をサポートする。エビデンスにもとづく診療ガイドライン，患者を主体とする医療の戦略により，症状悪化・合併症の防止に重点を置く。総体的な健康改善を目標として，臨床的，人的，経済的アウトカムを評価する」。

この定義による疾病管理では，働きかけは医師と患者の二方向に実施し，①医師に対しては，evidence-based clinical practice guidelines にもとづいた標準的な治療の提供を，②患者に対しては，行動変容によるセルフマネジメントの習得を働きかけるものとされている[3]。

心不全医療において疾病管理が求められる背景

心不全治療において，心不全の増悪要因である塩分摂取の過多，過度な運動や身体活動を，日常生活上の自己管理で回避する，また治療に対するアドヒアランスを向上させることは，心不全増悪による再入院を予防するために不可欠である。

心不全に対する薬物治療，デバイス治療などの非薬物治療の急速な進歩にともない，エビデンスにもとづく治療戦略が確立してきた一方，治療が高度化，複雑化している。また，合併疾患の治療，管理も求められる。さらに，高齢心不全患者は，心疾患の悪化とともに，日常生活活動の低下，認知機能障害といった問題を抱え，心不全治療に必要な生活習慣の改善や服薬の遵守が困難になる。このような背景から，患者・家族の多様な背景を考慮し，エビデンスにもとづく医療の提供と患者自身による自己管理を強化するための患者教育を主軸とする包括的な疾病管理プログラムが，心不全医療の1つとして注目されるようになった。

心不全患者に対する疾病管理プログラムに関するエビデンスの歴史

欧米では1990年代半ばから，心不全患者を対象として疾病管理の予後に対する有効性を検証するための臨床試験が数多く実施され，多職種チームによる患者教育，治療アドヒアランスの向上，訪問や電話などによる患者モニタリング，治療薬の調節，看護師による管理などの疾病管理プログラムが慢性心不全患者の予後の改善に有効であることが報告されている[1]。慢性心不全への疾病管理に関する先駆的研究といえる Rich ら[4]の研究では，高齢心不全患者を対象に，多職種チームによる退院前患者教育の強化などを実施した群と，通常治療群に分け，退院後90日の再入院率，生存率，QOL，医療コストへの効果を検討した結果，介入群は対照群に比較し再入院率が減少し，QOL が改善し，医療費も低かった。また，Stewart ら[5]は，循環器専門看護師による退院後の定期的な在宅訪問によっ

て症状モニタリングや服薬・食事に関する患者教育を行ったことにより，再入院率や通院日数が減少したと報告した。日本においても，退院後の看護師による訪問指導と電話による患者指導や療養支援により，精神症状や QOL が改善したことが示された[6]。

しかしながら，近年の報告には疾病管理プログラムの有効性が証明されなかった研究も散見される[7,8]。欧州で実施された Coordinating Study Evaluating Outcomes of Advising and Counseling in Heart Failure 試験[7]では，疾病管理プログラムの内容により，基本的サポート群，重点的サポート群，通常治療群の3群を設定し，死亡および心不全増悪による再入院率を比較したが，3群間に差を認めなかった。また Chaudhry ら[8]は，テレモニタリングを用いた疾病管理プログラムの大規模無作為化比較試験において，心不全患者の予後には明確な効果がないことを示した。

疾病管理プログラムの予後に対する効果を検討したメタ解析[9]では，疾病管理プログラムの実施により再入院が減少し，QOL も向上することが明らかにされている。一方で，心不全に対する疾病管理プログラムの内容や対象者のばらつきが大きいという指摘もあり[1]，臨床研究における有効性の検証という点では課題が残されている。しかしながら，疾病管理の2つの柱である，エビデンスにもとづく治療の提供と患者の自己管理の促進が，心不全医療に不可欠であることは明確である。今後は，疾病管理プログラムが効果的な患者群の把握やどのような実施形態が有効かといった点を検討することが求められる。

慢性心不全患者に対する疾病管理の要点

日本循環器学会/日本心不全学会合同ガイドラインである,『急性・慢性心不全診療ガイドライン（2017 年改訂版）』で示された疾病管理プログラムの特徴と構成要素を**表1**に示す[10]。多職種で構成されるチームによる疾病管理プログラムの実施は,患者・家族の多様な問題に適切に対応するために有効である。チームアプローチを疾病管理に有効に活用するためには,チーム内の連携と効果的な情報共有,アウトカム評価の共有が不可欠である[*1]。専門的な教育を受けた医療従事者には,専門看護師,慢性心不全看護認定看護師,心臓リハビリテーション指導士などが含まれる。このようなスタッフが疾病管理プログラムを運用するだけでなく,医療チームやスタッフの質向上にも寄与することが期待される。心臓リハビリテーションは疾病管理プログラムを運用するシステムとして捉えることができる。心臓リハビリテーションで構築された医療チームを活用して,運動療法も含めた疾病管理が可能となる。患者教育は疾病管理の核をなす重要な要素である[11]。『急性・慢性心不全診療ガイドライン』で示された具体的な教育支援内容を**表2**に示す。特に,増悪症状の自己モニタリング,治療に対するアドヒアランスの向上,生活習慣の是正を実現するためには,適切なセルフケア能力が求められる[*2]。

疾病管理の評価

効果的な疾病管理プログラムの構築には,評価とフィードバックが必要である。Donabedian が提唱する医療の質評価[12]

表1● 心不全患者の疾病管理プログラムの特徴と構成要素

特徴	・多職種によるチームアプローチ（循環器医,心臓血管外科医,看護師,薬剤師,理学療法士,栄養士,ソーシャルワーカー,心理士など） ・専門的な教育を受けた医療従事者による患者教育,相談支援 ・包括的心臓リハビリテーションによるプログラムの実施
構成要素	・薬物治療,非薬物治療 ・運動療法 ・アドヒアランスとセルフケアを重視した患者教育 ・患者,家族,介護者あるいは医療従事者による症状モニタリング ・退院調整・退院支援,社会資源の活用 ・退院後のフォローアップ ・継続的な身体・精神・社会的機能の評価（体重,栄養状態,検査所見の結果,ADL,精神状態,QOL の変化など） ・患者,家族および介護者に対する心理的サポートの提供

〔日本循環器学会/日本心不全学会合同ガイドライン．急性・慢性心不全診療ガイドライン（2017 年改訂版）（班長：筒井裕之）.《http://www.j-circ.or.jp/guideline/pdf/JCS2017_tsutsui_h.pdf》(2018 年 12 月閲覧). より〕

を参考に,疾病管理プログラムに求められる評価を示した**(図1)**。

構造

医療制度や環境,患者特性によって,適用される疾病管理の構造が異なると考えられる。チーム構成や,疾病管理プログラムを運用する場（病棟,外来,心臓リハビリテーション室など）をどのように設定するのか,地域連携などのネットワークをどのように活用するのかが重要である。

プロセス

ガイドラインにもとづいた診療,患者教育や訪問指導の内容,重症化を早期発見するための検査内容や頻度とともに,医療従事者の知識や技術を向上させるための教育も,「プロセス」の評価に含まれる。

アウトカム

客観的評価として,心不全患者では,死亡率の低下とともに再入院率の低下も重要な臨床的アウトカムである。抑うつや不安といった心理精神的症状の改善,

*1 第 15 章の ONE POINT ADVICE『心不全チームを結成する』(283 ページ)を参照。

*2 第 17 章『心不全におけるセルフケア』(297 ページ)を参照。

15 心不全における疾病管理

表2●心不全患者，家族および介護者に対する治療および生活に関する教育・支援内容

〔日本循環器学会/日本心不全学会合同ガイドライン．急性・慢性心不全診療ガイドライン（2017年改訂版）（班長：筒井裕之）．《http://www.j-circ.or.jp/guideline/pdf/JCS2017_tsutsui_h.pdf》（2018年12月閲覧）．より〕

教育内容	具体的な教育・支援方法
心不全に関する知識	
・定義，原因，症状，病の軌跡 ・重症度の評価（検査内容） ・増悪の誘因 ・合併疾患 ・薬物治療，非薬物治療	・理解度やヘルスリテラシーを考慮し，教育資材などを用い，知識を提供する。
セルフモニタリング	
・患者自身が症状モニタリングを実施することの必要性・重要性 ・セルフモニタリングのスキル ・患者手帳の活用	・患者手帳への記録を促すとともに，医療者は記録された情報を診療，患者教育に活用する。
増悪時の対応	
・増悪時の症状と評価 ・増悪時の医療者への連絡方法	・呼吸困難，浮腫，3日間で2kg以上の体重増加など増悪の徴候を認めた場合の医療機関への受診の必要性と，具体的な方法を説明する。
治療に対するアドヒアランス	
・薬剤名，薬効，服薬方法，副作用 ・処方通りに服用することの重要性 ・デバイス治療の目的，治療に関する生活上の注意事項	・理解度やヘルスリテラシーを考慮し，教育資材などを用いて知識を提供する。 ・定期的にアドヒアランスを評価する。 ・アドヒアランスが欠如している場合は，医療者による教育，支援を行う。
感染予防とワクチン接種	
・心不全増悪因子としての感染症 ・インフルエンザ，肺炎に対するワクチン接種の必要性	・日常生活上の感染予防に関する知識を提供する。 ・予防接種の実施時期に関する情報を提供する。
塩分・水分管理	
・過度の飲水の危険性 ・重症心不全患者における飲水制限 ・適正な塩分摂取（6g未満/日） ・適正体重の維持の重要性	・飲水量の計測方法について具体的に説明する。 ・効果的な減塩方法について，教材などを用いて説明する。 ・減塩による食欲低下などの症状を観察する。
栄養管理	
・バランスのよい食事の必要性 ・合併疾患を考慮した食事内容	・定期的に栄養状態を観察する。 ・嚥下機能などの身体機能や生活状況に応じた栄養指導に努める。 ・食事量の減少や食欲低下は，心不全増悪の徴候の可能性があることを説明する。

教育内容	具体的な教育・支援方法
アルコール	
・過度のアルコール摂取の危険性	・心不全の病因を含め個別性を考慮し，飲酒量に関する助言を行う。
禁煙	
・禁煙の必要性	・「禁煙ガイドライン2010年改訂版」を参照。
身体活動	
・安定期の適切な身体活動の必要性 ・症状悪化時の安静，活動制限の必要性 ・過度な安静による弊害（運動耐容能の低下など）	・運動耐容能，骨格筋を評価する。 ・定期的に日常生活動作を評価する。 ・身体機能とともに生活環境を考慮したうえで，転倒リスクなどを評価し，日常生活上の身体活動の留意点を具体的に指導する。
入浴	
・適切な入浴方法	・重症度や生活環境に応じた方法を指導する。
旅行	
・旅行中の注意事項（服薬，飲水量，食事内容，身体活動量） ・旅行に伴う心不全増悪の危険性 ・旅行中の急性増悪時の対処方法	・旅行時の食事内容や食事時間の変化，気候の変化，運動量の変化などが心不全に及ぼす影響を説明する。 ・旅行前の準備に関する情報提供を行う。
性生活	
・性行為が心不全に及ぼす影響 ・心不全治療薬と性機能の関係 ・勃起障害治療薬の服用について	・性行為により心不全悪化の可能性があることを説明する。 ・必要時，専門家を紹介する。
心理的支援	
・心不全と心理精神的変化 ・日常生活におけるストレスマネジメント	・継続的に精神症状を評価する。 ・日常生活におけるストレスマネジメントの必要性とその方法について説明する。 ・精神症状の悪化が疑われる場合は，精神科医，心療内科医，臨床心理士へのコンサルテーションを実施する。
定期的な受診	
・定期的な受診の必要性	・退院前に退院後の受診日程を確認する。 ・症状増悪時は，受診予定にかかわらず，すみやかに医療機関に連絡することを説明する。 ・医療者へのアクセスを簡便にする。（電話相談，社会的資源の活用）

図1● 心不全患者に対する疾病管理の評価

構造（structure）
- 専門職
  医師・看護師・薬剤師・理学療法士・栄養士・ソーシャルワーカーなど
- チーム医療
- 疾病管理を提供する場
  病棟・外来・心臓リハビリテーション室・地域
- ネットワーク：地域連携，病診連携

プロセス（process）
- ガイドラインにもとづく薬物治療/非薬物治療
- 患者教育
  →効果的な教育方法，資材の開発
- 定期的な外来受診，検査
- 訪問指導/看護
- リハビリテーション
- 医療従事者への教育

成果（outcome）
- 死亡率，再入院率
- 症状の増悪による受診回数
- 心理精神的症状
- QOL（一般的・疾病特異的）
- 治療アドヒアランス
- セルフケア能力
- 患者満足度
- 医療従事者満足度
- 医療費
  →増悪の早期発見により急性期治療の回避あるいは軽減

QOLの向上もアウトカムに含まれる。さらに患者教育の評価として，治療アドヒアランスやセルフケア能力の評価も欠かせない。

主観的評価として，患者および医療者の満足度の評価も重要である。疾病管理は医療者側から一方的に施すものではなく，双方向の関係を成り立たせることにより，患者の自己管理能力を向上させるという特徴をもつ。したがって，患者，医療従事者がともに納得し，疾病管理がもつ利点を十分に理解しているという点は，重要なアウトカムとなる。

疾病管理の構造やプロセスは，地域や医療機関の特性によるところが大きく，上記のような評価が繰り返し行われることにより，現実的かつ実効的な疾病管理プログラムの構築が期待できる。

今後の課題

時代とともに変化する社会環境や医療制度に応じて疾病管理，特に運用形態を検討しつづける必要がある。また，院内の退院調整・退院支援や退院後の地域連携や地域包括ケアシステムと疾病管理プログラムとの連携のあり方も課題である。今後も多くの患者が在宅で心不全医療を受けることが予測され，院内のみで実施される疾病管理プログラムには限界があると考えられ，他施設や地域と協働し，継続可能な疾病管理プログラムの構築が急務である。さらに，医療資源には限界があり，人以外が疾病管理を運用する方法，特に遠隔医療やテレモニタリング[*3]が積極的に模索される必要がある。

慢性心不全患者の予後，特に心不全増悪による再入院の予防，QOLの改善には，多職種チームによる包括的疾病管理プログラムが有効であると考えられる。今後は，社会環境や医療制度へ柔軟に対応しつつ，限られた医療資源の中で，いかに効果的な疾病管理プログラムを実施するかを考える必要がある。

（眞茅 みゆき）

*3 第9章『③遠隔医療・テレモニタリング』（169ページ）を参照。

●文献

1) Savard LA, Thompson DR, Clark AM. A meta-review of evidence on heart failure disease management programs: the challenges of describing and synthesizing evi-

dence on complex interventions. Trials 2011; 194.

2) Care Continuum Alliance (CCA) Definition of Disease Management.《http://www.carecontinuumalliance.org/dm_definition.asp》(2019年1月閲覧).

3) 森山美知子, 水川真理子. 循環器領域における疾病管理の実際. Heart View 2014; 18: 62-9.

4) Rich MW, Beckham V, Wittenberg C, et al. A multidisciplinary intervention to prevent the readmissionof elderly patients with congestive heart failure. N Engl J Med. 1995; 333: 1190-5.

5) Stewart S, Marley JE, Horowitz JD. Effccts of a multidisciplinary, home based intervention on unplanned readmissions and survival among patients with chronic congestive heart failure: a randomized controlled study. Lancet 1999; 354: 1077-83.

6) Tsuchihashi-Makaya M, Matsuo H, Kakinoki S, et al. Home-based disease management program to improve psychological status in patients with heart failure in Japan. Circ J. 2013; 77: 926-33.

7) Jaarsma T, van der Wal MH, Lesman-Leegte I, et al. Effect of moderate or in-

tensive disease management program on outcome in patients with heart failure: Coordinating Study Evaluating Outcomes of Advising and Counseling in Heart Failure (COACH). Arch Intern Med. 2008; 168: 316-24.

8) Chaudhry SI, Mattera JA, Curtis JP, et al. Telemonitoring in patients with heart failure. N Engl J Med. 2010; 363: 2301-9.

9) McAlister FA, Stewart S, Ferrua S, et al. Multidisciplinary strategies for the management of heart failure patients at high risk for admission: a systematic review of randomized trials. J Am Coll Cardiol. 2004; 44: 810-9.

10) 日本循環器学会/日本心不全学会合同ガイドライン急性・慢性心不全診療ガイドライン（2017年改訂版）（班長：筒井裕之）.《http://www.j-circ.or.jp/guideline/pdf/JCS2017_tsutsui_h.pdf》(2018年12月閲覧).

11) Moser DK, Riegel B. Management of heart failure in the outpatient setting. Philadelphia: Elsevier, 2004: 772.

12) Donabedian A. An introduction to quality assurance in health care. NewYork: Oxford University Press, 2003.

ONE POINT ADVICE
心不全チームを結成する

日本で行われた心不全疫学研究において，慢性心不全患者の1年後再入院率は35％[1]であり，心不全の増悪要因として，内服中断，通院中断，塩分・水分過多，過労などが多いという結果が示された[2]。これらは，多職種による指導的介入，アドヒアランスを低下させる原因の評価や是正により予防可能な因子と考えられる。

また高齢心不全患者や終末期の心不全患者に対する医療のあり方への意識が高まるとともに，認知症やフレイルなど高齢者特有の問題や意思決定支援，苦痛の緩和などにおいて，多職種チームによる身体的，心理的，精神的な評価と介入が必要不可欠となっている[3~5]。

チーム医療とは

「チーム医療」は，「医療に従事する多種多様な専門職が，各々の高い専門性を前提に，目的・情報を共有し，業務を分担しつつも互いに連携・補完し合い，患者の状況に的確に対応した医療を提供すること」と定義される[6]。

「チーム」が，集団や群を指す「グループ」と区別されるのは，その集団がある目的のために協力して行動することにある。チームを結成するときには，目的が何であるかを具体化・明確化する必要がある。そして，その目的を達成するために必要な技術やスキルを集約することが，チーム結成の第一歩となる。医療にかかわる各職種はそれぞれの専門分野において職能や専門性をもつが，それらをどのように活用し，またどのような相互作用を期待して目的を達成させていくのかを考えながら，チームを形作る。

チーム形成

Donabedianは，医療の質を評価するために3つの側面をあげている。それは，構造，プロセス，アウトカムである[7]。

本来は医療の質を評価するために用いられる概念だが，これらをフレームワークとして利用することで首尾一貫したチーム形成に役立つ。たとえば，チームの目的を明確化したうえで，場所や設備，人材や求められるスキル，運営方法など具体的な「構造」を確保する。構成されたチームメンバーは，もたらされる「アウトカム」を結果として予測し，評価項目を設定する。アウトカム達成のために貢献できる自らの専門性や，他職種の専門性を踏まえながら，具体的な介入内容を「プロセス」に反映させていく。

心不全チームの結成

◎ 目的の明確化

心不全は進行性の臨床症候群であり，病期に応じて治療目標が掲げられている[4]。つまり，進行する臨床像によって治療目標やアウトカム，患者のニーズは少しず

つ変化する。どの病期の心不全患者に対して，どのような目的でチーム介入が必要なのか，多職種でかかわる意義はどこにあるのかという点を明確にする。

◎ **目的に応じてチームの「構造」を整える**
目的達成のために必要な職種や，スキルをもつ人材を集めてチームを結成する。

心臓リハビリテーションは，2013年に心筋梗塞急性期・回復期，2017年に心不全において，それぞれ標準化したプログラムが作成されているため，これにもとづくとチームを形成しやすい。しかし，施設によっては設備や体制が異なりすべてのプログラム内容を実践することが困難な場合もある。チーム内で達成すべき目的を明確にし，実施可能な条件に合わせて構成を整える必要がある。

一方，入退院を繰り返すステージCの患者や，治療抵抗性が強く症状の強いステージDの患者などについては，標準化された介入プログラムがない。それぞれの事例で，患者の身体的・社会的・心理的背景などの個別性が強く，また生活する場の地域性を反映することも多い。事例検討を重ねるなかで，共通する問題解決の方法を見出し，そのスキルをもつ職種をチームに巻き込みながらチームを形成していくことも1つの方法となる。

具体的なチームの実践例

◎ **心臓リハビリテーションチーム（心筋梗塞急性期・回復期）**

• **目的**
心筋梗塞急性期・回復期に対する心臓リハビリテーションチームの目的は，虚血性心疾患患者の二次予防と心不全患者の予後改善である[8]。ステージBの心不全患者に対して，器質的心疾患

の進展抑制と心不全発症予防をはかる。

• **構造**
ケア提供の場：心臓リハビリテーション室

参加職種：医師，病棟看護師，外来看護師，理学療法士，栄養士，薬剤師，生理機能検査技師など。特に，心臓リハビリテーション指導士は目的や内容を熟知した人材であり，チームの重要な役割を果たす。

診療報酬：心大血管疾患リハビリテーション料

• **プロセス**
医師や理学療法士，生理機能検査技師が中心となり，心肺運動負荷試験を実施，運動処方に応じたプログラムの作成を行う。また，心肺運動負荷試験の結果をプログラム前後で比較し，評価する。

看護師，理学療法士は，心臓リハビリテーション前の患者のバイタルサインや体重，症状のチェックを行い，心不全増悪徴候がないことと，運動療法の可否を確認する。看護師は運動プログラム中の症状変化に注意し，異常があればすみやかに対応する。

虚血性心疾患や心不全のリスク因子についての教育介入には，医師，看護師，栄養士，薬剤師，理学療法士などが多職種で介入する。患者個々の日常生活の状況を把握し，運動中の会話のなかで指導的なかかわりをもつことは患者のモチベーション維持を助ける。また，運動プログラムと合わせて，集団指導の時間を設ける。教育ツールや指導シートを用いることで，一貫した患者教育に努める。

• **アウトカム**
評価項目：心血管死亡率や心事故減少，

狭心症状の軽減，運動耐容能の改善や，不安，抑うつ，生活の質 quality of life（QOL）の改善など。またプロセス目標として，心臓リハビリテーションの継続率などで評価することもできる。チームで評価尺度をあらかじめ決めておき，適宜評価の機会をもつことが重要である。

◎ 心不全疾患管理プログラム

● 目的

ステージ C の心不全患者に対して，適切な療養行動獲得による心不全増悪予防，セルフモニタリングによる増悪時の早期発見を目指す。

● 構造

ケア提供の場：心臓リハビリテーション室，慢性心不全看護外来，多職種心不全チーム

参加職種：医師，慢性心不全看護認定看護師，病棟看護師，外来看護師，理学療法士，栄養士，薬剤師，生理機能検査技師，臨床心理士，リエゾン精神看護専門看護師，ソーシャルワーカーなど。

● プロセス

医師は医学的判断や予後予測を行い，チームへ情報提供する。看護師は病態を理解したうえで，患者の社会面・心理面にも着目し療養行動を観察する。療養行動がうまくとれていない場合，患者とコミュニケーションをはかりながら，阻害している要因を明らかにする。薬剤師，栄養士などは，服薬や食事管理，水分管理などについて正しい知識を提供し，アドヒアランスの評価とそれを高めるための介入を行う。

アドヒアランス不良の原因として，社会的背景や心理的背景を反映していることも多く，チームでこれらの情報

を整理し，ソーシャルワーカーや臨床心理士，リエゾン精神看護専門看護師などの介入へつなげる。低栄養，身体活動性低下，認知症など高齢者に多い問題においても栄養士，理学療法士，臨床心理士，リエゾン精神看護専門看護師など多職種介入の意義は大きい。慢性心不全看護認定看護師は，身体面・社会面・心理面など全人的側面で的確にアセスメントするスキルをもち，多職種連携を調整する役割を担う。

心不全手帳やパンフレットなどツールを用いて教育することは重要で，さらにそれらの教育に対する患者の理解を指導テンプレートなどに記録し共有することも大切である。

また，病態や治療に関して医療者側から患者への情報提供し，それに対する患者の考え（価値観や生きがいなど）を医療者へ伝える，双方向のコミュニケーションは，アドバンス・ケア・プランニング（ACP）と呼ばれるプロセスとして早期から重視されるものである。病期が進行する前に，患者が医師や多職種スタッフとこうしたコミュニケーションをとれる基盤を作っておくことも，チーム介入の重要な要素となる。

● アウトカム

評価項目：死亡や再入院などの心事故減少，病院外で過ごす日数の増加，医療費の減少。心臓リハビリテーション対象者においては運動耐容能改善・心不全症状・狭心症状の軽減，不安・抑うつ・QOL の改善など。

◎ 心不全クリニカルパスチーム

● 目的

治療やリハビリテーション，多職種による教育的介入を標準化し，一貫性を

保つ。

- **構造**

  参加職種：医師，看護師，理学療法士，栄養士，薬剤師，システム管理者など。

- **プロセス**

  心不全患者に必要な治療，運動療法，療養に関する教育をあらかじめ多職種で検討し，統合的なプログラムとして構築する。

  適宜，心不全クリニカルパスのアウトカム評価を行い，内容を修正することで，より標準化された治療プログラムへアップデートする。

- **アウトカム**

  評価項目：ガイドラインに沿った治療薬の導入率，在院日数の短縮，セルフケアのアドヒアランス向上，心不全の知識理解度の向上など。

◎ 心不全緩和ケアチーム

心不全のステージが進行し治療抵抗性が増すと，安静時にも症状が持続し次第に身体活動性が低下する。心不全における緩和ケアは，心不全にともなう苦痛を予防し和らげることでQOLの向上を目指す。心不全にともなう苦痛は，身体的側面にとどまらず，精神的側面・社会的側面・スピリチュアル側面に及ぶ全人的苦痛である[9]。多職種介入により多面的な苦痛緩和を考えることが重要である。

- **目的**

  ステージDの心不全患者が抱える全人的苦痛に対して，多職種介入により緩和をはかる。

- **構造**

  参加職種：循環器内科医，集中治療室看護師，病棟看護師，外来看護師，慢性心不全看護認定看護師，緩和ケア科医，緩和ケア認定看護師，理学療法士，薬剤師，栄養士，リエゾン精神看護専

門看護師，退院支援看護師，ソーシャルワーカーなど。場合によっては，かかりつけ医や訪問看護師，ケアマネージャーなどとの地域連携を活用する。

- **プロセス**

  多職種が参加することで，身体的，心理的，社会的，スピリチュアルに及ぶ全人的苦痛を評価し，それをチームで共有することがとても重要である。看護師はベッドサイドで患者のそばに寄り添うことも多く，多角的に患者を捉えやすい立場にあるため，全人的な苦痛のアセスメントにおいて大きな役割を担う。

  医師は患者の身体評価から予後予測の見解をチームメンバーに提供する。身体的苦痛に対しては，その原因を考え，緩和方法を薬物療法・非薬物療法の両面から検討する。栄養士，理学療法士の介入により，低栄養や筋力低下，活動性の低下を最小限に抑え，可能なかぎりQOLを維持できるよう支援する。ソーシャルワーカー，臨床心理士，リエゾン精神看護専門看護師，宗教家などの介入が，心理的苦痛，社会的苦痛，スピリチュアル苦痛の軽減につながることもある。患者の希望する療養の場をかなえていくことも重要であり，場合によっては地域連携が必要となる。

  循環器領域において緩和ケアの概念は十分に普及しているとはいえず，呼吸困難など症状緩和のための薬物療法や，意思決定支援，コミュニケーションの問題に対して困難を抱くことも多い。緩和ケア科の医師，看護師にチームの一員として協働を依頼することで，こうしたスキルの不足を補完し患者のQOL向上につながることも多い。

- **アウトカム**

評価項目：呼吸困難感やその他身体症状の軽減，不安・抑うつ・QOLなど心理的側面の改善，患者満足度や家族満足度の向上など。

チームビルディング

それぞれが目的意識をもち自律して働く機能的なチームに発展するまでには，さまざまな段階を経る。Tuckman[10]は以下のチームの発達段階を示している。

①形成期 forming phase
チームが形成されたばかりで，それぞれの専門分野において果たす役割を模索する時期。チームの目的や役割を認識しておらず，またメンバーやそれぞれの専門性について知ろうと，関係性を構築していく。

②混乱期 storming phase
目的，各自の役割や責任などについて意見を発するようになり，対立が生まれる時期。

③統一期 norming phase
対立を乗り越えることで，互いのメンバーが持つ役割などを認識するようになり，チーム内の関係性が安定する時期。またそれまでの経験から，問題解決できる機会が増える。

④機能期 perfoming phase
メンバー同士に尊敬の念があり，チームに結束力と一体感が生まれ，チームが十分に機能する時期。

チームを結成する段階は形成期や混乱期に相当する。しかし，いくつかの発達段階を経ながら，機能するチームへと発展していく。

チームを持続させるコツは，チームの目的を常に意識しアウトカムを評価することと，チーム自体の発達段階に合わせて目的を達するための短期目標やチームのあり方（ミーティングの方法や活動内容など）を見直すことである。

チームが発展していく段階では，メンバー間に協働が生まれ，解決できる問題の種類や質も変化していく。そのような場合，チームメンバーには連帯感や信頼感，大きな達成感が生まれる。一方，チームが停滞しているときには，チームの目標や活動内容と，チーム自体の発達段階がマッチしていないことが考えられる。アウトカムを達成できない状況が続くことは不全感につながってしまう。

チームメンバーの力量を集約することで達成できる適切なアウトカムを設定していくことが，チームの成長を促す。そのためには，チームを率いるリーダーシップの存在が必要である。チームの目的だけでなく，チームメンバーの力量やメンバー間の関係性を把握しながら成長を促すことのできるリーダーシップである。医療チームにおいては医師を頂点としたヒエラルキーが形成されやすく，トップダウン型のリーダーシップとなりやすい。しかし，そのチームの目的に応じて，調整型・協働型のリーダーシップを重視することも必要である。それは，メンバー間の職位の差を縮め，専門職種の垣根を外していくことにつながる。専門職種間の垣根を払うことで，コミュニケー

図1●真のチーム医療への過程

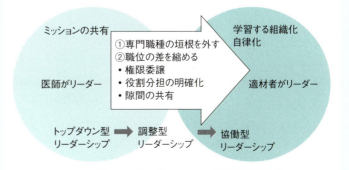

（小林利彦. 病院の「チーム医療」の本質. 病院 2015; 74(2): 106-11. より）

ションが活発化しアウトカムを達成するためのよりよい方法について議論がなされるようになる。学習していく組織は，それぞれの職種の役割分担が明確であるだけでなく，職種間の隙間となる領域をカバーしあう自律性が生まれる**（図1）**[11]。

それぞれのチームメンバーが専門性を発揮し，チームによい相乗効果をもたらすようなチーム医療の本質を目指していきたい。

（五十嵐 葵）

● **文献**

1) Tsutsui H, Tsuchihashi-Makaya M, Kinugawa S, et al. Clinical characteristics and outcome of hospitalized patients with heart failure in Japan. Circ J. 2006; 70: 1617-23.

2) Tsuchihashi M, Tsutsui H, Kodama K, et al. Clinical characteristics and prognosis of hospitalized patients with congestive heart failure—a study in Fukuoka, Japan. Jpn Circ J. 2000; 64: 953-9.

3) 安達 仁，安斉俊久，猪又孝元ほか．高齢心不全患者の治療に関するステートメント．東京：ライフサイエンス出版，2016: 47-55.

4) 日本循環器学会/日本心不全学会合同ガイドライン．急性・慢性心不全診療ガイドライン（2017年改訂版）（班長：筒井裕之）.《http://www.j-circ.or.jp/guideline/pdf/JCS2017_tsutsui_h.pdf》（2018年12月閲覧）.

5) 厚生労働省健康局がん・疾病対策課．循環器疾患における緩和ケアについて.《https://www.mhlw.go.jp/file/05-Shingikai-10901000-Kenkoukyoku-Soumuka/0000185125.pdf》（2018年9月閲覧）.

6) 厚生労働省「チーム医療の推進について」（チーム医療の推進に関する検討会報告書）.《https://www.mhlw.go.jp/shingi/2010/03/dl/s0319-9a.pdf》（2018年9月閲覧）.

7) Donabedian A. An introduction to quality assurance in health care. NewYork: Oxford University Press, 2003.

8) 日本心臓リハビリテーション学会心臓リハビリテーション標準プログラム策定部会．心臓リハビリテーション標準プログラム（2013年版）—心筋梗塞急性期・回復期.《http://www.jacr.jp/web/pdf/program2013.pdf》（2018年9月閲覧）.

9) 大石醍醐，高田弥寿子，竹原 歩ほか．第4章 末期心不全における支持療法（サポーティブケア），心不全の緩和ケア 心不全患者の人生に寄り添う医療．東京：南山堂，2014: 91-2.

10) Tuckman BW. Developmental sequence in small groups. Psychol Bull. 1965; 63: 384-99.

11) 小林利彦．病院の「チーム医療」の本質．病院 2015; 74（2）: 106-11.

16

心不全患者のための
意思決定支援

心不全の薬物療法，および非薬物療法（例：外科手術，心臓移植，補助人工心臓，腎代替療法，植込み型除細動器，心臓再同期療法など）の発展は，心不全患者に大きな利益をもたらしてきた。しかし，これらの多彩な治療オプションの存在や，医療の進歩がもたらした「長命」は，さまざまなトレードオフ[*1]も生み出す結果となった。現代医療の恩恵の影で，しばしば患者や家族は生活の質 quality of life（QOL）を損なう身体的苦痛や抑うつなどの精神的ストレス，介護負担，および経済的問題などの問題にも直面している。このようにメリットとデメリットが入り乱れた多くの医療情報に翻弄され，患者や家族はどのように治療選択をしたらよいかわからない状況に陥っていることが少なくない。一方で医療者も患者の意思決定を支えるすべがわからず，とにかく治療に関する情報を大量に提供することだけに力を注いでしまい，その結果，患者・家族はさらなる情報の波に溺れている。

近年，患者自身が治療の意思決定にかかわることが強く推奨されるようになってきた。治療選択によってもたらされた「結果」のなかを生きるのは患者自身で

あり，意思決定プロセスのなかに患者が参加することは当然の流れであろう。患者にとっての「最善」の選択は患者の価値観にもとづくものであり，個別性が高い。しかし，意思決定のプロセスにおける医療者−患者や患者−家族での価値の対立や，患者自身の葛藤や苦悩によって意思決定が揺れることも多い。予後の不確実性が高く，医療選択における複雑なトレードオフが存在する重症心不全治療において，良好なコミュニケーションをベースとした意思決定支援は不可欠である。本稿では心不全の医療現場でどのように意思決定を考えていけばよいのかについて述べていきたい。

意思決定支援で知っておくべき臨床倫理

意思決定支援は，患者の大切にしている価値観や意向にもとづく治療やケアを実現するために，医療者と患者・家族が，患者の最善の利益について合意形成するための支援である。しかし実際の医療現場では，医療選択を考える際にさまざまな「倫理的ジレンマ」が生じ，最善の選択に行き着くことが容易でないことも多い。本質的には意思決定すべてに倫理的問題

*1 何かを達成するために別の何かを犠牲にしなければならない状態・関係のこと。

をはらんでおり，意思決定支援を行う医療者は基本的な臨床倫理の概念を把握しておく必要がある。そしてまず，問題を問題であると認識することが重要である。

　臨床倫理とは「ある特定の患者の具体的な臨床場面で，よりよい倫理的意思決定を模索すること」である。つまり臨床倫理では，個別の患者の治療やケアの選択にかかわる諸問題を扱い，患者に何ができるかを探求し，現実的な解決策を見いだすことを目的としている[1]。臨床倫理において正しいことは，医学における正しさとは異なる。妥当な理由で支えられ，可能なかぎり普遍性の高い判断がより正しいとされる。一般的に臨床倫理の4原則[2]は以下のように示されている。

① 自律尊重原則

　患者が自分で考えて判断する自律性を尊重する原則。その決定が他人に多大な損失を与えないかぎり尊重しなければならない。

② 無加害原則

　患者にとって害になるようなことはすべきでないという原則。

③ 与益原則

　患者にとって利益となることをすべきであるという原則。単に身体的な側面だけでなく，患者の価値観や人生観，それを取り巻く社会環境などを包括的に評価する必要がある。

④ 正義原則

　正義は公平と公正という2つの概念

図1 ● 臨床倫理の4分割法

医学的適応（medical indications）
善行と無加害の原則
1. 患者の医学的問題は何か？ 病歴は？ 診断は？ 予後は？
2. 急性か，慢性か，重体か，救急か？ 可逆的か？
3. 治療の目標は何か？
4. 治療が成功する確率は？
5. 治療が奏功しない場合の計画は何か？
6. 要約すると，この患者が医学的および看護的ケアからどのくらいの利益を得られるか？ また，どのように害を避けることができるか？

患者の意向（patient preferences）
自律尊重の原則
1. 患者には精神的判断能力と法的対応能力があるか？ 能力がないという証拠はあるか？
2. 対応能力がある場合，患者は治療への意向についてどう言っているか？
3. 患者は利益とリスクについて知らされ，それを理解し，同意しているか？
4. 対応能力がない場合，適切な代理人は誰か？ その代理人は意思決定に関して適切な基準を用いているか？
5. 患者の事前指示はあるか？
6. 患者は治療に非協力的か，または協力できない状態か？ その場合，なぜか？
7. 要約すると，患者の選択権は倫理・法律上最大限に尊重されているか？

QOL（quality of life）
善行と無加害と自律尊重の原則
1. 治療した場合，あるいはしなかった場合に，通常の生活に復帰できる見込みはどの程度か？
2. 治療が成功した場合，患者にとって身体的，精神的，社会的に失うものは何か？
3. 医療者による患者のQOL評価に偏見を抱かせる要因はあるか？
4. 患者の現在の状態と予測される将来像は延命が望ましくないと判断されるかもしれない状態か？
5. 治療をやめる計画やその理論的根拠はあるか？
6. 緩和ケアの計画はあるか？

周囲の状況（contextual features）
忠実義務と公正の原則
1. 治療に関する決定に影響する家族の要因はあるか？
2. 治療に関する決定に影響する医療者側（医師・看護師）の要因はあるか？
3. 財政的・経済的要因はあるか？
4. 宗教的・文化的要因はあるか？
5. 守秘義務を制限する要因はあるか？
6. 資源配分の問題はあるか？
7. 治療に関する決定に法律はどのように影響するか？
8. 臨床研究や教育は関係しているか？
9. 医療者や施設側で利害対立はあるか？

〔Jonsen AR, Siegler M, Winslade WJ（赤林　朗，蔵田伸雄，児玉　聡監訳）．臨床倫理学—臨床医学における倫理的決定のための実践的なアプローチ 第5版．東京：新興医学出版社，2006：13．より〕

で認識する必要がある。限られた医療資源・社会資源を必ずしも公平に分配することはできない。そのために公正に分配するためのルールが必要である。

臨床倫理の4分割法

倫理的ジレンマに直面した場面では、臨床倫理の原則を個別の臨床事例に適用して、具体的な判断を検討する必要がある。最も有名な方法として Jonsen ら[3]による臨床倫理の4分割法 (図1) が知られている。検討すべき項目は、①医学的適応 (無加害、与益の原則に関連)、②患者の意向 (自律尊重原則に関連)、③ QOL (自律尊重、無加害、与益の原則に関連)、④周囲の状況という4つの軸で表される。それぞれの枠組みごとに情報を収集・整理し、それにもとづいた最善の判断を検討する。また、他のツールとして最近では臨床倫理検討シート[4]なども開発されている。

意思決定モデルの変遷

次に意思決定モデルの変遷の歴史を振り返りながら、現代社会においてどのような意思決定のあり方が求められているかを考えていく。

パターナリズム (父権主義) モデル

患者は伝統的に治療に関する意思決定を医師に委ねてきた。これは「パターナリズム (父権主義) モデル」とよばれている (表1)。つまり家父長制時代の父親のように、「患者にとってこれが最善だろう」という選択肢を、医師が独断で決定する、臨床倫理における「与益」に重きを置いたモデルである。確かに治療の確実性が

高く、放置による生命リスクが高いために迅速な判断が求められる場合は「パターナリズム」は妥当であるかもしれない。しかし、特に選択肢が複雑な場合においては、このモデルは医師の個人的な倫理観や性格、専門家としての資質などによって提供される医療の質が大きく左右されてしまう問題がある。また、そもそも医師が考える患者にとっての「最善」が、本当の意味で患者にとっての「最善」になるとは限らず、患者が受けたい医療を受けられない事態を生み出していた。

患者の権利の高まりと「自己決定モデル」

その後「患者の権利章典」(米国病院協会、1973年) や「リスボン宣言」(世界医師会、1981年) などに代表される患者の権利の高まりとともに、意思決定モデルは患者自身が十分な情報を得たうえで自分の受ける医療を決める「自己決定モデル」へと発展していった。このモデルでは、医療者はあくまで専門家として診断と治療の選択肢を提示し、患者は自身の価値判断に従って自己責任で意思決定を行う。つまり「自分のことは自分で決める」ということであり、「コンシューマリズム

表1●意思決定モデルによる違い

意思決定におけるステージ	パターナリズム	SDM	自己決定モデル
情報交換	・医師から患者への一方通行 ・医師がどのような情報を提供するか選択する	・医療者 (医療情報) と患者 (価値観や希望) の双方向性 ・関連情報はすべて提供する	・医療者から患者への一方通行 ・関連情報はすべて提供する
検討	主に医師が行う	医療者と患者が共同で行う	主に患者が行う
決定	医師が単独で行う	医療者と患者が共同で行う	患者が単独で行う

(Lin GA, Fagerlin A. Shared decision making: state of the science. Circ Cardiovasc Qual Outcomes. 2014; 7: 328-34. より、一部改変)

表2 ● 重症心不全患者のSDMについて知っておくべき10のこと

1. SDMとは，医療者と患者が互いに情報を共有し，患者の価値観や目標，嗜好を反映した医学的に合理的な選択肢の中から治療選択を共同で行うプロセスである
2. 重症心不全患者のSDMは，罹患期間が長期となり，治療選択肢が増えるにつれて非常に重要なものになる
3. 先立って難しい話合いをしておくことが，将来の難しい意思決定をシンプルなものにしてくれる
4. SDMは病気の状態やQOLの変化に応じて時間とともに進化する反復的なプロセスである
5. 予後予測の見直しや適切な時期の意思決定のために心不全の病みの軌跡に注意を払う必要があるが，予後の不確実性が避けられないことも患者や介護者と話し合う必要がある
6. 患者との年1回の心不全レビューでは，今後予測されるイベント・予期せぬイベントのために現在と将来の治療について議論すべきである
7. 生存期間だけでなく，重大な有害事象や苦痛症状，身体機能低下，自立性の喪失，QOLや介護者の義務などについても話し合うべきである
8. 人生の最終段階が予測されるとき，医療者は患者の価値観や嗜好，目標に合致した終末期ケアの計画を始める責任がある
9. よいコミュニケーションのために，患者や家族の心の準備を気にかけることが必要である
10. 質の高い意思決定と患者中心のケアを実現するためには組織体制と診療報酬の改善が肝要である

（Allen LA, et al. Decision making in advanced heart failure: a scientific statement from the American Heart Association. Circulation 2012; 125: 1928-52. https://www.ahajournals.org/journal/circ より）

図2 ● shared decision making（SDM）

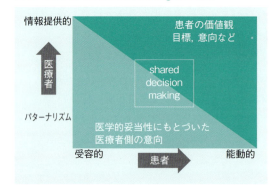

医療情報を提供することの難しさや，患者・家族側の判断能力の問題なども顕在化してきた。そのようななか，患者の価値観や嗜好に合致した意思決定を，患者と医療者が共同で行うためのモデルとしてshared decision making（SDM）が注目されるようになってきた（表2）[5]。

shared decision making（SDM）

SDMはパターナリズムとコンシューマリズムの対立的な関係を解き，患者と医療者が協働して問題解決を目指す新たな調和的アプローチである[6]（図2）。このモデルでは，医療側は医学的妥当性（エビデンス）にもとづいた治療選択肢の提示と，予想される利益や付随するリスクを患者側に説明し，患者側は自身の価値観や目標を医療者に伝え，その意向にもとづく治療法の選択肢の検討を医療者と患者側の協働によって行う。特に複数の妥当な選択肢がトレードオフを含むときや，治療効果の不確実性が高い場合，患者の価値観が治療選択の決め手になるような場合はSDMによる意思決定が適している。たとえば安定狭心症に対する治療や心房細動に対する抗凝固療法，植込み型除細動器植込み手術などは，患者の価値観や意向に左右される部分が大きいであろう。そのような状況では，治療の医学的妥当性とともに患者の価値観や意向に関する情報が，その患者にとって「最善の」決定を下すために重要となる。

SDMの5ステップアプローチ

米国の医療研究品質庁 Agency for Healthcare Research and Quality（AHRQ）は，SDM実践のために必要な5ステップ（表3）をSHAREアプローチ

（消費者主義）」とも表現される。他人に害を及ぼさないかぎり，患者自身の意思決定に関して外部からの介入は要さない。臨床倫理における「自律尊重」を重視した姿勢であり，インフォームドコンセントの概念はそのようななかで発展した。

一方で患者による「自律」の行きすぎた尊重により，意思決定の負担を患者や家族に押し付けすぎているという状況が指摘されるようになった。また，正しく

として提案している。治療選択が複雑化
し，核家族化や社会の高齢化などの患者
を取り巻く社会環境も変化している現代
において，提供された医療情報を患者が
正しく理解し，自身にとって「最善」な選
択を行うことは容易ではない。SDMで
は情報を十分提供すれば，患者の価値観
に合った意思決定ができるとは仮定して
いない。SDMにおいて医療者は，医学
の専門家としてだけでなく，患者が自身
の価値観についてよく考え，それを正し
く表明することができるように支える
「支援者」としての役割も担う。そのため
には丁寧なコミュニケーションが欠かせ
ない。また，患者の多様な価値観に対応
するためには，医師だけでなく多職種
チームで意思決定プロセスに参加する必
要がある。SDMの過程は双方向性で，
相互作用をもつものである。医療者が患
者を「自分に合わせるように変えていく
（医療者が提示した方針に患者が同意す
る）」ことではなく，単純に患者の意思の
みに依拠した選択を行うのでもなく，医
療者と患者が患者にとっての「最善」を
目指して「ともに変わっていく」過程が
意味をもつ[7]。医学的適応や周囲環境，
患者の価値観や嗜好を意思決定プロセス
に組み込むことで，治療アドヒアランス
の向上，病気に対する不安の軽減，治療
結果への満足度向上などにつながり，患
者の幸福度の改善に寄与することが期待
されている[8,9]。

SDMにおける看護師の役割

看護師はSDMの過程のなかで患者に
とって最善の選択と決定がなされるため
に，患者のアドボケート（権利擁護者）と
して重要な役割を担う。医療行為によっ
て患者の人権が侵害されないように擁護

表3● SDMのための5ステップ（SHAREアプローチ）

Step 1	Seek	患者の参加を求める ー患者に治療選択肢の存在を伝え，意思決定に参加するように依頼する
Step 2	Help	患者が治療選択肢を比較検討することを支援する ー各選択肢のメリット，デメリットを話し合う
Step 3	Assess	患者の価値観と希望を評価する ー患者にとって最も大事なことを考慮に入れる
Step 4	Reach	患者とともに意思決定を行う ー最善の選択肢を一緒に決め，再評価の時期を検討する
Step 5	Evaluate	患者の決定内容を評価する ー決定内容は妥当か？ ほかに問題点はないか？ ー決定内容を再検討し，実施状況をモニタリングする

〔The SHARE Approach. Agency for Healthcare Research and Quality.《http://www.ahrq.gov/professionals/education/curriculum-tools/shareddecisionmaking/index.html》（2019年1月閲覧）. より，作成〕

し，患者の価値や信念に最も近い決定が
できるよう支援し，患者の人間としての
尊厳，プライバシーなどを尊重しなけれ
ばならない[10]。これは患者の自律性が可
能なかぎり発揮されるように導く支援と
もいえる。また，意思決定支援において
は，その経過における精神的，感情的負
担についても配慮が必要であり，患者と
接する時間が長く，患者の思いを聞きや
すい立場にいる看護師の果たす役割は大
きい。

SDMのプロセスにおいては，患者は
直面している治療選択肢のリスク，利益，
および他の選択肢についての医療情報を
十分に理解していることが求められる。
しかし，しばしば医療情報は患者が理解
できる範囲を超えており，また，わから
ないことを医師に尋ねることをためらっ
てしまう患者も少なくない。したがって，
看護師は患者が医療情報を十分理解でき
ているかを確認し，必要があれば患者や
家族が医師に質問できるようにエンパ
ワーメントする働きかけも必要である。
また，医師から患者に伝えられた情報の
詳細や，その情報を受けた患者の反応を

図3●認知症の人の日常生活・社会生活などにおける意思決定支援のプロセス

日常生活・社会生活などにおける意思決定支援のプロセス

人的・物的環境の整備
◎意思決定支援者の態度
（本人意思の尊重，安心感ある丁寧な態度，家族関係・生活史の理解　など）
◎意思決定支援者との信頼関係，立ち会う者との関係性への配慮
（本人との信頼関係の構築，本人の心情，遠慮などへの心配りなど）
◎意思決定支援と環境
（緊張・混乱の排除，時間的ゆとりの確保　など）

意思形成支援：適切な情報，認識，環境の下で意思が形成されることへの支援
[ポイント，注意点]
●本人の意思形成の基礎となる条件の確認（情報，認識，環境）
●必要に応じた都度，繰り返しの説明，比較・要点の説明，図や表を用いた説明
●本人の正しい理解，判断となっているかの確認

意思表明支援：形成された意思を適切に表明・表出することへの支援
[ポイント，注意点]
●意思表明場面における環境の確認・配慮
●表明の時期，タイミングの考慮（最初の表明に縛られない適宜の確認）
●表明内容の時間差，また，複数人での確認
●本人の信条，生活歴・価値観等の周辺情報との整合性の確認

意思実現支援：本人の意思を日常生活・社会生活に反映することへの支援
[ポイント，注意点]
●意思実現にあたって，本人の能力を最大限に活かすことへの配慮
●チーム（多職種協働）による支援，社会資源の利用等，様々な手段を検討・活用
●形成・表明された意思の客観的合理性に関する慎重な検討と配慮

各プロセスで困難・疑問が生じた場合は，チームでの会議も併用・活用

意思決定支援のプロセスの記録，確認，振り返り

〔厚生労働省. 認知症の人の日常生活・社会生活における意思決定支援ガイドライン. 平成30年6月.《https://www.mhlw.go.jp/file/06-Seisakujouhou-12300000-Roukenkyoku/0000212396.pdf》(2019年1月閲覧). より〕

知るために，看護師は可能なかぎり情報を伝えられる場や意思決定がなされる場に同席する必要がある[11]。

SDMの注意点

意思決定の手段として優れているようにみえるSDMであるが，どの意思決定モデルが適切かはその時々の状況によって異なる。多くの患者は「決定事項」については知りたいと思っているが，「意思決定のプロセス」への参加についての好みは状況によって異なる。たとえば高齢患者は選択肢についての情報は知りたいが，医師の推奨に頼ることを好む傾向にある[12]。女性や高学歴の患者，および侵襲的な治療選択肢を検討中の患者は，意思決定のプロセスにおいて医師とパートナーになりたいと考える傾向がある[13]。意思決定のスタイルに対する患者の好みを評価することは，SDMが状況に適しているかを判断するための重要なステップである。

認知症患者の意思決定支援をどう考えるか

心不全患者は高齢者が多く，認知機能が低下している患者の意思決定の場に遭遇することも少なくない。そのような場合の意思決定について次に考えたい。

意思決定能力の評価

倫理的に正しくあるためには，患者の自律を尊重しなければならないことは前述のとおりである。そのためには，まず患者自身に意思決定能力があるかを評価する必要がある。意思決定能力は以下の因子で構成される。

- 説明の内容をどの程度理解しているか（理解する力）
- それを自分のこととして認識しているか（認識する力）
- 論理的な判断ができるか（論理的に考える力）
- その意思を表明できるか（選択を表明できる力）

認知症患者の意思決定支援

2018年6月に厚生労働省は，認知症の人の意思決定を支援する標準的なプロセスとして『認知症の人の日常生活・社会生活における意思決定支援ガイドライン』[14]を発表した。同ガイドラインでは認知症の患者の意思決定支援の基本原則として，①本人の意思を尊重すること，②本人の意思決定能力に配慮すること，③チームによる早期からの継続的支援をあげている。認知症の存在イコール意思決定能力の欠如ではない。意思決定能力は「あり」「なし」の二者択一で決められるものではなく，求められる判断の内容によって相対的なものであり，時間帯や周辺環境によっても変動する。

同ガイドラインでは認知症患者における意思決定支援を，①本人が意思を形成することの支援（意思形成支援），②本人が意思を表明することの支援（意思表明支援），③本人が意思を実現するための支援（意思実現支援）の3つのプロセスで説明している **(図3)**。また，意思決定支援プロセスにおいて本人をよく知る家族も意思決定支援者であり，同時に家族への支援も必要であるとしている。このガイドラインは「日常生活・社会生活における意思決定支援」を想定しているが，病態と生活が密接にリンクしている慢性心不全患者管理においては，十分に活用できる内容と考えられる。

家族に対する支援

心不全においては，認知症で自律が障害され，自らのことを自らで決定できない状況にある患者が少なくないにもかかわらず，命にかかわる決断を求められる場面が多い。心不全患者の家族支援のなかで最も重要なのは，家族への意思決定支援である[15]。一方で，代理意思決定者である家族の延命に対する思いが強いあまりに，患者自身の意思が尊重されない場合がある。看護師は患者のアドボケートとして，患者にとって不利な決定がなされないように患者を守る役割もある。

（柴田 龍宏）

● 文献

1) 日本医療社会福祉協会，日本社会福祉士会. 保険医療ソーシャルワーク—アドバンスト実践のために. 東京：中央法規，2017: 108-33.

2) Wright MT, Roberts LW. A basic decision-making approach to common ethical issues in consultation-liaison psychiatry. Psychiatr Clin North Am. 2009; 32: 315-28.

3) Jonsen AR, Siegler M, Winslade WJ. Clinical ethics: a practical approach to ethical decisions in clinical medicine. 7th ed. New York: McGraw-Hill Medical, 2010.

4) 臨床倫理ネットワーク日本. 臨床倫理検討シート. 《http://clinicalethics.ne.jp/clethprj/worksheet/》(2019年1月閲覧).

5) Allen LA, Stevenson LW, Grady KL, et al. Decision making in advanced heart failure: a scientific statement from the American Heart Association. Circulation 2012; 125: 1928-52.

6) Godolphin W. The role of risk communication in shared decision making. BMJ 2003; 327: 692-3.

7) 中山健夫. これから始める！シェアード・ディシジョンメイキング　新しい医療のコミュニケーション. 東京：日本医事新報社，2017: 13-6.

8) Greenfield S, Kaplan SH, Ware JE, et al. Patients' participation in medical care: effects on blood sugar control and quality of life in diabetes. J Gen Intern Med. 1988; 3: 448-57.

9) Kaplan SH, Greenfield S, Ware JE Jr. Assessing the effects of physician-patient interactions on the outcomes of chronic disease. Med Care. 1989; 27 (3 Suppl): S110-27.

10) 日本看護協会. 臨床倫理のアプローチ. 《https://www.nurse.or.jp/nursing/

practice/rinri/text/basic/approach/index. html#p1》(2019 年 1 月閲覧).

11) Rassin M, Levy O, Schwartz T, et al. Caregivers'role in breaking bad news: patients, doctors, and nurses'points of view. Cancer Nurs. 2006; 29: 302-8.

12) Levinson W, Kao A, Kuby A, et al. Not all patients want to participate in decision making. A national study of public preferences. J Gen Intern Med. 2005; 20: 531-5.

13) Chewning B, Bylund CL, Shah B, et al. Patient preferences for shared decisions: a systematic review. Patient Educ Couns. 2012; 86: 9-18.

14) 厚生労働省. 認知症の人の日常生活・社会生活における意思決定支援ガイドライン. 平成 30 年 6 月.《https://www.mhlw.go.jp/file/ 06-Seisakujouhou-12300000-Roukenkyoku/ 0000212396.pdf》(2019 年 1 月閲覧).

15) 日本緩和医療学会編集. 専門家をめざす人のための緩和医療学. 東京:南江堂, 2014: 43.

17

心不全におけるセルフケア

① 心不全患者に必要なセルフケア

日本の心不全患者の再入院率は欧米と同様に高く、心不全増悪の誘因には心筋虚血や不整脈などの医学的因子のみならず、塩分・水分管理、服薬管理の不徹底などの不十分なセルフケア行動が占める割合が高い。このため、心不全増悪による入院の多くは予防可能といわれている。心不全増悪による入退院の繰り返しは、患者・家族の負担となるだけでなく、医療経済の圧迫にもつながることから社会問題としてとらえられ、心不全増悪予防のための支援が不可欠である。

　慢性心不全の増悪予防のためには、増悪の誘因であるセルフケアに着目することは有用であろう。特に、患者が必要なセルフケア行動を適切に実践できるような支援は、看護師が主体となる分野であり、慢性心不全の増悪予防において看護師が担う役割は大きい。

　本稿では、心不全患者のセルフケアを支援するうえで大切な理論・アプローチ方法について言及した後、心不全患者に必要なセルフケアについて概説する。

心不全におけるセルフケア

セルフケアは、心不全とともに生きる患者にとって必要不可欠なものである。心不全患者のアウトカム向上のためには、ガイドラインにもとづく薬物治療の提供に加え、患者自身による確実な服薬や塩分管理、感染予防などのセルフケアの実践が不可欠である。

　心不全患者に必要なセルフケアとは、病状の維持・改善ならびに悪化予防のために必要な日々の心不全症状・徴候のモニタリング、服薬、塩分・水分管理、適度な運動、感染予防、アルコール制限、禁煙などに加え、心不全増悪症状・徴候が認められた場合には、それらに気づき、適切な対処行動をとり、その対処行動を評価することである。

図1 ● セルフケアと予後の関連性

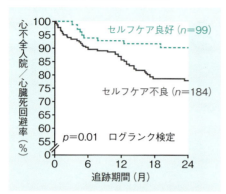

5つの心不全セルフケア行動（体重測定，運動，塩分管理，服薬，増悪時の対処行動）を評価し，セルフケア良好群とセルフケア不良群に分類した。
(Kato N, et al. Insufficient self-care is an independent risk factor for adverse clinical outcomes in Japanese patients with heart failure. Int Heart J. 2013; 54: 382-9. より)

患者アウトカムを左右するセルフケア

セルフケアの適切な実践は，患者の生活の質 quality of life（QOL）の向上，心不全の再入院率や死亡率の低下につながりうる。実際に先行研究では，服薬や塩分管理，症状モニタリングなどのセルフケアが十分に実施されている心不全患者群では，そうでない患者群に比べて，心不全増悪による入院や死亡のリスクが統計的有意差をもって低いことが示されている (図1)[1]。しかし，勧められたセルフケア行動を日常生活で実践することは容易ではない。先行研究では，服薬や塩分管理，毎日の体重測定などのアドヒアランスは20〜60％との報告があり，国内外の心不全患者における不十分なセルフケア行動が指摘されている[2]。

セルフケアが不十分となる理由には，患者自身が必要性を実感していないことや，行動変容の難しさ，モチベーションの不足，セルフケアに関する知識の不足，セルフケアの複雑さなど，さまざまである。薬の副作用が気になる，また塩分を控えると味がしないなどの理由で処方どおりの服薬や食事ができないこと，処方薬やセルフケア行動に対する誤った認識をもっていることもある。

心不全疾病管理におけるセルフケア支援

2004年に発表された心不全疾病管理に関するメタ解析[3]では，セルフケア向上に焦点をあてたプログラムが心不全増悪による入院を統計的有意に低減させることが実証された。しかし，それ以降に発表された大規模臨床試験では，セルフケア支援の有効性が示されないものも多く，一貫した結果が得られていなかった。

このような背景を受け，セルフケア支援の有効性を明らかにする目的で，20研究（5,624名）を対象としたメタ解析が実施され，その結果が2016年に報告された[4]。メタ解析の結果，セルフケア介入は，心不全入院もしくは総死亡のリスクを20％減少，心不全入院のリスクを20％減少，12か月後のQOLを改善させることが明らかとなり，その重要性が確認された。

さらに2016年，心不全疾病管理のメカニズムを明らかにする目的で33研究（3,355名）を対象としたシステマティックレビューの結果が発表された[5]。有効性が示されたプログラムでは，心不全と関連付けたセルフケアに対する患者の理解の促進，自己効力感の向上，家族や介護者を含むこと，患者の心理・社会的安寧の向上，医療従事者からの支援提供，テクノロジーの利用が含まれていた。

このような報告を鑑みれば，心不全患者のQOLを高め，再入院を予防し，予

後を改善するためには，患者の心不全とセルフケアに対する理解をうながし，自己効力感を高め，介護者や医療従事者からのサポートを得て，心理社会的安寧を高め，適宜，情報通信技術 information and communication technology（ICT）などを活用することが重要といえよう。ICT を活用したセルフケア支援については，第 9 章『③遠隔医療・テレモニタリング』を参照されたい。

セルフケア向上のための教育・相談支援

生活習慣は長年培ってきたものであり，さまざまな知識を有していても行動に移すことが困難な場合が多い。理想的な内容の療養指導ではなく，その患者の退院後の生活をアセスメントしたうえで，患者が継続できる療養指導を提供することが重要である。そのためには，知識の獲得のみならず，患者が計画を立て，目標を設定し，意思決定できるように支援する。さらに，患者が心不全と上手く折り合いをつけてやっていく自信をもてるように援助することが求められる。

教育・相談支援では，心不全に関する一般的な知識・スキルの提供に加え，必要な療養行動を患者の生活に折り込み実践するスキル（例：塩分を控えた食事を選択し，摂取する）と，心不全増悪の症状・徴候を見きわめ，適切に対処するスキルが求められる。これまでの患者の症状や徴候ならびに退院後の食生活や就業状況などの生活状況に耳を傾け話し合いながら，その患者に必要な知識とスキルを絞り込み，具体的に助言することが重要である。

近年，患者のヘルスリテラシー[*1]のレベルがセルフケア行動のアドヒアランス

に影響を及ぼすことが明らかになっている[6]。患者の健康に関する情報を入手し，理解し，活用し，評価する能力のレベルをアセスメントしながら支援することも大切である。

セルフケア支援の際には，患者のセルフケア実践の障壁を明らかにすることや患者の心不全やその治療に対する思いを把握することも大切である（**表 1**）。患者は医療者よりも同じ病（心不全）を患う者から必要なセルフケアスキルについて学ぶことが多いとの指摘もあり，患者同士がセルフケアスキルについて情報交換できるような環境を調整していくことも有用である。

患者の家族（介護者）を含めて，教育・相談支援を提供することも大切である。家族は，患者の行動変容を励まし，支え，動機付けるだけでなく，細かな日常生活のサポート（例：食事の準備）も行う。家族は，患者の精神面をサポートする一方，家族のケアによる負担感が増大しないように，医療従事者は注意を払うことが必要であろう。

患者の行動変容や問題解決技能の獲得を目指した教育支援では，ヘルスビリーフモデルや自己効力感などの健康行動理論を組み入れることが有用である。このような健康行動理論を意識してケアを提

*1 第 17 章の ONE POINT ADVICE『心不全におけるヘルスリテラシー』（324 ページ）を参照。

表1● 心不全セルフケア教育のポイント

- セルフケア実践の障壁（バリア）を明らかにする
- 患者の知識やこれまでの経験，生活背景に応じた系統的かつ個別的な教育を提供する
- 「病みの軌跡」を聴き，患者の心不全や治療に対する思いを把握する
- 教育・相談支援には，家族や介護者，友人も含める
- 脅しではなく学びをうながす環境（雰囲気）を整える。患者が何を知りたいのか尋ねる
- 患者が困っていること，気になっていることを明確にする
- 学習ニーズに応じた教材（例：パンフレット，IT を活用した教育）や方法（例：サポートグループ）を利用する
- セルフケア実践に関する実現可能な目標を患者と設定する
- 情報提供にとどまらず，スキルを指導する

供することは，質の高い教育・相談支援につながりうる。

セルフケア支援に役立つ理論

心不全患者は他の疾患をあわせもつことが多く，内科的治療に加え，さまざまな非薬物治療を受けていることも多い。このようなことから，患者が必要とする日々のセルフケア行動はより複雑となる。さらに，高齢化にともない，患者の心理・社会的背景や抱える問題は多様化している。いくつかの看護理論は，患者の包括的評価や質の高い看護ケアの提供に役立つ。以下では，「慢性疾患の病みの軌跡」と「慢性疾患のセルフケアに関する中範囲理論」をとりあげ，概説する。第18章『心不全ケアのための健康行動理論』もあわせて参照されたい。

慢性疾患の病みの軌跡

1984年，StraussとCorbinによって，慢性疾患の管理のための「病みの軌跡 illness trajectory」という概念モデルが提唱された[7]。このモデルでは，慢性の病気は，長い時間をかけて多様に変化していく1つの行路courseをもつと考えられている。「軌跡 trajectory」は，このモデルの主要概念であり，病気や慢性状況の行路と考えられている。病みの行路は，適切な管理によって方向づけることができる。

慢性の病気は，病気にともなう症状や治療だけでなく，時間の調整や生活上の孤立など，毎日の生活にさまざまな問題をもたらす。医療従事者は，起こりうる結果を予測し，症状を管理し，随伴する障害に対応することによって，病みの行路を方向づけていく[8]。慢性疾患を患う個人に対するケアの焦点は治癒にあるのではなく，病気とともに生きることにある。それゆえ，慢性疾患を患う個人に対する援助では，「病気をもつ人が病みの行路を方向づけることができ，同時にQOLを維持できるようにすること」が求められる。

表2は，軌跡の局面（急性期，安定期，不安定期，下降期，臨死期など）である[7]。慢性疾患はこれらの局面を移行し，またどの局面に位置しているかによって，対処しなければならない問題も必要な調整も異なると考えられている[8]。

慢性疾患のセルフケアに関する中範囲理論

心不全に限らず慢性疾患を有する患者にとってセルフケアは，健康の維持・増進のために不可欠である。「慢性疾患のセルフケアに対する中範囲理論」は，2012年にRiegelらによって提唱された[9]。Oremのセルフケア不足看護理論との大きな違いは，この理論が慢性疾患に焦点をあてている点である。この中範囲理論では，セルフケアを「健康を維持するプロセスであり，これは健康増進のための

表2●軌跡の局面

局面	特徴
前軌跡期	病みの行路が始まる前，予防的段階，徴候や症状がみられない状況
軌跡発現期	徴候や症状がみられる。診断の期間が含まれる
クライシス期	生命が脅かされる状況
急性期	病気や合併症の活動期，その管理のために入院が必要となる状況
安定期	病みの行路や症状が養生法によってコントロールされている状況
不安定期	病みの行路や症状が養生法によってコントロールされていない状況
下降期	身体的状態や心理的状態は進行性に悪化し，障害や症状の増大によって特徴づけられる状況
臨死期	数週間，数日，数時間で死に至る状況

（ピエール・ウグ編集，黒江ゆり子ほか訳．慢性疾患の病みの軌跡—コービンとストラウスによる看護モデル．東京：医学書院，1995. より，一部改変）

行動と疾病のマネジメントによってなされる」と定義づけている。

主要概念は,「セルフケアメンテナンス」「セルフケアモニタリング」「セルフケアマネジメント」の3つである**(図2)**。「セルフケアメンテナンス」は,well-beingの向上,身体的・精神的安定を保つための行動を指す。この行動には,健康的な食事,薬の指示どおりの内服,禁煙,ストレスへの対処などが含まれる。「セルフケアモニタリング」は,定期的に徴候や症状の変化を観察する,身体の声を聞くプロセスである。心不全患者の体重測定や浮腫の観察はこれに含まれる。「セルフケアマネジメント」は,生じた徴候や症状に対する反応である。「セルフケアマネジメント」には,身体的・精神的徴候や症状の変化を認識すること,これらの変化に対して何らかのアクションが必要かどうかを意思決定すること,実践したアクションに対するアウトカムを評価することが含まれる。たとえば,体重が増加したときに,それを認識し,追加で利尿薬を内服し,その効果を体重や浮腫の変化などで評価することである。

さらにこのモデルでは,セルフケアの根底にあるプロセスは,意思決定とリフレクションと考えている。セルフケアに影響を及ぼす因子として,これまでの経験やスキル,モチベーション,習慣,文化的信念や価値観,身体機能や認知機能(例:目がみえづらい,難聴,認知機能障害,抑うつ,不安),自信,サポート(例:介護者・家族・友人からのサポート),ケアへのアクセス(例:都市部まで遠い)などがあげられている[10]。

セルフケアに関する中範囲理論は,糖尿病や慢性腎臓病を併存する患者,CRTや植込み型補助人工心臓などのデバイス

図2● 慢性疾患のセルフケアに関する中範囲理論

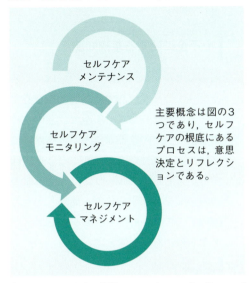

主要概念は図の3つであり,セルフケアの根底にあるプロセスは,意思決定とリフレクションである。

(Riegel B, et al. A middle-range theory of self-care of chronic illness. ANS Adv Nurs Sci. 2012; 35: 194-204. より,一部改変)

を用いた患者など,必要なセルフケア行動が多く,複雑化する患者を支援する際にも役立つと考えられる[11]。

具体的なセルフケア支援項目

『急性・慢性心不全診療ガイドライン』[12]では,セルフケア能力の向上を目的とした患者・家族(介護者)に対する教育・支援内容として,心不全に関する病態や症状,セルフモニタリング,食事療法,薬物治療,身体活動などをあげている[*2]。また,患者手帳など患者の理解度を高められるよう適切な教材を活用することも有用である[12]。欧州心臓病学会および欧州心不全学会により開発された心不全患者・家族向けのウェブサイト"Heart Failure Matters"(https://www.heartfailurematters.org/en_GB/)や,米国心不全学会の教材(https://www.hfsa.org/patient/patient-tools/educational-modules/)なども参照されたい。

*2 詳細は第15章『心不全における疾病管理』の表2(280ページ)を参照。

以下，セルフケア支援内容について簡単に述べる。

心不全に関する基礎知識

適切なセルフケア実践のためには，患者や家族が心不全に対する基礎知識を有することが望まれる。心不全とはどのような病気で，どのようなことがきっかけで悪化する可能性があるのか，などを説明する。筆者らのグループでは，心不全患者の知識を評価する尺度を開発しており（図3），患者の知識の程度をアセスメントする際に有用と考えている[13]。

喫煙

心不全患者では，禁煙により死亡率や再入院率が低減することが示されている。ニコチンパッチやニコチンガムといった禁煙補助品を上手に利用して，禁煙をうながす。また，副流煙中の種々の物質は，主流煙中の有害物質の量と比べて数倍から数十倍に及ぶことから，受動喫煙も避けるべきである。家族に喫煙者がいる場合は，患者の前で吸わないように分煙環

境を作ったり，患者と一緒に禁煙をはじめたりというような周囲の協力も大事である。

アルコール

アルコール性心筋症では，禁酒が必須である。それ以外の患者でも，酒のつまみには塩辛いものが多いため，塩分の過剰摂取につながったり，水分やカロリーの過剰摂取につながったりするおそれがある。患者には，飲酒が心不全増悪の誘因となりうるため十分に注意するよう指導する。酒量や飲酒頻度などについては主治医に確認し，具体的な助言をする。

社会的活動・仕事

患者は心不全にともなう倦怠感や易疲労感，運動耐容能の低下などによって，これまでの仕事や家事の継続が困難となり，家族・社会的役割を喪失することもある。これは患者の社会的孤立や自尊心の低下をまねきうる。心不全を患うことによって，家族関係や家庭生活，職業にどのような影響が生じているかの情報を得て支

図3●心不全の知識を評価する尺度

心臓や心不全，心不全の方の日常生活についてお尋ねします。以下のそれぞれの文を読み，正しいと思う場合は「はい」，誤っていると思う場合は「いいえ」，わからない場合は「わからない」に，○をつけてください。

	はい	いいえ	わからない
1. 心臓で，酸素と二酸化炭素が交換される	0	1	2
2. 心不全の症状に，息切れや息苦しさがある	0	1	2
3. 心不全が悪化すると，急に体重が増えることが多い	0	1	2
4. 心不全は，過労やストレスで悪化する	0	1	2
5. 塩分は，体内に水分を貯留させる作用がある	0	1	2
6. 利尿薬は，体の余分な水分を取り除く作用がある	0	1	2
7. 心不全の方は，状態や重症度に関係なく，運動はしないほうがよい	0	1	2

（Kato N, et al. Development and psychometric properties of the Japanese Heart Failure Knowledge Scale. Int Heart J. 2013; 54: 228-33. より，一部改変）

援するとともに，患者が社会的あるいは精神的に隔離されないように注意する。活動能力に応じた社会的活動を勧め，病態や症状に応じて就労環境の調整ができるように支援する[12]。

入浴

入浴は慢性心不全患者において禁忌ではなく，適切な入浴法により負荷軽減効果が得られ，臨床症状の改善をもたらす。熱いお湯は交感神経を緊張させるため，40〜41℃程度のぬるま湯がよい。また，深く湯につかると静水圧により静脈還流量が増して心内圧を上昇させるため，鎖骨下までの深さの半坐位浴とする。時間は10分以内を心がけるよう指導する[12]。

妊娠

慢性心不全の妊婦は死亡率が高く，正常の妊娠，分娩は困難なことがある。児については，早期産および子宮内胎児発育不全が多く，死亡率が高いことが知られている。そのため，NYHA心機能分類Ⅲ度以上の女性に対しては妊娠を避けること，また妊娠しても早期に中絶するようガイドラインで推奨されている[12]。また，心不全治療薬の多くは，妊娠中の投与は禁忌となっている。妊娠を希望する場合は，医師と事前に相談することが大切である。

性生活

心不全患者は，男女を問わず，性生活に関する何らかの問題を抱えていることが多く，特に若い患者とそのパートナーではその割合が高い。性生活に関する問題には，勃起障害 erectile dysfunction（ED）やオーガズムの問題，性生活に関する関心の低下，性行為への恐れなどが含まれる。性的機能に影響を及ぼす因子としては，心理的要因（例：抑うつや不安），病態的要因，心不全治療薬，嗜好（例：喫煙，肥満），併存疾患（例：高血圧，糖尿病，肥満），年齢などが考えられている。

性生活は患者のQOLに影響を及ぼす因子で，性行為によって心不全症状の悪化や突然死をきたす危険性もある。したがって，患者・パートナーに対するセクシャルカウンセリングは重要である[14]。患者が不安なく，安全に，性生活を送れるように医師と連携し，心不全の重症度に応じた支援を提供する。勃起障害治療薬の服用については，主治医に事前に相談するように説明する。

感染予防とワクチン接種

風邪などの感染症は，代謝亢進，発熱，頻脈を引き起こすため心負荷となり，心不全を悪化させる因子となる。インフルエンザワクチン接種は冬期の死亡率低下につながることが報告されており，病因によらずインフルエンザおよび肺炎球菌に対するワクチン接種を受けることが推奨されている[12]。

旅行

ガイドラインでは，航空機旅行，高地あるいは高温多湿な地域への旅行に注意をうながしている。交通手段として短時間の航空機旅行は，他の交通機関による旅行よりも好ましいとされている。しかし，NYHA心機能分類Ⅲ度以上の重症患者では，長時間の航空機旅行は，心不全増悪のリスクが高いことから勧められていない。どうしても航空機旅行が必要な場合には，飲水量の調節，利尿薬の適宜使用，軽い体操が必要である[12]。

心不全患者が旅行する場合は，旅行時の食事内容や食事時間の変化，気候の変化が水分バランスに悪影響を及ぼし，心不全が増悪する可能性があることを十分に説明しておく。

抑うつ・不安

抑うつは心不全増悪による再入院や死亡のリスクを高める危険因子であり，適切な治療・ケア提供が必要である[15, 16]。抑うつを併存する心不全患者では，服薬のアドヒアランスが低いことや，心不全増悪症状の出現から受診までの時間が長く，受診が遅れること，身体活動レベルが低いなど，セルフケア不足が指摘されている[17]。一方で，抑うつを併存する慢性疾患（循環器疾患を含む）患者に対して多職種で提供されたガイドラインにもとづくテーラーメード治療・ケアが，抑うつ症状および QOL を改善させるとの報告もある[18]。このような報告は，抑うつを併存する患者に対する個別的な治療・ケア提供の必要性を示すものといえる。

多疾患有病者への
セルフケア支援

慢性腎臓病や糖尿病，貧血，慢性閉塞性肺疾患など多疾患が併存する心不全患者は多く，このような患者では必要なセルフケア行動の種類も増え，症状・徴候モニタリングは一層複雑となる。多疾患有病者に対して個別かつ具体的なセルフケア支援を提供していくことが必要である。

高齢患者では認知機能障害を有する割合も高く，認知機能障害を有する心不全患者ではセルフケア行動が不十分となる可能性がある。家族はもちろん，訪問看護師や保健師，かかりつけ医などとも連携し，在宅でのセルフケア実践を支える。

特に，在宅で看護・介護を行う場合には，家族のマンパワー，肉体的・精神的負担，ソーシャルサポートシステムについて十分にアセスメントし，第三者の介入による負担の軽減についても検討する。

セルフケアの評価

心不全患者におけるセルフケアは，それ自体が重要なアウトカムであると同時に，臨床転帰改善のための手段でもある。したがって，提供した教育・相談支援の効果を評価する際は，心不全入院や死亡のみならず，セルフケアへの効果も検証していくことが求められる。**図4** は，ヨーロッパで開発された心不全患者のセルフケア行動を評価する尺度の日本版である。妥当性・信頼性が確認されており，海外で広く利用されている[19]。また，項目2，7，11を除いた9項目バージョンが海外では公表されている。日本版の9項目での尺度の妥当性・信頼性は現在検討中である。

理想的なセルフケア支援の
提供体制

チーム医療

セルフケア支援においても，医師や薬剤師，栄養士，理学療法士，訪問看護師などとの多職種連携・協働が重要であり[3]，看護師は，チーム医療のなかでコーディネーターとしての役割を担う。加えて，それぞれの専門家に助言を受けた患者がそれらを自分の生活にどのように取り入れ生活を成り立たせ，維持していくかについて助言する。

図4 ● ヨーロッパ心不全セルフケア行動尺度（日本版）

この尺度は心不全の方のセルフケア（自己管理）に関するものです。各項目についてご自身に最もあてはまると思う番号に○をつけて回答してください。各項目の答えは，両端が「まったくそのとおりである（1）」から「まったくあてはまらない（5）」の5段階の選択肢からなっていることに注意してください。項目によりはっきりと答えにくい場合でも，ご自身に最も近いと思う番号に○をつけてください。

		まったくそのとおりである				まったくあてはまらない
1.	毎日体重を測っている	1	2	3	4	5
2.	息切れがしたときには，少し休む	1	2	3	4	5
3.	息切れがひどくなったときには，病院または医師や看護師に連絡する	1	2	3	4	5
4.	足がいつもよりむくんだときには，病院または医師や看護師に連絡する	1	2	3	4	5
5.	1週間で体重が約2kg増えたときには，病院または医師や看護師に連絡する	1	2	3	4	5
6.	水分量を制限している（1日あたり1.0～1.5Lを超えないように）	1	2	3	4	5
7.	日中のどこかで，休むようにしている	1	2	3	4	5
8.	倦怠感（だるさ）が増したときには，病院または医師や看護師に連絡する	1	2	3	4	5
9.	塩分の少ない食事をとっている	1	2	3	4	5
10.	指示どおりに薬を飲んでいる	1	2	3	4	5
11.	毎年，インフルエンザの予防接種を受けている	1	2	3	4	5
12.	定期的にからだを動かしている	1	2	3	4	5

（Kato N, et al. Validity and reliability of the Japanese version of the European Heart Failure Self-Care Behavior Scale. Eur J Cardiovasc Nurs. 2008; 7: 284-9. より，一部改変）

切れ目のない支援体制

筆者らが行った，入院中に提供されるセルフケア教育支援プログラムの有効性を検討した試験では，看護師を中心としたチーム医療によるセルフケア教育が患者の心不全に関する知識を高め，心不全増悪による再入院を抑制することが示唆された（図5）[20]。一方で，改善したセルフケア行動と知識のレベルは，退院後，徐々に低下していった。本試験の対象者の多くが，循環器内科医による定期的な外来診療を受けていたことを鑑みれば，本結果は，外来での継続したセルフケア支援の必要性を示唆するものといえる。

日本では，慢性心不全患者に対する外来支援を実施している施設は，いまだ少

図5 ● セルフケア教育プログラムの心不全入院・心臓死への効果

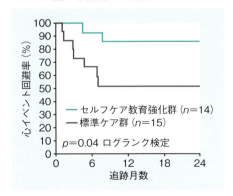

（Republished with permission of Dove Medical Press Ltd., from [Kato N, et al. How effective is an in-hospital heart failure self-care program in a Japanese setting? Lessons from a randomized controlled pilot study. Patient Prefer Adherence 2016; 10: 171-81.]; permission conveyed through Copyright Clearance Center, Inc.）

ない。入院中だけでなく外来，在宅など患者が生活する場でシームレスにセルフケア支援が提供されるような医療提供体制の構築，ならびに心不全に関する専門知識・技術を有する看護職の育成が望まれる。

近年の薬物治療・非薬物治療の進歩は著しい。しかし，最新のエビデンスや治療ガイドラインにもとづく最適な治療ケアが提供されても，患者がそれらを遵守しなければ効果は得られず，患者のセルフケアが心不全治療の成功の鍵となる。

セルフケアの実践には，心不全に関する基礎的な知識に加えて，必要なセルフケア行動を日常生活のなかに折り込み実践するスキル，ならびに心不全増悪症状を見きわめ，適切に対処するスキルが必要である。患者が心不全を増悪させることなく質の高い療養生活を過ごせるように，知識・スキルの獲得につながる教育支援を提供し，患者のセルフケア実践を支えていくことが求められる。

（加藤 尚子）

● 文献

1) Kato N, Kinugawa K, Nakayama E, et al. Insufficient self-care is an independent risk factor for adverse clinical outcomes in Japanese patients with heart failure. Int Heart J. 2013; 54: 382-9.
2) Kato N, Kinugawa K, Ito N, et al. Adherence to self-care behavior and factors related to this behavior among patients with heart failure in Japan. Heart Lung. 2009; 38: 398-409.
3) McAlister FA, Stewart S, Ferrua S, et al. Multidisciplinary strategies for the management of heart failure patients at high risk for admission: a systematic review of randomized trials. J Am Coll Cardiol. 2004; 44: 810-9.
4) Jonkman NH, Westland H, Groenwold RH, et al. Do self-management interventions work in patients with heart failure? An individual patient data meta-analysis. Circulation 2016; 133: 1189-98.
5) Clark AM, Wiens KS, Banner D, et al. A systematic review of the main mechanisms of heart failure disease management interventions. Heart 2016; 102: 707-11.
6) Matsuoka S, Tsuchihashi-Makaya M, Kayane T, et al. Health literacy is independently associated with self-care behavior in patients with heart failure. Patient Educ Couns. 2016; 99: 1026-32.
7) ピエール・ウグ編集，黒江ゆり子，市橋恵子，寶田 穂訳．慢性疾患の病みの軌跡——コービンとストラウスによる看護モデル．東京：医学書院，1995．
8) 南 裕子監訳．慢性疾患を生きる ケアとクォリティ・ライフの接点．東京：医学書院，1987．
9) Riegel B, Jaarsma T, Strömberg A. A middle-range theory of self-care of chronic illness. ANS Adv Nurs Sci. 2012; 35: 194-204.
10) Jaarsma T, Cameron J, Riegel B, et al. Factors related to self-care in heart failure patients according to the middle-range theory of self-care of chronic illness: a literature update. Curr Heart Fail Rep. 2017; 14: 71-7.
11) Kato N, Jaarsma T, Ben-Gal T. Learning self-care after left ventricular assist device implantation. Curr Heart Fail Rep. 2014; 11: 290-8.
12) 日本循環器学会/日本心不全学会合同ガイドライン．急性・慢性心不全診療ガイドライン（2017年改訂版）（班長：筒井裕之）．《http://www.j-circ.or.jp/guideline/pdf/JCS2017_tsutsui_h.pdf》（2018年12月閲覧）．
13) Kato N, Kinugawa K, Nakayama E, et al. Development and psychometric properties of the Japanese Heart Failure Knowledge Scale. Int Heart J. 2013; 54: 228-33.
14) Steinke EE, Jaarsma T, Barnason SA, et al. Sexual counseling for individuals with cardiovascular disease and their partners: A consensus document from the American Heart Association and the ESC Council on Cardiovascular Nursing and Allied Professions (CCNAP). Circulation 2013; 128: 2075-96.
15) Kato N, Kinugawa K, Yao A, et al. Relationship of depressive symptoms with

hospitalization and death in Japanese patients with heart failure. J Card Fail. 2009; 15: 912-9.

16) Kato N, Kinugawa K, Shiga T, et al. Depressive symptoms are common and associated with adverse clinical outcomes in heart failure with reduced and preserved ejection fraction. J Cardiol. 2012; 60: 23-30.

17) Kessing D, Denollet J, Widdershoven J, et al. Psychological determinants of heart failure self-care: Systematic review and meta-analysis. Psychosom Med. 2016; 78: 412-31.

18) Katon WJ, Lin EHB, Von Korff M, et al. Collaborative care for patients with depression and chronic illnesses. N Engl J Med. 2010; 363: 2611-20.

19) Kato N, Ito N, Kinugawa K, et al. Validity and reliability of the Japanese version of the European Heart Failure Self-Care Behavior Scale. Eur J Cardiovasc Nurs. 2008; 7: 284-9.

20) Kato N, Kinugawa K, Sano M, et al. How effective is an in-hospital heart failure self-care program in a Japanese setting? Lessons from a randomized controlled pilot study. Patient Prefer Adherence 2016; 10: 171-81.

17 心不全におけるセルフケア

❷

セルフケアを支えるための具体的なケア―服薬管理

心不全増悪の要因には，服薬や食事療法の非遵守といった患者自身でコントロールが可能な非医学的要因もある[1]。そのため，患者自身によるセルフケアが重要であり，そのなかでも，薬物治療の遵守は重要な位置を占めている。心不全治療における患者の服薬の不徹底は，心不全増悪による死亡率や入院の増加のリスクを上昇させることが明らかにされており[2~4]，心不全患者のアウトカムの向上には，服薬管理の徹底が不可欠である。

服薬管理の支援には，患者の服薬に対するアドヒアランスの程度を評価し，服薬が遵守できていない原因や理由を把握したうえで，その原因に介入する必要がある。

服薬に対するアドヒアランスの評価方法

服薬に対するアドヒアランスを評価する方法は，質問紙やインタビューを用いて患者自身が自分の服薬行動を評価する主観的評価方法と，医療者が評価する客観的評価方法に分類できる。

主観的評価方法のうち，質問紙には多種多様なものが存在するが，主要なものとしては，Morisky らによって開発された自記式の Morisky Medication Adherence Scale（MMAS）がある[5]。この質問紙は，「薬を飲み忘れたことがある」「薬を飲むことに関して無頓着である」

「調子がいいと薬を飲むのをやめる」「体調が悪くなると薬をやめる」の4項目で構成されており，簡便であることと，信頼性・妥当性も検証されていることから，広く用いられている。また，高血圧患者を対象とした8項目の修正版 MMAS も開発されている[6]。

客観的評価方法では，薬の容器のキャップ部分に電子装置を取り付け，キャップの開口を記録しアドヒアランスを測定する Medication Event Monitoring system（MEMS）という方法が欧米で広く使用されている。MEMS は正しい薬物の服用（dose count），正しい量の服用（dose day），正しい時間での服用（dose time）を評価できる医療機器であり，患者が服薬のために機器のキャップを開ける行為を記録し，それを服薬行動とみなすことが可能である。また，処方薬の残薬数をカウントするピルカウント法も汎用されている。

心不全患者の服薬に対するアドヒアランスに関連する要因

服薬に対するアドヒアランスに影響を与える要因を示すモデルとして，世界保健機関 World Health Organization（WHO）は Multidimensional Adherence Model（アドヒアランスの5つの要因）を提唱している（**図1**）[7]。この5つの要因は単独でアドヒアランスに影響する

のではなく，複合的に影響するとされており，アドヒアランスの改善には，このような要因を多面的にとらえる必要がある。

心不全においても，欧米における心不全患者を対象とした先行研究から，服薬に対するアドヒアランスはさまざまな要因の影響を受けることが明らかとなっている。表1は心不全患者の服薬に対するアドヒアランスに関する96論文から，アドヒアランスに関連する要因をまとめたものである[8]。社会人口統計学的要因として年齢，性別，人種，病態要因として心不全診断歴や重症度，合併症，社会的要因として経済状況やソーシャルサポート，心理的要因として自己効力感や抑うつ・不安があげられる。さらに，心不全患者のアドヒアランスに関連する要因について，服薬に利益を感じている，副作用の経験がない，医療者との関係が良好である，といった要因がアドヒアランスに関連することも報告されている[9]。服薬管理の支援にとどまらず，心不全治療薬の処方においても，これらの要因を考慮することが必要である。

服薬管理の具体的な支援（表2）

患者の疾患・治療に対する理解の促進

薬物治療が複雑化している心不全治療において，薬物治療について医療者から十分に説明がなされ，薬に対する理解が得られるよう支援することが重要である。服薬に対するアドヒアランスの改善を目的とした無作為化比較試験では，看護師が退院前に患者の薬物治療の認識を確認するための半構造化面接を実施した後，服薬に関するスキルや薬物治療の必要性，

図1 ● Multidimensional Adherence Model（アドヒアランスの5つの要因）

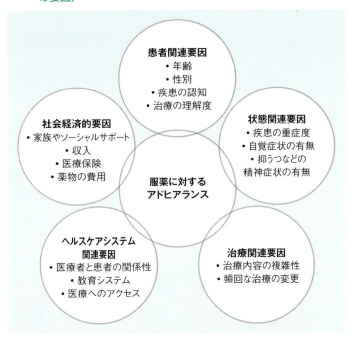

(Sabaté, E. Adherence to long-term therapies: evidence for action. World Health Organization. 2003. より，一部改変)

症状と処方薬の関連についての教育を実施した結果，アドヒアランスが有意に改善したことを報告している[10]。また，患者教育の場面において，看護師は患者のヘルスリテラシーのレベルに応じて，わかりやすく利用しやすい形での疾患や治療，薬物に関する情報提供や，副作用への把握と対処が行えるように支援していくことも必要である。

心理的支援

自己効力感は，ある目的のために必要な行動を最後まで行えるという個人の信念であり，健康行動の維持増進に強く影響しているといわれている[11]。自己効力感を高めることで，疾患を抱えて生活していくことに自信をもち，積極的に健康行動に取り組むことができるため，服薬指導において自己効力感を高めるような心理教育的な介入を行うことが必要である。

表1●心不全患者における服薬に対するアドヒアランス低下の関連要因

人口統計学的要因	高齢，若年，男性，女性，人種（白人と比較し他人種は低い）
病態要因	高い心拍数，併存疾患の多さ，心不全の診断歴，心不全の重症度，認知機能障害，処方の複雑性（服用錠数・回数の多さ），睡眠の質の悪さ，喫煙
社会的要因	低収入，低いソーシャルサポート，未婚，未保険，薬の費用負担，薬物治療に対する知識やスキルの欠如
心理的要因	低い自己効力感，抑うつ，不安，タイプＤパーソナリティー，薬物治療による症状緩和の経験がない

（林亜希子ほか．心不全患者の服薬行動に関する研究の動向と課題　Systematic Review からの考察．心臓 2018; 50: 152-63. より）

表2●服薬に対するアドヒアランス支援の要点

支援の要点	具体的内容
疾患や治療の理解の促進	心不全についての教育 治療薬の作用，副作用の教育
心理的支援	自己効力感の向上 抑うつ，不安の早期スクリーニングと専門的介入 患者と医療者の信頼関係の構築
生活スタイルに応じた支援	服用錠数，服用回数の評価，検討 服用時間の妥当性の検討 管理方法の選定 ・PTP（press through pack）包装，一包化 ・服薬カレンダー，ピルケースの使用
社会的支援	家族や介護者への教育，協力の依頼 訪問看護，薬剤師訪問サービスの活用

また，不安や抑うつは，心不全患者の薬物治療の非遵守に関連することが明らかになっており[12, 13]，服薬に対するアドヒアランスの支援を行う際には，看護師は患者の不安・抑うつといった心理的変化を見逃さないように観察とスクリーニングを行い，場合によっては臨床心理士やリエゾン精神看護専門看護師，精神科医師といった専門家へのコンサルテーションを含めた心理的支援を早期から行うことが重要である。

患者の生活スタイルに応じた服薬管理方法の適用

薬物数が多い，服用時間が複雑と考えている患者は服薬に対するアドヒアランスが不良と報告されている[14]。さらに，MEMS を用いた調査では，dose count よりも dose day の服薬遵守は悪く，dose time ではさらに悪化する[15, 16]。こ

れらの報告から，処方された多くの薬を正しく，指示された時間どおりに服薬することに抵抗感や負担感が生じている可能性がある。処方の複雑さが服薬管理に影響している場合には，処方内容の検討を医師や薬剤師へ依頼する，一包化処方にするなど，患者の生活に合わせた調整が必要である。

また，薬を飲み忘れてしまう，服薬の仕方を間違えてしまう場合には，服薬するという行為を想起しやすいように工夫することが効果的である。1週間分の薬を服用時間ごとに分類して整理できるピルケースや，壁掛け式の服薬カレンダーを使用したり，周囲の人の協力を得られるように支援する。

患者と医療者の良好な関係

WHO は，服薬の支援において，「患者と

医療者が治療方針について話し合って決定すること」,「患者が積極的に薬物治療の決定に参加すること」,「医療者との良好なコミュニケーションを保つこと」が必要と述べており[7],医療者と患者の信頼関係の構築は服薬行動の改善に不可欠である.薬物治療計画の決定に,患者自身が積極的に参加し,十分なコミュニケーションのもとで,医療者は患者の思いや意見を踏まえながら,患者の合意のもとで治療を進めていくことが不可欠である.また,薬物治療中も対話の機会を多くもち,患者が医療者への信頼感を抱けるように良好な関係を構築していくことが重要である.

外来・在宅における支援の継続

慢性疾患の薬物治療は,自覚症状がない場合でも服薬を継続すること,服薬が長期にわたることから,服薬に対するアドヒアランスが低下するといわれている[7].心不全においても,症状が軽快している安定期にはアドヒアランスが不良となり,服薬忘れや自己中断に至る可能性がある.つまり,症状が安定している外来通院患者や在宅療養患者に対しても服薬状況を継続して評価し,支援をしていく必要性がある.

受診の際に,服薬管理について困っていることはないか,医療者から声をかけ解決策をともに検討することや,家族の協力を得ることも不可欠である.また,訪問看護の利用や,薬局と連携し薬剤師訪問サービスの導入をはかるなど,在宅での長期的な服薬管理が継続できるように支援をしていくことが必要である.

心不全患者の薬物治療は確立されてきたが,その内容は複雑化し,患者の服薬管理を困難にしている.長期にわたる心不全患者の服薬管理を支援するうえで,患者の服薬に対するアドヒアランスを定期的に評価し,アドヒアランスに影響している要因を把握すること,そしてその要因に介入することが重要である.また,外来や在宅でも適切な服薬管理が継続できるよう,医療者は継続的な教育を行い,家族の協力やソーシャルサポートを活用することも必要である.

(林 亜希子)

● 文献

1) Tsuchihashi M, Tsutsui H, Kodama K, et al. Medical and socioenvironmental predictors of hospital readmission in patients with congestive heart failure. Am Heart J. 2001; 142: E7.
2) Fitzgerald AA, Powers JD, Ho PM, et al. Impact of medication nonadherence on hospitalizations and mortality in heart failure. J Card Fail. 2011; 17: 664-9.
3) Hope CJ, Wu J, Tu W, et al. Association of medication adherence, knowledge, and skills with emergency department visits by adults 50 years or older with congestive heart failure. Am J Health Syst Pharm. 2004; 61: 2043-9.
4) Murray MD, Tu W, Wu J, et al. Factors associated with exacerbation of heart failure include treatment adherence and health literacy skills. Clin Pharmacol Ther. 2009; 85: 651-8.
5) Morisky DE, Green LW, Levine DM. Concurrent and predictive validity of a self-reported measure of medication adherence. Med Care. 1986; 24: 67-74.
6) Morisky DE, Ang A, Krousel-Wood M, et al. Predictive validity of a edication adherence measure in an outpatient setting. J Clin Hypertens (Greenwich). 2008; 10: 348-54.
7) Sabaté, E. Adherence to long-term therapies: evidence for action. World Health Organization, 2003.
8) 林 亜希子,岡田明子,眞茅みゆき.心不全患者の服薬行動に関する研究の動向と課題 Systematic Review からの考察.心臓 2018; 50: 152-63.

9) Wu JR, Moser DK, Lennie TA, et al. Medication adherence in patients who have heart failure: a review of the literature. Nurs Clin North Am. 2008; 43: 133-53.

10) Granger BB, Ekman I, Hernandez AF, et al. Results of the Chronic Heart Failure Intervention to Improve MEdication Adherence study: a randomized intervention in high-risk patients. Am Heart J. 2015; 169: 539-48.

11) Kok G, de Vries H, Mudde AN, et al. Planned health education and the role of self-efficacy: Dutch research. Health Education Research. 1991; 6: 231-8.

12) Tang HY, Sayers SL, Weissinger G, et al. The role of depression in medication adherence among heart failure patients. Clin Nurs Res. 2014; 23: 231-44.

13) Wu JR, Lennie TA, Dekker RL, et al. Medication adherence, depressive symptoms, and cardiac event-free survival in patients with heart failure. J Card Fail. 2013; 19: 317-24.

14) 坪井謙之助, 寺町ひとみ, 葛谷有美ほか. 服薬アドヒアランスに影響を及ぼす患者の意識調査. 医療薬学 2012; 38: 522-33.

15) Wu JR, Moser DK, Chung ML, et al. Predictors of medication adherence using a multidimensional adherence model in patients with heart failure. J Card Fail. 2008; 14: 603-14.

16) Riegel B, Lee CS, Ratcliffe SJ, et al. Predictors of objectively measured medication nonadherence in adults with heart failure. Circ Heart Fail. 2012; 5: 430-6.

17 心不全におけるセルフケア

セルフケアを支えるための具体的なケア―食事管理

心不全と食塩摂取の関連性

1980年代に32か国52の地域で行われたINTER-SALTなどの観察研究により食塩摂取量と高血圧との関係性が報告され、それ以来、高血圧とそれにより起こる心不全を予防するため食塩制限が推奨されてきた。

心不全では心拍出量減少と腎血流量減少により、レニン・アンジオテンシン・アルドステロン系の活性化が起こる。それにより、ナトリウムと水の再吸収が亢進し、うっ血が生じるもしくは悪化すると考えられたことから、心不全患者に対する食塩・水分制限の重要性が述べられてきた。特に食塩は口渇を増強させることからも、食塩が水を引きつけると考えられ、食塩制限の必要性がいわれてきた。しかしながら、心不全患者に食塩制限が必要かに関して、十分な根拠が揃っていないのが実状である。

食塩と体液量に関する研究はいくつかある。健常者では食塩摂取量を増やしても、間質から血管内へ水分の移動が起こるが総体液量は増えなかった[1]。心不全患者においては5,700 mg/日のナトリウム摂取（食塩相当量14 g程度）は、1,600 mg/日のナトリウム摂取（食塩相当量4 g程度）に比べ9％の体液量増加を認めたが、14％の心係数増加、21％の1回拍出量係数増加、10％の末梢血管抵抗の減弱を認め、平均心房圧は変化しなかった[2]。これらのことから、心不全治療において食塩制限は必ずしも必要ではないとする考えもある。その一方で、3,000 mg/日のナトリウム制限（食塩相当量7.62 g）は、NYHA心機能分類Ⅲ・Ⅳ度の心不全患者の予後を改善させたが、NYHA心機能分類Ⅰ・Ⅱ度の心不全患者の予後を悪くしたという対称的な結果を示す報告もある。食塩摂取量を減らすことにより、レニン・アンジオテンシン・アルドステロン系を活性化させ、心不全を悪化させる可能性もいわれている[2,3]。β遮断薬やアンジオテンシン変換酵素（ACE）阻害薬・アンジオテンシンⅡ受容体拮抗薬（ARB）の内服状況によって、食塩制限が心不全患者に及ぼす影響は異なる可能性もあり、統一した見解はまだ得られていない。

食塩制限が心不全に及ぼすと考えられる影響について、図1に示す[4]。

心不全患者において望ましい食塩摂取量

日本人の1日食塩摂取量は年々減少傾向にあり、10年前に比べると全体平均で約1 g減少している。しかし、2017年の1日の平均食塩摂取量は9.9 gと、まだ欧米に比べ多いとされている[5]。特に男性の摂取量は平均10 gと多く、男女

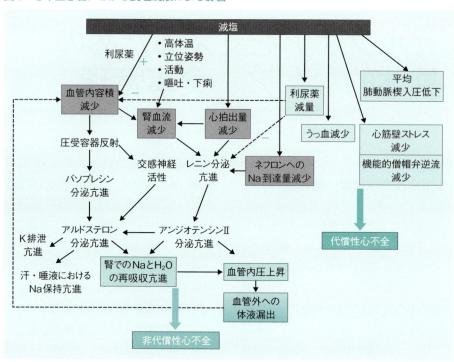

図1 ● 心不全患者における食塩制限による影響

(Gupta D, et al. Dietary sodium intake in heart failure. Circulation 2012; 126: 479-85. https://www.ahajournals.org/journal/circ より)

ともに60歳以上で摂取量は増え，男性では11gを超えている[5]。『急性・慢性心不全診療ガイドライン（2017年改訂版）』では，慢性心不全患者の減塩目標を，日本人の食生活の現状を考慮し，以前の7g以下/日程度から変更し，6g未満/日としている[6]。特に重症心不全ではより厳格な食塩制限を検討するように記載している。しかし前述のように，心不全患者において食塩制限がどのようなアウトカムをもたらすのか，統一した見解はまだ得られていない。欧米のガイドラインにおいても，心不全患者の食塩摂取量の目標値やその根拠は明確にはされていない。日本のガイドラインにおいても，減塩目標を6g未満/日としたことに対してはエビデンスレベルC（専門家および/または小規模臨床試験で意見が一致したもの）とし，明確なエビデンスがあるわけではない。しかし，推奨レベルはⅡa（有用・有効である可能性が高い）とされ，現時点で心不全患者は6g未満/日を目標に減塩する必要があり，食塩制限のセルフケアが求められる。

心不全二次予防の効果が期待できる食事パターン

2018年に心不全二次予防における食事パターンの効果に関するシステマティックレビューが出ており，DASH食が左室拡張能や心房エラスタンスなどの心機能，運動耐容能，酸化ストレス，血圧，死亡率を改善させること，地中海食も炎症，QOL，心機能と関連していることが報告されている[7]。

DASH食

Dietary Approaches to Stop Hyperten-

❸セルフケアを支えるための具体的なケア─食事管理

sion（DASH）食は，全粒穀物や，豆類，魚，ナッツ類，果物，野菜，低脂肪の乳製品を多く摂取し，肉類，菓子類，加糖飲料水，飽和脂肪酸，コレステロールの摂取を少なくする食事パターンである[8]。

地中海食

伝統的な地中海食は，オリーブオイル，果物，ナッツ類，野菜，シリアルを多く摂取し，また魚と鶏肉は中程度の摂取，乳製品と赤身肉，加工肉，菓子類の摂取を少なくし，食事とともに適度なワインを摂取する食事パターンである[9]。

水分摂取量と心不全の関連

食塩とあわせて摂取制限が推奨されることの多い水分であるが，水分制限に関しても統一した見解は得られていない。過去の研究では，水分制限が心不全症状の改善や心不全再入院予防に効果的であったという報告と，水分制限をしてもしなくても症状改善や再入院に差を認めなかったという報告がある。心不全患者の水分制限には利益がないと報告しているシステマティックレビューもあるが，行われている研究の限界も指摘されており，今後さらなる研究が待たれる[10]。

前述のガイドラインでも以前と同様に，「軽症の慢性心不全では自由水の排泄は損なわれておらず水分制限は不要であるが，口渇により過剰な水分摂取をしていることがあるので注意を要する」と指摘している[6]。また，重症心不全で希釈性低ナトリウム血症をきたした場合には水分制限が必要とも記載してある。水分制限に関しては，エビデンスレベル・推奨度ともに明記はされていない。

減塩の難しさ

心不全患者が食塩制限を遵守することの難しさは臨床でもよく実感する。2,000 mg/日のナトリウム制限（食塩相当量約5 g/日）を指示したときの心不全患者の3日間の平均ナトリウム摂取量は2,671 mg/日（食塩相当量約6.7 g/日）だったが，バラツキは大きく522 mg/日（食塩相当量約1.3 g/日）から9,251 mg/日（食塩相当量約23 g/日）であり，実際に指示を遵守できた割合は33％であったとの報告もある[11]。

塩味はちょうどよいと感じる濃度の範囲が甘味や旨味に比べて狭く，塩味が弱いと味がぼやけ料理への満足感を得ることも難しくなる。また，食品自体にすでにナトリウムが含有されているものもあるため，減塩を日常的に行うには意識だけでなく，知識や技術が必要になると予測される。

食事管理の難しさを理解し，食事管理に関する意思決定を支援する

健康行動に関して，新たな健康行動を起こすよりも，すでに行っていた不健康な行動を減らすほうが難しいとされている。特に食べることは生理的・情動的欲求に関係し，また食材の購入や調理など，食事には経済的・技術的な制限も加わることから，食事の行動変容はより難しいと考えられる。

医療者は，患者・家族が今までどのように食事の準備を行い，どのような食事を摂取してきたのか，患者なりに実行してきた食事管理の内容に加え，患者・家族の食への思い，食の好み，技術的・経済的な課題などを理解したうえで，患

315

者・家族に食事管理の助言を行うことが必要となる。食事の行動変容には単純な助言のほうが効果的であったとの報告もあり，どのような食事を避けるのか，現在の食習慣のなかで何をどのように置き換えたほうがよいのかなど，患者の生活を把握したうえで具体的かつ簡潔に助言することが望ましい。

減塩の工夫

医療者は以下の工夫を知識として知ったうえで，患者・家族に適切に助言することが求められる。

減塩味への慣れ

減塩味に慣れること，すなわち味覚の訓練の重要性がいわれている。減塩味への慣れについては以下のような報告がある。0.7％塩分添加味噌汁を10日間摂取し減塩味に慣れるまでの日数を検討したところ，全体の74.1％は10日間で減塩味に慣れたこと，また15歳未満に比べ60歳以上で減塩に慣れた者の割合は8.6％減っていたが，年齢別での有意差は認めなかったと報告されている[12]。

この報告から2週間ごとに徐々に食塩摂取量を減らし，減塩味に慣れていくことは可能であろうと推測される。

調理する際には調味料に含まれる食塩量を計量する

調理の際，実際にどの程度の食塩量を使用しているのか知っておくことは必要である。日常よく使用する調味料がどの程度の食塩量なのか患者・家族に伝え，患者・家族には調理の際に調味料の計量を行うよう伝える必要がある。おもな調味料の小さじ1杯に含まれる食塩量を**表1**に示す[13]。

表1● おもな調味料の小さじ1杯あたりの食塩含有量

調味料	小さじ1杯あたりの食塩含有量
精製塩	5.9 g
薄口醤油	1.0 g
減塩醤油	0.4 g
ウスターソース	0.5 g
トマトケチャップ	0.2 g
めんつゆ（ストレート）	0.2 g

（牧野直子ほか監修，女子栄養大学出版部編集，塩分を減らす食べ方がひと目でわかる　減塩のコツ早わかり．東京：女子栄養大学出版部，2015．より）

味つけの工夫

減塩味に甘味および酸味を加えた場合の食味について調査した研究もある[14]。この研究では，煮物料理の場合，食塩濃度の低下に合わせて砂糖の添加量を少なくするほうが食べやすくなることと，食塩量の約3倍の砂糖量を加えることで減塩味と甘味のバランスが最もとれることを報告している。二杯酢の酢の物料理の場合は食塩濃度に対し食酢量はやや多い量で味が釣り合うこと，食品100 gに対して食塩0.5 gが添加されているときに最も少ない食酢量で味が釣り合い，食塩が0.5 g以下の場合や，さらに食塩量が増える場合には食酢添加量は増える，という結果を報告している。

また，食材の形態と調味料の関係でみると，調味料を食材全体に混合するような調理方法の場合は味が拡散し調味料の割合が多くなるが，食材表面に付着させた調理方法では味の感じ方が強くなり，調味料が少量で済むことも報告している[14]。したがって，調理の時点では味つけを薄くし，摂取する際に食品の表面に調味料を少量つけることで減塩につながる可能性もある。摂取する調味料を少な

くするためには，小皿に調味料を少量とり，舌に当たる部分のみ食品に調味料をつけることや，醤油など液体の調味料はスプレーなどで薄く少量塗布するなどの工夫がある。

食塩に添加する砂糖・酢の量，調理方法，摂食方法などを適切に調節することにより，摂取する食塩量を減らすことが可能である。

旨味を利用する

食酢添加が減塩限界濃度（薄味だが食べられる，という下限の濃度）を下げることは複数の研究で報告されているが，旨味をきかせた減塩の工夫もよく耳にする。旨味はグルタミン酸による効果であるといわれることが多いが，日本人に馴染みの深い「だし」の効果は，グルタミン酸による旨味だけでなく，風味にもあるといわれている。だしと減塩の関連についての報告もあり，鰹だしを濃くすることで塩分濃度を抑えることができるとされている。

「だし」による減塩効果は，「だし」に含まれる食塩濃度が関与しているのではないかといわれる。鰹だし自体の食塩濃度は 0 ％とされるが，2 ％の鰹節の煮出し汁には，ナトリウム 5.0 mg/100 mL，カリウム 21.0 mg/100 mL が含まれ，実際には塩化カリウムなど塩として存在しているものによって減塩効果を得ているのではないかとの報告もある[15]。いずれにしても摂取ナトリウム量を減らすには効果的である。昆布の煮出し汁には，鰹だしの約 4 倍のナトリウム，カリウムが含まれること，コンソメだし（コンソメ顆粒 12 g/1,000 mL），鶏ガラだし（ガラスープ顆粒 12 g/1,000 mL）の食塩濃度はそれぞれ 0.483 ％，0.474 ％といわれる

など，だしによって含有ナトリウム量が異なることには注意が必要である[15, 16]。顆粒だしなどは，栄養成分表で含有ナトリウム量・食塩相当量を確認し用いることが必要である。

だしにも，食酢を加えることで，さらに減塩効果を高めることができるといわれている[16]。

減塩調味料の活用

減塩調味料も多く発売されている。「○％減塩」「塩分控えめ」という栄養強調表示されている調味料を選ぶことで食塩摂取量を減らすことができる。

薄口醤油は，だし味を生かし，素材がもつ本来の色・香りを引き立てる調味料として関西地方で広く活用されているが，食塩濃度は濃口醤油と差はない。しかし，薄口醤油はだしとの相性がよく，食塩で味つけをした場合に比べ，薄口醤油で調味をした場合のほうが減塩可能であったとの報告もある。

栄養成分表を活用しての減塩の工夫

栄養成分表には含有ナトリウム量が表記されているため，それを参考に，摂取量・調味料の調整を行うことで減塩することができる。

食塩相当量の記載がない場合は，次式を用いてナトリウム量から換算することができる。

食塩相当量（g）＝ナトリウム量（mg）
$\times$ 2.54 $\times$ 1/1,000

カップ麺やインスタントラーメンには，麺・かやくとスープそれぞれの食塩相当量を表示している商品もあるため，スープの摂取量を減らすことで，具体的にどの程度の減塩が可能か考えることもできる。

また，加工品には食塩含有量の多いも

17 心不全におけるセルフケア

表 2 ● おもな加工品に含まれる食塩含有量

食品	量	食塩含有量
かまぼこ	1.5 cm 厚 2 切れ（25 g）	0.6 g
焼きちくわ	1 本（30 g）	0.6 g
明太子	1/2 腹（60 g）	3.4 g
イカ・塩辛	20 g	1.4 g
昆布佃煮	5 g	0.4 g
のり佃煮	15 g	0.9 g
ロースハム	2 mm 厚 1 枚（15 g）	0.4 g
ベーコン薄切り	1 枚（18 g）	0.4 g
ウインナーソーセージ	1 枚（25 g）	0.5 g
梅干し	1 個（10 g）	2.2 g
塩漬け白菜	30 g	0.7 g
うどん・ゆで	240 g	0.7 g
食パン	6 枚切り 1 枚（60 g）	0.8 g

（牧野直子ほか監修, 女子栄養大学出版部編集. 塩分を減らす食べ方がひと目でわかる　減塩のコツ早わかり. 東京：女子栄養大学出版部, 2015. より）

のがあるため，栄養成分表を活用して，食塩含有量を考え，少量の摂取を心がけることなどが必要である。おもな加工品に含まれる食塩含有量を**表 2** に示す。

食塩摂取量のモニタリング

食事管理に関して，臨床ではおもに患者・家族との面談で内容やアドヒアランスを確認していくことになる。しかし，自己申告や質問票では，自分をよくみせるように回答する傾向（社会的望ましさ social desirability）が働き，正確に評価できないといわれている。患者の食事内容を客観的に評価する指標が必要となる。

食塩摂取量は，24 時間蓄尿下で 1 日尿中ナトリウム量の測定を行うことで推定できる。蓄尿が難しい場合には，誤差は生じるがスポット尿を用いて，Tanaka 式[*1] で推定を行う。推定食塩摂取量を患者にフィードバックすることが，患者の食塩摂取量を有意に減少させる要因であったとの研究もあり，食塩摂取量の評

価は，患者自身が自分の食事を見直す機会にもなりうる。

体液量の評価

心不全患者の食事管理で気をつけなければならないことは，食事摂取量が減少し低栄養に陥ることである。心不全の経過とともに徐々に食事摂取量が減少してくる患者が多く，長期的視点で評価する必要がある。体液量増加と体脂肪量減少が同時期に起こり，体重変化が乏しい場合もあるため，低栄養のリスクが高そうな高齢心不全患者や重症心不全患者などでは，体組成の評価が望まれる。

簡易で低侵襲な体組成測定法として，多周波数 BIA（生体電気インピーダンス法）がある。測定機器や測定姿勢，食後・運動後など測定時間によっても得られる数値は異なり，またインピーダンス値が筋肉・脂肪量の影響を受けるため（筋肉量減少・脂肪量増加でインピーダンス値は上昇する），水分量・骨格筋量・体脂肪量の絶対値を評価することは困難だが，同一患者を経時的に測定することで体液貯留の傾向を知ることはできる。多周波数 BIA で得られる細胞外水分量 extra-cellular water（ECW）と体水分量 total body water（TBW）の比（ECW/TBW）は，心不全や末期腎不全，重症患者の体液量の評価や予後予測に有用であるとの報告も複数あり，同一患者の経過を評価するには適していると考えられる[17]。また，患者の基準となる ECW/TBW 値がわかれば，それをもとに体脂肪量の増減を推測し，体液量と栄養状態を推測することは可能だと考えられる。

＊1 Tanaka 式：24 時間尿中 Na 排泄量(mmol/日)＝21.98 ×尿 Na (mmol/L) /Cr (g/L) ×｛－2.04 ×年齢＋14.89 ×体重（kg）＋16.14 ×身長（cm）－2244.45｝$^{0.392}$

患者の語りを通して，患者教育を進める

看護師は患者・家族にかかわる頻度・時間ともに多く，患者・家族の思いや生活状況を知る機会が多い。患者との面談，患者の語りを通して，患者の価値観や病気に対する考え方，患者が苦痛に感じていることや，食事管理を困難にしていることを理解することが重要である。また，患者は語ることにより，現状を振り返り問題点を整理していく。患者が症状や病いについての自分の経験を振り返り，語ることを通して現在の問題点に気づき，自ら望ましい行動へと修正していくこと，それはセルフケアそのものである。看護師には，食事管理に関する正しい情報を伝えるだけでなく，患者自身が自らの問題に気づき，自ら適切な対処方法を獲得できるよう支援していく役割が求められる。

(鷲田 幸一)

● 文献

1) Heer M, Baisch F, Kropp J, et al. High dietary sodium chloride consumption may not induce body fluid retention in humans. Am J Physiol Renal Physiol. 2000; 278: F585-95.

2) Damgaard M, Norsk P, Gustafsson F, et al. Hemodynamic and neuroendocrine responses to changes in sodium intake in compensated heart failure. Am J Physiol Regul Integr Comp Physiol. 2006; 290: R1294-301.

3) Lennie TA, Faan RN, Song EK, et al. Three gram sodium intake is associated with longer event free survival only in patients with advanced heart failure. J Cardiac Fail. 2011; 17: 325-30.

4) Gupta D, Georgiopoulou VV, Kalogeropoulos AP, et al. Dietary sodium intake in heart failure. Circulation 2012; 126: 479-85.

5) 厚生労働省. 平成29年 国民健康・栄養調査報告.《https://www.mhlw.go.jp/content/

000451755.pdf》(2019年1月閲覧).

6) 日本循環器学会/日本心不全学会合同ガイドライン. 急性・慢性心不全診療ガイドライン（2017年改訂版）（班長：筒井裕之）.《http://www.j-circ.or.jp/guideline/pdf/JCS2017_tsutsui_h.pdf》(2018年12月閲覧).

7) Dos Reis Padilha G, Sanches Machado d'Almeida K, Ronchi Spillere S, et al. Dietary patterns in secondary prevention of heart failure: A systematic review. Nutrients. 2018; 10: pii: E828.

8) Appel LJ, Moore TJ, Obarzanek E, et al. A clinical trial of the effects of dietary patterns on blood pressure. DASH Collaborative Research Group. N Engl J Med. 1997; 336: 1117-24.

9) Willett WC, Sacks F, Trichopoulou A, et al. Mediterranean diet pyramid: a cultural model for healthy eating. Am J Clin Nutr. 1995; 61 (Suppl): 1402S-06S.

10) Li Y, Fu B, Qian X. Liberal versus restricted fluid administration in heart failure patients, A systematic review and meta-analysis of randomized trials. Int Heart J. 2015; 56: 192-5.

11) Frediani J, Reilly C, Clark P, et al. Quality and adequacy of dietary intake in a southern urban heart failure population. J Cardiovasc Nurs. 2013; 28: 119-28.

12) 松本仲子, 福田加代子. 年齢別, 性別による低塩味への慣れに関する考察. 栄養誌 1985; 43: 77-87.

13) 牧野直子, 松田康子監修, 女子栄養大学出版部編集. 塩分を減らす食べ方がひと目でわかる 減塩のコツ早わかり. 東京: 女子栄養大学出版部, 2015.

14) 玉川和子, 口羽章子, 松下ツイ子ほか. 減塩食調理の食味について（第4報）―調味料の適切な配合. 栄養誌 1990; 48: 177-85.

15) 松本仲子, 藤尾ミツ子, 高城絹代ほか. 煮出し汁の無機成分と鹹味の関係. 栄養誌 1983; 41: 373-7.

16) 坂本真理子, 岡田千穂, 井上あゆみほか. 3種のだしにおける食酢の減塩効果の検討. 日本調理科学会誌 2009; 42: 159-66.

17) Sergi G, Lupoli L, Enzi G, et al. Reliability of bioelectrical impedance methods in detecting body fluids in elderly patients with congestive heart failure. Scand J Clin Lab Invest. 2006; 66: 19-30.

17 心不全におけるセルフケア

4 セルフケアを支えるための具体的なケア―症状モニタリング

心不全患者における症状モニタリングは，重要なセルフケア行動の1つである[1]。心不全で入院した患者は入院時に，労作時の呼吸困難や倦怠感，起坐呼吸など，3つ以上の心不全症状を呈している[2]。しかし，問診を行うと長期間にわたり多くの症状を自覚しているにもかかわらず，その症状が心不全増悪にともなう症状であると認識していないケースに多々遭遇する。このように，心不全患者は症状の原因を必ずしも心不全とは評価しておらず，症状を心不全と関連付けて考えた患者は4～34％であったとの報告もある[3]。症状の発症から治療までの期間が長いほど，症状の重症化をまねく。このような症状の重症化は，患者の在院日数の増加[4]，死亡率の増加[5]と関連するという報告がされている点からも，患者自身が適切な症状モニタリングと対処が行えるよう支援することは看護師の重要な役割である。本稿では，心不全患者のセルフケアにおける症状モニタリングと具体的な支援方法について述べる。

症状マネジメントと症状モニタリング

症状モニタリングでは，医学的な器質的変化にともなう症状ではなく，患者の体験に焦点がおかれていることを理解することが重要である。効果的な症状モニタリングへの支援では，中範囲理論である症状マネジメントモデルを参考にすることができる(図1)[6]。症状マネジメントは3つの構成要素である「症状の体験」「症状マネジメントの方略」「症状の結果」からなり，さまざまな要因の影響を受けていることがわかる。症状モニタリングは「症状の体験」に含まれ，症状の自覚だけでなく，評価，対処行動も考慮していくことが重要となる。

具体的な支援

症状モニタリングへの支援は症状の自覚，評価を適切に行えるように支援し，最終

図1●症状マネジメントモデル

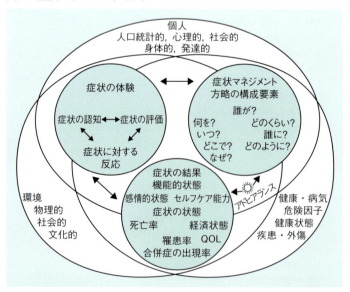

(Dodd M, et al. Advancing the science of symptom management. J Adv Nurs. 2001; 33: 668-76. より)

❹セルフケアを支えるための具体的なケア—症状モニタリング

表1●心不全患者における症状モニタリングの構成要素と支援内容

項目	支援内容	患者の反応	認知の修正
症状の自覚	患者が過去に経験した心不全症状について，患者の語りを通して振り返る	・いつもは休むことなく歩けた道のりを3回休んだ ➡	・息が切れている，身体のだるさがある
		・靴を履くのに苦労した ➡	・足がむくんでいる
症状の評価	症状に対してどのように感じ，評価したかを確認する	・最近仕事が忙しかったから ➡	・心臓のポンプ機能が低下し，肺に血液が渋滞し，酸素の運搬が不十分となったことで，軽い動作で息切れやだるさの症状が出現した
		・食べ過ぎたから ➡	・血液を送り出す心臓のポンプ機能が低下したため，身体の水分を尿として出せずに，身体に水分が貯留した
症状への対処行動	症状の自覚・評価を通して，患者がとった対処行動の意味を確認する	・休めば治るだろう ➡	・軽労作での息切れやだるさは，病院受診の目安 ・安静にし，病院を受診することが必要
		・運動を強化した ➡	・最近，塩分をとりすぎていないか，食生活を振り返る ・体重の急激な増加がないか，確認をする ・塩分を控え，安静にし，病院を受診することが必要

的には，適切な対処行動がとれることが目標となる。以下に，具体的な支援内容について述べる。

症状の自覚，評価，対処行動

表1に各項目に対するおもな支援内容を示す。まず，患者が過去に経験した心不全症状について，①症状の自覚，②症状の評価を，患者の語りを通して振り返る作業をともに行う。易疲労や息切れは加齢や疲労が原因，体重の増加は食べすぎや運動不足によるもの[7]，と認識されていることも多いが，まずは患者が自覚・評価した内容を受け止め，否定しないことも重要である。次に，症状出現の生理的メカニズムについて，イラストを用いてわかりやすく説明し，患者の症状の自覚と評価に対する認知の修正を行う。さらに「症状の評価」に対して，症状の重症度を説明することで，③症状への対処行動の指導につなげていくことができる。この一連の作業は心不全の生活指導において，特に時間を割くべき項目である。

症状モニタリングの記録方法

症状モニタリングの記録方法としては，手帳などを利用して記録する方法が一般的である[8]。記録する内容としては，息切れ，むくみ，だるさ，体重，血圧，脈拍などが含まれる。また，患者自身が振り返りを行えるような備考欄を設けることも，症状の自覚と評価を促すうえで効果的である。記録方法・記録内容については，日本心不全学会が発行している『心不全手帳』が参考になる**(図2)**。一方，体液貯留が主要な病態で，薬物の変更などで容易に体重が増減するような患者に対しては，体重をグラフにして可視化する方法もある**(図3)**。このとき，受診の目安を色分けすることで，視覚的にも症状の解釈が容易となり，ヘルスリテラシーが低い患者に対しても有効である。しかし，このような症状モニタリングの記録を継続して行えているのは患者の約半数であり[9]，また，記録することに苦痛を感じている患者もいるとの報告もある[10]。そのため，患者の個々の特性や生活スタイルに合わせて方法を変えることも重要である。たとえば，毎日の症状モニタリングと記録を，1週間に1度に減らすこと，携帯の健康アプリを活用することなどがあげられる。さらに，高齢者

図 2 ● 症状モニタリングの記録の一例

〔日本心不全学会. 心不全手帳, 第 2 版.《http://www.asas.or.jp/jhfs/pdf/techo_book_new1.pdf》(2019 年 1 月閲覧). より〕

毎日の記録 記入例 を参考に、記入しましょう。

2019 年		日	月	火	水	木	金	土	日	月	火	水	木	金	土
月／日		6／2	6／3	6／4	6／5	6／6	6／7	6／8	6／9	6／10	6／11	6／12	6／13	6／14	6／15
体 重(kg)		59.0	59.0	58.8	58.6	58.5	58.8	58.8	57.9	57.8	57.5	57.8	57.6	57.7	58.0
血圧 (mmHg)	朝 (脈拍 回／分)	110/72 (68)	112/80 (72)	119/79 (78)	105/69 (62)	123/83 (66)	110/70 (69)	118/72 (79)	111/71 (73)	120/85 (82)	115/72 (65)	122/88 (63)	108/80 (70)	113/75 (68)	120/80 (66)
	寝る前 (脈拍 回／分)	111/71 (66)	120/85 (68)	108/69 (70)	105/72 (63)	110/72 (65)	108/69 (82)	105/80 (73)	111/70 (79)	113/75 (69)	110/70 (66)	120/80 (62)	105/69 (78)	115/72 (72)	111/71 (68)
自覚症状	息切れ	(有)・無	(有)・無	(有)・無	(有)・無	(有)・無	有・(無)	(有)・無	(有)・無	(有)・無	(有)・無	(有)・無	(有)・無	(有)・無	(有)・無
	むくみ	(有)・無	(有)・無	(有)・無	(有)・無	(有)・無	(有)・無	有・(無)	(有)・無	有・(無)	(有)・無	(有)・無	有・(無)	(有)・無	(有)・無
	疲れやすさ	(有)・無	有・(無)	(有)・無	(有)・無	(有)・無	(有)・無	(有)・無	(有)・無	(有)・無	有・(無)	(有)・無	(有)・無	有・(無)	(有)・無
	食欲低下	(有)・無	(有)・無	(有)・無	有・(無)	(有)・無	(有)・無	(有)・無	有・(無)	(有)・無	(有)・無	(有)・無	(有)・無	(有)・無	(有)・無
	不眠	(有)・無	(有)・無	有・(無)	(有)・無	(有)・無	(有)・無	(有)・無	有・(無)	(有)・無	(有)・無	有・(無)	(有)・無	(有)・無	(有)・無
運動 (○か×で記入)		○	×	○	○	×	×	○	○	○	○	×	○	○	○
服薬チェック	朝	☑	☑	☑	☑	☑	☑	☑	☑	☑	☑	☑	☑	☑	☑
	昼	☑	☑	☑	☑	☑	☑	☑	☑	☑	☑	☑	☑	☑	☑
	夕	☑	☑	☑	☑	☑	☑	☑	☑	☑	☑	☑	☑	☑	☑

メモ

50 毎日の記録　　毎日の記録 51

心不全とは / 心不全の悪化を防ぐために / 心不全の治療 / 心臓リハビリ / 日常生活の心がけ / 地域連携・連携ノート / 毎日の記録

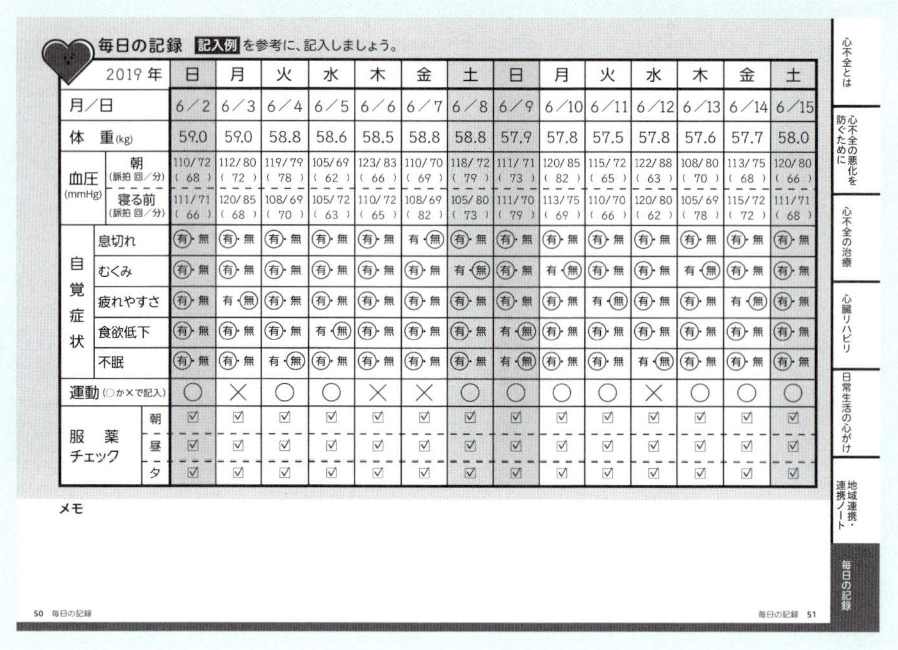

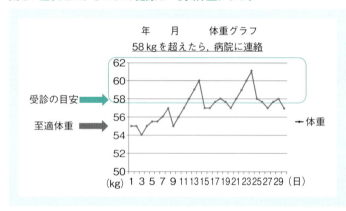

図 3 ● 症状モニタリングの記録の一例（体重グラフ）

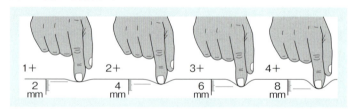

図 4 ● 浮腫の評価方法

(Henry M, et al. Mosby's Guide to Physical Examination, 7th ed . St. Louis: Mosby, 2011: 444. より)

は症状の自覚と評価が困難であることが多いため，看護師による電話モニタリングや，訪問看護などの介護サービスの活用，介護者への指導も効果的である。

このような症状モニタリングを継続させていくためには，患者の意欲を高めることも重要である。具体的には，定期的な外来受診時に，症状モニタリングを継続した患者の努力をねぎらい，それが治療に役立っていると伝えることや，症状の振り返りを患者とともに行うことは，患者の自己効力感を高めるため，重要である。特に，医師からのこのような声かけとコミュニケーションは患者の励みになる。

体重測定

体重測定は，起床直後の排尿した後に測定するのが望ましい。特に，1 週間で 2 kg 以上の体重増加をきたした場合は，早期に受診し，心不全増悪の有無について診察を受けることが必要となる。至適体重の設定は退院時の体重を使用するが，

退院後，筋量や脂肪の増加にともない，容易に体重が増加するケースも少なくない。患者には，体重の増加が心不全増悪によるものかを判断するうえで，浮腫や息切れなど，他の心不全症状もあわせて判断する方法について説明をすることも重要である。また，定期的な外来受診時に，NT-proBNP値，胸部X線での心胸郭比 cardiothoracic ratio（CTR）の拡大，胸水，肺うっ血の有無をもとに，現在の体重が患者にとって適切であるかを判断し，必要に応じて至適体重の見直しを行うことも必要となる。

浮腫

心不全患者にとって，浮腫は認知が困難な症状の1つである。心不全による浮腫は「圧痕性浮腫 pitting edema」であり，足背部や前脛骨部を指でしっかりと5秒間押したのちに指を離して，皮膚に指の跡が残るかどうかで判断をする。しかし，多くの患者が指で押さえる行動をせずに，浮腫の有無を判断しているため，指導方法を統一していくことが重要である。図4に示したような，浮腫の重症度の評価方法を活用することで，共通認識ができる[11]。また，活動性が低い高齢心不全患者や重症心不全患者では，背部や仙骨部にも浮腫を認めるため，清拭時に観察を行うよう介護者に指導をする。

心不全症状は，特異的な症状から非特異的な症状まで非常に多様性に富んでいる。この多様性が患者の症状モニタリングを困難にしている理由の1つでもある。症状モニタリングへの支援では，患者が体験している症状に注目し，患者とともに振り返り，認知の修正をしていく作業が重要となる。また，心不全症状を個々に評価するのではなく症状を全体として評価することも，今後の症状モニタリングへの支援においては重要であると考える。

（石田 洋子）

●文献

1) 日本循環器学会/日本心不全学会合同ガイドライン．急性・慢性心不全診療ガイドライン（2017年改訂版）（班長：筒井裕之）．《http://www.j-circ.or.jp/guideline/pdf/JCS2017_tsutsui_h.pdf》(2018年12月閲覧).
2) Friedman MM, Quinn JR. Heart failure patients' time, symptoms, and actions before a hospital admission. J Cardiovasc Nurs. 2008; 23: 506-12.
3) 岡田明子, 眞茅みゆき. 心不全患者の受診行動に関する「症状の自覚」,「症状の評価」,「症状への対処行動」に関する研究の現状と課題. 日循環器看会誌 2016; 11: 30-8.
4) Whellan DJ, Zhao X, Hernandez AF, et al. Predictors of hospital length of stay in heart failure: findings from Get With the Guidelines. J Card Fail. 2011; 17: 649-56.
5) Lee CS, Moser DK, Lennie TA, et al. Event-free survival in adults with heart failure who engage in self-care management. Heart Lung. 2011; 40: 12-20.
6) Dodd M, Janson S, Facione N, et al. Advancing the science of symptom management. J Adv Nurs. 2001; 33: 668-76.
7) Riegel B, Carlson B. Facilitators and barriers to heart failure self-care. Patient Educ Couns. 2002; 46: 287-95
8) Lee S, Riegel B. State of the Science in Heart Failure Symptom Perception Research: An Integrative Review. J Cardiovasc Nurs. 2018; 33: 204-10.
9) Eastwood CA, Travis L, Morgenstern TT, et al. Weight and symptom diary for self-monitoring in heart failure clinic patients. J Cardiovasc Nurs. 2007; 22: 382-9.
10) Dickson VV, Melkus GD, Katz S, et al. Building skill in heart failure self-care among community dwelling older adults: results of a pilot study. Patient Educ Couns. 2014; 96: 188-96.
11) Seidel HM, Ball JW, Danis JE, et al. Mosby's Guide to Physical Examination, 7th ed. St. Louis: Mosby, 2011: 444.

ONE POINT ADVICE

心不全におけるヘルスリテラシー

セルフケア教育の目的は，情報提供による患者の知識向上と行動変容の促進である。心不全患者に必要なセルフケアは服薬，塩分・水分管理，体重・症状管理など複雑で多岐にわたる。患者が日々異なる環境のなかで意思決定をしながらセルフケアを行うためには，知識獲得は不可欠である。先行研究では心不全に関する知識がある患者は，セルフケアのアドヒアランスが高いことが報告されている[1]。一方，情報提供してもセルフケア向上につながらない患者も存在する。このような情報提供とセルフケアとの間の障壁の1つが，ヘルスリテラシーである。ヘルスリテラシーは，セルフケアを行う際の意思決定に影響する[2]。そのため患者教育を行う際には，ヘルスリテラシーを考慮する必要がある。

ヘルスリテラシーとは

ヘルスリテラシーの定義は複数存在する。米国医学研究所（IOM）は「健康に関する適切な意思決定をするために必要な基本的な健康情報やサービスを入手し，処理し，理解する個人のもつ能力の度合い」[3]と定義している。また世界保健機関（WHO）は「健康を増進し，維持するために必要な情報にアクセスし，理解し，活用する意欲と能力を規定する認知的，社会的スキル」[4]と定義している。

ヘルスリテラシーにはさまざまな種類やレベルがある。具体的には，病院の資料や薬のラベル，食品表示を読んで理解する能力，薬や塩分・水分管理に必要な数的能力，書類を書く能力である[5]。これらは基本的なヘルスリテラシーであり，機能的ヘルスリテラシーといわれている。

Nutbeam[6]はWHOの定義にもとづき機能的ヘルスリテラシー，伝達的/相互作用的ヘルスリテラシー，批判的ヘルスリテラシーの3つに分類している。機能的ヘルスリテラシーは「日常生活の場面で役立つ読み書きの能力」，伝達的/相互作用的ヘルスリテラシーは「人とかかわるスキルを含むものであり，日々の活動に積極的に参加し，さまざまな形のコミュニケーションから情報を入手し，意味することを理解し，新しい情報を変化する環境に適用する能力」，批判的ヘルスリテラシーは「情報を批判的に分析しその情報を日常生活でのイベントや状況をコントロールするために活用する能力」と定義されている。これらのヘルスリテラシーが高い患者は獲得した情報をもとに自ら意思決定し，健康的な生活を選択し，治療を遵守することで，健康状態や疾病管理の状況が向上する。

ヘルスリテラシーを測定する尺度

ヘルスリテラシーの測定尺度は機能的ヘルスリテラシー尺度，心不全に特異的なヘルスリテラシー尺度など多数存在する。

機能的ヘルスリテラシー尺度にはTOFHLA（Test of Functional Health Literacy in Adults），REALM（Rapid Estimate of Adult Literacy in Medicine），NVS（Newest Vital Sign）などがある[5]。TOFHLAは読解力と数的基礎力，REALMは医学的な単語を読む能力を評価する。NVSは栄養表示ラベルを用いて読解力や解釈力，計算力を問うもので数的能力を評価する。心不全に特異的な尺度には，心不全特異的ヘルスリテラシー尺度がある[7]。この尺度はNutbeamの定義にもとづいて開発され，機能的ヘルスリテラシー，伝達的ヘルスリテラシー，批判的ヘルスリテラシーを評価する。これらの尺度を用いて患者のヘルスリテラシーを把握し，日々の患者教育に活用する必要がある。

心不全患者のヘルスリテラシーの実態

ヘルスリテラシーに関する研究の多くは，欧米でTOFHLAの短縮版を用いて実施されている。その結果，ヘルスリテラシーが低い患者は16.3〜42.1％[8〜10]存在し，ヘルスリテラシーが低い患者の特徴として高齢，教育歴が低い，社会経済的状態が低い，認知機能が低いことが明らかにされている[8,10,11]。またヘルスリテラシーが低い患者は心不全の知識が乏しく[10]，治療のアドヒアランスが低い[9]だけでなく，QOLが低く[12]，死亡率や再入院率が高い[8,13]ことが報告されている。先行研究の結果を踏まえWestlakeら[5]は，心不全患者のヘルスリテラシーに関連する要因として図1のようなモデルを示している。

日本の患者を対象に心不全特異的ヘルスリテラシー尺度を用いた研究では，ヘルスリテラシーが低い患者は機能的ヘルスリテラシーが24.2％，伝達的ヘルスリテラシーが23.3％，批判的ヘルスリテラシーが21.6％であった[14]。批判的ヘルスリテラシーが低い患者はセルフケア行動，

図1 ● ヘルスリテラシーのモデル

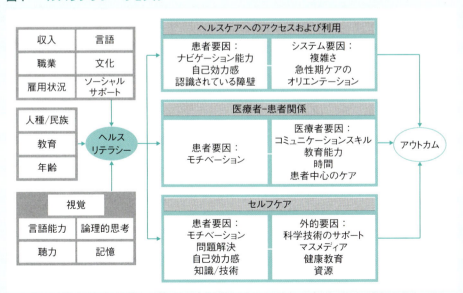

（Reprinted by permission from Springer: Westlake C, et al. How can health literacy influence outcomes in heart failure patients? Mechanisms and interventions. Curr Heart Fail Rep. 2013; 10: 232-43. Copyright © 2013）

表1 ● ヘルスリテラシーをスクリーニングするための3つの質問

1. どのくらいの頻度で，病院の資料を読むために誰かの助けを必要としますか？
2. どのくらいの頻度で，病院の資料を読むことが難しいために，自分の病状について学ぶのに困りますか？
3. どのくらい自分で書類を埋める自信がありますか？

（Peterson PN, et al. Health literacy and outcomes among patients with heart failure. JAMA 2011; 305: 1695-701. より，作成）

なかでも症状増悪時に医療者に相談する行動をとりにくいことが報告されている[14]。この結果から，心不全症状の管理はより高度なスキルが必要であり，ヘルスリテラシーを考慮した教育が不可欠であるといえる。

ヘルスリテラシーを考慮した教育方法

ヘルスリテラシーを考慮した教育の最初のステップは，ヘルスリテラシーの丁寧なアセスメントである。アセスメント方法として尺度による評価に加え，「眼鏡を忘れている」，「後で読むと述べる」，「約束を忘れる」などヘルスリテラシーが低い可能性を示すサインの観察[15]，3つの質問[16]（表1）によるスクリーニングがある。また，患者が日常的に用いている情報獲得の手段を評価し，望ましい教育手段を選択する必要がある[15]。

教育方法として，ヘルスリテラシーが低い患者にはピクトグラム（絵文字）や絵を用いた説明，口頭説明や視覚資料の活用，本質的な情報に限定した教育，家族・友人・重要他者を含めた教育が効果的である[5,15]。一方，患者と介護者のヘルスリテラシーがともに低い場合は，セルフケアや服薬の遵守が不良であることが示されている[17,18]。このような患者および介護者に対しては社会資源の活用も検討する必要がある。

患者-医療者間がよいコミュニケーションをとることも重要である。そのための手法に"Ask Me 3"がある。これは，患者が医療者に対して「私の一番の問題は何ですか？」など3つの質問をすることを習慣づけることにより，患者自身の疾患に関する理解を深めるとともに患者-医療者間のコミュニケーションを改善し，患者もヘルスケアチームの一員となることを促進する方法である[5,15]。また"teach back"もコミュニケーション改善に有効である[5]。これは患者の理解を確認するために，患者の言葉で説明するよう求め，理解できていなければ患者に合った方法で患者に説明を繰り返す手法である。

患者のヘルスリテラシーを考慮しこれらの手法を用いた教育は，セルフケアの改善，再入院や死亡率の低下につながることが示されている[19,20]。

（岡田 明子）

● 文献

1) van der Wal MH, Jaarsma T, Moser DK, et al. Compliance in heart failure patients: the importance of knowledge and beliefs. Eur Heart J. 2006; 27: 434-40.
2) Moser DK, Watkins JF. Conceptualizing self-care in heart failure: A life course model of patient characteristics. J Cardiovasc Nurs. 2008; 23: 205-18.
3) Institute of Medicine. Health literacy: A prescription to end confusion. Washington, DC: National Academies Press, 2004.
4) World Health Organization. Health Promotion Glossary.《http://www.who.int/healthpromotion/about/HPR%20Glossary%201998.pdf》(2018年12月閲覧).
5) Westlake C, Sethares K, Davidson P. How can health literacy influence outcomes in heart failure patients? Mechanisms and interventions. Curr Heart Fail Rep. 2013; 10: 232-43.
6) Nutbeam D. Health literacy as a public health goal: a challenge for contemporary health education and communication

strategies into the 21st century. Health Promot Int. 2000; 15: 259-67.

7) Matsuoka S, Kato N, Kayane T, et al. Development and validation of a heart failure-specific health literacy scale. J Cardiovasc Nurs. 2016; 31: 131-9.

8) Wu JR, Holmes GM, DeWalt DA, et al. Low literacy is associated with increased risk of hospitalization and death among individuals with heart failure. J Gen Intern Med. 2013; 28: 1174-80.

9) Chen AM, Yehle KS, Plake KS, et al. Health literacy and self-care of patients with heart failure. J Cardiovasc Nurs. 2011; 26: 446-51.

10) Dennison CR, McEntee ML, Samuel L, et al. Adequate health literacy is associated with higher heart failure knowledge and self-care confidence in hospitalized patients. J Cardiovasc Nurs. 2011; 26: 359-67.

11) Morrow D, Clark D, Tu W, et al. Correlates of health literacy in patients with chronic heart failure. Gerontologist 2006; 46: 669-76.

12) Macabasco-O'Connell A, DeWalt DA, Broucksou KA, et al. Relationship between literacy, knowledge, self-care behaviors, and heart failure-related quality of life among patients with heart failure. J Gen Intern Med. 2011; 26: 979-86.

13) Moser DK, Robinson S, Biddle MJ, et al. Health literacy predicts morbidity and mortality in rural patients with heart failure. J Card Fail. 2015; 21: 612-8.

14) Matsuoka S, Tsuchihashi-Makaya M, Kayane T, et al. Health literacy is independently associated with self-care behavior in patients with heart failure. Patient Educ Couns. 2016; 99: 1026-32.

15) Evangelista LS, Rasmusson KD, Laramee AS, et al. Health literacy and the patient with heart failure-implications for patient care and research: A consensus statement of the Heart Failure Society of America. J Card Fail. 2010; 16: 9-16.

16) Peterson PN, Shetterly SM, Clarke CL, et al. Health literacy and outcomes among patients with heart failure. JAMA 2011; 305: 1695-701.

17) Wu JR, Reilly CM, Holland J, et al. Relationship of health literacy of heart failure patients and their family members on heart failure knowledge and self-care. J Fam Nurs. 2017; 23: 116-37.

18) Levin JB, Peterson PN, Dolansky MA, et al. Health literacy and heart failure management in patient-caregiver dyads. J Card Fail. 2014; 20: 755-61.

19) Dickson VV, Chyun D, Caridi C, et al. Low literacy self-care management patient education for a multi-lingual heart failure population: Results of a pilot study. Appl Nurs Res. 2016; 29: 122-4.

20) DeWalt DA, Malone RM, Bryant ME, et al. A heart failure self-management program for patients of all literacy levels: A randomized, controlled trial. BMC Health Serv Res. 2006; 6: 30.

18 心不全ケアのための健康行動理論

心不全患者において、その後の経過の特徴から、再発予防をはかり、QOLを維持、改善するために、セルフケアの獲得は不可欠となる。しかし、患者1人1人が望ましい療養行動を起こし、維持することの困難さは、多くの医療者が日々目にしている。

そこで、「人が望ましい療養行動を起こし、セルフケアを習慣化するまでに、どのような認知的および行動的プロセスを辿るのか」を明らかにした健康行動理論の活用は、心不全患者への教育介入の一助になると考える。

本稿では、代表的な健康行動理論と、1事例を通して理論を活用した介入を紹介する。

健康信念モデル

健康信念モデル health belief model は、BeckerやRosenstockらを中心に考案され、発展してきた[1~4]。このモデルは、①「罹患可能感」：ある病気に罹る可能性についての本人の認識、②「深刻感」：ある病気により被る深刻さについての本人の認識、③「利益感」：行動を起こすことで得られる利益についての本人の認識、④「障害感」：行動を起こすことの妨げとなるものについての本人の認識、⑤「自己効力感」：推奨されている健康行動を自分はうまく実行できるという自信、⑥「行動のきっかけ」：行動の引き金となりうる要因、の6つの概念により構成されており、これらの主要概念が、人の健康行動を決定すると仮定している。

人は「罹患可能感」、「深刻感」、「利益感」、「自己効力感」が高まり、「利益感」が「障害感」を上回る（「有益感」が生じる）ときに、健康行動を起こしやすくなると考えられている。「罹患可能感」と

図1●健康信念モデルの要素と関係性

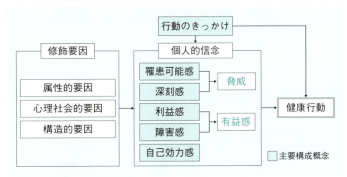

〔Becker MH, et al. A new approach to explaining sick-role behavior in low-income populations. Am J Public Health. 1974; 64: 205-16. およびSkinner CS, et al. 5章 健康信念モデル. In: Glanz K, et al 編集（木原雅子, 加治正行, 木原正博訳）. 健康行動学―その理論, 研究, 実践の最新動向. 東京：メディカル・サイエンス・インターナショナル, 2018: 71. より, 作成〕

図2 ● 効力期待と結果期待の関係

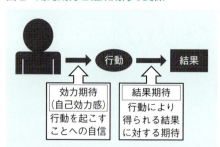

(Bandura A. Self-efficacy: toward a unifying theory of behavioral change. Psychological Review. 1977; 84: 191-215. より, 改変)

「深刻感」の両者の認識により,「脅威感」が生じる(どちらか一方が欠けると,「脅威感」は起こらない)。

これらの個人的信念には属性的要因(年齢, 性別, 民族など), 心理社会的要因(性格, 社会経済的状況など), 構造的要因(知識, 罹患歴など)が関連している。そして, 個人的信念のほかに,「行動のきっかけ」が健康行動に直接的および間接的に影響を及ぼすと考えられている。健康信念モデルの要素と関係性を**図1**に示す。

表1 ● トランスセオレティカルモデルの構成概念

構成概念	定義
ステージ	
無関心期	6か月以内に実行する意図がない
関心期	6か月以内に実行する意図がある
準備期	30日以内に実行する意図があり, それに向けて何らかの行動を起こしている
実行期	明瞭な行動変容を起こした(6か月未満)
維持期	明瞭な行動変容を起こした(6か月以上)
完結期	逆戻りしたいという気持ちはなく, 100%の自己効力感がある
変容プロセス	ステージを進む際に実行された明示的あるいは非明示的行動
意識向上(意識高揚)	不健康な行動をしている理由やその行動がもたらす結果などについて認識を高める(例:喫煙の健康影響についての知識を高める)
感情的体験	健康的な行動への動機を高めるために, 不健康な行動に対するネガティブな感情(例:喫煙から生じる疾患への恐怖心), もしくは健康的な行動に対するポジティブな感情(例:喫煙しないことのクールさ)を高める
自己再評価	不健康な行動を行う自分, または行わない自分の自己イメージを認知的・感情的に再評価する(例:喫煙する自分としない自分のイメージを評価してみる)
環境の再評価	不健康な行動の有無が自分の周辺(人や物)に与える影響についての認知的・感情的評価(例:喫煙が周囲に与える影響を考える—受動喫煙の影響や自分が病気になることの影響)
自己解放	自分は変われるという自信を持ち, 行動を変えることを周囲に公約する(例:新年に家族の前で禁煙を宣言する)
援助関係	行動変容のために, 他の人から得られる精神的, 物理的サポート(例:家族や仲間などからの禁煙への支援)
社会的解放	健康増進をしやすい社会的機会や選択肢を増やすこと(例:公共空間での喫煙の禁止)
逆条件付け	不健康な行動の代わりになる健康的な行動について学ぶ(例:喫煙の代わりになるストレス解消法を取り入れる)
刺激コントロール	不健康な行動を誘発するきっかけになるものを除去, もしくは健康的な行動を促すものを加える(例:灰皿を除去する)
強化マネジメント	進歩を自分自身でほめる, もしくは他の人から認めてもらう(例:禁煙に対して褒章を提供する)
意思決定バランス	
メリット	行動変容によって得られる利益
デメリット	行動変容にともなうコスト(不利益)
自己効力感	
自信	さまざまな難しい状況においても健康的な行動を実行できるという自信
誘惑	不健康な行動を実行したいという強い衝動あるいは欲求

〔Prochaska JO, et al. 7章 トランスセオレティカルモデル. In: Glanz K, et al 編集(木原雅子ほか訳). 健康行動学—その理論, 研究, 実践の最新動向. 東京:メディカル・サイエンス・インターナショナル, 2018: 118. より〕

自己効力感

自己効力感 self-efficacy とは，Bandura によって考案された概念であり，「ある行動をうまく実行できるという自信」のことである。人は，ある行動によって，ある一定の成果が生み出されると予期し（結果期待），その成果を生む具体的な行動をうまく実行できるという信念（効力期待＝自己効力感）があるときに，その行動をとる可能性が高くなると考えられている[5,6]。自己効力感における効力期待と結果期待の関係を**図2**に示す。

　自己効力感を感じる情報源には，①成功体験（遂行行動の達成），②代理的体験（類似者の成功体験の観察），③言語的説得（他者からの肯定や励まし，賞賛），④生理的・情動的喚起（行動によって得られる身体や感情の肯定的変化）がある[5,6]。これらの情報源が経験的に信頼できるものであればあるほど，その人の自己効力感は高まる。

トランスセオレティカルモデル

トランスセオレティカルモデル trans-theoretical model は，Prochaska と Di-Clemente によって考案された。このモデルは，6段階の変容ステージと，その間をつなぐ10の変容のプロセス，意思決定のバランス，自己効力感から構成されており，行動変容のプロセスをステージごとに分けて説明した理論である[4,7]。トランスセオレティカルモデルの構成概念と構成概念間の関係性を**表1**，**図3**に示す。

　変容のステージの［無関心期］は，6か月以内に（変容を必要とする）健康行動を起こす意図がない状況を指す。次のステージに進むためには，ステージに合った適切な変容のプロセスを踏む必要がある[8]。各変容のステージにおけるケアの目標を**表2**に示す[9]。たとえば，［無関心期］の場合，次の［関心期］に進むためには，患者にケアの目標である「行動変容の必要性を自覚してもらう」必要があり，患者の【意識向上】【感情的体験】【環境の

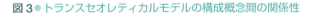

図3 ● トランスセオレティカルモデルの構成概念間の関係性

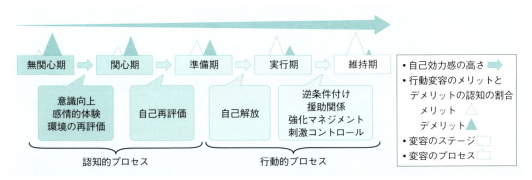

（木原雅子ほか訳．健康行動学—その理論，研究，実践の最新動向．東京：メディカル・サイエンス・インターナショナル，2018：116-39. Prochaska JO, et al. In search of how people change: Applications to the addictive behaviors. Am Psychol. 1992; 47: 1102-14. および Prochaska JO, et al. Stages of change and decisional balance for twelve problem behaviors. Health Psychol. 1994; 13: 39-46. より，作成）

18
心不全ケアのための健康行動理論

表2●各変容のステージにおけるケアの目標

無関心期	行動変容の必要性を自覚してもらう
関心期	行動変容に対する動機付けと自信を強化する（自己効力感を高める）
準備期	具体的で達成可能な行動計画（スモールステップ法）を一緒に立案する
実行期	行動変容の決意が揺るがないように支援する
維持期	再発予防に必要な問題を解決できるように支援する

（松本千明. 医療・保健スタッフのための健康行動理論の基礎 生活習慣病を中心に. 東京：医歯薬出版，2002：29-36. より，作成）

再評価】を促す介入を行う。変容のステージが［準備期］［実行期］［維持期］［完結期］へと前進するにつれて，行動変容に対するメリットの認知は増加し，デメリットの認知は減少する[10]。また，自己効力感もステージの移行に関与しており，健康的な行動を実行できる自信があるときは行動を起こしやすく，不健康な行動（前のステージ）に逆戻りしにくい。逆に，健康行動を起こすことへの自信よりも誘惑（不健康な行動を実行したいという強い衝動あるいは欲求）が強いときは，ステージが逆戻りしやすい[4]。

トランスセオレティカルモデルを活用する際の注意点を以下に示す。

- 変容を必要とするセルフケア行動は行動ごとに分け，それぞれに変容のステージをあてはめて考える。
- ステージを飛び越えて前進することはなく，段階的に各ステージを移行する。
- 1つのステージにとどまっている期間の長短は患者の状況により異なる。
- ステージは順調に一方向に進むとは限らず，逆戻りすることもある。
- 目にみえる行動のみならず，患者自身の気づきや感情の変化などの目にみえない変化も前進とみなす。

事例

A氏は40歳代男性で，家族は妻と子1人である。1か月前に微熱，咳嗽，消化器症状があり，市販の感冒薬で対処していた。階段で息切れを自覚し，途中で休憩が必要となり，夜は横になって眠ることができなくなった。倦怠感，呼吸困難感が改善せず，近くの診療所を受診したところ，心不全と診断され，当院へ紹介となり，緊急入院した。

入院時，脈拍120回/min（不整），血圧128/94 mmHg，NT-proBNP 6,120 pg/mL，胸水の貯留があり，CTR（心胸郭比）58％，LVEF（左室駆出率）25％であった。体重が101 kg（以前は96 kg，BMI 30）に増加しており，利尿薬と血管拡張薬の点滴，酸素療法，ACE阻害薬の投与が開始となった。心房細動に対しては電気的除細動を施行され，洞調律へ復帰した。心筋生検の結果，拡張型心筋症と診断された。

A氏は「今まで健康診断では，何も指摘されたことがなかった。仕事で外出する機会が多く，歩道橋や坂道を昇ると息苦しく，おかしいなと感じていた。風邪かと思っていたら治らず，どんどん悪くなり怖かった。入院する直前は，本当にしんどくて死ぬかと思った」と語った。

入院数日で症状は軽減し，理学療法士による運動療法，看護師による教育用パンフレットや自己管理手帳を用いた教育が開始された。

A氏は「だいぶ楽になった。入院後，

毎日体重が減っていくのを楽しみにしていたが，減らなくなった。パンフレットを読んだよ。血圧と体重は言われたとおり，朝，看護師さんに測ってもらった値を手帳に書いている。家でも血圧や体重は測れるし薬も飲めるよ。昨日，妻と一緒に栄養指導を受けた。塩分が多いと心臓に負担がかかるらしい。今まで昼食はほとんど外食だったから，塩分が多かったみたい。これからは妻が作った弁当を持っていくか，コンビニで選ぶときは塩分が少ないほうを買うようにする。問題は酒とタバコだね。ビールは今まで毎日1～2L飲んでいた。さすがに入院前日はタバコも吸えなくなっていたけれど，それまでは1日20本吸っていた。両方ダメと言われると，逆にストレスが溜まりそう。酒は半分にしようと思ったらできるけど，タバコは難しい。体に悪いのは家族や周りの人にも言われているから知っているけど，タバコをやめる気はない。今でも病院を抜け出して吸いたいぐらい。帰ったら吸うだろうなあ」と語った。

トランスセオレティカルモデルを用いたアセスメント

まず，心不全の増悪を予防するために行動変容を必要とするセルフケア項目をあげ，項目ごとにトランスセオレティカルモデルの変容のステージにあてはめた。

A氏の発言から，①血圧測定，②体重測定，③自己管理手帳への測定値の記録，④服薬の遵守の変容のステージは［実行期］と考えた。［実行期］の目標は「決意が揺るがないように支援する」ことであり，【援助関係】【逆条件付け】【刺激コントロール】【強化マネジメント】を促す介入が有効である。ここでは，入院中からすでに実施できている本人のセルフケア

行動を承認し，努力を賞賛し，医療者がソーシャルサポートの役割を果たし，退院後も継続できている場合は褒美が得られるよう勧め，行動の強化をはかった。

⑤食事（塩分）と⑥飲酒は［準備期］である。A氏はすでに減塩と節酒の必要性を理解し，「妻が作った弁当を持っていく」「コンビニでは塩分の少ないほうを選択する」「飲酒量を半分に減らす」という発言がある。［準備期］のケア目標は，「具体的に達成可能な行動目標を立案することができている」ことである。すでに【自己解放】にあたる決意表明と，いつ，何を，どのように行うのか，行動計画が立案できているため，退院後に実行状況を確認することを方針とした。

問題は⑦喫煙である。入院中は禁煙状態にあったが，退院したら喫煙すると述べており，禁煙行動への意図は［無関心期］と考えた。以下に，禁煙に向けた介入プロセスを述べる。

トランスセオレティカルモデルにもとづいた喫煙行動に対する介入

◎［無関心期］～［関心期］

［無関心期］の目標は，「行動変容の必要性を自覚してもらう」ことである。［無関心期］から［関心期］へ移行するためには，【意識向上】【感情的体験】【環境の再評価】という変容のプロセスを辿ることができるような介入を行う必要がある。まず，A氏にとっての喫煙の意味を理解するため，質問を行った。

A氏からは「タバコは昼休憩でコーヒーを飲んだときとか，営業回りを1つ終えたときに一服する感じ。職場の人数が減っていて忙しくて本当に大変なんよ。今は営業でしんどいけど，あと数年，管理職になれるまではと思って踏ん張っている。タバコを吸うと一息つける」とい

う発言があり，仕事のストレスを喫煙で発散させていることがわかった。

そこで，喫煙への健康影響に関する知識を高めるために，A氏の病識を確認しながら，現在の病状について説明を補足した。具体的には，入院時（急性期）の血液データや心エコー，胸部X線検査の結果と現在（安定期）の状態を比較してみせながら，低心機能であること，心不全は増悪と寛解を繰り返しながら進行していく病気であること，容易に再発するリスクがあることを説明した【意識向上】。そして，A氏が風邪と思っていた心不全症状について，「死ぬかもしれないと思った」という入院当時の言葉を思い出してもらった【感情的体験】。さらに，仕事に対して，今までの努力が実り，管理職になろうかというときに心不全が増悪した場合，どのような影響があると思うかという仮定的な質問を投げかけた。すると，A氏は「それは勘弁…」と発言し下を向いた。仕事に懸けてきた思いを尊重し，将来の仕事の成功のためにも，健康な体を少しでも維持する必要があるのではという声かけを行った【環境の再評価】。これらの介入に対し，A氏は，「自信はないけど，このままじゃいけないよな。いつまでもタバコに頼っていてはいけないし，やめられるといいな」と発言し，［関心期］へ移行することができた。

◎ ［関心期］～［準備期］

［関心期］の目標は，「行動変容に対する動機付けと自信を強化する（自己効力感を高める）」ことである。喫煙する自分としない自分についてイメージしてもらったところ，「タバコを吸うと仕事で発生するイライラがおさまるけど一時的。吸い続けたら，心臓や血管に負担がかかる

んよね。吸わない場合，イライラのおさめ方を考えないといけなくなるけど，体にはいいよね」という発言があった【自己再評価】。ここで，Aさんに行動変容への自信をもってもらうため，喫煙の代わりにガムを噛むなどの対処をして，禁煙に成功した同年代の患者の例を紹介した【代理的体験】。そして，「今の体調や気分は，入院したときと比べてどうですか」と尋ねた。すると，「身体はラクになったし，リハビリして体を動かしているからか，気持ちがいい【生理的・情動的喚起】」と返答があった。その後，Aさんから「入院中に吸ってない今がチャンスかもね。退院してこのまま吸わずに過ごしてみようかな。続かないかもしれないけど，やってみる」と発言があった。そこで，「Aさんならできると思いますよ」と伝えた【言語的説得】。これらの働きかけにより，［準備期］まで移行することができた。

◎ ［準備期］～［実行期］

［準備期］の目標は，「具体的で達成可能な行動計画を一緒に立案する」ことである。退院してから実行できそうなことを尋ねると，「家内にタバコをやめると宣言して，家にあるタバコを退院前に捨ててもらっておいて，新たにタバコを買わないことにする。職場でも病院で先生に止められたと禁煙宣言するよ」と発言があった【自己解放】。

◎ ［実行期］～［維持期］

［実行期］の目標は，「行動変容の決意が揺るがないように支援する」ことである。退院1か月後に外来で面接を行ったところ，「退院以降，喫煙してない。タバコが吸いたくなったら，ガムを噛んでいる」と喫煙を別の行動に置き換えていた【逆条件付け】。「体重は89 kgに減った。

飲み物も水ばかり。不思議なもので酒が美味しく感じなくなった。入院中に家にあるタバコと灰皿を捨てるように妻に頼んでおいた【援助関係】のがよかったみたい。職場でも吸う人はいるけど，なるべく離れて，みないようにしている【刺激コントロール】」と笑顔がみられた。これに対し，「禁煙を頑張って継続されていてすごいですね」と行動が変容できていることを賞讃した【強化マネジメント】。[維持期]への移行に向けて，再発予防に必要な問題を解決するために，職場で喫煙を勧められたときの断り方について練習を行ったところ，A氏は現在，6か月以上の禁煙が継続できている。

心不全患者のセルフケア教育は，患者の病識やセルフケアに対する認識を確認しながら，介入のタイミングを見計らい，進めていくことが有効である。患者の日々の生活を想像しながら，逆戻りする可能性なども考慮し，表面的な変化のみならず，小さな変化をも認めながら，継続的にセルフケア行動の獲得，習慣化を目指して支援していくことが必要と考える。

(中 麻規子)

● 文献

1) Becker MH, Drachaman RH, Kirscht JP. A new approach to explaining sick-role behavior in low-income populations. Am J Public Health. 1974; 64: 205-16.
2) Becker MH. The Health belief model and personal health behavior. Health Educ Monogr. 1974; 2: 409-19.
3) Rosenstock IM, Strecher VJ, Becker MH. Social learning theory and the health belief model. Health Educ Q. 1988; 15: 175-83.
4) Glanz K, Rimer BK, Viswanath K 編集（木原雅子，加治正行，木原正博訳）．健康行動学—その理論，研究，実践の最新動向．東京：メディカル・サイエンス・インターナショナル, 2018.
5) Bandura A. Self-efficacy: toward a unifying theory of behavioral change. Psychological Review 1977; 84: 191-215.
6) Bandura A. Self-efficacy: The Exercise of Control. New York: W.H. Freeman and Company, 1997.
7) Prochaska JO, Redding CA, Evers KE. The Transtheoritical Model and Stages of Change. In: Glanz K, Rimer BK, Viswanath K. Health Behavior and Health Education. Theory, Research, and Practice. 4th ed. San Francisco: Jossey-Bass, 2008: 97-121.
8) Prochaska JO, DiClemente CC, Norcross JC. In search of how people change: Applications to the addictive behaviors. Am Psychol. 1992; 47: 1102-14.
9) 松本千明．医療・保健スタッフのための健康行動理論の基礎 生活習慣病を中心に．東京：医歯薬出版, 2002: 29-36.
10) Prochaska JO, Velicer WF, Rossi JS, et al. Stages of change and decisional balance for twelve problem behaviors. Health Psychol. 1994; 13: 39-46.

19 心不全における活動能力の評価と運動療法

本稿では，心不全における活動能力を「運動能力」と「身体活動」に分け，これまでおもに使用されてきた指標について概括する（**表1**）。次に運動療法とその効果を，最後に疾病管理教育を含む指導方策について概説する[*1]。

運動能力の指標

心肺運動負荷試験（CPX）

運動能力のうち「酸素摂取量 oxygen uptake（$\dot{V}O_2$）」は，心肺運動負荷試験 cardiopulmonary exercise testing（CPX）により得られる。最高酸素摂取量 peak oxygen uptake（peak $\dot{V}O_2$）は，心不全の強力な予後予測因子である。米国では，「peak $\dot{V}O_2$ が 14 mL/min/kg 以下」が心臓移植の判断基準の1つとされる[1]。peak $\dot{V}O_2$ は，トレッドミルまたは自転車エルゴメータなど，使用機器によりその値は異なる。すなわち，同一条件下で CPX を終了した場合，peak $\dot{V}O_2$ は，トレッドミルのほうが自転車エルゴメータより高値を示す[1]。なお，仕事率増加（ΔWR）に対する $\dot{V}O_2$ 増加（$\Delta \dot{V}O_2/\Delta WR$），二酸化炭素排出量（$\dot{V}CO_2$）に対する換気当量の傾き（VE versus $\dot{V}CO_2$ slope），時定数なども予後の指標となる。

CPX 以外の指標

CPX 以外のおもな指標として，「筋力」，「バランス」，「柔軟性」，「歩行」，「最長発声持続時間」などがある。

◎ 筋力

慢性心不全患者では，好気的代謝を行っているタイプ I とタイプ II a 線維の減少と，嫌気性代謝が主体とされるタイプ II b 線維の相対的増加がみられる。これは持久性運動能の低下と易疲労性を引き起こす[1]。また，加齢にともなうこれらの変

*1 運動能力および身体活動の測定方法については，文献 1, 2, 4, 5 が参考になる。

表1 日本で慢性心不全に活用されてきた運動能力と身体活動に関するおもな指標

運動能力	心肺運動負荷試験による	・酸素摂取量（最高値，嫌気性代謝閾値，時定数）
	心肺運動負荷試験以外	・筋力（膝伸展筋力，膝屈曲筋力，握力，呼吸筋力） ・バランス（前方リーチ距離，重心動揺，片脚立位） ・柔軟性（sit and reach test） ・歩行（最大歩行速度，6分間歩行試験，自立度，シャトルウォーキングテスト）
身体活動	主観的指標	・NYHA 心機能分類 ・身体活動能力指数 specific activity scale
	客観的指標	・歩数計（歩数） ・加速度計（歩数，エネルギー消費量）

19 心不全における活動能力の評価と運動療法

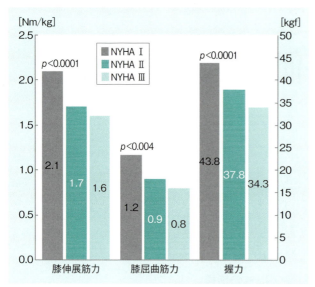

図1●慢性心不全におけるNYHA心機能分類別の膝伸展・屈曲筋力および握力

n=102, 平均年齢：61.4 ± 10.2歳, 左室駆出率：31.5 ± 6.3%
(Izawa KP, et al. Muscle strengh in relation to disease severity in patients with congestive heart failure. Am J Phys Med Rehabil. 2007; 86: 893-900. https://journals.lww.com/ajpmr/pages/default.aspx より)

化も，活動筋の酸素利用の低下につながる。

図1に示すように，peak $\dot{V}O_2$ と膝伸展筋力，膝屈曲筋力および握力には正相関を認め，かつ重症化にともないpeak $\dot{V}O_2$ のみならず握力や膝伸展筋力も低下する[2]。

膝伸展筋力や屈曲筋力の測定指標は，大きく「等速性」と「等尺性」に分けられる。

「等速性」は，動きをともなった関節の筋力の測定により可能である。測定は，角速度は60°/secで施行されることが多い。その指標には，左右最高値または平均値が用いられる。また，膝伸展筋力や屈曲筋力は体重に影響を受ける。そのため，体重で除した値（Nm/kg）がおもに用いられる[*2]。先行研究[3]では，等速性膝屈曲筋力が0.68 Nm/kgを下回ると12か月間の生存率は約30％低下する。

一方，「等尺性」は，ハンドヘルドダイナモメータを用いて測定される。その指標には体重で除した値（kgf/kg）が用いられる[4,5]。

日常生活動作 activities of daily living（ADL）との関連では，院内歩行自立度に必要な等尺性膝伸展筋力値は0.40 kgf/kgとされる。また，等尺性膝伸展筋力値が0.35 kgf/kgを下回ると，横断歩道の横断に必要とされる歩行速度（1.0 m/sec）を保持できない可能性もある[4]。

握力は，慢性心不全の予後予測因子として着目されている。慢性心不全の男性患者を対象とした研究では，JAMARハンドダイナモメータによって得られた左右の握力の平均値が32.2 kgfを下回る場合，予後が低下することが示されている[6]。吸気筋力は，健常者に比べ心不全患者において低値を示す[7]。また吸気筋力は心不全の重症化にともない低下する。

◉バランス

「バランス」のおもな指標として，重心動揺，片脚立位，前方リーチ距離などがある[4,5,8]。

重心動揺は，圧中心の移動軌跡を測定するもので，静的検査と動的検査がある。

静的検査は，加齢変化を検出することが可能である。しかし，個人差や測定値のばらつきも大きい。

動的検査は，前後・左右方向への動的な重心移動にて測定する。動的検査に該当する姿勢安定度評価指標 index of postural stability（IPS）は，重心動揺計にて，重心移動面積と安定域面積の定量化が可能である。重心移動面積が小さく安定域面積が大きいほど，一定の姿勢における安定性は高い。重心動揺から，多くの指標が得られるが高価かつ，測定に

*2 ニュートンメートル（Nm）は，国際単位系（SI）における力のモーメント（トルク）の単位。1ニュートンメートルは，「ある定点から1メートル隔たった点にその定点に向かって直角方向に1ニュートンの力を加えたときのその定点のまわりの力のモーメント」と定義されている。

時間を要することなどから，簡便とはいえない。

片脚立位検査は，簡便で，病棟や在宅でも測定可能なので，臨床でも汎用されている。これは，被験者に目を開けた状態で片脚立ちをしてもらい，その姿勢を何秒持続できるのか測定するものである[*3]。測定は2回，その最大値を指標とする[4]。

慢性心不全にかぎらないが，高齢入院患者を対象とした先行研究[9]では，歩行自立レベルの片脚立位時間の下限値は，3.2秒とされる。

前方リーチ距離は動的なバランス評価であり，functional reach test（FRテスト），modified functional reach test（M-FRテスト）などがある[4,5,8]。これらは支持なしで立位可能であれば，測定可能である，また1～2分と短時間で判定できるという利点がある。その中でも，M-FRテストは，伸縮可能な指示棒と壁，そして壁との間に2mほどの空間があれば測定可能である。

心大血管疾患患者を対象とした先行研究[5]では，歩行自立度を判定するためのM-FRテストのカットオフ値は26.0cmである。森尾ら[5]は，等尺性膝伸展筋力のみでは，歩行自立度の評価が困難であった0.2～0.4kgf/kgの86例について，M-FRテストをカットオフ値26.0cmで選別した場合には，97％の正診率が得られたとしている。

◎柔軟性

「柔軟性」の指標の1つとして，sit and reach testが汎用されている。これは，膝関節伸展位にて体前屈を行い，中指先と足先の間の距離を計測するものである。sit and reach testは，後述する身体活動能力指数 specific activity scale

（SAS）と正の相関関係にある[4,10]。

◎歩行

「歩行」の指標として，最大歩行速度，6分間歩行試験，シャトルウォーキングテスト，歩行自立度などがある[4,5,8,11]。

「最大歩行速度」は，10mにおける最大歩行速度を評価する。この目標値は，

*3 最長は60秒まで。

表2 ● 心大血管疾患患者における退院時年齢・性別の運動機能指標

片脚立位時間（60秒を上限とした場合）[sec]				
	症例数：男性/女性	男性：中央値（四分位偏差）	女性：中央値（四分位偏差）	p値
壮年群	100/22	60.0（13.5）	60.0（14.3）	1.000
60代	110/30	60.0（15.0）	31.2（25.4）	0.266
70代	106/50	14.1（14.8）	13.9（8.6）	0.996
80代	40/22	5.1（3.9）	5.1（2.6）	0.989

modified functional reach [cm]				
	症例数：男性/女性	男性：平均値±標準偏差	女性：平均値±標準偏差	p値
壮年群	100/22	40.7±4.9	36.8±4.8	0.169
60代	110/30	37.9±5.5	35.7±4.9	0.638
70代	106/50	36.2±5.2	32.0±4.7	0.003
80代	40/22	33.1±4.4	31.6±4.2	0.993

等尺性膝伸展筋力 [kgf/kg]				
	症例数：男性/女性	男性：平均値±標準偏差	女性：平均値±標準偏差	p値
壮年群	100/22	0.67±0.16	0.52±0.09	0.005
60代	110/30	0.62±0.15	0.47±0.11	<0.000
70代	106/50	0.51±0.12	0.40±0.11	0.001
80代	40/22	0.44±0.10	0.36±0.08	0.734

握力 [kgf]				
	症例数：男性/女性	男性：平均値±標準偏差	女性：平均値±標準偏差	p値
壮年群	100/22	41.8±7.9	25.6±5.2	<0.000
60代	110/30	36.3±6.8	23.6±5.4	<0.000
70代	106/50	31.3±6.3	20.0±4.3	<0.000
80代	40/22	25.9±6.3	17.2±3.5	0.002

最大歩行速度 [m/sec]				
	症例数：男性/女性	男性：中央値（四分位偏差）	女性：中央値（四分位偏差）	p値
壮年群	100/22	2.01（0.17）	1.83（0.17）	0.074
60代	110/30	1.86（0.18）	1.74（0.18）	0.091
70代	106/50	1.68（0.21）	1.39（0.20）	0.071
80代	40/22	1.37（0.24）	1.06（0.22）	0.079

〔森尾裕志ほか．心大血管疾患患者における退院時年齢・性別の運動機能指標について．心臓リハビリテーション 2009；14（1）；89-93．より〕

19
心不全における活動能力の評価と運動療法

1 m を 1 秒以内としている。また，この指標は，心不全患者の予後予測因子として用いられる。

「6 分間歩行試験」は，自分のペースで 6 分間歩行してもらいその距離の最大値を測定するものである。測定に際しては，屋内廊下など平たんな 20 m の直線を用い，その間を往復させる。これは，peak $\dot{V}O_2$ と良好な正の相関を示す。利点は，非常に簡単でかつ安全，また，歩行という ADL を用いて評価することである。しかし，6 分間歩行試験は，励ましや気分によって結果が変化する，あるいは，テストの慣れによって結果が変わるなど，標準化が難しいとの指摘もある[11]。

「シャトルウォーキングテスト」は，10 m のコースを 1 分ごとに速くなるスピードで繰り返し往復するフィールドウォーキングテストであり，その最大歩行距離を指標とする。そのスピードは，カセットテープあるいは CD プレーヤーから流れる発信音によってコントロールされる[11]。シャトルウォーキングテストから得られた最大歩行距離と peak $\dot{V}O_2$ との間には，強い正の相関関係があることも報告[11]されている。

「歩行自立度」は，Barthel Index[*4] では，監視や介助なしで 45 m 以上歩けることを条件としている。functional independence measure[*5] では，その項目から移動自立度に関する項目を使用する。基本的には，杖や歩行器などの補助具を

*4 ADL の機能的評価。10 項目を 2〜4 段階で評価する。この項目には，食事・移乗・整容・トイレ・入浴・歩行（移動）・階段昇降・更衣・排便・排尿の 10 種類がある。満点が 100 点で全自立，60 点が部分自立，40 点が大部分介助，0 点は全介助である。

*5 機能的自立度評価表。1983 年に Granger らによって開発された ADL 評価法の 1 つである。特に，介護負担度の評価が可能であり，数ある ADL 評価法のなかでも，最も信頼性と妥当性があることが示されている。これは，食事や移動などの "運動 ADL" 13 項目と "認知 ADL" 5 項目から構成されている。

表3● 身体活動能力質問表

項目		METs
1.	夜，楽に眠れますか	（1 MET 低下）
2.	横になっていると楽ですか	（1 MET 低下）
3.	1 人で食事や洗面ができますか	（1.6 METs）
4.	トイレは 1 人で楽にできますか	（2 METs）
5.	着替えが 1 人で楽にできますか	（2 METs）
6.	炊事や掃除ができますか	（2〜3 METs）
7.	自分でフトンが敷けますか	（2〜3 METs）
8.	雑巾がけはできますか	（3〜4 METs）
9.	シャワーを浴びても平気ですか	（3〜4 METs）
10.	ラジオ体操をしても平気ですか	（3〜4 METs）
11.	健康な人と同じ速度で平地を 100〜200 m 歩いても平気ですか	（3〜4 METs）
12.	庭いじり（軽い草むしりなど）をしても平気ですか	（4 METs）
13.	1 人で風呂に入れますか	（4〜5 METs）
14.	健康な人と同じ速度で 2 階まで昇っても平気ですか	（5〜6 METs）
15.	軽い農作業（庭堀りなど）はできますか	（5〜7 METs）
16.	平地を急いで 200 m 歩いても平気ですか	（6〜7 METs）
17.	雪かきはできますか	（6〜7 METs）
18.	テニス（または卓球）をしても平気ですか	（6〜7 METs）
19.	ジョギング（時速 8 km 程度）を 30〜400 m しても平気ですか	（7〜8 METs）
20.	水泳をしても平気ですか	（7〜8 METs）
21.	なわとびをしても平気ですか	（8 METs 以上）

NYHA 心機能分類：I 度 7 METs 以上，II 度 5〜6 METs 以上，III 度 2〜4 METs 以上，IV 度 1 MET 以下

〔麻野井英次. 運動耐容能と重症度. In: 篠山重威編集. 心不全，ショック（目で見る循環器病シリーズ 2）. 改訂版. 東京：メジカルビュー社, 2001: 97-8. より〕

使用せず，連続 50 m を歩行できれば歩
行自立と判定する。

表2 に，独歩にて自宅退院に至った心
大血管疾患患者の年齢・性別の運動機能
指標を示した。

◎最長発声持続時間

慢性心不全患者における最長発声持続時
間 maximum phonation time（MPT）
と peak $\dot{V}O_2$ には正の相関関係があり，
5 METs（metabolic equivalents）レベ

表4 ● METs 換算表

METs	3METs 未満の身体活動
0.9	睡眠
1.0	静かに座って（あるいは寝転がって）テレビ・音楽鑑賞，リクライニング，車に乗る
1.2	静かに立つ
1.3	本や新聞などを読む（坐位）
1.5	坐位での会話，電話，読書，食事，運転，軽いオフィスワーク，編み物・手芸，タイプ，動物の世話（坐位，軽度），入浴（坐位）
1.8	立位での会話，電話，読書，手芸
2.0	料理や食材の準備（立位，坐位），洗濯物を洗う，しまう，荷造り（立位），ギター：クラシックやフォーク（坐位），着替え，会話をしながら食事をする，または食事のみ（立位），身の回り（歯磨き，手洗い，髭剃りなど），シャワーを浴びる，タオルで拭く（立位），ゆっくりした歩行（平地，散歩または家の中，非常に遅い＝ 54 m/min 未満）
2.3	皿洗い（立位），アイロンがけ，服・洗濯物の片づけ，カジノ，ギャンブル，コピー（立位），立ち仕事（店員，工場など）
2.5	ストレッチング*，ヨガ*，掃除：軽い（ごみ掃除，整頓，リネンの交換，ごみ捨て），盛りつけ，テーブルセッティング，料理や食材の準備・片づけ（歩行），植物への水やり，子どもと遊ぶ（坐位，軽い），子ども・動物の世話，ピアノ，オルガン，農作業：収穫機の運転，干し草の刈り取り，かんがいの仕事，軽い活動，キャッチボール*（フットボール，野球），スクーター，オートバイ，子どもを乗せたベビーカーを押すまたは子どもと歩く，ゆっくりした歩行（平地，遅い＝ 54 m/min）
2.8	子どもと遊ぶ（立位，軽度），動物の世話（軽度）

METs	3METs 以上の生活活動
3.0	普通歩行（平地，67 m/min，幼い子ども・犬を連れて，買い物など），釣り〔2.5（船ですわって）〜6.0（渓流フィッシング）〕，屋内の掃除，家財道具の片づけ，大工仕事，梱包，ギター：ロック（立位），車の荷物の積み下ろし，階段を下りる，子どもの世話（立位）
3.3	歩行（平地，81 m/min，通勤時など），カーペット掃き，フロア掃き
3.5	モップ，掃除機，箱詰め作業，軽い荷物運び，電気関係の仕事：配管工事
3.8	やや速歩（平地，やや速めに＝ 94 m/min），床磨き，風呂掃除
4.0	速歩（平地，95 〜 100 m/min 程度），自転車に乗る：16 km/hr 未満，レジャー，通勤，娯楽，子どもと遊ぶ・動物の世話（徒歩/走る，中強度），高齢者や障害者の介護，屋根の雪下ろし，ドラム，車椅子を押す，子どもと遊ぶ（歩く/走る，中強度）
4.5	苗木の植栽，庭の草むしり，耕作，農作業：家畜に餌を与える
5.0	子どもと遊ぶ・動物の世話（歩く/走る，活発に），かなり速歩（平地，速く 107 m/min）
5.5	芝刈り（電動芝刈り機を使って，歩きながら）
6.0	家具，家財道具の移動・運搬，スコップで雪かきをする
8.0	運搬（重い荷物），農作業：干し草をまとめる，納屋の掃除，鶏の世話，活発な活動，階段を上がる
9.0	荷物を運ぶ：上の階へ運ぶ

*は運動に，そのほかの活動身体活動に該当する。

〔運動所要量・運動指針の策定検討会．健康づくりのための運動指針 2006 〜生活習慣病予防のために〜〈エクササイズガイド 2006〉2006 年 7 月．《https://www.mhlw.go.jp/shingi/2006/07/dl/s0719-3c.pdf》（2019 年 1 月閲覧）．より，抜粋〕

ルの MPT は 18.2 秒とされる。また，慢性心不全の男性患者では，NYHA 心機能分類の重症化にともない低い値を示す[12]。さらに慢性心不全患者における通常の運動療法に発声練習を併用した際の MPT と peak $\dot{V}O_2$ は双方ともに継時的に向上する[13]。

身体活動の指標

主観的指標

身体活動の主観的指標として，「NYHA 心機能分類」は，心不全のおもな症状である労作時呼吸困難や易疲労感の程度により心不全の重症度を判定するものである[1,4,8,14]。これは簡便かつ peak $\dot{V}O_2$ 予測値（% predict peak $\dot{V}O_2$）と正相関[1]を示す。

NYHA 心機能分類と健康関連 QOL health-related quality of life（HRQOL）との関連について慢性心不全 125 例（虚血性心疾患 50 %）を対象とした先行研究[15]では，重症化にともない SF-36 で調査された HRQOL は低下することが示されている。また，日本の国民標準値との比較では，SF-36 の 8 つの下位尺度のうち，体の痛み bodily pain を除くすべての下位尺度は国民標準値より低下することも報告されている。

「身体活動能力指数 specific activity scale（SAS）」は，安静時の $\dot{V}O_2$（3.5 mL/min/kg）を 1 MET として，被験者に各 METs に相当する 21 項目からなる質問項目に返答させ，自覚症状が出現する最初の項目から身体活動能力を推定する（表 3，4）。たとえば，雑巾がけやシャワー浴で症状が出現すれば 3〜4 METs となる。

客観的指標

心不全の身体活動をより客観的に測定する方法として，歩数計や加速度計がここ数年汎用されている[16]。

「歩数計」は，身体活動の頻度，強度，種類の評価はできないものの，安価で対象者への負担が少ないことから広く使用されている。

「加速度計」は，身体活動の頻度，強度，時間を簡便に示すことができ，運動指導にも有益とされる。

加速度計の 1 つである，スズケン社製 Kenz Lifecorder は，入浴時を除く 24 時間の身体活動を歩数やエネルギー消費量として換算することが可能である。その身体活動の指標には，1 日の歩数や総カロリー消費量および運動によるカロリー消費量の 7 日間の平均値が用いられることが多い。慢性心不全患者 170 例（65.2 歳，男性 77 %）を対象とした研究[16]では，日常生活における身体活動量（1 日の歩数の 1 週間の平均値）4,889.4（歩/日）をカットオフとし，それ以下では予後不良となることが示されている。

運動療法・運動処方

運動療法は，慢性心不全に対する有効な治療法の 1 つとして，欧米や日本のガイドラインにも記載されている[17,18]。慢性心不全における運動療法の基本は有酸素運動である。先述のように，歩行自立に至らないケースやトレッドミルや自転車エルゴメータなど機器を使用した有酸素運動が困難な場合もある。レジスタンストレーニングの併用は，筋力やバランスの向上，ひいては歩行自立度を高める。

有酸素運動はおもに酸素を消費する方

表5● 運動療法およびレジスタンストレーニングの絶対的・相対的禁忌

	心不全の運動療法	レジスタンストレーニング
絶対的禁忌	①最近3〜5日間で，安静時・労作時の運動耐容能または息切れが進行性に増悪 ②低強度で，明らかな虚血（2 METs以下，約50 W） ③コントロール不良の糖尿病 ④急性全身性疾患または感染症 ⑤最近起こった塞栓症 ⑥血栓性静脈炎 ⑦活動性の心膜炎または心筋炎 ⑧中等度から高度の大動脈狭窄 ⑨外科治療を必要とする逆流性弁膜症 ⑩3週間以内の心筋梗塞 ⑪新たに発症した心房細動	①不安定な冠（状）動脈疾患 ②代償されていない心不全 ③コントロールされていない不整脈 ④重篤な肺高血圧症（平均肺動脈圧55 mmHg） ⑤重症で症状のある大動脈弁狭窄症 ⑥急性心筋炎，心内膜炎，心外膜炎 ⑦コントロールされていない高血圧（>180/110 mmHg） ⑧急性大動脈解離 ⑨Marfan症候群 ⑩活動性増殖性網膜症，中等度から悪化傾向のある非増殖性糖尿病性網膜症患者に対する高強度（80〜100% 1 RM）のトレーニング
相対的禁忌	①最近1〜3日間に体重1.8 kg以上増加 ②持続的または間欠的ドブタミン治療中 ③運動による収縮期血圧低下 ④NYHA心機能分類 Ⅳ度 ⑤安静時または労作時に危険な不整脈の出現 ⑥臥位安静時心拍数100 bpm以上 ⑦以前より有する疾患の状態（貧血，喘息，末梢血管疾患など）	①冠（状）動脈疾患の主要な危険因子 ②糖尿病 ③コントロールされていない高血圧症（>160/100 mmHg） ④運動耐容能が低い（<4 METs） ⑤骨格筋系の制限がある ⑥ペースメーカや除細動器の挿入者 ＊（実施の前に医師と相談の必要あり）

1 RM：最大挙上重量

（増田 卓ほか編集．循環器疾患理学療法の理論と技術．東京：メジカルビュー社，2009: 154-309. および，Working Group on Cardiac Rehabilitation & Exercise Physiology and Working Group on Heart Failure of the European Society of Cardiology. Recommendations for exercise training in chronic heart failure patients. Eur Heart J. 2001; 22: 125-35. より，作成）

表6● 心不全の運動療法における運動処方

運動の種類	・歩行（初期は屋内監視下），自転車エルゴメータ，軽いエアロビクス体操，低強度レジスタンス運動 ・心不全患者には，ジョギング，水泳，激しいエアロビクスダンスは推奨されない
運動強度	【開始初期】 ・屋内歩行50〜80 m/分×5〜10分間または自転車エルゴメータ10〜20 W×5〜10分間程度から開始する ・自覚症状や身体所見をめやすにして1か月程度をかけて時間と強度を徐々に増量する ・簡便法として，安静時HR＋30 bpm（β遮断薬投与例では安静時HR＋20 bpm）を目標HRとする方法もある 【安定期到達目標】 　a）最高酸素摂取量（peak $\dot{V}O_2$）の40〜60 %のレベルまたは嫌気性代謝閾値（AT）レベルのHR 　b）心拍数予備能（HR reserve）の30〜50 %，または最大HRの50〜70 % 　　・Karvonenの式（[最高HR－安静時HR]×k＋安静時HR）において，軽症（NYHA Ⅰ〜Ⅱ）ではk=0.4〜0.5，中等度〜重症（NYHA Ⅲ）ではk=0.3〜0.4 　c）Borg指数11〜13（自覚的運動強度「楽である〜ややつらい」）のレベル
運動持続時間	・1回5〜10分×1日2回程度から開始，1日30〜60分（1回20〜30分×1日2回）まで徐々に増加させる
頻度	・週3〜5回（重症例では週3回，軽症例では週5回まで増加させてもよい） ・週2〜3回程度，低強度レジスタンス運動を併用してもよい
注意事項	・開始初期1か月間は特に低強度とし，心不全の増悪に注意する ・原則として開始初期は監視型，安定期では監視型と非監視型（在宅運動療法）との併用とする ・経過中は，常に自覚症状，体重，血中BNPの変化に留意する

〔日本循環器学会．循環器病の診断と治療に関するガイドライン（2011年度合同研究班報告）．心血管疾患におけるリハビリテーションに関するガイドライン（2012年改訂版）（班長：野原隆司）．《http://www.j-circ.or.jp/guideline/pdf/JCS2012_nohara_h.pdf》（2018年12月閲覧）．より〕

*6 Borg 指数は，1973年に Borg によって提唱されたもの。これは，運動負荷試験を行うとき，検査されている人の運動強度に対する自覚症状を認識するために用いられる。旧 Borg 指数は，安静時・運動時など，そのときの心拍数を 10 で割った数値で，6～20 までの数値で表される。

法で筋収縮のエネルギーを発生させる運動をさす。すなわち，これは運動中，筋肉を収縮させるためのエネルギー「アデノシン三リン酸（ATP）」を，呼吸によって体内に取り込まれた酸素を使うことで作り出す運動である。

レジスタンストレーニングは，個々の筋肉に負荷を与えて筋力を鍛えるトレーニングである。ダンベル，ゴムチューブ，マシンなどを使用して行われる。

運動療法の適応

表5 に心不全の運動療法およびレジスタンストレーニングの絶対的・相対的禁忌を示す。

運動療法の実際

心不全の運動療法における運動処方（表6）および心臓リハビリテーションプログラム（図2）を示す。

　運動処方に際し，その種類，強度，時間，頻度を明確にする。図3 は，当院で施行している運動療法の構成である。その構成は，ウォームアップ，レジスタンストレーニング，有酸素運動，クールダウンからなる。また，対象患者は，年齢，性別，重症度，自宅の広さや構造，地域性などの社会背景もさまざまであり，退院後の目標とする ADL およびその関連動作の目標も患者個々で異なる。そのため，われわれは必要に応じ，家事動作や物を運ぶなどの ADL や関連動作に関するシミュレーションを試み，その可否，異常反応の有無について患者本人にフィードバックを行っている（図4）。

　自覚症状の評価には，自覚的運動強度 ratings of perceived exertion（RPE）を用いる。その強度は，RPE（旧 Borg 指数*6）は 11～13 を目安とする。しかし，虚血性心疾患患者の約 30 ％では心拍数と Borg 指数が解離することから，この指標のみで運動処方は行わず，心拍数や血圧などほかの指標を併用する。

　また，代謝系（糖尿病）合併心疾患においては，自律神経障害による心拍応答の低下があることが多い。したがって，運動強度の設定は，CPX を行い，そこで得られた嫌気性代謝閾値 anaerobic

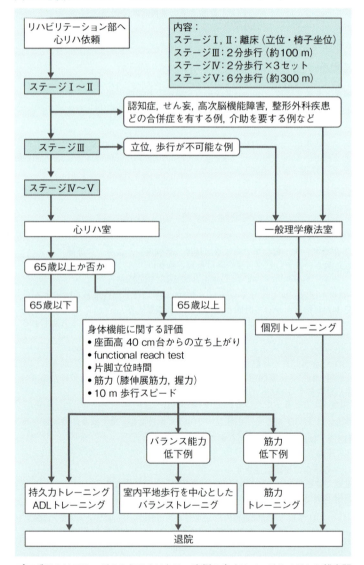

図2● 心臓リハビリテーションプログラムフローチャート

プログラムはステージⅠからⅤよりなる。症例の多くはベッドサイドから離床開始となる。

図3●運動療法の構成

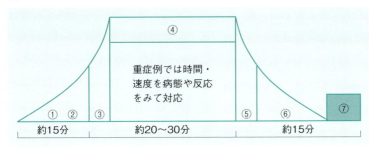

① 骨格筋系ウォームアップ：ストレッチ（循環の促進・骨格筋障害予防）
② レジスタンストレーニング（負荷量の見直し：1〜2週間ごとに再設定）
③ 心血管系ウォームアップ：有酸素運動（低強度）
④ 目標運動ゾーン：有酸素運動（目標強度）
⑤ 心血管系クールダウン：有酸素運動（低強度）
⑥ 骨格筋系クールダウン：ストレッチ
⑦ 日常生活動作に関するシミュレーション（退院時指導含む）

threshold（AT）[*7]レベルでの運動処方を行う．エネルギー代謝の基質は，運動強度が高くなるとグリコーゲンが主体となるが，ATレベルのように中等度の運動強度では，脂質代謝にも有効である[14]．また，ATレベル以上の運動強度では，交感神経系の活性化とともに，インスリン拮抗ホルモン（カテコラミン，グルカゴンなど）の分泌促進から高血糖状態になる可能性がある[14]．しかし，コントロール不良例で，かつインスリン欠乏状態では，安静時でも肝臓からブドウ糖放出は抑制されない．仮に，その状態で運動をすると，運動にともなって上昇するインスリン拮抗ホルモンにより肝臓での糖分解・新生は促進される．しかし，骨格筋での糖利用は増加しないため，血糖値の上昇やケトン体，遊離脂肪酸の増加などが生じる．よって，運動療法は血糖コントロールがなされたうえで行われるよう推奨される．

時間は，骨格筋系のストレッチとレジスタンストレーニング約15分，有酸素運動約30分，そしてクールダウンとADLに関するシミュレーション（図4）約15分の計60分を1つの目安としている．なお，代謝系の改善を得るためには，有酸素運動が30〜60分程度は必要となる．運動に際しては，できるだけ空腹時は避け，決められたカロリーを摂取

して，少なくとも1〜2時間以上経過したあとに行う．

運動の種類は，可能なかぎり筋収縮をうながすように，全身の筋肉を使用することが望まれる．したがって，上肢・下肢・体幹を含めた総合的な運動が行われる．具体的には，トレッドミルや自転車

図4●日常生活動作に関するシミュレーション
A：掃除機の使用を想定した動作，B：フライ返し動作，C：水を入れた鍋を移動させる動作，D：床からの重錘上げ

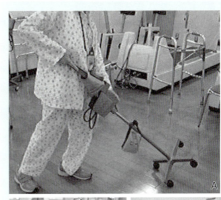
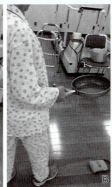
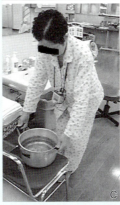
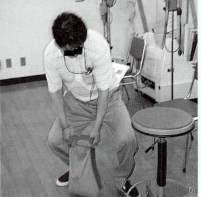

*7 増加する運動強度において，好気的エネルギー産生に嫌気性代謝によるエネルギー産生が加わる直前の運動強度．

19
心不全における活動能力の評価と運動療法

エルゴメータなど，機器を使用するものや，快適歩行・階段昇降などである。近年，有酸素運動に併用したレジスタンストレーニングの有効性も示されている[8,17]。

起居・移乗動作・立ち上がり動作などに介助を有する例や，歩行自立に至らない例などには，あえて重量負荷設定をせず，坐位にて膝を伸ばす，膝を胸につけ

*8 筋収縮の様態には，求心性，等尺性および遠心性がある。これらのなかでも特に筋収縮にともない筋線維が伸張する遠心性収縮が最も大きい力を発揮する。

るように持ち上げるなどの基本的動作から介入する方法もある。筋の収縮時間は，求心性収縮（筋肉が縮みながら働く）を2秒，遠心性収縮（筋肉が伸びながら働く）を4秒とし，遠心性収縮に時間をかけて施行するほうがよい*8。強度設定には，最大挙上重量 one repetition maximum（1RM）を指標に用いることが多い。その強度は，上肢30％，下肢40％から開始し，2週間を目安に負荷量の再設定を行いつつ，上肢40％，下肢60％まで負荷量をあげていく。いずれにせよ，施行に際しては，過度な血圧上昇を避けるべく，Valsalva 効果*9 に留意しつつ，まず深呼吸をし，息を吐きつつ筋を収縮させるように指導する。

表7は，心不全の運動療法における運動療法実施中および経過中のモニタリングの項目である[14]。そのほかの注意点としては，循環系薬物の服用の把握はもちろんのこと，合併症治療薬，たとえば，インスリン注射およびその回数については十分把握しておく。特に運動の負荷量を増加させた場合には，運動療法後，病棟あるいは在宅にて遅延性の低血糖を生じる可能性もあるため，注意を要する。

表7● 心不全の運動療法におけるモニタリング

運動療法実施中のモニタリング
① 自覚症状：Borg 指数，低心拍出量徴候（めまい，倦怠感），肺うっ血症状（呼吸困難，息切れ），狭心症状（胸部圧迫感），整形外科的（筋肉痛，関節痛）
② 心拍数：安静時心拍数上昇，運動中心拍数上昇
③ 血圧：起立性低血圧，運動中血圧低下，運動後血圧低下
④ 心電図モニター：不整脈（心房細動，心室不整脈）

経過中のモニタリング
① 自覚症状：倦怠感，「前日の疲労が残る」，同一負荷量における Borg 指数の上昇は要注意
② 体重：体重増加（水か脂肪か？「2 kg 以上増加」は危険）
③ 心拍数：安静時/運動中の心拍数の上昇は要注意
④ 血中 BNP：月1回測定，上昇傾向は要注意
⑤ 運動耐容能：CPX（心肺運動負荷試験），6 分間歩行距離

（後藤葉一．運動療法．In: 和泉 徹ほか監修．心不全を予防する─発症させない再発させないための診療ストラテジー．東京：中山書店，2006: 156-66. より）

表8● 心不全に対する運動療法の効果

1. 運動耐容能：改善
2. 心臓への効果
   a) 左室機能：安静時左室駆出率不変または軽度改善，運動時心拍出量増加反応改善，左室拡張早期機能改善
   b) 冠循環：冠動脈内皮機能改善，運動時心筋灌流改善，冠側副血行路増加
   c) 左室リモデリング：悪化させない（むしろ抑制），BNP 低下
3. 末梢効果
   a) 骨格筋：筋量増加，筋力増加，好気的代謝改善，抗酸化酵素発現増加
   b) 呼吸筋：機能改善
   c) 血管内皮：内皮依存性血管拡張反応改善，一酸化窒素合成酵素（eNOS）発現増加
4. 神経体液因子
   a) 自律神経機能：交感神経活性抑制，副交感神経活性増大，心拍変動改善
   b) 換気応答：改善，呼吸中枢 CO_2 感受性改善
   c) 炎症マーカー：炎症性サイトカイン（TNF-α）低下，CRP 低下
5. QOL：健康関連 QOL 改善
6. 長期予後：心不全入院減少，無事故生存率改善，総死亡率低下（メタアナリシス）

〔日本循環器学会．循環器病の診断と治療に関するガイドライン（2011 年度合同研究班報告）．心血管疾患におけるリハビリテーションに関するガイドライン（2012 年改訂版）（班長：野原隆司）．《http://www.j-circ.or.jp/guideline/pdf/JCS2012_nohara_h.pdf》（2018 年 12 月閲覧）．より〕

運動療法の効果

表8に，慢性心不全の運動療法の効果を示す[17]。糖尿病合併例に対しては，急性効果として血糖値の低下*10，インスリン拮抗ホルモン過剰反応の改善が，また慢性効果*11 としてインスリン感受性の改善，脂質代謝改善や肥満の解消，骨量減少予防などが期待できる[8,14]。

当院で施行した運動療法前後でのおもな指標の経時的変化を述べる。運動療法開始時は，筋力水準，片脚立位，前方リーチ距離，そして最大歩行速度は基準

346

値より低値を示し，歩行自立には至らない例が多い。しかし，約2週間後には，これらの指標は改善し，全例，歩行自立となった。また，全対象者は，心不全増悪など，プログラムを中止するような合併症もなく，退院可能となった[19]。

心不全患者に対する指導方策（疾病管理教育含む）

心不全罹患後の維持期における身体活動や運動の維持・向上は，患者の身体的あるいは心理社会的側面の維持・向上にも貢献する。すなわち，通院や在宅での運動療法のみならず，日常生活において身体活動や運動を維持・向上することは，慢性心不全患者においても，再発予防，予後，HRQOLの維持・向上という観点からきわめて重要である。

後藤[14]は，心不全に対する運動療法は治療法ではなく心不全管理プログラムの一部であるとしている。慢性心不全患者は，運動療法中や経過観察中に，増悪や重症不整脈などが起こりうる。このことからも，患者に対する疾病全般にわたる教育が必須とされる。心不全患者の高齢化が進み，高齢心不全患者の増悪の原因は，内服（飲み忘れや重複服薬）や塩分制限，運動制限ができなかった（無理な運動をした）ことが全体の30〜40％を占める[14]。

Koellingら[20]は，慢性心不全患者に対する退院時の看護師による患者教育の強化は，退院後6か月間における患者の予後（死亡率・再入院率）の改善に有効であると報告している。また，虚血性心疾患患者の回復期における身体活動や運動の実施継続をうながす指導方策として，加速度センサー付き歩数計を用いて患者自身が身体活動に対するセルフモニタリング（自己監視法）が，回復期から維持期における運動の継続率，身体活動促進および自己効力感に有効であることも示されている[8]。

さらに，心不全患者におけるセルフモニタリングは，身体症状の変化，身体活動の変化，体調管理の状況をとらえることであり，その実施によって，「適切なセルフマネジメント」と「QOLの改善」が認められた，という報告[21]もある。セルフモニタリングは，単に身体活動を促進するだけでなく，自己の身体活動を調整するうえでも有用であろう。

（井澤 和大）

● 文献

1) 伊東春樹. 各種呼気ガス分析指標. In: 谷口興一, 伊東春樹編集. 心肺運動負荷テストと運動療法. 東京: 南江堂, 2004: 103-17.
2) Izawa KP, Watanabe S, Yokoyama H, et al. Muscle strength in relation to disease severity in patients with congestive heart failure. Am J Phys Med Rehabil. 2007; 86: 893-900.
3) Hülsmann M, Quittan M, Berger R, et al. Muscle strength as a predictor of long-term survival in severe congestive heart failure. Eur J Heart Fail. 2004; 6: 101-7.
4) 増田 卓, 松永篤彦編集. 循環器疾患理学療法の理論と技術. 東京: メジカルビュー社, 2009: 154-309.
5) 森尾裕志, 井澤和大, 渡辺 敏ほか. 心大血管疾患患者における退院時年齢・性別の運動機能指標について. 心臓リハ 2009; 14: 89-93.
6) Izawa KP, Watanabe S, Osada N, et al. Handgrip strength as a predictor of prognosis in Japanese patients with congestive heart failure. Eur J Cardiovasc Prev and Rehabil. 2009; 16: 21-7.
7) Chiappa GR, Roseguini BT, Vieira PJ, et al. Inspiratory muscle training improves blood flow to resting and exercising limbs in patients with chronic heart failure. J Am Coll Cardiol. 2008; 51: 1663-71.
8) 日本心臓リハビリテーション学会編集. 心臓リハビリテーション必携-指導士資格認定

＊9 いきむことで心拍数の低下，血圧の低下や上昇をきたす生理的効果のこと。

＊10 筋の収縮によるブドウ糖の取り込み増加がもたらす代謝改善効果。

＊11 運動の継続に適応して生じる骨格筋のインスリン感受性改善。

試験準拠. 東京：日本心臓リハビリテーション学会, 2010: 199-268.

9) 堅田紘頌, 森尾裕志, 井澤和大ほか. 高齢入院患者における前方リーチ距離および片脚立位時間と歩行自立度との関連. 理療：技と研 2013; 41: 40-5.

10) 神谷健太郎, 松永篤彦, 斎藤正和ほか. 虚血性心疾患患者の運動機能が日常生活活動に及ぼす影響について. 心臓リハ 2004; 9: 89-92.

11) 高橋哲也, 安達 仁, 櫻井繁樹ほか. 慢性心不全患者の運動耐容能評価－シャトルウォーキングテストと6分間歩行テストの比較. 心臓リハ 2000; 5: 95-8.

12) Izawa KP, Watanabe S, Tochimoto S, al. Maximum phonation time is related to disease severity in male chronic heart failure patients. Int J Cardiol. 2014; 174: 727-8.

13) Izawa KP, Watanabe S, Oka K, et al. Longitudinal change in maximum phonation time and exercise capacity in chronic heart failure patients. Int J Cardiol. 2015; 187: 17-9.

14) 後藤葉一. 運動療法. In: 和泉 徹, 筒井裕之監修. 心不全を予防する－発症させない再発させないための診療ストラテジー. 東京: 中山書店, 2006: 156-66.

15) Izawa KP, Watanabe S, Omiya K, et al. Health-related quality of life in relation to different levels of disease severity in patients with chronic heart failure. J Jpn Phys Ther Assoc. 2005; 8: 39-45.

16) Izawa KP, Watanabe S, Oka K, et al. Usefulness of step counts to predict mortality in Japanese patients with heart failure. Am J Cardiol. 2013; 111: 1767-71.

17) 日本循環器学会. 循環器病の診断と治療に関するガイドライン（2011年度合同研究班報告）. 心血管疾患におけるリハビリテーションに関するガイドライン（2012年改訂版）.（班長：野原隆司）.《www.j-circ.or.jp/guideline/pdf/JCS2012_nohara_h.pdf》（2018年12月閲覧）.

18) Cattadori G, Segurini C, Picozzi A, et al. Exercise and heart failure: an update. ESC Heart Fail. 2018; 5: 222-32.

19) 井澤和大, 森尾裕志, 渡辺 敏ほか. 心不全症例に対する理学療法プログラム 入院期プログラムを中心として. 理学療法 2006; 23: 471-8.

20) Koelling TM, Johnson ML, Cody RJ, et al. Discharge education improves clinical outcomes in patients with chronic heart failure. Circulation 2005; 111: 179-85.

21) 服部容子, 多留ちえみ, 宮脇郁子. 心不全患者のセルフモニタリングの概念分析. 日看科会誌 2010; 30: 74-82.

ONE POINT ADVICE
心臓リハビリテーションの進め方

心臓リハビリテーションとは

心臓リハビリテーション（以下，心リハ）とは，医学的評価にもとづき行われる運動療法と患者教育・カウンセリングを中心とした，多職種により長期にわたり行われる包括的な心血管疾患に関する管理，疾病管理プログラムといえる。心血管疾患の一次予防，再発防止，生活の質（QOL）向上，社会復帰および予後改善を目的としている。

心リハは，その時期に応じて，それぞれの専門性を発揮し，互いに役割・機能をオーバーラップしながら，多職種で構成されるチームで患者にかかわる。特に外来心リハは，心不全患者が心リハチームによる観察・指導を受ける機会となり，セルフケアの獲得，生活習慣改善の理想的な場となることが認識されつつある[1]。

心臓リハビリテーションにおける看護師の役割

心リハは，患者が自分の病気を知ることから始まる。心リハの効果が最大限発揮されるよう，看護師は以下のような役割・機能を担っている。

①患者の心機能・血行動態，心理・社会的状態の的確なアセスメント
②①にもとづいたリハビリテーションの適応判断と準備を高める援助[2]
③生活支援，療養行動（セルフマネジメント）の支援
④患者教育：冠危険因子の是正，病態・患者が受けている治療の目的や副作用などの理解を促すこと，患者自身が自分にとって正しい判断や対応ができるような意思決定への支援，ストレスマネジメントへの支援
⑤多職種との連携・協働，および心リハプログラムの開発・実施・評価
⑥スタッフ教育
⑦心リハプログラム運営のためのシステム作り，環境整備

心臓リハビリテーションの進め方

心リハは，急性期，回復期（前期・後期），維持期（慢性安定期）に分類される（**図1**）[3]。

図1 ● 心不全の心臓リハビリテーション標準プログラム

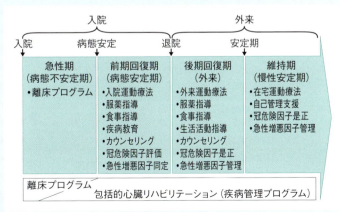

〔日本心臓リハビリテーション学会心臓リハビリテーション標準プログラム策定部会. 心不全の心臓リハビリテーション標準プログラム（2017年版）.《http://www.jacr.jp/web/wp-content/uploads/2015/04/shinfuzen2017_2.pdf》(2018年7月閲覧). より〕

19
心不全における活動能力の評価と運動療法

日本心臓リハビリテーション学会では，心不全患者を対象とした心リハの適切な実施と普及を目的として，おもに入院前の日常生活動作（ADL）が十分に自立していた心不全患者で，運動療法の禁忌に該当しない症例における標準的な包括的心臓リハビリテーションプログラムを作成している。本稿では，そのプログラムを参考に心不全患者の心リハの進め方について述べる。

集中治療室および病棟における心臓リハビリテーションの実践方法（急性期）

急性心不全におけるリハビリテーションの意義は，①早期離床による過剰な安静の弊害（身体的・精神的デコンディショニング，褥瘡，肺塞栓症など）の防止，②迅速かつ安全な退院と社会復帰プランの立案・共有と実現，③運動耐容能の向上によるQOLの改善，④患者教育と疾病管理による心不全再発や再入院の防止，である[1]。

心リハの実践は，急性心不全で入院した直後の急性期の離床プログラムからはじまり，運動療法へつなげていく。また同時に退院後の生活を見据えた患者教育を進める。

急性期離床プログラム

心不全患者の急性期では，治療上安静が必要だが，その期間が長引くと筋力の低下や運動耐容能低下をきたすため，理学療法士と連携をとりながら離床プログラムを進める（表1）[3]。

ベッドサイドリハビリテーション（以下，ベッドサイドリハ）の目的は，以下2点にある。
①臥位から坐位や立位など抗重力位の姿勢に体位を変換した際の循環動態のアセスメント
②身体機能や基本動作の維持・向上

急性期治療と並行して行うベッドサイドリハでは，鎮静深度や意識レベルに応じてリハビリテーション内容を選択し，呼吸および循環動態に応じて運動頻度や時間を調整する。

ICUやCCUなどにいる急性期患者には，ポジショニング（側臥位，半腹臥位，腹臥位，ベッドアップ），他動的関節可動域訓練，自動的関節可動域訓練，端坐位・立位保持，足踏み運動，車椅子への移乗動作，歩行訓練，階段昇降などを順次行っていく。必要に応じてレジスタンストレーニングも取り入れる。

心電図・血圧・酸素飽和度などのバイタルサイン，自覚症状をモニタリングし

表1●急性期離床プログラム

	stage 1	stage 2	stage 3	stage 4	stage 5	stage 6
許可される安静度	ベッド上安静	端坐位	室内自由	トイレ歩行	棟内自由（80mまで）	棟内自由
リハ実施場所	ベッド上	ベッドサイド	ベッドサイド	病棟	病棟（リハ室）	病棟（リハ室）
目標坐位時間（1日総時間）	ギャッジアップ	1時間	2時間	3時間	3時間	3時間
ステージアップ負荷試験	端坐位	歩行テスト（自由速度）10m	歩行テスト（自由速度）40m	歩行テスト（自由速度）80m	歩行テスト（自由速度）80m×2～3回	6分間歩行テスト

〔日本心臓リハビリテーション学会心臓リハビリテーション標準プログラム策定部会．心不全の心臓リハビリテーション標準プログラム（2017年版）．《http://www.jacr.jp/web/wp-content/uploads/2015/04/shinfuzen2017_2.pdf》（2018年7月閲覧）．より〕

ONE POINT ADVICE
心臓リハビリテーションの進め方

ながら，全身管理上重要な機器，ラインやドレーンなどの役割を理解し，抜去や閉塞予防などに十分配慮し，理学療法士，看護師，医師が協力して実施する。患者の表情を確認し，十分な声かけも大切である。運動範囲を拡大していく際（運動負荷を行う際）の禁忌・中止基準は，安静時の心電図 ST 変化，バイタルサインの著明な変化，炎症の増悪が認められるときである（表2）[2]。

主治医による病状説明後，患者自身の病気に関する理解および心身ともに落ち着いていることを確認のうえ，看護師による生活指導（日常生活の過ごし方，定期的受診の必要性，胸痛など発作時の対応と救急受診，禁煙など），薬剤師による

表2 ● ICU での早期離床と早期からの積極的な運動の中止基準

カテゴリー	項目・指標	判定基準値あるいは状態	備考
全体像神経系	反応	明らかな反応不良状態の出現	呼びかけに対して傾眠，混迷の状態
	表情	苦悶表情，顔面蒼白・チアノーゼの出現	
	意識	軽度以上の意識障害の出現	
	不穏	危険行動の出現	
	四肢の随意性	四肢脱力の出現	
		急速な介助量の増大	
	姿勢調節	姿勢保持不能状態の出現	
		転倒	
自覚症状	呼吸困難	突然の呼吸困難の訴え	気胸，肺血栓塞栓症
		努力呼吸の出現	修正 Borg Scale 5〜8
	疲労感	耐えがたい疲労感	
		患者が中止を希望	
		苦痛の訴え	
呼吸器系	呼吸数	＜ 5/min または＞ 40/min	一過性の場合は除く
	SpO_2	＜ 88 ％	
	呼吸パターン	突然の吸気あるいは呼気努力の出現	聴診など気道閉塞の所見もあわせて評価
	人工呼吸器	不同調	
		バッキング	
循環器系	HR（心拍数）	運動開始後の心拍数減少や徐脈の出現	一過性の場合は除く
		＜ 40/min または＞ 130/min	
	心電図所見	新たに生じた調律異常	
		心筋虚血の疑い	
	血圧	収縮期血圧＞ 180 mmHg	
		収縮期または拡張期血圧の 20 ％低下	
		平均動脈圧＜ 65 mmHg または ＞ 110 mmHg	
デバイス	人工気道の状態	抜去の危険性（あるいは抜去）	
	経鼻胃チューブ		
	中心静脈カテーテル		
	胸腔ドレーン		
	創部ドレーン		
	膀胱カテーテル		
その他	患者の拒否		
	中止の訴え		
	活動性出血の示唆	ドレーン排液の性状	
	術創の状態	創部離開のリスク	

介入の完全中止あるいは，いったん中止して経過を観察，再開するかは患者状態から検討，判断する。
（日本集中治療医学会早期リハビリテーション検討員会．ガイドライン 集中治療における早期リハビリテーション〜根拠に基づくエキスパートコンセンサス．日集中医誌 2017; 24: 255-303. より）

19 心不全における活動能力の評価と運動療法

表3●急性期（運動療法導入準備期）における運動療法の禁忌項目

- 過去3日以内における心不全の自覚症状の増悪
- 不安定狭心症または閾値の低い心筋虚血
- 手術適応のある重症弁膜症，特に大動脈弁狭窄症
- 重症の左室流出路狭窄
- 未治療の運動誘発性重症不整脈（心室細動，持続性心室頻拍）
- 活動性の心筋炎
- 急性全身性疾患または発熱
- 運動療法が禁忌となるその他の疾患（中等度以上の大動脈瘤，重症高血圧，血栓性静脈炎，2週間以内の塞栓症，重篤な他臓器障害など）

〔日本心臓リハビリテーション学会心臓リハビリテーション標準プログラム策定部会．心不全の心臓リハビリテーション標準プログラム（2017年版）．《http://www.jacr.jp/web/wp-content/uploads/2015/04/shinfuzen2017_2.pdf》（2018年7月閲覧）．より，抜粋〕

服薬指導，栄養士による栄養指導（塩分制限，バランスのとれた食事など）を，患者の反応や理解を確認しながら行う。入院中にすべてを行う必要はなく，適宜，退院後の外来心リハ通院時に継続して行う。

患者教育ツールとして，血圧や体重を記録できる自己管理手帳，パンフレットなど視聴覚教材を活用する。

必要時，社会資源の活用などについて，ソーシャルワーカーに相談する。

前期回復期（病態安定期，入院リハビリテーション実施期）

病態安定期に運動療法を開始する際，安全に進めるために，患者背景や病態の評価，入院の原因となった因子，運動療法の禁忌項目を確認する**（表3）**[3]。

前期回復期の心リハの実際

運動療法と患者教育を並行して実施する。

運動療法については，ベッド上でのレジスタンストレーニング，ベッドサイド

での端坐位，椅子（車椅子）への移乗を経て，歩行練習となる。ベッドサイドを中心に数メートル単位の歩行練習から開始し，歩行距離の拡大をはかる。歩行練習の際はポータブル心電計を用いて，監視下で運動を行う。病棟内において歩行距離が拡大してきたら，心リハ室に移動して自転車エルゴメータ（自転車こぎ）などの運動を取り入れる。入院中に心リハ室を見学することで，外来心リハのイメージがつき，心リハ継続のきっかけとなる。

外来における心臓リハビリテーション（回復期後期～維持期）

退院後に外来で運動療法を継続する際，退院直前の心機能や血行動態，運動耐容能を評価し，運動プログラムを作成する。運動耐容能の評価には，同一負荷でのBorg指数，6分間歩行，心肺運動負荷試験などが行われる。退院後の心リハ通院は，退院後の日常生活活動（ADL），セルフケア，体重や浮腫，息切れなどの症状モニタリングのもと，心不全の増悪の早期発見を可能にし，また患者と医療者のコミュニケーションを円滑にする。このような背景から，心リハが心不全患者の疾病管理プログラムになりうる。

外来心リハの流れの例は，来院→医師・看護師による問診→更衣→準備運動→有酸素運動，適宜レジスタンストレーニング→整理体操[*1]→血圧・脈拍・自覚症状のチェック→更衣→帰宅，となる。有酸素運動中もBorg指数による自覚症状，血圧をチェックする。患者の状況に応じて心電図モニターを装着する（監視下リハビリテーション）。外来心リハにおけるチェック項目と心不全増悪または負荷量過大の徴候を**表4**に示す。

*1 **整理体操（クールダウン）**：速度を落とした歩行・走行，ストレッチングなど。運動後の低血圧やめまいを予防する[6]。

ONE POINT ADVICE
心臓リハビリテーションの進め方

表4● 心不全の外来心臓リハビリテーションにおけるチェック項目と心不全増悪または負荷量過大の徴候

	チェック項目	心不全増悪/負荷量過大の徴候
運動開始前	自覚症状	倦怠感持続，前日の疲労感の残存
	体重	体重増加傾向（1週間で2kg以上の増加）
	心拍数	安静時心拍数高値（100拍/分以上），前週に比べ10拍/分以上の上昇
	血圧	前週に比べ収縮期血圧20mmHg以上の上昇または下降
	心電図モニター	不整脈（発作性心房細動，完全房室ブロック，心室期外収縮頻発，心室頻拍），ST異常・左脚ブロックの新規出現
	血中BNP	前回よりも100pg/mL以上の上昇（月1回測定）
運動実施中	自覚症状	運動中のBorg指数14以上，または同一負荷量におけるBorg指数が前週に比べ2以上上昇 呼吸症状（息切れ，呼吸困難），狭心症状（胸部圧迫感，胸痛），低心拍出徴候（めまい，倦怠感），整形外科的症状（筋肉痛，関節痛）
	心拍数	運動中心拍数高値（130拍/分以上），または同一負荷量における心拍数が前週に比べ10拍/分以上上昇
	血圧	運動中の収縮期血圧が前週に比べ20mmHg以上の上昇または下降
	心電図モニター	不整脈（発作性心房細動，完全房室ブロック，心室期外収縮頻発，心室頻拍），ST異常・左脚ブロックの新規出現
	呼吸・SpO_2モニター	運動中の呼吸数過多，SpO_2低下（90%未満）
運動終了後	自覚症状	運動終了後も自覚症状が残存
	心電図モニター	運動終了後の安静時に不整脈（発作性心房細動，心室期外収縮頻発，心室頻拍）
	運動耐容能	前回に比べて運動耐容能（最高酸素摂取量，6分間歩行距離）の低下，換気効率（$\dot{V}E/\dot{V}CO_2$ slope）の悪化

〔日本循環器学会/日本心不全学会合同ガイドライン．急性・慢性心不全診療ガイドライン（2017年改訂版）（班長：筒井裕之）.《http://www.j-circ.or.jp/guideline/pdf/JCS2017_tsutsui_h.pdf》(2018年12月閲覧).より〕

　回復期後期から維持期の外来心リハの中心となる運動療法は有酸素運動である。有酸素運動を行う際は，①運動の種類，②強度，③時間，④頻度を適切に設定した運動処方が必要である。

①運動の種類：運動療法を中心とした心リハが，楽しく，安全に継続できるよう，プログラムは常に評価と見直しを行い，患者の好みや得手不得手を考慮して，自転車エルゴメータ，トレッドミル，ダンス，ヨガなどバリエーションをもたせる工夫が大切である。運動療法の種類を選択するときに注意したいことを以下に示す。

・トレッドミルは転倒の危険性があるため，バランス能力が低下した症例には適していない。

・高齢者や筋力が低下した心不全患者などでは，アップライト型の自転車エルゴメータではなく，リカンベント型（背もたれつき）のほうが下肢に力が入りやすく，運動を行いやすい。

②強度：運動強度は最大運動能力（最大酸素摂取量の中等度，40～60%）レベルが推奨されている。日本では，心肺運動負荷試験cardiopulmonary exercise（CPX）によって決定した嫌気性代謝閾値anaerobic threshold（AT）の心拍数で運動を実施する施設が多い。また高齢心不全患者や低心機能患者の場合は，1分間歩行，旧Borg指数などを用いて運動強度を決定する。

③時間：運動耐容能改善のためには，20～60分が望ましいが，運動療法開始時は10分程度から行う。

④頻度：週3～5回が望ましいが，通院手段，付き添いの必要性の有無などを考慮し，週1回からでもはじめる。

353

⑤身体活動の増加にともなう再処方：運動の効果が現れてくると，運動時の心拍数や血圧，自覚症状に変化が出てくるため，適宜調整する必要がある。可能であれば3～6か月ごとにCPXを実施し，運動処方の見直しを行う。

維持期リハビリテーションの目的とその効果

維持期リハビリテーションは，社会復帰以降の維持期に行うリハビリテーションを意味する。保険適用期間の途中から始まり，生涯にわたり続く[4]。

維持期リハビリテーションの目的は，再発予防とQOLの改善，快適な生活といえる。そのため，参加者（患者）本人が主体的に取り組み，やる気と希望をもちながら，楽しく，継続できることが大切である。維持期リハビリテーションの効果は運動能力や体力の向上だけではなく，QOLも向上し，気持ちも安定する。

維持期リハビリテーションの運動内容

心血管疾患の維持期に適した運動療法には，有酸素運動，レジスタンストレーニング，ヨガ，ストレッチングがある。有酸素運動には，エルゴメータ（自転車こぎ），トレッドミル，エアロビクス・ラジオ体操，ウォーキングがある。

レジスタンストレーニングは，専用のマシンを使用するほか，自分の体重を負荷として行う方法，ゴムチューブやダンベル，マシンを使用する方法などがある。

開始時には，自分が運動できる状態であるか否か患者自身が確認することを指導しておく（**表5**）。運動内容は，十分な準備体操，有酸素運動，適宜レジスタン

表5●心血管系患者における運動時の一般的注意

1. 気分がよいときにのみ運動する	感冒に罹患した場合などは自他覚的症状の消失後2日以上たってから運動を再開する
2. 食後すぐに激しい運動をしない	食後2時間以上たってから行う。食事により腸管の血液需要が増し，激しい運動時には腸と筋肉の両方に供給する血液循環能力を超えることがある。こむら返り，悪心，失神の原因になる。 糖尿病でインスリンや血糖降下薬を使用している場合は食前の運動は避ける，また運動中の低血糖に注意する
3. 天候にあわせて運動する	気温が21℃を超えた場合には，ペースを落として熱障害に注意する。また発汗による脱水を避けるために水分を摂取する。気温が27℃を超える夏などは，早朝または夕方に行う。寒冷環境時は体温の喪失に注意し，十分なウォームアップと衣服による防寒を行う
4. 適切な服装と靴を着用する	着衣は多孔性の素材でゆったりした快適なもので，天候にあったものを用いる。運動用と指定された靴を用いる
5. 自分の限界を把握する	定期的に医学的検査を受ける。心機能の程度や整形外科的疾患からくる制限を確認する。また服薬している場合には服薬事項を考慮して運動する
6. 適切な運動を選択する	有酸素運動を活動の主要要素とするが，充実したプログラムには柔軟性と運動強化を考慮に入れるべきである
7. 自覚症状に注意する	自覚症状が発現した場合は，運動を続行する前に，医師に連絡する ・上半身の不快感 ・運動時の失神：医師による評価が終わるまで，運動中止 ・息切れ ・運動時または運動後の骨，関節の不快感 ・慢性疲労と不眠（運動終了1時間後にも疲労感が残存，当日に不眠および運動翌日の起床時にも疲労感が残る場合，いずれも過負荷の可能性がある）

〔日本循環器学会．循環器病の診断と治療に関するガイドライン（2011年度合同研究班報告）．心血管疾患におけるリハビリテーションに関するガイドライン（2012年改訂版）（班長：野原隆司）．《http://www.j-circ.or.jp/guideline/pdf/JCS2012_nohara_h.pdf》（2018年12月閲覧）．より，作成〕

ONE POINT ADVICE
心臓リハビリテーションの進め方

ストレーニング，終了時の整理体操（ストレッチなど）である。

維持期リハビリテーションの現状

心大血管疾患リハビリテーションの健康保険適用期間は150日間であり，それを過ぎた後も心リハを継続する仕組みが十分整備されていない。

退院後・社会復帰後の心リハプログラムの実施場所としては，自宅，地域のスポーツ施設（行政主導の地域健康センターや民間フィットネスクラブ），医療機関のリハビリテーション外来（自費）などがある。地域のスポーツ施設では，心リハに関する知識・技術が乏しいなどの理由から，心血管疾患患者を受け入れることが困難な状況にある。また，医療機関のリハビリテーション外来の多くは，急性期・回復期の患者をおもな対象としている。

このように個人で運動を継続していくことは難しく，健康的な生活習慣の継続へのアドヒアランスを高める必要がある。最近では地域に密着した施設を利用した，有料の運動プログラムが提供されている。心臓リハビリテーション指導士の運営，管理のもと，患者は運動処方にもとづき，準備運動，有酸素運動，レジスタンストレーニング，整理体操を行っている。心リハは安全に実施，継続できることが重要であり，患者には運動時の注意事項を十分理解しておいてもらうことが必要である[5]。

（池亀 俊美）

● 文献

1) 日本循環器学会/日本心不全学会合同ガイドライン．急性・慢性心不全診療ガイドライン（2017年改訂版）（班長：筒井裕之）.《http://www.j-circ.or.jp/guideline/pdf/JCS2017_tsutsui_h.pdf》(2018年12月閲覧).
2) 日本集中治療医学会早期リハビリテーション検討委員会．ガイドライン 集中治療における早期リハビリテーション～根拠に基づくエキスパートコンセンサス．日集中医誌 2017; 24: 255-303.
3) 日本心臓リハビリテーション学会心臓リハビリテーション標準プログラム策定部会．心不全の心臓リハビリテーション標準プログラム（2017年版）.《http://www.jacr.jp/web/wp-content/uploads/2015/04/shinfuzen2017_2.pdf》(2018年7月閲覧).
4) 長山雅俊．維持期（第Ⅲ相）リハビリテーション．In: 伊東春樹監修, ジャパンハートクラブ編集（長山雅俊, 大宮一人編集代表）. 心臓リハビリテーション 知っておくべきTips. 第1版. 東京：中山書店, 2008: 33-41.
5) ジャパンハートクラブ ホームページ.《http://npo-jhc.org/》(2018年9月閲覧).
6) 日本循環器学会．循環器病の診断と治療に関するガイドライン（2011年度合同研究班報告）．心血管疾患におけるリハビリテーションに関するガイドライン（2012年改訂版）（班長：野原隆司）.《http://www.j-circ.or.jp/guideline/pdf/JCS2012_nohara_h.pdf》(2018年12月閲覧).

20 心不全患者に対する精神的支援

身体疾患をもつ患者の精神的支援の基本的な考え方

身体疾患をもつ患者の精神的支援で先行して発展を遂げたのは，がん医療におけるサイコオンコロジー（精神腫瘍学）である。サイコオンコロジーの基本的な考え方は次のとおりである[1]。がんを患うと患者は，病名告知や再発，病状進行などさまざまなストレスを経験し，その反応として強い衝撃を受けた後に，不安感を抱いたり，抑うつや不眠などの症状があらわれやすくなる。多くの患者は時間の経過とともに回復するので，これはがんに関する通常反応といえる。しかし，一部の患者で精神面の不安定さから日常生活の支障が続く場合があり，これらの患者はうつ病や適応障害と診断されることがある。

以上から，がん患者に対する精神的支援は2本柱と考えられている。1つ目の柱は，がん医療に携わるすべての医療者が心のケアの基本を身につけ，すべての患者に対応することである。心のケアの基本とは，支持的精神療法の最も基本となる部分の態度や技術を指す[2]，基本的なコミュニケーションスキルである。

2つ目の柱は，一部の患者に適応障害やうつ病などの精神疾患が疑われる場合があるため，すべての医療者が基本的な精神疾患の知識を身につけたうえで，必要なときに適切に精神医療の専門家につなぐことである。より早期に精神疾患を発見することができれば，患者の抱える苦痛や日常生活の支障を，より早期に軽減できる可能性がある。

心不全患者に対する精神的支援を検討するうえで，このサイコオンコロジーの基本的な考え方を参考にすることは有用であると考えられる。本稿では，心不全とがんでは疾病の特徴は異なることを前提に，精神疾患を合併した心不全患者の対応について述べたい。

精神疾患とその対応

うつ病

◎心不全患者のうつ病の頻度

心血管疾患とうつ病との関連についてはよく知られており，米国の身体疾患におけるうつ病有病率のデータによると，心血管疾患のうつ病有病率は一般人口よりも高く，がんと同程度に高率である。ま

357

た心不全患者では，NYHA心機能分類において重症なほどうつ病有病率は上がると同時に，死亡や二次イベントの頻度，入院率や救急受診率が上昇することも報告されている[3]。

◎うつ病の診断

米国精神医学会（APA）の診断基準によると，うつ病は抑うつ気分，または興味・喜びの著しい減退のいずれかを必ず含む5症状が2週間以上持続し，社会的役割や日常生活の支障を引き起こしているときに診断される（表1）[4]。

◎うつ病を見逃さないためのスクリーニング

前述したとおり，心不全患者で高率にうつ病はみられ，またうつ病自体が心不全の予後に影響を及ぼすことが指摘されている。循環器臨床においてうつ病を見逃さないことは重要といえるが，うつ病でよくみられる身体症状が抑うつ症状をわかりにくくしたり，心不全による症状なのか，うつ病による症状なのかの判断も難しい場合がある。

うつ病を見逃さないために，AHAはPatient Health Questionnaire（PHQ-2, PHQ-9）を用いたうつ病のスクリーニングのプロトコールを推奨している（図1）[5]。PHQ-9はAPAの診断基準における大うつ病エピソードに準拠して開発された尺度である（表2）。過去2週間の抑うつ症状の頻度を問う9項目と日常生活上の支障を問う1項目からなり，『心血管疾患におけるリハビリテーションに関するガイドライン』[6]では日本語版（JCS2012）が臨床使用できるよう掲載されている。なお，『急性・慢性心不全診療ガイドライン』[7]では，心不全に対する疾病管理の推奨とエビデンスレベルにおいて，精神症状モニタリングと専門的治療はクラスⅠ（有益である）である。

◎うつ病を合併した心不全患者のケア

①専門家につなぐ

AHAのプロトコールによると，PHQ-9で10点以上，もしくは自殺念慮の項目が陽性の場合は，精神医療の専門家を紹介するよう推奨している（図1）。スクリーニング結果について患者や家族に説明する際，症状による苦痛や日常生活の支障について，患者と話し合う必要がある。その結果，日常生活上の支障が大きいと判断されたり，自殺念慮の存在が確認された場合は，専門家につなぐことを検討する。

心不全患者の多くはうつ病による苦痛を抱えていたとしても，それは心の問題ではなく身体の問題ととらえている場合があるため，患者の気持ちに配慮して紹介することが重要である。

表1●DSM-5におけるうつ病の診断基準（具体的な症状については筆者作成）

診断基準	具体的な症状
① ほとんど1日中，ほとんど毎日の抑うつ気分	ひどく落ち込んでいたり，気分が沈んで憂うつだ。
② ほとんど1日中，ほとんど毎日の興味または喜びの著しい減退	物事が楽しめなかったり，喜びが感じられない。
③ ほとんど毎日の食欲の減退または増加	著しく体重が減ったり，著しく体重が増えたりする。
④ ほとんど毎日の不眠または過眠	夜よく眠れない，逆に寝すぎてしまう。
⑤ ほとんど毎日の精神運動性の焦燥，または制止	イライラしてじっとしていられない，話し方や動作が遅くなる。
⑥ ほとんど毎日の疲労感または気力の減退	疲れやすい，気力が出ない。
⑦ ほとんど毎日の無価値観，過剰な罪責感	自分は価値がない人間だと思ったり，罪深い人間だと思う。
⑧ ほとんど毎日の思考力，集中力の低下，または決断困難	思考力や集中力が低下している。
⑨ 死についての反復思考，自殺念慮	死にたい，消えてなくなりたいと思う。

（日本語版用語監修：日本精神神経学会，監訳：高橋三郎，大野 裕. DSM-5 精神疾患の診断・統計マニュアル. 東京：医学書院, 2014: 160-1. より，作成）

図1 ● 心血管疾患患者の抑うつのスクリーニング

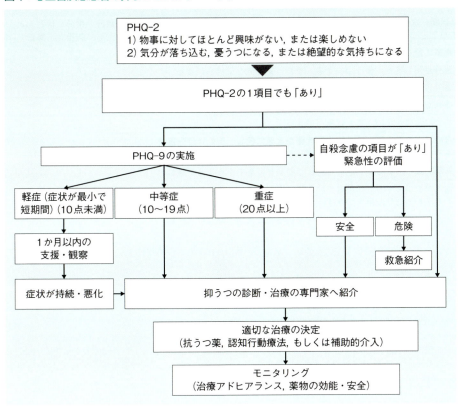

(Lichtman JH, et al. Depression and coronary heart disease: recommendations for screening, referral, and treatment: a science advisory from the American Heart Association Prevention Committee of the Council on Cardiovascular Nursing, Council on Clinical Cardiology, Council on Epidemiology and Prevention, and Interdisciplinary Council on Quality of Care and Outcomes Research: endorsed by the American Psychiatric Association. Circulation 2008; 118: 1768-75. https://www.ahajournals.org/journal/circ より)

②うつ病治療を継続する

うつ病患者が心不全の治療を必要とした場合は，精神科での治療をどう継続していくかの検討が重要である．うつ病治療に用いられる抗うつ薬のなかには，循環器系や消化器系の心不全症状や悪化に関連する副作用や循環器薬との相互作用による影響などを考慮しなければならないものがある．一方で，抗うつ薬の急激な減量ないし中止による中止後症状の問題も指摘されている．投与を中止する場合は可能なかぎり徐々に減量するなど慎重に行うことが求められ，日本うつ病学会の「SSRI/SNRIを中心とした抗うつ薬適正使用に関する提言」[8]で指摘されている．

以上から心不全の治療に際しては，うつ病治療の主治医に問い合わせたり，自施設の精神科医に相談するなど，精神科での治療をどう継続していくかの観点から，心不全に配慮した薬物療法について検討することが望ましい．

③かかわり方とセルフケアの援助，運動療法

うつ病は「長期間にわたってサポートすべき疾患」である[9]．患者と信頼関係を築くための基本的な対応のもと，十分な休養がとれるように日常生活の援助（セル

20
心不全患者に対する精神的支援

表2●PHQ-9（Patient Health Questionnaire-9）日本語版（2018）

この2週間，次のような問題にどのくらい頻繁（ひんぱん）に悩まされていますか？	全くない	数日	半分以上	ほとんど毎日
（A）物事に対してほとんど興味がない，または楽しめない	☐	☐	☐	☐
（B）気分が落ち込む，憂うつになる，または絶望的な気持ちになる	☐	☐	☐	☐
（C）寝付きが悪い，途中で目がさめる，または逆に眠り過ぎる	☐	☐	☐	☐
（D）疲れた感じがする，または気力がない	☐	☐	☐	☐
（E）あまり食欲がない，または食べ過ぎる	☐	☐	☐	☐
（F）自分はダメな人間だ，人生の敗北者だと気に病む，または自分自身あるいは家族に申し訳がないと感じる	☐	☐	☐	☐
（G）新聞を読む，またはテレビを見ることなどに集中することが難しい	☐	☐	☐	☐
（H）他人が気づくぐらいに動きや話し方が遅くなる，あるいは反対に，そわそわしたり，落ちつかず，ふだんよりも動き回ることがある	☐	☐	☐	☐
（I）死んだ方がましだ，あるいは自分を何らかの方法で傷つけようと思ったことがある	☐	☐	☐	☐

あなたが，いずれかの問題に1つでもチェックしているなら，それらの問題によって仕事をしたり，家事をしたり，他の人と仲良くやっていくことがどのくらい困難になっていますか？

全く困難でない	やや困難	困難	極端に困難
☐	☐	☐	☐

©kumiko. muramatsu「PHQ-9 日本語版 2018 版」
（出典：Muramatsu K, Miyaoka H, Kamijima K, et al. Performance of the Japanese version of the Patient Health Questionnaire-9（J-PHQ-9）for depression in primary. Gen Hosp Psychiatry 2018; 52: 64-9. および村松公美子. Patient Health Questionnaire（PHQ-9, PHQ-15）日本語版および Generalized Anxiety Disorder-7 日本語版―up to date―. 新潟青陵大院臨心理研 2014; 7: 35-9. より）

フケアの援助）を行い，療養環境を整えることが看護師の役割である。

うつ病によってもたらされる心身の症状が，さまざまなセルフケアの問題を生む。たとえば，食欲減退を抱えている患者のなかには，味覚の変化を感じていることがある。また，抗うつ薬によるセロトニン作用のため嘔気など消化器系の副作用がみられることもある。抗うつ効果が発現するのに，人によっては数週間かかる場合があるにもかかわらず，副作用は服用してすぐに現れるので，このような副作用は処方する際に患者によく説明しておくと，その後の服薬継続に役立つ。

また，『急性・慢性心不全診療ガイドライン』[7]は，運動療法が心不全患者の不安，抑うつを軽減し，QOLを改善することはほぼ確立されていると指摘している。

心不全だけでなくうつ病にも運動療法は有効であることを患者と家族に十分説明したうえで，励ましすぎず，患者のペースで取り組めるよう促していくことが重要である。その際，家族に対して，かかわり方のポイントについて話し合っておくことも大切である。

適応障害

適応障害はうつ病等のほかの精神科診断を除外したうえで，明確なストレス因子にともない情緒面，行動面の症状が出現し，臨床的に日常生活における支障が生じている場合に診断される，ストレス反応性の疾患である。

◎心不全患者のストレス因子

適応障害は，はっきりと確認できるストレス因子に反応して症状が出現するとさ

れている。ストレスの感じ方は人それぞれであるうえに，心不全の進展ステージにおける患者の体験もさまざまであるから，適応障害につながるストレス因子もさまざまあると考えられる。

①心不全という慢性疾患を患うこと

心不全は増悪と寛解を繰り返しながら，長い時間をかけて機能は低下するという特性がある。患者は健康であった身体機能を失い，仕事や家事が十分できなくなれば職場での地位や家庭内の役割の喪失を経験する。また，急性増悪の経験から「死ぬかもしれない」というような喪失の予期的な不安感を抱えている場合もある。心不全という慢性疾患を患うこと，およびそれにともなう喪失の経験がストレス因子となりえる。

五十嵐[10]は，海外と日本における心不全患者に関する研究から患者の病の経験についてレビューを行っている。患者の経験には，病期の時間的プロセスにより共通してみられることと，それぞれ独自の経験もみられ，病とともに生きる苦悩，困難さを抱えていることが示されている。

②植込み型除細動器の作動の経験

植込み型除細動器（ICD）は，心臓突然死（SCD）の原因となる致死的な心室不整脈に対して死亡率を減らすことが可能となる治療的デバイスである。『急性・慢性心不全診療ガイドライン』[7]によると，器質的心疾患にともなう心不全患者で，持続性心室頻拍，心室細動，SCDからの蘇生例では，ICDによる突然死二次予防の推奨クラスⅠとされている。

ICDの存在によって，安心がもたらされる患者がいる一方で，作動への恐怖に悩む患者もおり，作動が高い不安や抑うつと関連するという報告がある[11, 12]。また，植込み患者の適応障害を含む精神疾

患の発生率は，50％以上あるという報告もある[13]。

③補助人工心臓と移植待機

補助人工心臓（VAD）は重症心不全患者の血行動態を長期的に補助するために開発された治療的デバイスである。日本ではVADの適応は心臓移植への橋渡しに限定されており，VADの植込み後は，移植まで年単位の待機となる。

植込み型VADと体外式VADの違いによって，その生活範囲に違いはあるものの，生命に直結する心臓をデバイスが代替しているという事実や，長期間となる拘禁的な状態は大きなストレスとなる。馬場ら[14]は14例のVAD植込み患者のうち，9例（64％）が何らかの精神疾患を合併しており，適応障害が7例と最も多かったと報告した。また，山下[15]は，脳死心移植候補者71名と脳死肺移植候補者11名の合計82名を対象に，1年前から待機期間までの精神的問題を評価した結果，41名（50％）に何らかの診断がつき，適応障害が24名と最も多かったと報告している。

◎適応障害を合併した心不全患者のケア

適応障害に対する治療のポイントは，①精神療法，②環境調整，③薬物療法とされている[16]。筆者が専門としているリエゾン精神看護は，精神科看護の知識を精神科ではない一般診療科の看護に応用するものであるが，以下のようにケアの方向性を考えている。

健康な心の状態を弾力性のある丸いボールと例えると，心不全を抱えることは，さまざまなストレッサー（ストレスの原因となる刺激）によって心が圧迫された状態と考えることができる。心には現実に適応しようとする働きが備わっており，これを自我と呼ぶ。強いストレッ

サーが加わっても，自我の力が強ければ，ストレッサーの圧力をはねのけて，元の丸い安定した状態に戻り適応することができる。逆にストレッサーが小さいものであっても，自我がより弱ければ，適応障害に陥ってしまう。

適応を促す支援の方向性は，①ストレッサーを軽減するケア，②自我を支える心理的サポートの2点である[17]。①ストレッサーを軽減するケアは，心身の苦痛の緩和と日常生活上の困難の改善を中心に，ストレスの感じ方は患者個々によって異なるため，丁寧な聴取と観察が重要である。②自我を支える心理的サポートは，適応障害に対する精神療法と並行して，医療者も患者を支えるソーシャルサポートの一人であることを意識してかかわることが大切である。

◎ 日常生活におけるストレスマネジメント（疾病管理プログラム）

『急性・慢性心不全診療ガイドライン』[7]において，疾病管理の一環として，心不全患者，家族および介護者に対する治療および生活に関する教育・支援内容のなかに，日常生活におけるストレスマネジメントがあげられている。また，日本心臓リハビリテーション学会の『心不全の心臓リハビリテーション標準プログラム（2017年版）』[18]においては，実施項目の努力項目のなかにストレスマネジメント教育が含まれている。適応障害の有無にかかわらず，自我を支える心理的サポートの一環として，すべての心不全患者に対してストレスマネジメント教育を行うことが求められている。

ストレスマネジメント教育は，ストレスをコントロールすることで，心身の健康を保ち，よりよい生活を送るためのスキルを獲得する教育である[19]。その目標は①ストレスへの気づきを深めること，②さまざまなコーピング（coping：対処）を学ぶこと，③それらをもとに状況に応じたコーピングを駆使できるスキルを高めることの3点とされている[19]。ストレスマネジメント教育はストレス理論や行動科学を基盤としており，その分野に精通している専門職が担当することが望ましい。

▍睡眠障害

不眠は心不全患者がよく訴える症状の1つである。Redekerら[20]は，安定した慢性心不全患者173例中51％に何らかの不眠症状が存在し，47％に中途覚醒（夜中に目が覚める），42％に入眠障害（なかなか寝つけない），24％に早朝覚醒（朝早く目が覚める），28％に熟眠障害（ぐっすり眠った気がしない）の訴えが存在したと報告している。

APAの診断基準によると，不眠に関する訴えがあり，生活機能に支障をきたし，その他の睡眠-覚醒障害，または併存する精神疾患では十分に説明されないときに診断される。その他の睡眠-覚醒障害の除外診断については，『睡眠障害のスクリーニングガイドライン』[21]で示されており，適切な診断にもとづいて最も適切な治療法を選択するよう推奨されている。

◎ 薬物療法をはじめる前に行う睡眠衛生指導

『睡眠薬の適正な使用と休薬のための診療ガイドライン』によると，薬物療法をはじめる前に睡眠衛生指導を実施するよう推奨している[22]。睡眠衛生とは，睡眠に関する問題を解消し，睡眠の質や量を向上させることを目的とした入眠方法や睡眠環境を整えることである[23]。同ガイ

ドラインでは睡眠衛生のための指導内容が紹介されている。後述する薬物療法とは異なり，睡眠衛生指導はそれほどリスクをともなわないため，不眠を訴えるすべての心不全患者で実施することが求められる。

◎留意すべき睡眠薬の副作用

代表的な睡眠薬としては，作用機序によりベンゾジアゼピン受容体作動薬（ベンゾジアゼピン系，非ベンゾジアゼピン系），メラトニン受容体作動薬（ラメルテオン），オレキシン受容体拮抗薬（スボレキサント）に分類される。

一般的によく用いられるベンゾジアゼピン受容体作動性睡眠薬には，持ち越し効果（薬の効果が翌朝以降まで持続すること），記憶障害（前向性健忘が特徴），早朝覚醒・日中不安（特に超短時間作用型や短時間作用型），反跳性不眠（服用を突然中止した際の強い不眠）・退薬症候（不安・焦燥，振戦，発汗まれにせん妄，痙攣など），筋弛緩作用（作用時間の長い睡眠薬で比較的出現，ふらつきや転倒の原因となる），奇異反応などの副作用が指摘されている[23]。高齢者の睡眠薬治療においては，『高齢者の安全な薬物療法ガイドライン2015』[24]では，ベンゾジアゼピン系睡眠薬は可能なかぎり使用は控えること，および非ベンゾジアゼピン系睡眠薬は漫然と長期投与せず，少量の使用にとどめるなど，慎重に使用するよう推奨している。

心不全患者は高齢者が多い特徴をもつため，睡眠薬の副作用には十分留意する必要がある。

本稿では心不全患者に対する精神的支援について，うつ病，適応障害，睡眠障害を合併した心不全患者の対応を中心に，その特徴と支援について概説した。循環器医療はがん医療に比べると，精神的支援に関する知識・実践の蓄積は乏しいかもしれないが，心臓リハビリテーションをはじめとする多職種によるチーム医療の考え方は発展している。この分野のさらなる発展が待たれる。

（竹原　歩）

●文献

1) 内富庸介．がんに対する通常の心の反応．In: 日本サイコオンコロジー学会監修．医療者が知っておきたいがん患者さんの心のケア．東京：創造出版, 2014: 8-20.
2) 内富庸介．心のケアとは．In: 日本サイコオンコロジー学会教育委員会監修．緩和ケアチームのための精神腫瘍学入門．大阪：医薬ジャーナル社, 2009: 16-27.
3) Rutledge T, Reis VA, Linke SE, et al. Depression in heart failure a meta-analytic review of prevalence, intervention effects, and associations with clinical outcomes. J Am Coll Cardiol. 2006; 48: 1527-37.
4) American Psychiatric Association（高橋三郎，大野 裕監訳）．DSM-5 精神疾患の診断・統計マニュアル．東京：医学書院, 2014.
5) Lichtman JH, Bigger JT Jr, Blumenthal JA, et al. Depression and coronary heart disease: recommendations for screening, referral, and treatment: a science advisory from the American Heart Association Prevention Committee of the Council on Cardiovascular Nursing, Council on Clinical Cardiology, Council on Epidemiology and Prevention, and Interdisciplinary Council on Quality of Care and Outcomes Research: endorsed by the American Psychiatric Association. Circulation 2008; 118: 1768-75.
6) 日本循環器学会．循環器病の診断と治療に関するガイドライン（2011年合同研究班報告）．心血管疾患におけるリハビリテーションに関するガイドライン（2012年改訂版）（班長：野原隆司）．《http://www.j-circ.or.jp/guideline/pdf/JCS2012_nohara_h.pdf》（2018年12月閲覧）．
7) 日本循環器学会/日本心不全学会合同ガイドライン．急性・慢性心不全診療ガイドライン（2017年改訂版）（班長：筒井裕之）．《http://www.j-circ.or.jp/guideline/pdf/JCS2017_

tsutsui_h.pdf》(2018 年 12 月閲覧).

8) 日本うつ病学会 抗うつ薬の適正使用に関する委員会. SSRI/SNRI を中心とした抗うつ薬適正使用に関する提言. 2009 年 10 月 30 日.《http://www.secretariat.ne.jp/jsmd/koutsu/pdf/antidepressant%20.pdf》(2019 年 1 月閲覧).

9) 古川洋和. 患者との接し方. In: 樋口輝彦監修. 日常診療におけるうつ病治療指針―うつ病を見逃さない. 大阪: 医薬ジャーナル社, 2012: 29-33.

10) 五十嵐涼子. 心不全患者の病いの経験の現状と看護援助への課題. 東京女医大看会誌 2012; 7: 9-14.

11) Jacq F, Foulldrin G, Savouré A, et al. A comparison of anxiety, depression and quality of life between device shock and nonshock groups in implantable cardioverter defibrillator recipients. Gen Hosp Psychiatry 2009; 31: 266-73.

12) Dougherty CM. Psychological reactions and family adjustment in shock versus no shock groups after implantation of internal cardioverter defibrillator. Heart Lung. 1995; 24: 281-91.

13) Morris PL, Badger J, Chmielewski C, et al. Psychiatric morbidity following implantation of the automatic implantable cardioverter defibrillator. Psychosomatics 1991; 32: 58-64.

14) 馬場　敦, 平田吾一, 横山富士男ほか. 補助人工心臓を装着した心臓移植待機患者の精神医学的検討. 東京精医会誌 2006; 24: 19-24.

15) 山下　仰. 脳死心移植・脳死肺移植候補者における精神疾患と精神的問題の実態. 心身医 2003; 43: 435-42.

16) 松島英介. 適応障害. In: 日本総合病院精神

医学がん対策委員会監修. 精神腫瘍学 クリニカルエッセンス. 東京: 創造出版, 2012: 113-9.

17) 野末聖香. 身体疾患患者の抑うつと看護師の抑うつ リエゾン精神看護が行うケア, 医のあゆみ 2006; 219: 1133-7.

18) 日本心臓リハビリテーション学会心臓リハビリテーション標準プログラム策定部会. 心不全の心臓リハビリテーション標準プログラム (2017 年版).《http://www.jacr.jp/web/wp-content/uploads/2015/04/shinfuzen2017_2.pdf》(2018 年 7 月閲覧).

19) 大野太郎. ストレスマネジメント教育とは. In: ストレスマネジメント教育実践研究会 (PGS) 編集. ストレスを知り, じょうずにつきあうために！ ストレスマネジメント・テキスト. 京都: 東山書房, 2002: 10-42.

20) Redeker NS, Jeon S, Muench U, et al. Insomnia symptoms and daytime function in stable heart failure. Sleep 2010; 33: 1210-6.

21) 睡眠医療における医療機関連携ガイドラインの有効性検証に関する研究班. 睡眠障害のスクリーニングガイドライン.《http://www.jssr.jp/data/pdf/kit-2.pdf》(2019 年 1 月閲覧).

22) 三島和夫 (睡眠薬の適正使用及び減量・中止のための診療ガイドラインに関する研究班) 編集. 睡眠薬の適正使用・休薬ガイドライン. 東京: じほう, 2014.

23) 内山　真 (睡眠障害の診断・治療ガイドライン研究会) 編集. 睡眠障害の対応と治療ガイドライン 第 2 版. 東京: じほう, 2012.

24) 日本老年医学会. 日本医療研究開発機構研究費・高齢者の薬物治療の安全性に関する研究研究班編集. 高齢者の安全な薬物療法ガイドライン 2015. 東京: メジカルレビュー社, 2015: 44-6.

21 在宅における心不全ケア

心不全は，心臓を含めた全身の臓器障害を引き起こす症候群であり，根治的治療が困難となる慢性疾患である。このため，心不全医療を考えるうえで，心臓という臓器疾患への介入に焦点を置く「医療モデル」だけではなく，生活の質 quality of life（QOL）を意識しながら，個々の生活環境に合った「生活モデル」への転換が重要となっている。このような観点から，病院医療とともに，生活の場に近い地域での「LIFE：生命，生活，人生」を考えた医療介護体制の構築が必要となる。

地域での在宅ケアは，病院や診療所での医療をはじめ，訪問看護，訪問リハビリテーション，薬局，歯科診療所，訪問介護事業所などの医療・介護サービスに関する多くの関係機関に支えられている。そのなかで，心不全の在宅医療・ケアの役割は，①長期入院からの退院，②再入院の予防・ケア，③急性増悪時の治療，④在宅での看取りと考える。これらを一連の流れで行うことで，心不全患者の入退院を減らし，QOLを保ちながら住み慣れた自宅での生活が可能になる（図1）。

本稿では，この4項について，解説していく。

長期入院からの退院：早い段階での在宅管理

退院支援を検討するうえで，入院前からの支援を考える必要がある。患者の住む地域での生活状況を入院前から支え，入院時は地域から病院へつなぎ，そして退院時には地域に戻すという意識が必要である。厚生労働省の指針でも平成30年度には「退院支援」から「入退院支援」に名称が変更となっている。切れ目のない

図1●心不全の在宅医療の役割

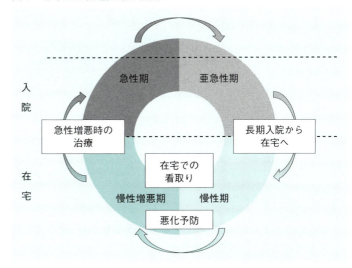

急性期から慢性期への一連の管理の必要性と慢性期の管理をきちんと行い，急性増悪をとめる

入退院支援を行うことで1日でも長く住み慣れた自宅で日常生活を継続することができる。そこには、地域診療所以外にもケアマネージャー、訪問看護ステーションやリハビリテーション、薬局などの循環器を非専門とした多施設多職種の存在、また介護保険のサービスを利用していない場合でも民生委員や地域包括支援センターらの存在を考え、地域へわかりやすい情報共有を行っていく必要がある。

心不全は増悪による入院と寛解による退院を繰り返し、そのたびに身体活動能力は低下しながら経過していく慢性疾患である[1]*1。急性増悪により身体活動能力が大きく低下するが、退院時にはある程度身体活動能力が回復する。しかし、入院前と同じレベルには戻らないのが特徴である。そのなかで長期入院になると、活動不足により筋肉量の減少によるサルコペニア*2となり転倒や骨折のリスクが高くなる。退院後に新たに在宅ケアを開始する場合、多くの患者や家族は「病院でやってもらっている医療、看護、リハビリテーションが引き継がれるのだろうか」、また「どんな人が家に来るのだろうか」と不安に思っていることが多い。その不安を解消するためにも、退院前には退院時共同指導を行いたい。その最大の

*1 第1章『心不全の概念と分類』の図1（3ページ）を参照。

*2 加齢にともなう筋肉量の減少によって起こる、全身の筋力・身体機能の低下。

目的は「患者家族の安心感」である。そして病院と地域がつながっていると感じられることである。当院で使用している指導におけるチェックリストを**表1**に示す。

当院での訪問診療開始時の要介護度をみると、がん患者で要介護1以下は17％であったのに対し心不全患者では約40％であった[2]。退院直後は特に心不全の病状が不安定化するリスクが高く、訪問看護などの医療が必要となることがあるが、介護保険の限度額が決められており生活支援が優先されるため、必要な医療を提供しがたい場合がある（訪問看護は介護保険、医療保険双方に位置づけられているが、基本的には介護保険からの給付が優先される）。その際には医療保険から介入できる特別訪問看護指示書を出すことで訪問看護を導入することができ、介護と医療の両面への介入が可能となる。

入院中には安静と内服薬の継続のみで安定している慢性心不全患者が、自宅へ戻ると1か月以内に再入院となるケースがしばしば経験される。慢性心不全患者に対しては個々の基礎心疾患や併存症に応じた適切な治療は当然必要であるが、入院中から退院後の生活を意識した生活指導、セルフケア支援を行い、そして生活の場にまで介入することでさらなる心不全の安定化をもたらす可能性がある。長期入院から早い段階での在宅管理を行うためには、病院の医療ソーシャルワーカーや地域包括支援センターなどを活用し、医療、介護、福祉それぞれの分野を得意とする専門職と協働し、1人1人にあった社会資源を上手に活用していくことが重要である。

表1●退院時共同指導チェックリスト

医療のこと
✓ 臨床経過
✓ 訪問診療依頼の経緯
✓ 病状説明の内容と理解・受け入れ
✓ 医療処置の有無

療養のこと
✓ 病院でのACP（退院後にどんな暮らしをしたいのか）
✓ 在宅サービスの調整状況
✓ 患者の性質と価値観
✓ 家族のサポート体制

事務的なこと
✓ 外来併診の有無
✓ 指示書・算定開始の時期

ACP：アドバンス・ケア・プランニング

再入院予防ケア：セルフケア支援

心不全患者は再入院を繰り返しながら身体機能が悪化する。大規模登録観察研究であるJCARE-CARDにおける心不全増悪による再入院率は，退院後6か月以内で27％，1年後は35％と再入院率が高いことが示されている[3]。症状のセルフモニタリングでは，高齢患者は症状に気づきにくいため，家族あるいは介護者による観察，評価が有効とされている。セルフケア支援のポイントは「塩分制限」や「過労を避ける」などの抽象的な指導ではなく，個々の生活環境にあった具体的なセルフケア支援が有効である。在宅ケアは患家に直接訪問するため，実際の生活の様子や暮らしぶりをみながら患者や家族と話しができ，患者教育もより具体的なものとなる。

たとえば，身体活動では，実際に自宅で福祉用具を用いた日常生活の負担を軽減する方法の提案や，浴室やトイレなど心負荷がかかりやすい場所での配慮など環境因子の調整が可能である。また，外出や外来受診時の交通手段や自宅の階段昇降などの実際の活動を行いながら評価し，休息場所を一緒に考え活動調整が行える。表2に当院の在宅ケアにおける具体的な生活指導例を示す。筆者は，あまり多くを言って高齢の患者家族が混乱しないように，まずは「心臓にバレないように生活してください」という言葉で指導している。

心不全は，日々の生活を整えることが増悪の予防につながるため，生活を支えている介護者を含めた情報共有が必要になる。たとえば，高齢になると体重計の数値がみえない，1人では測定できない

などの問題も出てくるため，体重測定にも工夫が必要である。家族がいる時間帯（できるだけ同じ時間）に測定する，訪問看護やデイサービスで毎回測定するなどである。心不全手帳や記録用紙を用いた体重数値の記録を依頼し，体重の増減下限の値を共有する。そして，値を逸脱したときに，どこの誰に連絡をするのか（病院の外来または地域連携室，訪問診療の医師，訪問看護師なのか）というのを具体的に共有しておくことが必要である。これにより，初めて連絡が可能となり初期対応につながる。

急性増悪時の治療

病状の増悪時にどこまで在宅で心不全治療ができるかを判断することは重要である。訪問診療を行っている当院の場合，

表2●心不全患者への具体的な生活指導例

症状
- いつもより短い距離での息切れがあれば連絡ください
- 吐き気や食欲低下も心不全症状の1つです

体重
- 1週間で2kg以上体重が増加した際には，症状がなくても連絡ください
- 体重が減り続けるときにも連絡をください

行動
- 階段は途中で休憩しましょう
- 買い物では自分で重たいものは持たないようにしましょう
- 家事は休みながら行い，家族にもお願いしましょう
- 掃除は，掃除機だけではなく「クイックルワイパー」なども使い負担を軽くしましょう
- 洗濯物は濡れると重くなっています。洗濯物は一度に干さず，少しずつ運びましょう
- 動作時は息を吐くことを意識しましょう
- 引っ越しとお葬式は心不全が悪化しやすいイベントです

飲食
- 塩分は時々多めにとってもよいですが，2〜3日のトータル量で考えて控えていきましょう
- アルコールは禁忌ではありませんが曜日と量を決めて飲みましょう

排泄や入浴
- 排便や立ち上がりの際に力まないようにしましょう
- 冬場はトイレや脱衣所を温かくしましょう

薬
- 薬は自分で調整して内服しないでください
- 飲み忘れや重複服用に気づいた際は連絡しましょう
- 抗凝固療法は皮下出血や鼻血で自己中断しないでください
- 薬は飲んだか忘れるときがあるので，1日薬の殻を残しておくのもよいでしょう

表3●在宅心不全患者における心不全増悪時の入院適応

- CS1に対する初期治療でも酸素化の改善が乏しく，意識状態の悪化を認める場合
- CS2，3で適切な生活管理および利尿薬投与で改善がない場合
- 誤嚥性肺炎や消化管出血，イレウス，意識障害の併発がある場合
- さらなる適切な心不全治療により改善が見込める場合（両心室ペースメーカや経カテーテル大動脈弁置換など）

急性増悪時に酸素投与により低酸素の是正を行い，非侵襲的陽圧換気（NPPV），利尿薬の静注，血管拡張薬を使用し，症状緩和をはかる。肺水腫を主病態とするCS（クリニカルシナリオ）1では，これらのすみやかな対応により症状の改善が得られ，入院の回避も可能となる。在宅で使用されるNPPVも酸素ポートコネクタからの酸素投与が可能である。しかし，酸素化の改善が乏しいときや，意識状態の悪化を認める場合には，入院が検討される。

CS2，3では一般的に心不全の悪化を徐々に認める。息切れ，体重増加，全身倦怠感，食欲低下などの低心拍出量症候群の徴候を認める場合には当院の緊急連絡先または訪問看護師へ連絡するよう指導し，適切な生活管理指導および利尿薬を含めた心不全治療の再考を行う。それでも症状の軽快を認めない場合は，循環器専門施設への入院を検討する（**表3**）。なお，急性増悪時の大切なポイントは，適切な心不全加療を行いつつ，患者家族の意思決定を支援することである。在宅療養の継続意思が強い患者，また終末期にあると考えられる患者には症状緩和を行いながら在宅療養の継続を行う。

在宅での看取り

心不全患者の在宅での看取りは，目的ではなく結果であると意識しておく。在宅緩和ケアでは「苦痛の予防」の意識をもつことが重要である。末期がんと同様に心不全においても苦痛は，呼吸困難や全身倦怠感などの身体的な症状だけではなく，社会的，精神的，スピリチュアルな側面から構成されるトータルペインであることを理解し，包括的な全人的ケアを行う。心不全は生活環境のサポートが必要とされるため，介護保険サービスの充実が望まれるが，実際は病状の変動が介護度の過小評価につながっており，十分な介護サービスの導入ができない。

在宅療養の継続には，社会的苦痛の予防のために，事前の理解が必要である。主な社会的苦痛としては，①介護負担と家族関係の問題，②療養場所の選定の問題，③経済的な問題，④地域コミュニティの問題があげられる[2]。なかでも特に介護負担の増大は在宅療養の切れ目となり継続を難しくする。在宅医療においては，患者だけではなく介護者にも同様に目を向ける必要がある。

同居している介護者は「24時間勤務」を強いられ，家族としての役割と同時に，介護ヘルパー，理学療法士や看護師，代理意思決定者としての役割も担っている。それぞれの役割が小さかったとしても重なると大きな負担となっていることに留意する。特に心不全の終末期では，これらの負担はさらに大きくなるため，介護者への適切な予後通知が精神的負担を軽減する。介護負担を軽減するには，多施設多職種での情報共有，患者の症状緩和，介護者自身の問題解決，傾聴，マンパ

ワーの強化，予後通知，レスパイト（休息）を検討する。患者のアドバンス・ケア・プランニング（ACP）をともに考えていくほか，患者だけでなく家族も在宅での療養，看取りが希望できるような家族ケアも重要となる。

心不全における終末期症状は多種多様であり，まずは症状の質と量を評価することが大切である。心不全の90％以上が有する呼吸困難感に対しては，①質と量はどうか，また，②治療可能な原因が存在するか，③低酸素状態である呼吸不全をともなうか，④不安をともなうか，に留意していく。また呼吸困難感に対する非薬物治療（在宅酸素療法，在宅人工呼吸機器，症状緩和リハビリテーション，看護ケアなど）と薬物治療（心不全治療薬，オピオイド類）を考慮し，そのうえで症状緩和が困難な場合は，鎮静を考える（図2）。末期心不全への訪問リハビリテーションにおいては通常の症状緩和を目的としたリハビリテーションとともに「寝・食・排泄・清潔分離」の観点を大切にする。たとえば，「ポータブルトイレ使いたくない」という患者に対しては，患者の尊厳を考え，トイレへ行くための動作確認から福祉用具の検討，家族介助の指導を行う。

在宅の現場では，ベンゾジアゼピン系坐薬（セニラン®，ダイアップ®，ワコビタール®）が頻用される。注意する点は，使用目的を「症状緩和」か「鎮静」のどちらかを考えて使用することである。鎮静については，患者の苦痛緩和を行う最終手段であり，予後の短縮のために行うわけではないこと，また意思疎通が取れなくなる可能性についても患者家族に説明することが大切である。当院での在宅心不全患者に対する医療ツールとしては，

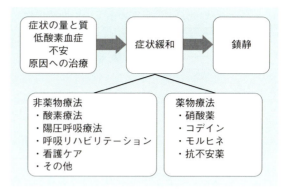

図2●心不全の呼吸困難の症状緩和

利尿薬（経口，静注，皮下注）：84％，在宅酸素/NPPV（CPAP，ASV）[*3]：70％，鎮静薬（直腸内投与：ブロマゼパム，ジアゼパム，フェノバルビタール，皮下注：ミダゾラム）：60％，補液（静注，皮下注）：32％，オピオイド（経口，皮下注：モルヒネ，コデイン）：16％となっており，それぞれの症例に応じた治療を組み合わせている。

なお，終末期では食事摂取量が低下するが，不用意な輸液はうっ血症状を悪化させることがあるため，慎重に検討すべきである。終末期心不全症例への診療フローとして，2016年10月に日本心不全学会から発表された『高齢心不全患者の治療ステートメント』を参照されたい[4]。

高齢者が終末期となったときに患者の状態を心不全と捉えるのか，老衰と考えるのか判断が難しい場合がある。老衰とは，加齢により心身の能力が衰えることであり，その結果として死ぬことを老衰死とされるが医学的な定義は明確ではない。老衰は加療によって改善が見込めないが，心不全であれば入院治療によって治療効果が見込める点で相違がある。重症例ほど心不全として治療を継続するか，老衰とするのかは循環器医であっても判断に難渋する場合があるが，今後増加し

*3 **NPPV**：非侵襲的陽圧換気/**CPAP**：持続的陽圧呼吸/**ASV**：適応補助換気

ていく心不全患者をかかりつけ医を含めた地域および自宅でみていくためには必要な見きわめである。

● ● ●

超高齢社会を迎えている日本において「心不全を地域でみきる」ことが必要となっている。そのためには，心臓という臓器をみるだけではなく個々の「LIFE：生命，生活，人生」をみることが必要である。患者がチームの一員であることを医療介護者が認識し，その人らしい人生とは何かを皆で考える必要がある。医療従事者が「家に帰れない」と考えてしまえば，患者や家族に強い気持ちがなければ在宅医療を選択できない。

本稿を通して，自宅に帰るという選択肢があることを患者や家族にぜひ伝えていただきたい。心不全患者の在宅ケアは，心不全に対して適切な医療を提供し，患者の尊厳を保ちながら，家にいる意味を考え，まだできることを探し出す。さらに，われわれ医療者が最期まで寄り添う覚悟をもつことが大切である。

（弓野　大）

◉文献
1) 日本循環器学会/日本心不全学会合同ガイドライン. 急性・慢性心不全診療ガイドライン（2017 年改訂版）（班長：筒井裕之）.《http://www.j-circ.or.jp/guideline/pdf/JCS2017_tsutsui_h.pdf》(2018 年 12 月閲覧).
2) 厚生労働省. 循環器疾患の患者に対する緩和ケア提供体制のあり方に関するワーキンググループ. 循環器疾患の患者に対する緩和ケア提供体制のあり方について.《https://www.mhlw.go.jp/file/05-Shingikai-10901000-Kenkoukyoku-Soumuka/0000202647.pdf》(2018 年 12 月閲覧).
3) Tsutsui H, Tsuchihashi-Makaya M, Kinugawa S, et al. Clinical characteristics and outcome of hospitalizes patients with heart failure in Japan. Circ J. 2006; 70: 1617-23.
4) 日本心不全学会ガイドライン委員会. 高齢心不全患者の治療に関するステートメント.《http://www.asas.or.jp/jhfs/pdf/Statement_HeartFailurel.pdf》(2018 年 12 月閲覧).

TOPICS

心不全看護専門外来

心不全看護専門外来の現状

国外では心不全看護専門外来（以下，心不全外来）の普及は進んでおり，心不全看護師（日本では慢性心不全看護認定看護師など）の役割も疾病管理教育だけにとどまらず，プロトコルに沿った薬物量調整など多様である。また，介入により再入院・在院日数・医療費などが抑制され[1]，心不全患者のアウトカムが向上することも明らかになっている。しかし，日本では心不全看護師や臨床現場のマンパワー不足により，限られた施設での実施にとどまっているのが現状である。

心不全看護専門外来が必要とされる背景

心不全による再入院は医学的な誘因以上に非医学的なものが多くを占めており[2]，生活習慣の改善とともに，セルフケアを促し増悪を予防することが重要となる。現在，退院後の患者教育の多くを医師/外来看護師が担っていると推測されるが，マンパワーの不足とあわせ，病態評価の困難さ，重症度の違いにより患者指導内容が一様でないことからも一般外来での教育は難しい。

　背景を鑑みると，心不全患者のアウトカム向上には専門性，包括性，効率性を兼ね備えた支援体制が必要であり，心不全看護師が主導する心不全外来の実施が

望まれる。特に普及が遅れている日本での実施は，心不全患者のアウトカムとともに，外来診療全体の質向上にもつながると推測される。

心不全看護専門外来の位置付け

当院における心不全外来の位置付けを紹介する。看護部の中で専門・認定看護師は独立した位置付けにあり「看護の質保証」を担っている。当院では2014年に心不全外来を開設し，現在は外来だけでなく，入院から在宅に至るまで継続的な支援の提供に努めている。また看護師だけでなく多職種とも協働することで包括的に患者を支えている。

心不全看護専門外来に求められる役割

退院前の患者教育はセルフケアに対する知識や技術を向上させるものの，その効果は経時的に低下していくことが明らかになっている[3]。よって，セルフケアとアドヒアランスの長期的な維持・向上を目指すには，退院後も教育を継続することが必要となる。また，多様な病態と心身/社会的な問題に対しては，教育以外にも多職種と連携した包括的な支援が必要となる。多職種連携ではかかわるリソースの専門性をケアに活用するためのマネジメントも重要な役割となる。その他，治療状況と効果の評価，病期の進行

に合わせた支援計画の立案，協働を通じて医療者を支援することも求められる役割となる(図1)。

看護外来での支援と多職種連携の実際

心不全外来の対象は，セルフケア不足が関連する再入院や，心身・社会的要因によりセルフケアの遂行が困難で退院後も継続的な支援を要する患者である。患者選定については，循環器内科と心臓血管外科が各週1回，看護師，心臓リハビリテーション指導士，管理栄養士，地域連携室などを含めた多職種カンファレンスを設け，入院歴，増悪因子などの問題点を顕在化させ集約することでスクリーニングしている。

心不全外来での支援の頻度は月1回を基本とし，30分のカウンセリングを行っている。また退院直後は病状が不安定になる傾向があるため，在宅訪問指導も組み合わせ，退院後早期にフォローアップする体制もとっている。

カウンセリングでは腎機能，栄養状態，脳性ナトリウム利尿ペプチドbrain natriuretic peptide（BNP）を始めとする検査による評価と，フィジカルイグザミネーションによるセルフケア，身体所見の評価も合わせ，総合的に患者を評価することで増悪の早期発見と原因の是正による再入院予防を目指している。

介入初期は，基本的な病態と心不全の主要症状や増悪にともなう身体的な変化など，一般的な事項への教育が主体となる。特に高齢患者は増悪症状に気づきにくい場合もあるため家族にも同席してもらい，症状や生活上の注意点が共有されるよう教育をしている。セルフケアをアシストするツールとしては，管理手帳などの教材も多く活用している。記録を参考に，体重増加などの身体的な変化と治療・生活習慣との関連を患者家族と振り

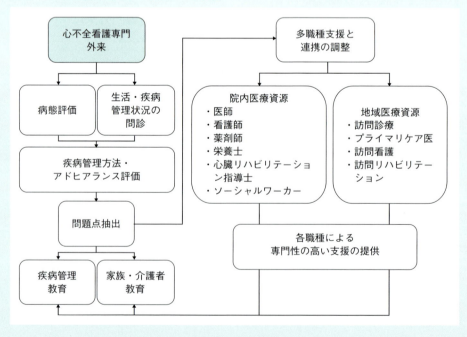

図1●心不全看護専門外来に求められる役割

返り，変化への意味付けを行っている。特に増悪には早期に対処することが重症化を予防するために重要となるため，受診を躊躇しないよう判断基準は数値や具体的な症状で示すことを心がけている。長期的にはアドヒアランスに応じて，一般的事項以外にも薬物治療・非薬物療法へも教育範囲を拡大するとともに，生活の質 quality of life（QOL）の低下予防，意思決定支援までを多職種と協働で支えている。

心不全外来での協働例として，食事療法では主に塩分の過剰摂取または食事摂取量の低下にともなう低栄養などが問題となる。また薬物療法では服薬の遵守と管理方法に問題を抱えるケースが多い。カウンセリングでは遵守を困難にしている原因を明らかにし，栄養指導や服薬指導を依頼するほか，管理能力そのものに原因がある場合は，地域連携室へ紹介し，社会資源を活用した支援の導入調整を依頼している。

運動療法に関しては心臓リハビリテーション外来とともに支援している患者も多い。外来では運動療法への教育とともに，問題点・受診基準なども共有・統一し，相互連携で患者を支えている。

経過によっては，病状が終末期へ移行する場合や認知機能・身体機能の低下により生活維持が困難となるケースも発生する。病状の進行に対しては，心不全外来の段階から意思決定支援（アドバンス・ケア・プランニング）を定期的に行い，望む治療や生き方を患者家族と対話し，多職種で支援することでQOLの低下も予防している。認知機能・身体機能の低下に対しては，地域連携室と協働で在宅支援の導入を提案している。また，心不全外来の対象患者の特徴からも訪問看護の利用率は高く，訪問看護師との連携は重要となる。カウンセリング後は，訪問看護師へ病態・受診基準とともに継続的に教育が必要な項目を都度申し送り，相互連携で患者を支えている。

心不全看護専門外来普及の可能性とその課題

心不全患者の増加とともに独居や認知症を有する高齢者[4]も増加しており，問題解決に苦渋するケースも増えつつある。今後さらに複雑化する背景に対応するには，専門性と包括性を合わせもった支援体制の構築が不可欠であり，心不全看護師が主導する心不全外来での支援は一層必要性を増すと考える。一方，普及を促進するには，日本でのアウトカムやエビデンスを示していくことが必要であり，慢性心不全看護認定看護師に求められる喫緊の課題となる。

（青木 芳幸）

● 文献

1) Stromberg A, Martensson J, Fridlund B, et al. Nurse-led heart failure clinics improve survival and self-care behaviour in patients with heart failure. Eur Heart J. 2003; 24: 1014-23.

2) Tsuchihashi M, Tsutsui H, Kodama K, et al. Clinical characteristics and prognosis of hospitalized patients with congestive heart failure—a study in Fukuoka, Japan. Jpn Circ J. 2000; 64: 953-9.

3) Kato NP, Kinugawa K, Sano M, et al. How effective is an in-hospital heart failure self-care program in a Japanese setting? Lessons from a randomized controlled pilot study. Patient Prefer Adherence 2016; 10: 171-81.

4) 内閣府. 平成30年版 高齢社会白書（全体版）. 《https://www8.cao.go.jp/kourei/whitepaper/w-2018/zenbun/30pdf_index.html》(2018年12月閲覧).

ONE POINT ADVICE
心不全ケアに必要な社会福祉の知識

高齢者の人口増加にともない，併存疾患，老老介護，独居や低所得など患者1人1人が抱える課題は複数かつ複雑になることも多く，患者の社会的背景を踏まえた支援が重要である。また，特に在宅医療の場では，療養場所の選定や，どのような医療・介護サービスを受けるのかの選択と決定において，LIFE（人生，生活，生命）の視点が大切であり，患者・家族と医療・介護スタッフが十分に対話したうえでの意思決定と，それに応じた社会保障制度の活用が重要となる（図1）[1]。

社会保障制度の特徴と利用にあたって

日本の社会保障制度の特徴として，年齢・疾患・状態・所得・居住地などによって活用できる制度が異なること，また申請主義[*1]が原則であることがあげられる。そのため，疾患そのものだけではなく，患者のライフステージや住まい，家族背景などを踏まえて，上手に社会保障制度を選択し利用につなげていくことが求められる。

一方，制度を利用することで，「病気になってしまった」「介護が必要な状態になってしまった」「人に迷惑をかける」などの心理的負担がかかることも少なくないことから，疾病や障害，老いへの受容支援もあわせて進めていく必要がある。

適切な医療を受けるための制度

医療機関の構成

入院医療機関を選定する場合，診療報酬制度による分類に左右されるところが大きく，たとえば急性期治療を要する場合は一般病棟，急性期治療を終えた患者のリハビリテーションや在宅復帰支援，在宅療養を行っている患者の受け入れを要する場合は地域包括ケア病棟，医療的管理のもとで長期に療養や介護を要する場合は療養病棟などが選択肢となる[2]。

患者の病態や希望と病院機能が一致しないことも多く，「入院（転院）させられた感」を患者・家族がもつことも少なくない。まずはLIFEの視点に立ち戻り，患者・家族がどのような人生・生活を望むのかを確認し，そのうえで，適切な医療の場（住み慣れた住まいの場を含む）を患者・家族とともに考えていくことが

[*1] 申請することで，はじめてその制度を利用（権利行使）できる仕組み。

図1 ● LIFEの視点と医療・福祉

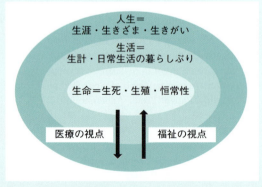

（田中千枝子．保健医療ソーシャルワーク論 第2版．東京：勁草書房，2014：15．より）

ONE POINT ADVICE
心不全ケアに必要な社会福祉の知識

大切である。

なお，現状の診療報酬制度では，心不全という病態や心不全治療に必要とされる高額な薬物の内服・点滴治療を継続したままでは，慢性期や終末期の療養を提供する機能をもった医療施設や福祉施設の選択肢は少ない。

医療費助成制度

慢性疾患である心不全は，長年にわたる継続した通院，服薬，ときには入院加療も必要であることから，医療費の負担軽減が重要である。代表的なものとして，高額療養費制度，指定難病患者の医療費助成制度，心身障害者医療費助成制度などがある。指定難病患者の医療費助成制度は，2015年に施行された「難病の患者に対する医療費等に関する法律」にもとづいている。これにより，対象疾患がそれまでの56疾患から331疾患（2019年1月現在）にまで広がっている[3]。また，高額療養費制度においても限度額が段階的に引き上げられているため，常に最新の情報を収集することが望まれる[*2]。

生活を支える制度

所得補償

医療費の負担（支出）を軽減する一方で，所得（収入）を補償することも大切である。疾病を患うことで働くことができず，生活困窮状態に陥り，治療中断を余儀なくされることも少なくないからである。代表的なものが生活保護制度だが，これは最後のセーフティネットであることから，それ以前に利用できる制度や手段を検討することが大切である。たとえば，①健康保険制度による傷病手当金や高額医療費貸付制度など，②年金保険制度による障害年金や特別障害給付など，③都道府県社会福祉協議会による生活福祉資金貸付制度など，④市区町村条例による障害福祉手当や難病手当などのほかに，⑤雇用保険制度による失業保険や就労支援制度もその1つといえる。

医療，介護サービス

疾病や高齢によって生活活動度が低下しても，住み慣れた生活の場で医療・介護サービスを利用しながら，その人らしい生活を営むことは可能である。訪問診療の対象は「在宅で療養を行っている患者であって，疾病，傷病のために通院による療養が困難な者」であり，年齢に制限はなく，また医療保険での利用となるが，訪問看護をはじめとするその他のサービスは，年齢や疾病，状態によって医療保険，介護保険，障害福祉サービスなど，利用する制度が異なるため注意が必要である[4]。

在宅で実施可能な医療行為は日々進化しており，心臓超音波検査，心電図，採血，点滴，在宅酸素療法，人工呼吸器なども必要に応じて利用できる。

インフォーマルサービス（互助，自助）とソーシャルアクション

生活保護制度のような税による公の負担（公助），介護保険のような被保険者の負担（共助）だけではなく，住民組織や隣人によるボランティアなどの「互助」，および民間サービスやセルフケアによる「自助」を上手に組み合わせて利用することが求められる。そのためには，患者・家族背景や患者が住む地域を知ることが重要である。さらには，今ある制度やサービスを利用するだけでなく，必要な社会資源を開発するソーシャルアクション[*3]

*2 難病情報センターや，保険者，都道府県，市区町村の窓口やホームページなどで情報の確認ができる。

*3 世論に働きかけ，政策や制度の改善を目指す行動。

375

*4 ①がん末期，②関節リウマチ，③筋萎縮性側索硬化症，④後縦靭帯骨化症，⑤骨折をともなう骨粗鬆症，⑥初老期における認知症，⑦進行性核上性麻痺・大脳皮質基底核変性症・Parkinson病，⑧脊髄小脳変性症，⑨脊柱管狭窄症，⑩早老症，⑪多系統萎縮症（線条体黒質変性症・Shy-Drager症候群・オリーブ橋小脳萎縮症），⑫糖尿病性神経障害・糖尿病性腎症・糖尿病性網膜症，⑬脳血管疾患，⑭閉塞性動脈硬化症，⑮慢性閉塞性肺疾患（肺気腫・慢性気管支炎・気管支喘息・びまん性汎細気管支炎を含む），⑯両側の膝関節または股関節に著しい変形をともなう変形性関節症[5]。

もまた重要である。

権利擁護

成年後見制度

認知症，知的障害，精神障害などの理由で財産管理，介護サービスや施設入所の契約手続き，遺産分割協議などの必要があっても，判断能力が不十分でできない人を保護し，支援する制度である。高齢化が進むにつれ，認知症が併存している心不全患者も多く，適切な介護サービスや住まいの場の選択と決定において，患者の権利や財産を守るために成年後見人を立てることは有効な手段である[5]。

なお，成年後見制度は，判断能力の段階に応じて補助，保佐，後見の3つの区分に分かれており，また判断能力があるうちに将来の後見人を選定しておく任意後見制度もある。認知症の有無にかかわらず，判断能力が落ちたときの対策を早期から立てておくことで，安心した生活を営むことにつながる。

日常生活自立支援事業

認知症，知的障害，精神障害などの理由で判断能力が不十分な人が地域で自立した生活が送れるよう福祉サービスの利用援助などを行う事業である。契約は本人と行うため，この事業や契約について理解できる人が対象となる[6]。

介護保険制度

申請

介護保険制度は65歳以上の第一号被保険者，または40歳から64歳の第二号被

保険者で特定疾病[*4]に該当し，要支援・要介護状態の人が申請の対象となる。申請は住まいの地域の地域包括支援センターなどである。特定疾病には，心不全の原因となる循環器系の疾病は該当がないことから，その他の疾病による申請，もしくはその他のサービス利用を検討する必要がある。

要支援，要介護認定

要介護度ごとに1か月に利用できるサービス利用費の上限（限度額）が設けられている。

要支援・要介護認定を判定する認定調査の項目は，第1群から第5群（および「その他」）に分かれている。第1群は，基本的な動作や起居に関する能力，第2群は，生活上の障害に対する介助の状況，第3群は，認知機能の程度であり，第4群は，認知症などによる行動障害の有無と程度。第5群は，地域での社会生活を維持するために必要な能力や介助の状況についてである。最後に「その他」として，14日以内に受けた特別な医療（酸素や点滴）などの項目が加わる。この認定調査結果と主治医の意見書をもとに最終的な要介護度が認定される。

心不全患者は，日常生活においておおむね自立していることも多く，疾患の重症度に比べて低く認定されやすいといわれている。日常生活において，看護を含む介助がどの程度必要かで認定されるため，主治医が日常生活の課題を把握し，意見書に介護が必要である旨を記載することも重要なポイントである[7]。

介護支援専門員

介護支援専門員（ケアマネージャー）とは，要支援・要介護者の相談や心身の状

況に応じて，サービスを受けたり，心身の状況に応じてサービスを受けられるようにケアプランの作成や市区町村・サービス事業者・施設などとの連絡調整を行う者である[8]。在宅療養生活において，いわばチームリーダーでもあるため，ケアマネージャーとの密な連携が在宅療養継続のポイントである。しかし，第20回（2017年度）のケアマネージャー合格者のうち約86％が介護福祉士または相談業務援助従事者・介護等業務従事者であることからわかるように，医療の知識は乏しい。ケアマネージャーへの心不全啓発活動は医療従事者の重要な役割であるといえる[9]。

介護サービス

訪問看護や訪問介護など訪問のサービス，通所介護や通所リハビリテーションなど通いのサービス，ショートステイなど泊りのサービス，および，定期巡回・随時対応型訪問介護看護や小規模多機能型居宅介護など「短時間・1日複数回訪問」や「通い・訪問・泊まり」といったサービスを組み合わせて一体的に提供する地域密着型サービスなどがある。その他，福祉用具貸与・購入，住宅改修など，ハード面から暮らしをサポートするサービスなどの利用が可能である。

　なお，サービスを利用した場合の利用者負担は，介護サービスにかかった費用の1割（一定以上所得者の場合は2割または3割）である。

サービスの有効活用

訪問看護

訪問看護は予防的ケアを要する人から終

表1●訪問看護利用のポイント

- 介護保険が優先となる
- 医療保険で訪問が可能な場合
  ①介護保険の認定を受けていない
  ②厚生労働大臣が定める疾病など
  ③急性増悪時，退院直後，終末期など（特別訪問看護指示書発行により原則14日以内）
- 訪問回数やかかわれる訪問看護ステーション数は保険の種別，疾病，状態などによって異なる

（永井康徳，たんぽぽ先生の在宅報酬算定マニュアル第5版．東京：日経BP，2018: 20, 26, 156-7. より，作成）

末期の状態にある人まで，多様な健康レベルの療養者・患者を対象とする[10]。また，医師の指示（訪問看護指示書）のもとに訪問する訪問看護は，患者ごとの病態や課題に添った疾病管理・看護ケアが行えるほか，訪問看護計画書および訪問看護報告書を主治医へ提出するため，主治医も自宅で過ごす患者の病態の変化などに気がつきやすくなるメリットもある。

　なお，訪問看護は原則として介護保険が優先となり，訪問の回数はケアプランに盛り込まれれば何回でも可能だが，前述したように心不全患者は要介護度の認定が低く出やすく，現実的には回数の制限があることが多い。限度額を超えたサービスの利用も可能だが，その場合は全額自己負担となり，経済的負担が大きくなる。ただし，厚生労働大臣が定める疾病や状態，および特別な指示が必要な状態の場合は，医療保険での訪問看護が可能となり，介護保険下でも連日や1日に複数回の訪問が可能となるため，住み慣れた生活の場で安心して過ごすことができる。また，医師の指示で在宅患者訪問点滴指示書が発行されると，在宅で点滴，注射も可能となる（表1）[4]。

訪問介護, 通所介護, 通所リハビリテーションなど

日常生活に寄り添う介護の仕事は, 心不全の疾病管理において重要な役割を担っている。ただし, 多くの介護スタッフは, 心臓の病気というだけで「怖い」というイメージをもっている。そこで, 介護系サービスを上手に利用するポイントは, 主治医や看護師から, ①疾病管理の注意点, ②心不全増悪徴候を早期発見する症状や状態, ③医療者への連絡基準や連絡先などについて, あらかじめ丁寧に指導しておくことである。介護スタッフの安心・安定した支援は, 患者・家族の安心へもつながる。

サービス調整(医療介護チームのネットワーキング)

これまで示したとおり, 公助, 共助, 互助, 自助を合わせると, 心不全患者が利用できるサービスは少なくない。一方, 年齢・疾患・状態・所得・居住地などの違いによって利用できるサービスも異なり, すべての患者が同じように利用できるわけではない。また, 患者が抱える課題はさまざまであり, 何より患者自身が疾患をどう受け止め, これまでの人生や生活をどう過ごし, 現在そしてこれからの人生や生活をどのように過ごしていきたいのかは, 百人百様である。

まずは患者が何を望むのかに耳を傾け, それを実現するための方法を一緒に考えていく, つまりアドバンス・ケア・プランニングの一環としてサービス調整(医療介護チームのネットワーキング)を行うことがポイントである。

医療介護チームを育てる(チームビルディング)

患者の意向を確認し, それに応じたサービスを調整したら終わりではない。特に生活そのものが疾病管理となる心不全患者の支援においては, 医療・介護スタッフが一丸となったチーム医療が求められる。しかしながら, 在宅医療は多施設・多職種がかかわることが大きな特徴である。1人の患者に対し, 在宅療養支援診療所, 訪問看護ステーション, 居宅介護支援事業所(ケアマネージャー), 訪問介護事業所, 通所介護事業所, 訪問入浴事業所, 福祉用具業者などの複数の施設がかかわることも珍しくない。一見, いろいろな施設がかかわり安心できるように感じるが, 施設ごとに理念や体制も違い, また医療と介護というベースも違うスタッフが, さらに時間が重ならないように患家へ訪問するため, ほとんど顔を合わせることがないなかで, 1人の患者を支える仕組みになっている。そして患者ごとにチーム構成が異なるため, ネットワーキングで医療介護チームを構成した後に, そのチームを育てる(チームビルディング)ことが必要となる。

チームビルディングのポイントは情報共有である。電話やFAXなどのほかに, 医療用SNSなどICT(情報通信技術)の利用も欠かせない。リアルタイムで効率的な情報共有は, 体重や浮腫などの変化を主治医が早期に把握できるため, 心不全増悪を未然に防ぐことにつながりやすい。ただし, 効率的な方法は, 医療情報の共有には適しているが, 患者・家族およびチームスタッフの思いや大きな方向性を共有するのには適していないこともあるので, 必要に応じてカンファレンスを開催するなど, 互いの顔を見ながら情報共有を行うことも重要である。入院中に行う退院前カンファレンス, 在宅でのサービス担当者会議などがこれにあたる。

カンファレンスのポイントは, 医療従

事者が一方的に進めるのではなく，患者・家族の意向を中心に情報の共有や検討を進めること，患者・家族を含めた多職種の強みを引き出す話し合いであること，結論を急ぐのではなく話し合いの過程を大事にすること，である。同じ方向を向いたチームは，より確かな力を発揮しやすい。

家族支援

在宅療養を継続するために家族支援は欠かせない。家族の介護負担の増大は，在宅療養継続の中断につながる。特に心不全の疾病管理は，食事や服薬など日常生活そのものであり，日々の負担は少なくても，長期にわたれば大きな負担となる。また，心不全は予後予測が難しく，終わりがみえないことも介護負担増大の要因となる。患者と同様に家族の声に耳を傾け，ときには家族の課題解決支援を行うことも重要となる (図2)。

地域をつくる

確かなチームを作り，成功体験を共有できると，心不全をみることができるチームが誕生する。これを繰り返すことで，心不全をみることができる地域ができあがっていくが，同時に，地域全体で心不全をみることができるようなシステムの開発も必要である。そのためには，心不全の啓発活動に始まり，病病連携，病診連携，診診連携，医療と介護の連携がますます重要となるだろう。

医療ソーシャルワーカーの活用

これまであげてきた社会保障制度は一部

図2●在宅療養中断の理由

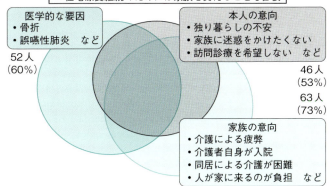

2012年9月～2015年9月の間に，当院で新規に訪問診療を開始した心不全の患者322人のうち，訪問を中断した86人をカルテより後ろ向きに理由を調査し，3分野に分類（重複あり）。
(齋藤慶子. 循環器疾患患者の社会的苦痛とその対応について. 厚生労働省第2回循環器疾患の患者に対する緩和ケア提供体制のあり方に関するワーキンググループ資料. 2018. より)

であり，インフォーマルな制度やサービスも含めるとすべてを把握するのは困難である。また継続したアドバンス・ケア・プランニングと，その一環で行うサービスのネットワーキングやチームビルディングも一朝一夕でできるものではない。医療ソーシャルワーカーは，社会福祉の立場から，患者のかかえる経済的，心理的・社会的問題の解決，調整を援助し，社会復帰の促進をはかるために，多職種の一員として，また社会資源の1つとして日々活動している。疾病を患うことによって生じた生活課題がある際は，医療ソーシャルワーカーを活用することが勧められる。

(齋藤 慶子)

●文献
1) 田中千枝子. 保健医療ソーシャルワーク論 第2版. 東京：勁草書房, 2014: 15.
2) NPO法人 日本医療ソーシャルワーク研究会編集. 医療福祉総合ガイドブック 2018年度版. 東京：医学書院, 2018: 19-29.

3) 難病情報センター. 《http://www.nanbyou.or.jp/》(2018 年 12 月閲覧).
4) 永井康徳, たんぽぽ先生の在宅報酬算定マニュアル 第 5 版. 東京: 日経 BP, 2018: 20, 26, 156-7.
5) 法務省. 成年後見制度～成年後見登録制度～. 《http://www.moj.go.jp/MINJI/minji17.html》(2019 年 1 月閲覧).
6) 厚生労働省. 日常生活自立支援事業. 《https://www.mhlw.go.jp/stf/seisakunitsuite/bunya/hukushi_kaigo/seikatsuhogo/chiiki-fukusi-yougo/index.html》(2019 年 1 月閲覧).
7) 厚生労働省. 認定調査員テキスト 2009 改訂版 (平成 30 年 4 月改訂). 《https://www.mhlw.go.jp/stf/seisakunitsuite/bunya/hukushi_kaigo/kaigo_koureisha/nintei/nintei_text.html》(2019 年 1 月閲覧).
8) 厚生労働省. 介護支援専門員　概要. 《https://www.mhlw.go.jp/file/06-Seisakujouhou-12300000-Roukenkyoku/0000114687.pdf》(2019 年 1 月閲覧).
9) 厚生労働省. 第 20 回介護支援専門員実務研修受講試験の実施状況について. 《https://www.mhlw.go.jp/stf/seisakunitsuite/bunya/0000187425.html》(2019 年 1 月閲覧).
10) 臺 有桂, 石田千絵, 山下留理子. ナーシング・グラフィカ　在宅看護論 (1) 地域療養を支えるケア 第 5 版. 東京: メディカ出版, 2015: 40.

ONE POINT ADVICE

心不全ケアにおける地域連携

心不全としての在宅ケアはその進展ステージ分類[1]において心不全徴候のあるステージCから始まる。比較的若年でまれな病態の先天性異常，心筋症もあるが，医療現場で在宅心不全ケアが問題となるのは高齢者の慢性心不全が大多数を占める[2]。本稿ではこうした心不全患者における在宅ケアのあり方から，すでに高齢化が進展した地方地域の高齢者慢性心不全ケアに地域連携を適応した試行経過と内容を提示して，ワンポイント・アドバイスとしたい。

心不全在宅ケアの特徴，治療モデルから生活モデル

心不全の患者では急性期治療が順調に経過して退院しても多くの場合，治療は生涯継続される。入退院を繰り返し，終末期を病院で長期間過ごさざるをえない患者もいる。心不全患者において入院生活は人生における苦労の多い時間となるが，急性・慢性心不全治療の進歩によってその入院期間は短縮されてきた。一方，在宅ではいつものように食事，睡眠，家事などをこなし，仕事に出かける。多くは心身の状態を気にすることなく過ごす。これらの時間は繰り返され，長期間にわたる。こうした日常生活に心身が適応し，苦もなく過ごせ，医療機関の世話にならないように維持することが在宅における心不全ケアの役割であろう。これは治療モデルから生活モデルへの疾患管理概念

の移行と考えられる[3]。

在宅ケアは慢性心不全のケアの大半を占める時間と場所が家庭生活上にあり，入院療養のケアとは異なる。特に高齢慢性心不全の患者ではそれぞれの生活習慣と地域環境があり，それらを大きくは変えられないのが普通である。共同生活の最小単位である家庭生活の維持も重要である。在宅の療養生活には入院療養ケアの要素を取り入れるが，日常生活を継続するためにはむしろ治療・ケアの方策をゆるめて，合わせていくことも必要となる。また，心不全は必ず増悪，急変をともなうので，その早期覚知とその対応策をあらかじめ決めておく。在宅における心不全ケアの第一歩は多職種による病院医療または専門医療の形を変えて，日常生活のなかに引き継いでいくことである。ここで地域連携の役割が重要となる。

心不全ケアにおける地域連携医療

心不全のケアといっても在宅でその基盤となるのは担当医の診療である。高齢心不全患者が増加するなかで，病院の専門医師がすべての心不全患者を慢性期まで担当することは不可能である。内科診療において慢性心不全は高齢者に多くみられる併存症，「コモンディジーズ」となっており，その激増が予測される今後の10～20年間（2020～2040年）は病院中心の対応では困難となるであろう。

一方で，多くの地方地域では循環器専門医は数えるほどしかおらず，内科系のかかりつけ医・家庭医も不足しているのが現状である。そのためには専門性を問わず，日頃の診療を任せられる体制，すなわち平時，安定時には身近な診療所のかかりつけ医が中心となり，地域の医療，介護スタッフをまとめてケアを維持することが求められる。増悪・急変時，入院治療を要するときには連携する基幹病院，専門医が救急診療を含めて治療にあたる必要がある。患者が住み慣れた場所で完結した医療を受け，暮らせることが地域医療再生から地域包括ケアの目的である[4]。

心不全ケアにおける地域連携パスの意義

患者・家族が病気の心配をすることなく，在宅での生活を快適で活動的に安定して過ごせることが，いかなる病気の治療，ケアにおいても一番の目的となる。それは同時にケアする立場にいる人々（医療・介護・福祉関係者）にとっての喜びと安心でもある。心不全のケアには通常多職種がかかわり，協働している。その医学的な裏付けとなるのは心臓リハビリテーション（心リハ）の概念と多面的・包括的疾患管理プログラムである[1]。これらを実践していく先に地域連携が必要となり，地域包括ケアがみえてくる。

2005年頃からクリニカルパスをツールとして病診連携または地域医療連携に応用した事例がまとめられた[5]。地域連携パスが推奨され脳卒中，大腿骨骨折などでは健康保険の診療報酬に算定できるようになった。その後，他疾患に適応が拡大されることなく2016年4月の改定では入退院支援加算としてまとめられた。

特に疾患を限定することなく加算できるようになったものの，通常の診療情報提供書に追加する地域連携診療計画加算はなく，地域連携パスを運用するインセンティブがあるとはいえなくなっている。2018年の改定では地域包括ケアを推進してかかりつけ医・かかりつけ薬局機能，在宅療養支援診療所と訪問看護強化，医療と介護の連携強化に重点が置かれた。病院では急性期病棟から地域包括ケア病棟への転換が誘導されているが，その役割は明確ではない。

医療の現場としての地域医療圏に「地域連携パス」が推奨される背景は以下にまとめられる[6]。①医学情報共有と診療の共通化，すなわち信頼される evidence based medicine（EBM）と診療ガイドラインに従った慢性疾患の標準的管理が示されている。②医療（病院・かかりつけ医）と在宅生活支援の連携を強化・促進するために医療・介護・福祉スタッフ間の情報交換が正確・簡略に行われるように求められている。③リスク・ベネフィット・シェアリング，すなわち病状悪化時のリスク分散，改善時の恩恵と感謝の共有ができる。

心臓病地域連携パスの紹介，目的・対象と運用方法

北信州地域の医療関係者が少ない医療資源を生かし，専門的かつ標準レベルの医療を広く供給するために地域連携パスの手法を慢性心不全に適応し，従来の病診連携を超えた地域包括連携に発展させている[6]。基幹病院の専門医と地元の医師会有志が集まり，勉強会を繰り返して協働し，慢性心不全や虚血性心疾患患者のための連携システムを2008年から開発した（図1）。当初から看護師をはじめと

図1● 北信州心臓病地域連携パスの運用

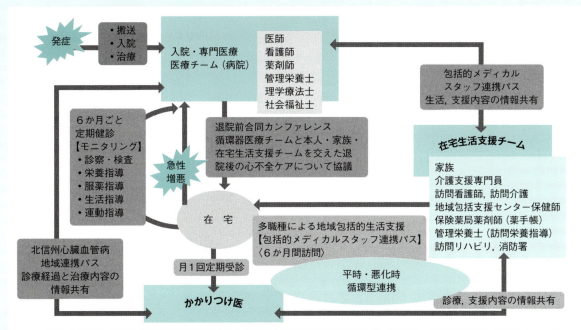

した医療職と介護福祉関係者に協力を求めて，周辺地域に拡大しつつ運用してきた。これは医療・介護者と患者・家族間はもとより，医療者同志も顔のみえる関係を保つことに役立っている。

「北信州心臓病地域連携パス」の目的は，心血管疾患をもつ高齢者がその病状を増悪させないよう，包括的かつ持続的な医療を病院から在宅環境へ切れ目なく，また，その人らしい生活が継続できるように支援していくことにある。かかりつけ医と病院循環器専門医がペアで主治医となり，心臓病患者を近隣の診療所と地域中核病院で同時にみていく循環型連携パスである。疾患管理内容の相違から心不全パスと虚血性心疾患パスの2種類を用意してある。対象となる患者は以下である。

- 慢性心不全または虚血性心疾患の患者でかかりつけ医がある者。
- 心不全を発症し，病院で入院精査・治療後退院した患者。
- 北信総合病院の外来治療中で病状が安定し，近医やかかりつけ医の設定を希望する患者。
- かかりつけ医による治療中で，高齢化して増悪，急変が予測され，病院での定期検査・治療管理を希望している患者。

初回導入時に診療情報提供書兼診療計画書となる「地域連携パスシート」（パスシート）と心血管疾患基本情報シート，運用マニュアル，紹介状を送付する。初めて連携する診療所には，これらを病院担当医が持参して顔を合わせて情報交換する。定期診察や処方などの主な診療は病院からかかりつけ医に依頼するが，患者は6か月ごとにパスシートを持参して病院を受診する。医師の診察と検査に加え，薬剤師，看護師，栄養士，理学療法士の面接と診察指導が受けられ，半日で治療状況，生活・活動性評価が可能で

あり，その変化を経過観察できる。これらは更新されたパスシートと多職種介入の「モニタリングシート」にまとめて在宅医療チームにフィードバックする。患者は6か月ごとに病院へ行く手間はかかるが，常に2人の主治医からの診察を受けていることになる。このため，心臓以外のさまざまな体調不良，合併疾患について今までどおりかかりつけ医に気軽に相談して診療を受けられる。そして心臓病の治療も病院専門医と同じ方針で続けられる。

　一方，増悪や急変時にはいつでも連携病院の内科外来，救急外来を受診することができる。このときにもパスシートを通常の診療情報提供書に代えてFAXなどを送付することで，日頃の病状が簡潔かつ迅速に伝わる。病院担当医師は6か月ごとの病院受診時の診療情報と検査所見を有しているうえに，かかりつけ医の日頃の診療情報をパスシートで参照して，早期に適切な治療を行うことができる。夜間休日に患者が直接受診しても救急外来での当直医師はこうした情報を参照しつつ，初期対応が可能で，迅速に循環器内科医師に引き継ぐことができる。

　こうしたかかりつけ医と病院の協力体制があることで，患者と家族からは高い安心感が得られると喜ばれている。かかりつけ医からは病院の定期診察で心不全の病状が明確にされ，運用も簡便である。時間外診療・救急外来においてもスムーズに病院で受け入れられるので，専門外でも主治医として安心していられると評価された。

病院と地域の医療職との連携

病院医療で導入された包括的疾患管理を引き継ぐことも地域連携パスの大きな目的である。心不全患者が退院する際，包括的なサポートを必要とされる患者には家族を交え病院内外のスタッフが「退院前合同ケア・ミーティング」を開く。高齢者で独居，高齢者2人世帯など自己管理が難しく，介護サービスを含む家庭的支援を必要とする患者を対象としている。話し合いの場には地域の訪問看護師，地域包括支援センター保健師，ケアマネージャーなど在宅ケアスタッフのいずれかが必ず出席する。病状経過と指導内容を病院医師，看護師，薬剤師，理学療法士，管理栄養士が説明し，これら多職種の評価と指導内容は一覧表にまとめられ，在宅生活での問題点を明らかにして診療所または在宅ケア・チームと情報交換する。その後6か月ごとのパス受診時のモニタリングに引き継がれ，薬物療法管理では適切使用と安全管理の有効性が示された[7]。

　家庭管理ツールとしては「心不全ノート」を使用する。このノートを用いて担当看護師が患者と家族に心臓病とその治療について説明し，血圧・脈拍・体重を入院中から自己記録してもらい，体調の観察法を指導する。患者家族が心不全の知識や病状などの情報を持ち歩き，いざというときに利用できるようにする。心疾患，薬物の説明，病状記録などに加え，「私の希望」として延命処置など急変悪化時の対応を記載する欄がある。心不全ノートの情報は患者の了解を得て消防署にも提供され，救急搬送時の対応にも役立てられている。

　さまざまなツールで管理しつつ，合併症と日常生活動作（ADL）レベル，家庭環境によっては訪問看護を追加し，特に初めの6か月間はケアを強化する。医師

ONE POINT ADVICE
心不全ケアにおける地域連携

間の心不全地域連携パスに加え，生活の視点で支援する「包括的メディカル・スタッフ連携パス」を運用している。このパスでは，退院後に在宅療養を送る患者の症状や食生活，服薬などの生活・患者管理状況を地域包括支援センターの保健師，訪問看護師，ケアマネージャーなどに訪問してもらい観察を依頼する。月に1回チェックしてもらうシートを用いて訪問後は病院・かかりつけ医と情報共有をする。運用にあたり医師会・各市町村の医療職や介護スタッフを対象にその運用説明および心臓病の勉強会を開催して，顔の見える交流を行ってきた。

地域社会への働きかけと地域連携包括ケア推進協議会の活動

心血管疾患地域連携パスの取り組みを続けるなかで，家庭・社会に対して安全・安心な医療を提供するだけでなく，保健・福祉から介護まで，さまざまなパートナーが包括的かつ持続的にかかわる連携が求められていることが明らかとなった。心臓病をもった生活者が住み慣れた場所で自分らしく生活を維持していくために，医療・介護・福祉の多職種が連携しながら住民・行政と協働する生活支援体制が必要である。厚生労働省の政策でも在宅医療の推進と地域包括ケアシステムの構築が始まった頃でもあり，県や市町村の保健・福祉行政の後押しがあった。

2012年6月に，病気をもった生活者として在宅生活を持続的にサポートする多職種，多業種連携を促進し，地域ぐるみで生活環境を改善するために「北信州心臓病地域連携包括ケア推進協議会」（心連協）を設立した。そのなかには「パス部会」「食生活改善部会」「教育部会」の3つ

の部会を置き，市町村・医師会・歯科医師会・薬剤師会・保健福祉事務所・介護事業所より構成している。地域連携パスの運営と普及事業，減塩と栄養バランス維持を推進する食生活改善事業，地域住民の啓発と医療福祉従事者の教育事業を行っているが，相互に協働して事業を実践している。

今後の課題

ここで紹介した心不全ケアにおける地域連携は，高齢化社会にいち早く直面し，少ない医療介護資源をやり繰りしながら地域医療を維持しようとした結果生まれたものである。心不全診療に生活モデルを適応し，包括的疾患管理プログラムとしての心臓リハビリテーションと地域連携の手法を組み合わせて運用することは，すでにいくつかの地域で心不全にかかわる多職種が取り組んでいる。これらがどの地域でも，持続的に運用されるためには簡便で効果を実感できねばならない。さらに，その有効性について科学的証明も求められるが，これは容易なことではない。最近5年ほどの間に，それぞれの地域事情に応じた応用が各地で展開されている[8]。これらの実績を積み重ねながら持続的に運用できるような施策となることを期待する。今後は終末期ケア，緩和ケアを含めた対応を病院チームと在宅チームが一体となり確立しなければならないであろう。

（渡辺　徳）

● **文献**
1) 日本循環器学会/日本心不全学会合同ガイドライン．急性・慢性心不全診療ガイドライン（2017年改訂版）（班長：筒井裕之）．《http://www.j-circ.or.jp/guideline/pdf/

JCS2017_tsutsui_h.pdf》（2018 年 12 月閲覧）.

2) 日本心不全学会ガイドライン委員会. 高齢心不全患者の治療に関するステートメント.《http://www.asas.or.jp/jhfs/pdf/Statement_HeartFailurel.pdf》（2018 年 12 月閲覧）.

3) 猪飼周平. 第 6 章 病院の世紀の終焉 健康戦略の転換の時代. In: 病院の世紀の理論. 東京: 有斐閣, 2010: 212.

4) 伊関友伸. 第 5 章 自治体病院の経営再生. In: 宮本太郎編著. 地域包括ケアと生活保障の再編 新しい「支え合い」システムを創る. 東京: 明石書店, 2014: 151.

5) 新しい医療計画の作成に向けた都道府県と国との懇談会（第 2 回）. 全国で行われている医療連携の事例（都道府県と厚生労働省の代表者）. 2005.《https://www.mhlw.go.jp/shingi/2005/10/s1024-8c.html》（2018 年 8 月閲覧）.

6) 渡辺　徳, 長谷川　悟, 田中千恵子. 心不全を持つ生活者を支えるため, 心不全地域連携パスから北信州医療・生活圏の多職種連携を活性化する. 循環器医 2014; 22: 245-53.

7) 渡辺　徳, 森川　剛, 久保田　健ほか. 地域連携パスから発展した心不全の地域包括ケア. 多職種協働による薬物療法管理. 薬誌 2018; 138: 797-806.

8) 中根英策, 田中　希, 猪子森明. 大都市圏での高齢者慢性心不全患者の再入院防止を目的とした地域連携. 循環器医 2018; 27: 36-42.

22

心不全ケアにおける家族の役割と家族および介護者への支援

高齢者のおかれている社会環境

日本における 65 歳以上の人口は，平成 29 年 10 月時点で 3,515 万人となり，総人口に占める高齢者の割合は 27.7% になっている[1]。この高齢化にともなって，今後さらに心不全患者が増加することが予測されている。心不全ケアにおける家族へのサポートを考えていくうえで，高齢者が地域社会においてどのような生活を営んでいるかについて把握しておくことは重要である。

まず世帯構造について概観すると，平成 28 年時点で 65 歳以上の高齢者がいる世帯は，全世帯の 48.4 % を占めている。昭和 61 年は 3 世代世帯の割合が最も多く，全体の半数を占めていたが，平成 28 年になると夫婦のみの世帯が最も多くなり，約 3 割を占めている。さらに，65 歳以上の一人暮らしの増加は男女ともに顕著で，平成 28 年には夫婦のみの世帯と単身世帯を合わせると半数を超える現状である[2]。そして，高齢化の進展とともに介護を要する高齢者も増加している。介護保険制度における要介護または要支援の認定を受けた人（以下，要介

護者等）は，平成 27 年度末で 606 万 8,000 人となっており，平成 15 年度末から 236 万 4,000 人増加し，特に 75 歳以上でその割合が高くなっている[1]。さらに，平成 29 年 7 月の介護保険事業状況報告によると，在宅で介護サービスを受けた人は約 381 万人，これに対し施設に入所してサービスを受けた人は約 93 万人にすぎない[3]ことから，地域社会において家族介護者が多数存在していることが推察される。

日本における家族介護者の特徴

世帯構造の変化や介護を要する高齢者が増加するなかで，介護を提供する介護者にも変化がみられている。要介護者等の主な介護者は 5 割以上が同居している家族で，内訳は被介護者の配偶者が 25.2 %，子が 21.8 %，子の配偶者が 9.7 % となっている[1]。これは，晩婚化および未婚化にともなって介護の担い手も，義娘から配偶者や未婚の子へと推移していることがうかがえる。性別については，男性 34.0 %，女性 66.0 % と依然女性が多い[1]ものの，家族の小規模化や女性の社会進出にともなって，男性介護者が増加

387

22
心不全ケアにおける家族の役割と家族および介護者への支援

表1●高齢心不全患者の家族および介護者が抱える問題

1. 長期の療養生活による身体的，精神的疲労
   - 多疾患有病者への介護（複雑な療養上の世話にともなう負担）
   - 抑うつや不安といった精神的問題への対処の難しさ
2. 高齢患者特有の問題による介護負担の増大
   - 生活機能の低下
   - 認知機能障害
3. 介護者が高齢の場合，自身の健康問題への苦痛や不安
4. 心不全増悪や突然死への不安と，回復への期待というアンビバレントな感情への対処
5. 心不全特有の意思決定あるいは意思決定支援の難しさ
6. 所得獲得が困難なことや，繰り返す入院にともなう医療費負担の増大による経済的困窮

傾向にある。一般に男性介護者は慣れない介護に困惑し，女性よりも介護に対して困難感を抱えているといわれている。

また，同居している主な介護者の年齢は60歳以上が半数以上を占め，男性69.0％，女性68.5％と年々高齢化の一途を辿っており，高齢者夫婦間での介護や，高齢者世帯の子が親を介護する老々介護が増加している現状である[1]。そして，同居している主な介護者が1日のうち介護に要している時間は，「必要な時に手をかす程度」が42.0％と最も多い一方で，「ほとんど終日」も25.2％となっている。家族の介護を理由とした離職者数は，平成23年10月からの1年間で10万1,100人となり，そのうち女性の離職率が全体の80.3％を占めていることも特徴の1つである[1]。

家族介護者が抱える問題

高齢心不全患者に対する急性期治療成績の向上や在院日数の短縮化などを背景に，在宅で療養する心不全患者が増加している。心不全患者は退院後，多岐にわたる自己管理行動が求められる[4]。その一方で，独居や老々介護の増加，コミュニティの衰退などの社会的問題や，多疾患合併，運動耐容能や認知機能の低下，抑

うつなどの医学的問題を多数抱えている。そのため，患者だけでは必要な自己管理行動を適切に行うことが困難である場合が多く，主に家族および介護者が支援または代行する必要性が高まっている。**表1**に，心不全患者の家族および介護者が抱える問題を示す。

心不全患者の家族は，複雑な疾病管理や治療内容に戸惑い，長期的に繰り返される症状の増悪と寛解に，身体的，精神的，社会的負担を多数抱えている。さらに，心不全特有の不確かな予後を見据えながら，さまざまな局面における意思決定支援や代理意思決定を迫られるなかで，倫理的葛藤も存在している。さらに，介護を理由に余暇活動などの社会活動への参加も制限されるため，社会的にも孤立し，孤独感に苛まれている。そして，支援する家族も高齢である場合は，自らの健康問題に対する苦痛や不安を抱え，年金生活を基盤としている世帯の場合は，所得獲得が困難なことや，繰り返す入院にともなう医療費負担の増大による経済的困窮も無視できない問題である。

疾病管理プログラムにおける介護者支援の課題

心不全患者に必要な自己管理行動を療養生活のなかで適切に実施していくことで，予後や生活の質 quality of life（QOL）の改善が期待できる。そのため，多職種チームによって患者と家族，または介護者に対して実施されるアドヒアランスとセルフケアを向上させるための指導教育は，『急性・慢性心不全診療ガイドライン』において「クラスⅠ」で推奨されている[4]。

心不全患者における疾病の重要性についてはすでに周知され，統一された媒体

388

（日本心不全学会監修；心不全手帳など）を使用した教育も主流となり，その効果についての研究報告もされ始めている。しかし，家族または介護者を対象とした指導方法は確立しておらず，課題に関する議論も十分ではない。

欧州の心不全協会が公開しているウェブサイト "Heart Failure Matters"（https://www.heartfailurematters.org/en_GB/）がある。このサイトでは，心不全患者のみならず，心不全患者を支える家族または介護者に対しても，心不全患者を支援するために必要な情報（介護者の役割やサポートネットワークの紹介など）を提供している。さらに，患者および介護者の体験談も動画で見ることができる。日本においても，退院後，家族または介護者が心不全患者の療養生活を支援または代行する必要性が高まってきており，エビデンスの創生と，具体的な支援方法の確立が急務である。

家族介護者ならびに
介護負担に関する研究

国内における心不全患者の家族介護者，ならびに介護負担に関する研究は皆無に等しい現状である。諸外国においては，心不全患者の家族または非公式介護者を対象として，介護負担やストレスなどの否定的な精神的側面と，介護を通して得られる満足感や誇りなどの肯定的な精神的側面に関する研究が1990年頃より実施されている。既存の研究目的とデザインを概観すると，心不全患者と介護者双方における介護経験[5]やニーズ[6]を明らかにするための質的研究や，心不全患者と家族および介護者の間で介護が及ぼす否定的/肯定的影響と，その関連要因[7]に関する観察研究，ならびに介護負担およ

びストレス軽減やセルフケアの改善を目的として，モバイル機器を用いたモニタリング支援や，多職種による教育支援などの効果を検証[8, 9]する介入研究など多数報告されている。しかしながら，文化的および社会的背景などが異なる諸外国で実施された研究結果がそのまま，日本における心不全患者の介護者に当てはまるとはいえず，今後，日本における心不全患者の介護者に対する支援を目的とした，効果的な介入方法を確立していくためにも，国内における多面的な研究の実施が急務である。

家族介護者支援として
今後求められること

先述のガイドラインで推奨されている，疾病管理における治療および生活に関する教育・支援に関しては，従来から求められている基本的事項である。それ以外の家族および介護者支援について**表2**に示す。

心不全患者を介護することは，新たに役割をもたらし個人の生活や健康によく

表2●心不全患者の家族および介護者支援

1. 継続的な身体的，精神的，社会的機能および介護負担の評価
 • 簡便な尺度を用いた主観的かつ客観的評価の実施
2. 利用可能な社会資源の調整
 • 訪問看護，訪問介護，通所リハビリテーション，レスパイトケア入院などの提案
3. 地域における多職種連携の強化（病状や意向についての情報共有など，顔の見える関係づくり）
4. 退院後のフォローアップ
 • 療養生活上の疑問や患者の症状についてなど，困ったときにすぐに相談できる窓口の設置（モバイル機器や電話を用いた定期的なフォローアップ体制の確立）
5. 患者の意向を尊重した意思決定支援または代理意思決定支援
6. 緩和ケア導入開始の検討と提案
 • 終末期に至ってからではなく，症候性心不全と診断された時点で導入開始を視野に入れ検討し，提案していく
7. グリーフケア
 • 不確かな予後を見据えて将来確実に訪れる患者の死を予期し悲嘆を体験している家族の予期悲嘆の感情に気づき，正常な反応であることを伝え，感情の表出を促し，悲嘆作業が行えるよう支援していく

表3●介護によってもたらされる影響

肯定的な影響	否定的な影響
感謝と称賛	身体的負担
思いやり	精神的ストレス
自尊心の増加	不安感と不確実性
誇り	孤独と社会的孤立
満足	人生への失望
パートナーとの密接な関係	経済的問題
和解の機会	

(Reprinted by permission from Springer: Anna Strömberg. The situation of caregivers in heart failure and their role in improving patient outcomes. Curr Heart Fail Rep. 2013; 10: 270-5. Copyright© 2013)

も悪くも影響を与える（**表3**）。心不全は慢性疾患であるため，全人的負担は永続的で療養経過のなかで増加することがある。介護者が身体的およびまたは精神的問題を抱えている場合や，日常生活制限，孤独，孤立，社会的および専門的支援の欠如を経験している場合，介護にともなう負担は増える[10]といわれている。さらに，抑うつを合併している患者の介護者の負担は，合併していない患者の介護者の負担と比較して2倍高く，介護者はより長い時間介護を強いられ，社会活動も制限[11]される。さらに，低所得[12]や患者と介護者との関係の質の低さ[13]も介護負担を増大させるという報告がある。したがって，患者だけではなく家族にも焦点を当て，身体的，心理的，社会的機能および介護負担について継続的に評価したうえで，生活の場となる地域と密に連携をはかり，家族および介護者にあわせた支援を検討していくことが求められる。

社会的弱者における心不全医療の課題

一般的に社会的弱者とは，社会のなかで身体，健康，学歴，年齢，生活形態，社会的スキルの低さなどにより，生活上の利便をはかることが難しくQOLにおいて著しく不利で，傷つきやすい立場に置かれている人々といわれている。どの国でも，低所得者は高所得者に比べて疾病に罹患する頻度が高く，平均寿命も短い。このような健康の格差は，重大な社会的不平等であり，社会における健康水準に強く影響を与える要因の1つとされ，日本においても深刻な社会問題である。高齢者における所得と教育年数別の死亡率を調査した研究では，所得が少ない人は，多い人よりも死亡率が2倍近く高く，教育年数が低い人は，高い人に比べて死亡率が1.5倍近く高い[14]という結果が示された。

社会的弱者における心不全医療の課題として，①社会的弱者であるが故に，心不全発症のリスクが高く，予防もきわめて難しいこと，②心不全と診断された後は，症状の増悪と寛解を繰り返す長い療養期間を経るため，治療費負担が増大すること，③過疎地など，医療機関への利便性が悪い地域で暮らす患者は，最先端の心不全医療を受けづらいことなどがあげられる。心不全医療の現場において本課題についての議論は不十分であるが，今後さらに拡大することが予測される格差社会を踏まえ，早急に解決策を講じていく必要がある。

社会的孤立や貧困が与える影響

世帯構造の変化や老々介護などの社会的問題の存在は，心不全の治療や管理を困難にしている。なかでも社会的孤立や貧困は，心不全患者のアウトカムに悪影響を与えることが明らかにされている。Manemannらの研究では1,681名を対象に，社会的孤立を認識している程度と，死亡，入院，救急受診のリスクについて

調査した結果 312 名（19%）が中等度の社会的孤立を，108 名（6%）が高度の社会的孤立を示した。さらに，高度の社会的孤立を示した群において，死亡リスクが 3.5 倍，入院リスクは 68%，救急受診リスクは 57% と，社会的孤立を低いと認識している患者に比べてリスクが高い[15]と報告している。

　また，貧困など恵まれない環境に長くいるほど，特に心血管系の疾患など，さまざまな健康問題を抱えやすいといわれている。絶対的貧困は，生きていくうえで必要な基礎的な物が不足している状態で，路上生活者などがそれに当たる。相対的貧困は，国民平均収入の 60% 以下の水準で生活している者と定義され，住環境や食生活，教育など積極的に生きていくことに不可欠な要素との接点が希薄となり，社会生活から排除されることもある。貧困は社会から排除され，社会から孤立させる要因である[16]。心不全患者においても，患者および家族の収入の低さが，家族および介護者の負担を増大させ QOL に悪影響を及ぼす[12]ことが明らかにされている。

貧困および社会的孤立への対応

医療現場における貧困と社会的孤立を減らすためには，対象となる個人だけでなく，生活を営む地域の両方に政策的介入が必要である（**表4**）。

　Conrad らは，2002～2014 年に登録された英国人 400 万人のデータベースを使用し，心不全の罹患率とベースラインの併存疾患数および社会経済的状態などについて抽出し，罹患率との関連を調査した。その結果，年間の新規心不全患者数は，高齢者人口の増加により 12% 増

表4●心不全医療における貧困および社会的孤立への対応

【貧困への対応】
- 医療費の負担軽減に関する情報提供（高額療養費自己負担限度額，医療費助成，障害年金など）

【社会的孤立への対応】
- 継続的な社会的孤立の評価〔日本語版 Lubben Social Network Scale 短縮版（LSNS-6）など〕
- 「患者会」および/または「家族会」の開催（同じ境遇にある人々との「つながり」の場を提供）
- 地域包括ケアシステムの確立（施設間連携の強化と役割分担の明確化）

加し，同年齢および性で，社会経済的状態が最も困窮している群では，最も裕福な群に比べて 1.6 倍心不全を発症しやすいことが明らかとなり，社会経済的格差をなくすために，個人と集団レベルでの取り組みが必要であると報告している[17]。貧困や社会的孤立に対応していくには，地域社会における「つながり」が必要不可欠である。心不全医療も，通院および入院施設による医療ケアサービスの提供だけでなく，住まいや生活支援，そして介護といった地域包括ケアシステムを確立し，地域社会全体で連携し支援していくことが求められる。

（平野 美樹・眞茅 みゆき）

● 文献

1) 内閣府. 平成 30 年版 高齢社会白書（全体版）.《https://www8.cao.go.jp/kourei/whitepaper/w-2018/zenbun/30pdf_index.html》(2018 年 12 月閲覧).

2) 厚生労働省. 28 年 国民生活基礎調査の概況.《https://www.mhlw.go.jp/toukei/saikin/hw/k-tyosa/k-tyosa16/dl/16.pdf》(2019 年 1 月閲覧).

3) 厚生労働省. 介護保険事業状況報告（暫定）（平成 29 年 7 月分）.《https://www.mhlw.go.jp/topics/kaigo/osirase/jigyo/m17/1707.html》(2019 年 1 月閲覧).

4) 日本循環器学会/日本心不全学会合同ガイドライン急性・慢性心不全診療ガイドライン（2017 年改訂版）（班長：筒井裕之）.《http://www.j-circ.or.jp/guideline/pdf/JCS2017_tsutsui_h.pdf》(2018 年 12 月閲覧).

5) Bahrami M, Etemadifar S, Shahriari M, et al. Informational needs and related problems of family caregivers of heart failure patients: A qualitative study. J Educ Health Promot. 2014; 3: 113.

6) Sullivan BJ, Marcuccilli L, Sloan R, et al. Competence, compassion, and care of the self: Family caregiving needs and concerns in heart failure. J Cardiovasc Nurs. 2016; 31: 209-14.

7) Hwang B, Fleischmann KE, Howie-Esquivel J, et al. Caregiving for patients with heart failure: impact on patients' families. Am J Crit Care. 2011; 20: 431-41.

8) Piette JD, Striplin D, Marinec N, et al. A randomized trial of mobile health support for heart failure patients and their informal caregivers: impacts on caregiver-reported outcomes. Med Care. 2015; 53: 692-9.

9) Hu X, Dolansky MA, Su Y, et al. Effect of a multidisciplinary supportive program for family caregivers of patients with heart failure on caregiver burden, quality of life, and depression: A randomized controlled study. Int J Nurs Stud. 2016; 62: 11-21.

10) Strömberg A. The situation of caregivers in heart failure and their role in improving patient outcomes. Curr Heart Fail Rep. 2013; 10: 270-5.

11) Chung ML, Lennie TA, Mudd-Martin G, et al. Depressive symptoms in patients with heart failure negatively affect family caregiver outcomes and quality of life. Eur J Cardiovasc Nurs. 2016; 15: 30-8.

12) Hooley PJ, Butler G, Howlett JG. The relationship of quality of life, depression, and caregiver burden in outpatients with congestive heart failure. Congest Heart Fail. 2005; 11: 303-10.

13) Karmilovich SE. Burden and stress associated with spousal caregiving for individuals with heart failure. Prog Cardiovasc Nurs. 1994; 9: 33-8.

14) 近藤克則, 芦田登代, 平井 寛ほか. 高齢者における所得・教育年数別の死亡・要介護認定率とその性差－AGES プロジェクト縦断研究. 医療と社会 2012; 22: 19-30.

15) Manemann SM, Chamberlain AM, Roger VL, et al. Perceived social isolation and outcomes in patients with heart failure. J Am Heart Assoc. 2018; 23: 1-7.

16) Wilkinson R, Marmot M (高野健人監訳). 健康の社会的決定要因 確かな真実の探求 第二版. 東京: 特定非営利活動法人健康年推進会議, 2004: 16-23.

17) Conrad N, Judge A, Tran J, et al. Temporal trends and patterns in heart failure incidence: a population-based study of 4 million individuals. Lancet 2018; 39: 572-80.

23 心不全ケア：展望と課題

近年の薬物治療やデバイス治療の進歩は著しく，心不全を取り巻く環境はここ数年で大きく変わってきた。たとえば，遠隔モニタリングの保険償還（2010 年 4 月）や改正臓器移植法の施行（2010 年 7 月），植込み型補助人工心臓の保険償還（2011 年 4 月），慢性心不全看護認定看護師教育が開始（2011 年 7 月）などである。

また，日本循環器学会など学会合同による『急性・慢性心不全診療ガイドライン』[1]（2018 年 4 月）と『重症心不全に対する植込型補助人工心臓治療ガイドライン』[2]（2014 年 4 月）が発表されるとともに，脳卒中や心臓病など循環器病の予防などの総合的な推進を目的とした「脳卒中・循環器病対策基本法」が成立した（2018 年 12 月）。さらに，日本心不全学会から脳性ナトリウム利尿ペプチド brain natriuretic peptide（BNP）や短時間作用型 β_1 遮断薬，バソプレシン V_2 受容体拮抗薬，適応補助換気 adaptive servo ventilation（ASV），栄養評価・管理に関するステートメントも発表され，緩和医療の分野では「循環器疾患の患者に対する緩和ケア提供体制のあり方について」の提言がなされた（2018 年 4 月）。

本稿では，このようなめまぐるしく変化を遂げる心不全分野における現代の心不全ケアの課題と今後の展望，および心不全ケアにおける看護職の役割について言及する。

心不全の一次予防

ACC/AHA の心不全ガイドライン[3]では，心不全を A〜D の 4 ステージに分類し，ステージ別に治療指針を示している[*1]。ステージ A と B は，心不全症状は認めないが，危険因子をもつ（ステージ A），または器質的心疾患がある（ステージ B）ために，将来心不全を発症する可能性が高い患者が該当する。同ガイドラインでは，ステージ A の段階で高血圧や糖尿病，肥満などの危険因子を発見し適切な治療を行うことで，心不全への進行を阻止する，または遅らせる努力の重要性を強調している。

看護職は，心不全の一次予防の必要性を理解し，患者・家族に対して食生活や運動習慣，アルコール，喫煙，ストレスなどの危険因子の是正に向けた教育を行う役割がある。日本では，2008 年 4 月より生活習慣病予防のための特定健康診

*1 第 3 章『心不全における一次予防』（15 ページ）を参照。

23 心不全ケア：展望と課題

査・特定保健指導が開始されている。さらに，上述のとおり2018年12月に脳卒中・循環器病対策基本法が可決された。今後は，このような制度や法律を活用し，心不全の危険因子の是正に向けた，効果的・効率的な一次予防のあり方を検討し実施していくことが課題と考えられる。

急性心不全患者のケア

急性心不全患者の症状や徴候には，軽症なものから緊急を要する重症例まであり，十分な観察と，タイミングを逸さない適切な薬物治療/非薬物治療の選択が求め

られる[1]。急性期には，興奮や錯乱，せん妄が認められることも多く，呼吸困難感や緊急時になされる治療や処置は患者に死の不安や恐怖をもたらし，患者はさまざまな精神的ストレスを抱えている。家族も不安が強く，危機的状況にある。看護職は，このような急性心不全患者・家族の身体的，心理的特徴を理解し，医療チームの一員として包括的な治療・ケアを提供する役割があり，急性心不全に関する最新の診断や治療法について理解しておかなければならない[*2]。

急性期を乗り切った心不全患者は退院に向けて生活の再構築が必要となるが，入院中の教育支援についても課題が多い。心不全は増悪を繰り返すごとに病態が悪化しうるため，心不全増悪予防のための自己管理教育がきわめて重要となる。図1は心不全患者に必要なケアを5段階に分けたものである[4]。①～③のいずれの段階でも，患者・家族に対するセルフケア教育が大切である。日本では慢性心不全看護認定看護師の活動を中心に心不全患者に対する教育が充実しつつあるように感じているが，質の高い心不全患者教育の普及と実践に向けた取り組みは今もなお重要な課題である。日本の急性心不全患者の登録研究であるATTENDレジストリー[5]では，入院期間の中央値は21日と報告されており，どの程度の教育をこの期間に実施し，外来や在宅につなげていくべきかなど，効果的・効率的な教育支援のあり方について早急に検討しなければならない。

慢性心不全患者のケア

1990年代後半から，セルフケア支援を軸とした心不全疾病管理プログラムが欧

*2 第6章『急性心不全の薬物治療』（95ページ），第8章『急性心不全の非薬物療法』（139ページ），第10章『急性心不全患者のケア』（175ページ）を参照。

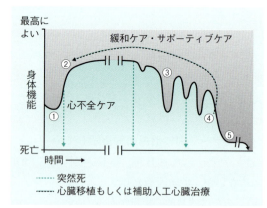

図1●包括的心不全ケア

①症状が出現し最適な心不全治療を開始する（例：患者の関心事の理解，心不全という病の行路・セルフケアに関する教育，意思決定支援，心理・社会的支援，スピリチュアルケア）
②初期治療により心機能がある一定状態で安定し続ける（例：症状・QOL評価，セルフケア支援，ケアのゴールを設定，意思決定支援，心理・社会的支援，スピリチュアルケア）
③再発・急性増悪・軽快を繰り返しながら徐々に心機能が低下する（例：症状・QOL評価，セルフケアの確認，ケアのゴールを再評価，意思決定支援，患者・家族ニーズの再評価）
④ステージD難治性心不全（例：意思決定支援，症状マネジメント，ケアのゴールを再設定，心理・社会経済的支援，スピリチュアルニーズ，死を迎えることへのサポート）
⑤終末期医療（例：ケアのゴールを明確化，死を迎える場所や迎え方に関する意思決定支援，症状緩和，患者・家族への心理的支援，スピリチュアルニーズ，グリーフサポート）
(Goodlin SJ. Palliative care in congestive heart failure. J Am Coll Cardiol. 2009; 54: 386-96. より)

米を中心に開発され，心不全入院の低減や生活の質 quality of life（QOL）の改善効果が示されている[6]。また，セルフケアのアドヒアランスが不十分であることは，複合心イベントの独立した危険因子である[7]。これらは慢性心不全治療におけるセルフケアの重要性を裏づけるものである。セルフケア支援は看護職が専門とする領域であり，心不全治療の効果を最大限に引き出すうえで看護職が果たす役割は大きいといえる。

患者の行動変容や問題解決技能の獲得を目指した教育支援では，健康信念モデル（ヘルスビリーフモデル）や自己効力感（セルフエフィカシー），行動変容ステージモデル（トランスセオレティカルモデル）などの健康行動理論[8]を参考にすることも有用である。さらに慢性疾患のセルフケアに関する中範囲理論[9]の活用や患者のヘルスリテラシーへの配慮[10]もセルフケア教育の質の向上に寄与するであろう。このような理論や概念を日々の教育支援に系統的に取り入れることは容易ではないが，支援の際に少し意識したり，行動変容が難しい症例に対する際に参考にすることで，教育支援の質の向上につながると期待される。多くの看護職がいかにして健康行動理論に関する知識や技術を身につけるかも心不全看護における課題の1つであろう。

心不全患者へのケアにおいては，教育支援のみならず，意思決定支援や患者・家族とのコミュニケーションも大切である（図1）。心不全の各段階で，患者や家族の治療・ケアに対する意向を引き出し，意思決定を支えることが重要であり，その支援のあり方についてもさらなる検討が必要であろう。

近年は心不全医療チームの活躍も目覚ましいが，どのようにチームを形成し，どのようにチームの力を最大限に引き出すのか，どの職種が医療チームのメンバーに含まれるのか，どのように効率的に情報を共有するのかなどについては，まだ議論の余地がある。各施設の成功体験を共有し，より質の高いチーム医療の実践に向けた取り組みが継続して求められる[*3]。

他疾患を合併する患者のケア

高血圧や糖尿病，慢性腎臓病 chronic kidney disease（CKD），認知症などを合併する心不全患者は多く，このような患者では基礎疾患のみならず合併疾患の治療・ケアも重要となる。CKD を合併する心不全患者のケアでは，溢水や脱水のモニタリング，塩分・水分管理，電解質バランスなどに一層の注意を払う必要がある。糖尿病を合併する場合は，高血圧や脂質異常症，喫煙など，他の冠危険因子も有していることが多く，冠危険因子の管理とともに，良好な血糖コントロールを保つための生活習慣の是正が重要である。加えて，糖尿病足病変を有する患者は増加しており，フットケアが必要となることもある。認知症を合併していれば患者自身による自己管理が困難となることから，家族の協力が不可欠である。家族や介護者を含めて療養指導を行うとともに，家族・介護者が共倒れにならないように訪問看護やヘルパー，デイサービスなど社会資源の活用を支援する[*4]。

多疾患を合併する患者では，併用する薬物の多さも問題になっている。ポリファーマシーとは，単に服用する薬物が多いことを示すのではなく，それに関して薬物有害事象のリスク増加，服薬過誤，

*3 第16章『心不全患者のための意思決定支援』（289ページ），第17章『心不全におけるセルフケア』（297ページ），第18章『心不全ケアのための健康行動理論』（329ページ）を参照。

*4 CKD，認知症を合併する患者の治療とケア，在宅における心不全ケアについては，第11章『合併症を有する心不全患者の治療とケア②，⑤』（202，221ページ），第21章『在宅における心不全ケア』（365ページ）を参照。

服薬に対するアドヒアランス低下などの問題につながることを指す。何剤からポリファーマシーと判断するかという基準は文献によって異なるが，Mastromarinoらのレビューでは，5剤以上の薬物使用をポリファーマシーと定義づけている[11]。併存疾患の増加と同時に，複数の診療科・医療機関の受診によって，患者の処方薬の全体が把握されていないことや重複処方が生じる可能性もある。

ポリファーマシーへの対策は，薬物数を減らすことではなく，本当に必要な薬物を医師・薬剤師と共同で検討していくことである。ポリファーマシーを回避するためには，医療関係者の連携のみならず，患者への啓発も重要である。

多疾患を合併する心不全患者は増加傾向にあり，看護職は心不全そのものだけでなく合併疾患の治療やケア，社会的資源に関する知識や技術も身につけなければならない。同時に，多疾患を合併する心不全患者を地域社会でどのように支えていくべきかについて，職種や施設の枠を越えて早急に検討する必要がある。

デバイス治療を受けた患者のケア

デバイス治療によって，自覚症状が軽減し，QOLが向上し，予後が改善されることがいくつもの研究で示されている。しかし，デバイス装着患者は日常生活において少なからず制約を受ける。医療専門職は，社会復帰に際しての問題点や日常生活で注意すべき点，就労や就学において配慮すべき点について十分に指導する必要がある[12]。たとえば，植込み型除細動器（ICD）・ペースメーカの植込み部をIH調理器に近づけすぎないようにする，運転免許の取得や更新にかかわる道路交通法とそれに準じた診断書作成，就労に

*5 第9章のONE POINT ADVICE『デバイス植込み心不全患者のケア』（156ページ）を参照。

関する労働基準法や労働安全衛生法の基本的事項，就学に関する学校保健法にもとづく管理指導などである。

患者の社会復帰や就学，就労の際には，医学的側面だけでなく，工学的側面，法的側面，教育的側面など，多面的な指導・管理が必要となり，多くの知識と最新の情報を有していることが求められる。さらに，患者がデバイスを装着してよかったと思えるように，デバイスの価値を意味づけられるような支援*5が必要となる。デバイス装着患者は，デバイスによる予後改善への期待を抱く一方で，ICD作動の恐怖や不安，植込み部への違和感を覚えており，看護職はこのような療養経験を理解してケアを提供することが望ましい。

デバイス治療には，多面的かつ継続的な管理と指導が不可欠である。デバイスに関する専門知識，技術を有する看護職が，循環器専門医や臨床工学技士，臨床心理士，デバイス業者，産業医，養護教諭など多職種と協働しながら患者のQOLの向上と予後の改善を目指したケアを提供するには，看護職の教育および医療提供体制のあり方について検討が必要である。

精神的ケア

心不全患者は，心不全にともなう倦怠感や息苦しさ，再発への無力感，死への恐怖心から抑うつや不安を引き起こしやすい。また，入退院を繰り返すことで社会や家庭から遠のき，仕事や家事・育児などが十分にできなくなることもある。これらは，患者の自尊感情の低下や無力感，孤独感をもたらしうる。さらに心不全患者では，塩分・水分制限や身体活動制限，体重のモニタリングなど細やかな日常生

活管理が必要となり，心理的葛藤や精神的ストレスをまねきうる[13]。看護職は，このような心不全患者が抱く苦悩を理解し，患者が社会や家庭とつながりをもてるよう，また心理的なサポートが得られるよう支援することが期待される。

抑うつ症状や不安によって生じる倦怠感や不眠，食欲不振などは心不全症状と重複しているため，医療者に見過ごされ，十分な治療・ケアが提供されていないこともある。心不全に併存する抑うつや不安は患者のQOLを低下させるだけでなく，心不全の増悪や予後の悪化に密接にかかわっており，抑うつ症状や不安を早期に発見し，適切な治療・ケアを提供することが重要である[14]。

さらに，重症心不全患者の精神状態の不安定さに看護職が巻き込まれて疲労困憊していることも少なくない。患者のみならず病棟スタッフの状況に応じて，リエゾン精神医療チームと連携・協働し，質の高い治療・ケア提供に努めることが望まれる[*6]。

疾病管理

これまで，欧米を中心に心不全疾病管理プログラムに関する数多くの研究結果が報告され，再入院や死亡の低減，QOLの改善効果が示されている[*7]。有効性が実証されている心不全疾病管理プログラムであるが，臨床現場での適応についてはいまだ議論が残る。どのような患者に，どのようなプログラムを，どの程度集中的に提供するのか，個々の患者の心不全増悪のリスクや経済状況，施設背景，地域特性などを総合的に評価し，その患者に合った心不全疾病管理プログラムを適用していくことが今後の課題と考えられる。

日本と海外は公的医療保険制度が異な

ることから，日本独自の心不全疾病管理プログラムが必要なことはいうまでもない。日本は海外に比べて医師による外来フォローアップが濃密であり，処方権があるナースプラクティショナーは存在しない。しかしながら，患者が退院後に気づく生活上の問題点や，必要なセルフケア行動に対する動機付けなどを鑑みれば，日本でも外来での看護職による支援が求められ，それが再入院予防に有効である可能性がある[15]。欧州，特にスウェーデンやオランダなどでは看護師主導の心不全クリニック[*8]が多く開設されており，これら海外の成功例を参考にしながら，日本の医療保険制度に適した外来・在宅での心不全管理のあり方の検討が求められる。

重症心不全患者のケア

近年の重症心不全患者を取り巻く環境の変化は著しい。2010年7月に改正臓器移植法が施行され，2011年4月に植込み型補助人工心臓（VAD）の保険償還が実現し，2018年時点で植込み型VAD管理認定施設は増加傾向にあり，今後重症心不全患者のケアに携わる看護職も増加するものと推察される。植込み型VADは，心不全が重症化し難治性となった心不全患者に対する治療であり，その予後およびQOLの改善効果が示されている[16]。一方で，植込み型VADを装着する患者は，日々のデバイス管理や症状モニタリングなど多様かつ複雑なセルフケア行動が求められ，患者のみならず家族への負担も大きい[17, 18]。それゆえに看護職は，VADの特徴や合併症を十分に理解し，このデバイスとともに質の高い生活を過ごせるようケアを提供する

*6 第20章『心不全患者に対する精神的支援』（357ページ）を参照。

*7 第15章『心不全における疾病管理』（277ページ）を参照。

*8 看護師が外来で患者教育や電話相談，薬物治療の適正化を行う。

心不全ケア：展望と課題

*9 第12章「重症心不全患者の治療とケア」（229ページ）を参照。

ことが求められる*9。VAD装着時の管理とケアについては，「人工心臓管理技術認定士」という資格があり，有資格者の増加によるケアの質の向上が望まれる。

日本の心臓移植待機日数は海外に比べてきわめて長いのが現状である。その間，待機患者は，ドナーが現れるかもしれないという生への期待と，病状が悪化して死ぬかもしれないという死の恐怖をあわせもつ複雑な心理状況にある。そのため，重症心不全患者の精神的ケアのニーズは高い。日本人の死生観を考慮しながら，日本の重症心不全患者・家族に対する精神的支援の質の向上に寄与すべく，エビデンスの集積と臨床への還元が求められる。

2018年度診療報酬改定で緩和ケア診療加算の疾患対象に末期心不全が加えられたことを受け，心不全患者に対する緩和ケアの質の向上・普及も重要な課題であろう。近年は心不全分野における「アドバンス・ケア・プランニング（ACP）」についての議論も増えてきた。死を迎える患者とその家族を支え，症状をコントロールし，残りの日々をより平穏に過ごすことを可能にする緩和ケアの充実に向けた取り組みも，心不全ケアにおける重要な課題である*10。

*10 第14章「心不全における緩和ケア」（267ページ）を参照。

看護職の知識と技術の向上

心不全に関する専門的知識と技術を備えた看護職の育成も心不全ケアにおける課題である。日本では2011年7月に慢性心不全看護認定看護師の教育が開始された。また，2015年10月には日本看護協会により「特定行為に係る看護師の研修制度」が創設され，高度な臨床実践能力を発揮し，急性期医療から在宅医療まであらゆる場に対応でき，かつ地域・施設間の連携に寄与できる人材の育成が期待されている。また同時に，あらゆる看護職が最新の知識や技術を習得できるような教育環境を整備することが必要である。日本の心不全患者の看護やケアに関する研究は，いまだ十分といいがたい。臨床のエキスパートのみならず研究者の養成も今後の課題と考えられる。臨床と大学などの研究機関の協働・連携による日本の心不全ケアに関するエビデンスの蓄積が望まれる。

看護職は，最新の心不全診療について理解し，治療やケアの進歩を日常の臨床に役立てられるよう努めることが望まれる。心不全患者のアウトカム向上のために看護職が担う役割は大きく，看護職1人1人がその点を認識し，臨床・研究に携わることが重要であろう。本書が心不全医療に携わる看護職の知識や技術の向上に少しでも寄与できれば幸いである。

（加藤 尚子）

● 文献

1) 日本循環器学会/日本心不全学会合同ガイドライン．急性・慢性心不全診療ガイドライン（2017年改訂版）（班長：筒井裕之）．《http://www.j-circ.or.jp/guideline/pdf/JCS2017_tsutsui_h.pdf》（2018年12月閲覧）．
2) 日本循環器学会/日本心臓血管外科学会合同ガイドライン．重症心不全に対する植込型補助人工心臓治療ガイドライン（班長：許俊鋭）．《http://www.j-circ.or.jp/guideline/pdf/JCS2013_kyo_h.pdf》（2018年12月閲覧）．
3) Hunt SA, Abraham WT, Chin MH, et al. 2009 focused update incorporated into the ACC/AHA 2005 Guidelines for the Diagnosis and Management of Heart Failure in Adults: a report of the American College of Cardiology Foundation/American Heart Association Task Force on Practice Guidelines: developed in collaboration with the International Society for Heart

and Lung Transplantation. Circulation 2009; 119: e391-479.

4) Goodlin SJ. Palliative care in congestive heart failure. J Am Coll Cardiol. 2009; 54: 386-96.

5) Sato N, Kajimoto K, Asai K, et al. Acute decompensated heart failure syndromes (ATTEND) registry. A prospective observational multicenter cohort study: rationale, design, and preliminary data. Am Heart J. 2010; 159: 949-55. e941.

6) Jonkman NH, Westland H, Groenwold RH, et al. Do self-management interventions work in patients with heart failure? An individual patient data meta-analysis. Circulation 2016; 133: 1189-98.

7) Kato N, Kinugawa K, Nakayama E, et al. Insufficient self-care is an independent risk factor for adverse clinical outcomes in Japanese patients with heart failure. Int Heart J. 2013; 54: 382-9.

8) Glanz K, Rimer B, Lewis F. Heath behavior and health education: theory, research, and practice. 3 rd ed. San Francisco: Jossey-Bass, 2002.

9) Riegel B, Jaarsma T, Stromberg A. A middle-range theory of self-care of chronic illness. ANS Adv Nurs Sci. 2012; 35: 194-204.

10) Matsuoka S, Tsuchihashi-Makaya M, Kayane T, et al. Health literacy is independently associated with self-care behavior in patients with heart failure. Patient Educ Couns. 2016; 99: 1026-32.

11) Mastromarino V, Casenghi M, Testa M, et al. Polypharmacy in heart failure patients. Curr Heart Fail Rep. 2014; 11: 212-9.

12) 循環器病の診断と治療に関するガイドライン．ペースメーカ，ICD，CRT を受けた患者の社会復帰・就学・就労に関するガイドライン（2013 年改訂版）（班長：奥村　謙）．《http://www.j-circ.or.jp/guideline/pdf/JCS2013_okumura_h.pdf》（2018 年 12 月閲覧）．

13) Yu DSF, Lee DTF, Kwong ANT, et al. Living with chronic heart failure: a review of qualitative studies of older people. J Adv Nurs. 2008; 61: 474-83.

14) Kato N, Kinugawa K, Seki S, et al. Quality of life as an independent predictor for cardiac events and death in patients with heart failure. Circ J. 2011; 75: 1661-9.

15) Kato N, Kinugawa K, Sano M, et al. How effective is an in-hospital heart failure self-care program in a Japanese setting? Lessons from a randomized controlled pilot study. Patient Prefer Adherence 2016; 10: 171-81.

16) Kato NP, Okada I, Imamura T, et al. Quality of life and influential factors in patients implanted with a left ventricular assist device. Circ J. 2015; 79: 2186-92.

17) Kato N, Jaarsma T, Ben-Gal T. Learning Self-care after left ventricular assist device implantation. Curr Heart Fail Rep. 2014; 11: 290-8.

18) Kato NP, Okada I, Kagami Y, et al. Quality of life of family caregivers of patients with a left ventricular assist device in Japan. J Cardiol. 2018; 71: 81-7.

INDEX

数字・ギリシャ文字

1MET 342
1RM 346
Ⅰ度高血圧 17
1回拍出量 27
Ⅱ度高血圧 17
Ⅲ音 38
Ⅲ度高血圧 17
Ⅳ音 38
5P 175
6分間歩行試験 340
12誘導心電図 180, 255
^{123}I-MIBG シンチグラフィ 32
α受容体 31
β遮断薬 33, 103, 121, 124, 204
β受容体 31

欧文索引

A

A波 81
a′波 82
abdominal distension 66
ACE 阻害薬 30, 31, 108, 109
activated coagulation time（ACT） 238
activated partial thromboplastin time
（APTT） 238
activities of daily living（ADL） 338
acute cellular rejection（ACR） 252
acute decompensated heart failure（ADHF）
139
adaptive servo ventilation（ASV） 217
adult congenital heart disease（ACHD）
54
advance care planning（ACP） 269, 270
　構成要素 272
　タイミング 270
advanced cardiac life support（ACLS）
177
Alzheimer 病（AD） 223
anaerobic threshold（AT） 19, 344, 353
anorexia 66

antero-posterior（AP） 70
antibody mediated rejection（AMR） 252
aortic regurgitation（AR） 236
apical impulse 65
apnea-hypopnea index（AHI） 216
ARB（アンジオテンシンⅡ受容体拮抗薬）
31, 108, 109
ascites 66
ATPase 24
atrial fibrillation（AF） 193
atrial natriuretic peptide（ANP） 33
atrioventricular valve regurgitant murmur
65

B

bad news 271
balloon pulmonary angioplasty（BPA）
136
Barthel Index 340
behavioral and psychological symptoms of
dementia（BPSD） 222
best supportive care（BSC） 235
body mass index（BMI） 261
Borg 指数 19, 344
brain natriuretic peptide（BNP） 33, 90
bridge to bridge 233
bridge to candidacy（BTC） 232
bridge to decision 232
bridge to device（BTD） 232
bridge to recovery（BTR） 232
bridge to transplantation（BTT） 232
Brinkman 指数 21
Brockenbrough 現象 88
butterfly shadow 75

C

C-reactive protein（CRP） 36
C-type natriuretic peptide（CNP） 34
Ca^{2+} 感受性増強薬 129
cardiac asthma 63
cardiac cachexia 67
cardiac failure 38, 39
cardiac implantable electronic device
（CIED） 156
　——手帳 158
cardiac pathway 39
cardiac power index 41

cardiac resynchronization therapy（CRT）
147
　——-D（defibrillator） 148, 156, 171
　——-P（pacemaker） 148
cardio-renal anemia syndrome 181
cardiopulmonary execise（CPX） 353
cardiothoracic ratio（CTR） 72, 323
central fluid redistribution 39
central sleep apnea（CSA） 47, 216
central sleep apnea with Cheyne-Stokes
respiration（CSR-CSA） 161
Cheyne-Stokes 呼吸 63, 162, 216
chronic kidney disease（CKD） 202
chronic obstructive pulmonary disease
（COPD） 47
chronic thromboembolic pulmonary
hypertension（CTEPH） 131
clinical dementia rating（CDR） 222
clinical scenario（CS） 40
clubbed fingers 67
CO_2 ナルコーシス 163
cold sweat 66
coldness 66
congenital heart disease（CHD） 54
constipation 66
continuous hemodiafiltration（CHDF）
145
continuous positive airway pressure（CPAP）
217
continuous veno-venous hemofiltration
（CVVH） 145
controlling nutritional status（CONUT）
262
coping 362
costophrenic（CP）angle 75
cough 63
cyanosis 66

D

DASH 食 314
DDD 型 151
deceleration time 81
dementia with Lewy bodies（DLB） 221
destination therapy（DT） 229, 233, 234
diarrhea 66
dip and plateau pattern 88
direct oral anticoagulant（DOAC） 124,
198

400

disease management　277
do not attempt resuscitation（DNAR）　271
door-to-support time　140
door-to-unload time　140
dyspnea　62

E

E 波　81
　減衰時間　81
e′波　82
E/A　81
E/e′　82
ECW/TBW 値　318
effective arterial elastance（Ea）　27
EHFSⅡ　10
end-systolic elastance（Ees）　27, 87
end-systolic pressure volume relation（ESPVR）　27
epigastric distress　66
erythropoiesis stimulating agent（ESA）　205, 211
extracorporeal ultrafiltration method（ECUM）　145

F

Fallot 四徴症　54, 162
fast pathway　39
fatigue　64
fluid-filled system　84
Fontan 循環　56
Forrester 分類　4, 41, 86, 99
Fowler 位　179
Frank-Starling 機序　37, 63
Frank-Starling 曲線　26, 41
frontotemporal lobar degeneration（FTLD）　225

G

gallop rhythm　65
general malaise　64
geriatric nutritional risk index（GNRI）　262
glomerular filtration rate（GFR）　202
gut-associated lymphoid tissue（GALT）　181

H

health belief model　329
heart failure with mid-range ejection fraction（HFmrEF）　6, 44
heart failure with preserved ejection fraction（HFpEF）　6, 10, 39, 44

heart failure with reduced ejection fraction（HFrEF）　5, 39, 44
Henle ループ　115
hepatojugular reflux　66
hepatomegaly　66
home oxygen therapy（HOT）　161
hyperacute rejection（HAR）　252
hypertrophic cardiomyopathy（HCM）　51

I

ICU-AW　184
illness trajectory　300
implantable cardioverter defibrillator（ICD）　121, 147, 151, 156, 171
　subcutaneous ——　152
index of postural stability（IPS）　338
information and communication technology（ICT）　299
INTERMACS 分類　3, 231
intra-aortic balloon pump（IABP）　141

J

J-MACS 分類　3, 231
Japan Coma Scale　64
jaundice　66
jugular venous distension　65

K

Kerley B 線　75
Kussmaul 徴候　66, 88

L

LaPlace の法則　27
left ventricular ejection fraction（LVEF）　4, 78
left ventricular end-diastolic pressure（LVEDP）　37
Lewy 小体型認知症（DLB）　221, 224
low cardiac output syndrome（LOS）　126
LVEF の保たれた心不全（HFpEF）　6, 44
LVEF の低下した心不全（HFrEF）　5, 44

M

major fissure　75
maximum phonation time（MPT）　341
medical device related pressure ulcer（MDRPU）　218
Medication Event Monitoring System（MEMS）　308
metabolic equivalent（MET）　18, 342
　——換算表　341
mild cognitive impairment（MCI）　221
mini nutritional assessment（MNA）　262

mini-mental state examination（MMSE）　222
mPAP　131

N

N-terminal pro brain natriuretic peptide（NT-proBNP）　90, 92, 323
Na$^+$チャネル遮断薬　122
nausea and vomiting　66
neurohumoral factor　29
New York Heart Association（NYHA）心機能分類　2
nocturia　64
Nohria-Stevenson 分類　4, 42, 99
non-HDL-C　18
nonsteroidal antiinflammatory drug（NSAID）　273
non-responder　148
non-vitamin K antagonist oral anticoagulants（NOAC）　124
noninvasive positive pressure ventilation（NPPV）　96, 145, 178, 368

O

obstructive sleep apnea（OSA）　47, 162, 216
off test　232
oliguria　64
one repetition maximum（1RM）　346
orthopnea　63
oxygen uptake（$\dot{V}O_2$）　337

P

palpitation　64
paroxysmal nocturnal dyspnea（PND）　63
Patient Health Questionnaire（PHQ-2, PHQ-9）　358
PDEⅢ阻害薬　100, 129
PDE5 阻害薬　134
PEACE プロジェクト　273
peak oxygen uptake（peak $\dot{V}O_2$）　337
percutaneous cardio-pulmonary support（PCPS）　143
periodic limb movement during sleep（PLMS）　218
peripheral edema　67
personal representative　270
PGI$_2$ 製剤　131
pitting edema　67, 323
pleural effusion　63
polygraphy（PG）　215
polysomnography（PSG）　162, 214
postero-anterior（PA）　70

primary graft dysfunction（PGD）　248

proportional pulse pressure　64

pulmonary arterial hypertension（PAH）　131

pulmonary capillary wedge pressure（PCWP）　37，179

pulmonary edema　63

pulmonary hypertension（PH）　131

pulsus alternans　65

pulsus magnus　64

pulsus paradoxus　65

pulsus parvus　64

Q

QT 延長　274

　──症候群　123

quality of life（QOL）　289，365，395

R

rales　63

rapid pulse　65

ratings of perceived exertion（RPE）　344

RA 系抑制薬　204

restless legs syndrome（RLS）　218

right ventricular end-diastolic pressure（RVEDP）　38

S

s′波　82

selective serotonin reuptake inhibitor（SSRI）　274

self-efficacy　331

sGC 刺激薬　134

SHARE アプローチ，意思決定　292

SHARE，bad news の伝え方　273

shared decision making（SDM）　292

shock-to-support time　140

short of breath　62

Simpson 法　78

sleep disordered breathing（SDB）　162，214

slow pathway　39

specific activity scale（SAS）　342

sputum　63

subcutaneous ICD（S-ICD）　152

Swan-Ganz カテーテル　41，99

systemic inflammatory response syndrome（SIRS）　140

systemic vascular resistance index（SVRI）　41

T

tachycardia　64

teach back　326

tethering　49，81

torsade de pointes　122

V

V₁ 受容体　34

V₂ 受容体　34

Valsalva 効果　346

vascular failure　38，39

vascular pathway　39

Vaughan-Williams 分類　122

veno-arterial extracorporeal membrane oxygenation（VA-ECMO）　143

ventricular assist device（VAD）　229，237，361

Virchow の 3 徴　183

W

wall stress　27

wearable cardioverter defibrillator（WCD）　151

weight gain　67

well-being　301

wheeze　116

和文索引

あ

悪性腫瘍　251
アスピリン　198
アセトアミノフェン　274
圧痕性浮腫　67, 323
圧補助　141
アディポネクチン　35
アデニル酸シクラーゼ賦活薬　100
アドバンス・ケア・プランニング　259, 269, 373
アドバンス・ディレクティブ　271
アドヒアランス　226, 277, 308, 325
　　服薬に対する──　308
アドレナリン　31
アフターロードミスマッチ　28, 39, 129
アミオダロン　123
アルコール　302
　　──性心筋症　50
アルドステロン　30
アンジオテンシンⅡ　30, 109
　　──受容体拮抗薬　108
　　──タイプ1（AT$_1$）受容体　109
　　──タイプ2（AT$_2$）受容体　109
アンジオテンシン変換酵素阻害薬　108

い

息切れ　62
閾値下せん妄　189
移行医療　57
意識障害　38, 139
維持期　331
　　──リハビリテーション　354
意識レベル　99
意思決定　289
　　──支援　158, 289, 373
　　認知症患者の──支援　294
　　──モデル　291
移植心冠動脈病変　254
移植待機　246, 361
病みの軌跡　269, 299, 300
一次性グラフト不全　248
遺伝カウンセリング　137
易疲労感　37, 64
医療関連機器圧迫創傷　218
医療ソーシャルワーカー　379
医療の質　283
医療費助成制度　375
イロプロスト　133
インスリン抵抗性　16

陰性変時作用　33
陰性変力作用　33, 121, 122
インフォーマルサービス　375

う

植込み型LVAD　233
植込み型VAD　241, 397
植込み型除細動器（ICD）　121, 147, 151, 156, 361
植込み型心臓電気デバイス　156
植込み型デバイス　170
植込み式在宅テレモニタリング　170
右左シャント　56
右室圧　85
右室拡大　73
右室拡張末期圧　38
右室機能障害　80
右室梗塞　88
右室壁厚　82
右心カテーテル検査　84
右心不全　1, 5, 131, 235, 252
うっ血肝　38, 183
うつ病　357
右房圧　85
運動習慣　18
運動処方　20, 343
運動耐容能　1, 350, 352
運動能力　337
運動療法　19, 342

え

栄養管理　261
栄養評価ツール　262
疫学研究　9
液化酸素装置　165
エリスロポエチン　209
エルゴメータ　354
遠隔医療　169
塩酸モルヒネ　180
炎症性サイトカイン　209
遠心性肥大　45, 78
エンドセリン　29, 34
　　──受容体拮抗薬（ERA）　134

お

黄疸　66
嘔吐　66
横紋筋　23
オーラルフレイル　263
悪心　66
オルプリノン　100

か

介護サービス　377
介護者支援　388
介護負担　389
介護保険　366
　　──制度　376, 387
改正臓器移植法　397
咳嗽　38, 63
拡張型心筋症　50, 88
拡張障害　105
拡張相肥大型心筋症　50
拡張不全　6, 52
家族介護者　387
家族支援　379
加速度計　342
片脚立位検査　339
下大静脈径　80
活性化部分トロンボプラスチン時間（APTT）　238
活性凝固時間　238
喀痰　63
活動電位　23
カテコラミン　99, 127
カヘキシー　36, 47
カラードプラ法　80
空咳　31, 112
カルシウム　24
　　──・センシタイザー　129
　　──チャネル　24
カルベジロール　106
カルペリチド　97, 99
簡易睡眠検査　215
冠危険因子　15
肝頸静脈逆流　66
完結期　332
間欠的空気圧迫法　179
患者教育　349
肝腫大　38, 66
感情失禁　224
関心期　331
乾性咳嗽　63
感染　235
　　──予防　303
完全大血管転位　54, 55
完全皮下植込み型除細動器　152
感度　34
緩和ケア　259, 265, 267, 398
　　──チーム　286

き

記憶障害　222, 223
期外収縮　121

機械的補助循環装置　140
気管支喘息　104
危険因子　123
起坐呼吸　38, 63
喫煙　16, 302
機能的残気量　63
奇脈　65
旧 Borg 指数　344
求心性肥大　45
求心性リモデリング　45, 78
急性拒絶反応　249
急性期離床プログラム　350
急性細胞性拒絶反応　252, 254
急性心不全　4, 95
　　──患者のケア　175
　　──心臓リハビリテーション　184
　　非薬物治療　139
　　薬物治療　95
急性肺水腫　40
急性非代償性心不全　139
仰臥位撮影　72
胸郭インピーダンス　170
胸郭横径　73
経皮的心肺補助装置（PCPS）　143
供給デバイス　164
胸骨, ワイヤー陰影　70
共助　375
強心薬　33, 126
胸水　63
経腸栄養　265
胸部 X 線写真　70
虚血性心疾患　48
拒絶反応　249, 252
禁煙　15, 302
　　支援　21
筋小胞体　24
筋力　337

く

口すぼめ呼吸　166
グリーフケア　272
クリニカルシナリオ（CS）　4, 40
クロピドグレル　235

け

頸静脈怒張　38, 65
軽度認知機能障害（MCI）　221
血圧管理　16
血液凝固第Ⅹa因子阻害薬　198
血液ポンプ　238
血管コンプライアンス　39
血管スティフネス　39
血管性認知症（VaD）　221, 224

血管内脱水　118
血清アルブミン　262
血栓塞栓症　235, 238
血中フェリチン濃度　210
血中ヘモグロビン値　208
下痢　66
減塩　315
嫌気性代謝　337
　　──閾値　19, 344, 353
健康行動理論　329, 395
健康信念モデル　329, 395
見当識　190
　　──障害　64
権利擁護　376

こ

抗アルドステロン薬　30, 121
高カリウム血症　112, 128
交感神経系　203
高感度 CRP　35
好気的代謝　337
抗凝固療法　198
高血圧　16, 46, 48
交互脈　65
公助　375
恒常性　37
高心拍出性心不全　52
抗精神病薬　191
後前（PA）撮影　70
拘束型心筋症　52, 88
抗体関連型拒絶反応　252, 254
行動変容　298, 299, 395
　　──ステージモデル　395
高ナトリウム血症　120
後負荷　27, 41
　　──不整合　28
興奮収縮連関　24
高齢者　105
誤嚥性肺炎　183
コーピング　362
呼吸困難　62, 273
　　発作性夜間──　38, 63
　　労作時──　62
呼吸同調装置　163
呼吸法　166
互助　375
骨格筋　23
　　──萎縮　184
コルホルシンダロパート　100

さ

最高酸素摂取量（peak $\dot{V}O_2$）　337
サイコオンコロジー　357

最大挙上重量　346
最大陽性 dP/dt　87
在宅医療　365
在宅ケア　365
　　生活モデル　381
　　治療モデル　381
在宅酸素療法（HOT）　161
在宅看取り　368
最長発声持続時間　341
サイトカイン　35
催不整脈作用　122, 124
細胞外水分量　318
左室圧　87
左室拡大　73, 77
左室拡張末期圧（LVEDP）　27, 37, 88
左室拡張末期径　77
左室拡張末期容積　77
左室逆リモデリング　103, 147
左室駆出率（LVEF）　1, 5, 44, 78
　　──の保たれた心不全　10, 39
　　──の低下した心不全　39, 108
左室弛緩障害　82
左室収縮末期圧　26
左室等容弛緩期　87
左室肥大　78
左室壁厚　79
左室容積　27
左心カテーテル検査　87
左心低形成症候群　55
左心不全　1, 5
サプライズクエスチョン　269
左房拡大　74, 79
サルコペニア　47, 263, 366
産褥心筋症　51
三尖弁逆流　82
三尖弁狭窄症　88
三尖弁閉鎖症　162
酸素化　95, 144, 177
酸素摂取量（$\dot{V}O_2$）　337
酸素濃縮器　165

し

シアトル心不全モデル　268
自覚的運動強度　344
時間軸　95, 101
ジギタリス　101, 127, 128
　　──中毒　128
糸球体濾過量　202
自己効力感　299, 309, 329, 331, 395
脂質異常症　16, 18
脂質管理　18
自助　375
四肢冷感　99, 139

視診　61
姿勢安定度評価指標　338
持続性心室頻拍　121
持続的血液濾過透析　145
持続的静脈静脈血液濾過　145
持続的陽圧呼吸　217
自宅復帰プログラムの概要　242
失語　221
失行　221
実行期　331
実効動脈エラスタンス　27
湿性咳嗽　63
湿性ラ音　63
疾病管理　226, 277, 397
　　──プログラム　278, 285
至適血圧　16
社会的孤立　390
社会的弱者　390
社会福祉　374
社会保障制度　374
シャント　56
周期性四肢運動　218
収縮期血圧　99
収縮性心膜炎　88
収縮末期圧-容積関係　27
収縮末期エラスタンス　27, 87
修正大血管転位　55
柔軟性　339
終末期　3
　　──せん妄　190
手段的日常生活動作　222
出血　235
術後せん妄　254
循環補助用心内留置型ポンプカテーテル
　143
準備期　331
障害者手帳　58
硝酸イソソルビド　97
硝酸薬　97
食事管理　313
症状緩和　273
症状マネジメントモデル　320
症状モニタリング　278, 320
情報通信技術　299
小脈　64
静脈血栓塞栓症　179
食塩制限　313
食塩相当量　17, 317
触診　61
食欲不振　38, 66
除神経心　252
所得補償　375
徐脈　105

心Fabry病　51
心アミロイドーシス　51
心陰影　71
　　──の拡大　72
心横径　72
心窩部不快感　66
心機能曲線　41
心胸郭比（CTR）　72, 323
心筋　23
　　構造　23, 25
　　──細胞　24
　　──収縮　23
　　──生検　250
心筋炎　50
心筋症　50
　　アルコール性──　50
　　拡張型──　50, 88
　　拡張相肥大型──　50
　　拘束型──　52, 88
　　産褥──　51
　　肥大型──　51, 88
　　頻脈誘発性──　50, 195
　　不整脈原性右室──　52
　　薬剤性──　50
神経体液性因子　29, 37, 108, 194
心血管死亡率　11
心原性ショック　64, 139, 175
心原性塞栓症　193, 197
心原性肺水腫　95
人工呼吸器関連肺炎　182
人工心臓管理技術認定士　233, 243, 398
人工弁陰影　71
心サルコイドーシス　50
心室細動　121
心室中隔欠損　54
心室頻拍　149
心室不整脈　195
心室壁応力　27
心室リモデリング　37
侵襲的遠隔モニタリング　170
心腎貧血連関　181
心腎連関　39, 47, 202
腎性貧血　203
心尖拍動　65
心臓移植　245
　　──後のケア　252
　　小児──　257, 259
心臓カテーテル検査　84
心臓交感神経　31
心臓再同期療法　147
心臓刺激因子　29
心臓性悪液質　67, 265
心臓喘息　63

心臓超音波検査　77
心臓デバイス医療チーム　156
心臓同期不全　147
心臓突然死　121
心臓リハビリテーション　284, 349
　　急性心不全　184
　　──チーム　284
　　──プログラム　344
身体活動　19
　　──能力指数　342
　　──能力質問表　340
身体的・精神的デコンディショニング
　350
心タンポナーデ　88
心肺運動負荷試験（CPX）　337, 352
心肥大　37
心不全
　　一次予防　393
　　──看護専門外来　371
　　──緩和ケアチーム　286
　　──クリニカルパスチーム　286
　　──疾患管理プログラム　285
　　症状緩和　273
　　水分摂取量　315
　　ステージ分類　1
　　増悪因子　61
　　多臓器連関　46
　　治療抵抗性──　2
　　──ノート　384
　　──パンデミック　9
心房細動（AF）　121, 193
　　寄与危険度　196
　　頻脈性──　193
心房中隔欠損　54
心膜疾患　52
心保護　112
　　──因子　29
　　──効果　103
心ポンプ機能　4, 108

す

随意筋　23
遂行機能障害　224
吹田スコア　18
水分制限　315
水分の再分布　39
睡眠　214, 215
　　──衛生指導　215, 362
　　──検査　214
　　ノンレム──　215
　　──薬　363
　　レム──　215
睡眠呼吸障害　162, 214, 216

405

睡眠時無呼吸症候群　47
　　中枢性——　47
　　閉塞型——　47
睡眠障害　215, 362
ステージ分類，心不全　1
ステント陰影　71
ストレスマネジメント　362
ストレッサー　361

せ

生活の質（QOL）　289, 365, 395
生活モデル，在宅ケア　381
正常血圧　16
正常高値血圧　16
精神腫瘍学　357
精神神経症状　64
成人先天性心疾患（ACHD）　54
精神的ケア　396
精神的支援　357
性生活　303
生物学的バリアビリティ　93
赤血球造血刺激因子製剤　205, 211
赤血球輸血　211
摂取エネルギー　16
セルフエフィカシー　395
セルフケア　281, 297, 395
　　——行動　166, 320
　　——支援　367
　　評価　304
　　——マネジメント　301
　　——メンテナンス　301
　　——モニタリング　301
セルフモニタリング　185, 301
前後（AP）撮影　70
全死亡率　11
センシング不全　252
全身倦怠感　64, 274
全身性炎症反応症候群　140
選択的セロトニン再取り込み阻害薬　274
先天性心疾患（CHD）　52, 54
前頭側頭型認知症（FTD）　221
前頭側頭葉変性症（FTLD）　225
前負荷　26, 27, 37
前方リーチ距離　339
喘鳴　38
せん妄　187, 274
　　閾値下——　189
　　終末期——　190
　　術後——　254

そ

総鉄結合能　210
総動脈幹症　162

僧帽弁狭窄症　48, 88
僧帽弁閉鎖不全症　48, 87
僧帽弁弁輪部運動　82
ソーシャルアクション　375
ソーシャルワーカー　58, 379
速脈　65
組織ドプラ法　81, 82
ソタロール　124

た

退院支援　184, 365
退院時共同指導　366
退院調整　281
体うっ血　62
体液貯留　4, 40, 95
体液量の評価　318
体外限外濾過法　145
体外設置型 VAD　230, 237
体血管抵抗係数　41
大血管転位症　162
代謝性アシドーシス　64
体重増加　38, 67
体重測定　322
代償機序　28, 31, 194
代償機転　1, 44, 46, 77
体水分量　318
耐糖能異常　16
大動脈圧　87
大動脈内バルーンポンプ（IABP）　141
大動脈弁逆流（AR）　236
大動脈弁狭窄症（AS）　49, 88
大動脈弁閉鎖不全症　49, 88
大脈　64
代理意思決定者　295
代理人　270
ダウンレギュレーション　32
多源性心室期外収縮　121
多剤耐性緑膿菌（MDRP）　182
多疾患有病者　304
多周波数生体電気インピーダンス法　318
多職種連携　372
打診　61
多臓器連関　46
脱分極　24
多点ペーシングシステム　149
単心室症　162
弾性ストッキング　179
蛋白漏出性胃腸症　56

ち

チアノーゼ　56, 66, 139
地域包括ケアシステム　281, 385, 391
地域包括支援センター　366

地域連携　281
　　——医療　381
　　——パス　382
チームアプローチ　279
チーム医療　283, 304
チームビルディング　287, 378
地中海食　315
着用型自動除細動器　151
中核症状　222
中枢性睡眠時無呼吸（CSA）　47, 161, 162, 216
中範囲理論　300
腸管関連リンパ組織　181
超急性拒絶反応　249, 252
蝶形像　75
聴診　61
直接経口抗凝固薬（DOAC）　124, 198
直接トロンビン阻害薬　198
治療抵抗性心不全　2
治療モデル，在宅ケア　381
鎮静　274

て

低カリウム血症　118, 123
低灌流　4, 40, 62, 95, 99
低血圧　37
低心拍出　40
　　——症状　37
低心拍出量症候群　126
ディップアンドプラトーパターン　88
低ナトリウム血症　118
低マグネシウム血症　123
適応障害　360
適応補助換気　217
デコンディショニング　184
鉄欠乏　209, 210
鉄剤　212
デバイス治療　396
テレモニタリング　169
電磁干渉　154
　　——回避　156, 158
テント状 T 波　128

と

動悸　37, 64
等尺性　338
等速性　338
疼痛　273
糖尿病　47
トータルペイン　368
特異度　34
特定行為　398
特別訪問看護指示書　366

独居　388
突然死　157
ドパミン　100
ドブタミン　99
トランスセオレティカルモデル　331, 395
トルバプタン　34, 98, 115, 120
トレッドミル　342, 354
トロポニン　24

な

ナトリウム　24
　　——チャネル　24
　　——利尿ペプチド　29, 33
　　——量　317

に

ニコランジル　97
二次救命処置　177
二段脈　65
日常生活動作　338
ニトログリセリン　97
ニフェカラント　124
二峰性大動脈圧　88
日本臓器移植ネットワーク　245
入退院支援　365
入浴　303
妊娠　303
認知機能障害　189
認知症　47, 189, 221, 294
　　——の行動・心理症状　222
忍容性　31, 110

の

脳死ドナー　246
脳性ナトリウム利尿ペプチド（BNP）　90
脳卒中・循環器病対策基本法　393
ノルアドレナリン　31, 101
ノンレム睡眠　215

は

肺うっ血症状　37
肺炎　182
肺血管陰影　75
肺高血圧症　88, 131, 162
　　肺動脈性——　131
　　慢性血栓塞栓性——　131
肺水腫　62, 63
肺動脈圧　85
　　——モニタリング　170
肺動脈狭窄　55
肺動脈楔入圧（PCWP）　27, 37, 86, 131, 179
肺動脈性肺高血圧症　131

肺動脈弁逆流　55
肺動脈弁狭窄症　88
肺胞，副雑音　63
バクテリアルトランスロケーション　264
バソプレシン　29, 34
　　——（V_2）受容体拮抗薬　34, 205
パターナリズムモデル　291
ばち状指　67
パニックコントロール　166
バランス　338
バルーン肺動脈形成術　136
パルスオキシメータ　167, 214
パルスドプラ法　81
半坐位　179

ひ

ピクトグラム　326
非侵襲的テレモニタリング　170
非侵襲的陽圧換気（NPPV）　96, 145, 178, 368
非ステロイド系抗炎症薬　273
肥大型心筋症　51, 88
非ビタミンK阻害経口抗凝固薬　124
避妊　257
肥満　16
ピンク色泡沫状痰　38
貧血　47, 181, 203, 208
貧困　390
頻脈　64
　　——誘発性心筋症　50, 195

ふ

不安　274, 310, 396
フィジカルエグザミネーション　61
不穏　180
副雑音，肺胞　63
腹水貯留　38, 66
腹部膨満感　38, 66
服薬
　　アドヒアランス　308
　　——カレンダー　310
　　——管理　308
父権主義モデル　291
浮腫　38, 62, 67, 116
不随意筋　23
不整脈原性右室心筋症　52
フットケア　395
不適切作動　153
不眠症　215
フレイル　47, 263
フロセミド　98, 115

へ

平滑筋　23
平均肺動脈圧　131
閉鎖不全症　88
閉塞型睡眠時無呼吸（OSA）　162, 216
ペーシング不全　252
ペースメーカ　171
ベプリジル　124
ヘルスアセスメント　61
ヘルスビリーフモデル　395
ヘルスリテラシー　309, 324, 326
弁逆流　80
ベンゾジアゼピン系睡眠薬　190, 215
便秘　66
変容のステージ，行動　331

ほ

包括的心臓リハビリテーションプログラム　350
房室弁逆流性雑音　65
乏尿　38, 64, 139
歩行　339
歩行自立度　340
補助人工心臓（VAD）　229, 237, 361
歩数計　342
ホスホジエステラーゼ（PDE）Ⅲ阻害薬　100, 129
ホチキス陰影　71
発作性夜間呼吸困難　38, 63
ホメオスタシス　37
ポリソムノグラフィー　162, 214
ポリファーマシー　395, 396
奔馬調律　65

ま

末梢循環障害　38
慢性拒絶反応　249
慢性血栓塞栓性肺高血圧症　131
慢性腎臓病（CKD）　16, 46, 202
慢性心不全　3, 103
　　——看護認定看護師　371, 394
　　——患者のケア　394
　　非薬物治療　147
　　薬物治療　103
慢性閉塞性肺疾患（COPD）　47, 277

み

ミオシン　24
右季肋部痛　66
看取り　368
脈圧狭小　99
脈圧比　64

407

ミルリノン　100

む
無関心期　331
無呼吸　161, 215
無呼吸低呼吸指数（AHI）　216
むずむず脚症候群　218
無力感　396

め

メタボリックシンドローム　16
メチシリン耐性黄色ブドウ球菌（MRSA）　182
メトプロロール　106
免疫抑制薬　251
免疫抑制療法　253

も
モルヒネ　180
問診　61

や
夜間多尿　64
薬剤性QT延長症候群　122, 123
　　危険因子　123
薬剤性心筋症　50

ゆ
有酸素運動　342

よ
葉間胸水　75
陽性変力作用　34
ヨーロッパ心不全セルフケア行動尺度　305
抑うつ　224, 274, 310, 396
予後　11

ら
ラ音　62
　　湿性——　63

り
リエゾン精神看護　361
リエゾン精神医療チーム　397
リズムコントロール　124, 198
立位吸気撮影　72
利尿薬　115, 204
リモデリング　46, 77, 108
両心不全　5
旅行　166, 303
臨床倫理　289
　　意思決定支援　289
　　——の4原則　290
　　——の4分割法　291

る
ループ利尿薬　98

れ
冷感　66
冷汗　66
レートコントロール　124, 198
レジスタンストレーニング　184, 241, 343, 350
レシピエント移植コーディネーター　244, 255
レニン・アンジオテンシン・アルドステロン系（RAA系）　29
レニン・アンジオテンシン系（RA系）　202
レム睡眠　215
連続波ドプラ法　81

ろ
労作時息切れ　38, 131
労作時呼吸困難　62
老衰　369
老々介護　388
肋骨横隔膜角　75

わ
ワイヤー陰影　70
ワクチン接種　303
ワルファリン　124, 198

心不全ケア教本　第2版	定価：本体 4,600 円＋税

2012 年 3 月 8 日発行　第 1 版第 1 刷
2019 年 6 月24日発行　第 2 版第 1 刷 ©

監修者　眞茅 みゆき

編　者　池亀 俊美・加藤 尚子・大津 美香

発行者　株式会社 メディカル・サイエンス・インターナショナル
　　　　代表取締役　金子 浩平
　　　　東京都文京区本郷 1-28-36
　　　　郵便番号 113-0033　電話 (03)5804-6050

印刷：日本制作センター / ブックデザイン：公和図書デザイン室

ISBN 978-4-8157-0153-6 C3047

本書の複製権・翻訳権・上映権・譲渡権・貸与権・公衆送信権（送信可能化権を含む）は (株)メディカル・サイエンス・インターナショナルが保有します。本書を無断で複製する行為（複写，スキャン，デジタルデータ化など）は，「私的使用のための複製」など著作権法上の限られた例外を除き禁じられています。大学，病院，診療所，企業などにおいて，業務上使用する目的（診療，研究活動を含む）で上記の行為を行うことは，その使用範囲が内部的であっても，私的使用には該当せず，違法です。また私的使用に該当する場合であっても，代行業者等の第三者に依頼して上記の行為を行うことは違法となります。

JCOPY　〈出版者著作権管理機構　委託出版物〉
本書の無断複製は著作権法上での例外を除き禁じられています。
複製される場合は，そのつど事前に，出版者著作権管理機構
（電話 03-5244-5088，FAX 03-5244-5089，info@jcopy.or.jp）
の許諾を得てください。

略語集

ACC	American College of Cardiology	米国心臓病学会		**CHD**	congenital heart disease	先天性心疾患
ACE	angiotensin converting enzyme	アンジオテンシン変換酵素		**CKD**	chronic kidney disease	慢性腎臓病
ACHD	adult congenital heart disease	成人先天性心疾患		**CNP**	C-type natriuretic peptide	C型ナトリウム利尿ペプチド
ACLS	advanced cardiac life support	二次救命処置		**COPD**	chronic obstructive pulmonary disease	慢性閉塞性肺疾患
ACP	advance care planning	アドバンス・ケア・プランニング		**CPAP**	continuous positive airway pressure	持続的陽圧呼吸
ACS	acute coronary syndrome	急性冠症候群		**CPR**	cardiopulmonary resuscitation	心肺蘇生
ACT	activated coagulation time	活性凝固時間		**CPX**	cardiopulmonary exercise testing	心肺運動負荷試験
AD	Alzheimer's disease	Alzheimer病		**CRT**	cardiac resynchronization therapy	心臓再同期療法
ADH	antidiuretic hormone	抗利尿ホルモン		**CRT-D**	cardiac resynchronization therapy defibrillator	除細動機能付き心臓再同期療法
ADHF	acute decompensated heart failure	急性非代償性心不全		**CS**	clinical scenario	クリニカルシナリオ
ADL	activities of daily living (life)	日常生活動作		**CSA**	central sleep apnea	中枢性睡眠時無呼吸
AF	atrial fibrillation	心房細動		**CTR**	cardiothoracic ratio	心胸郭比
AHA	American Heart Association	米国心臓協会		**CVP**	central venous pressure	中心静脈圧
AHI	apnea hypopnea index	無呼吸低呼吸指数		**CVVH**	continuous veno-venous hemofiltration	持続的静脈静脈血液濾過
ANP	atrial natriuretic peptide	心房性ナトリウム利尿ペプチド		**DCM**	dilated cardiomyopathy	拡張型心筋症
APTT	activated partial thromboplastin time	活性化部分トロンボプラスチン時間		**DLB**	dementia with Lewy bodies	Lewy小体型認知症
AR	aortic [valve] regurgitation	大動脈弁逆流（症）		**DOAC**	direct oral anticoagulant	直接経口抗凝固薬
ARB	angiotensin II receptor blocker	アンジオテンシンII受容体拮抗薬		**DT**	destination therapy	移植を前提としないVAD治療
AS	aortic [valve] stenosis	大動脈弁狭窄症		**Ea**	effective arterial elastance	実効動脈弾性率（エラスタンス）
ASO	arteriosclerosis obliterans	閉塞性動脈硬化症		**EBM**	evidence based medicine	エビデンスにもとづいた医療
ASV	adaptive servo ventilation	適応補助換気		**ECMO**	extracorporeal membrane oxygenation	体外膜型人工肺
AT	anaerobic threshold	嫌気性代謝閾値		**ECUM**	extracorporeal ultrafiltration method	体外限外濾過法
BMI	body mass index	体格指数		**Ees**	end-systolic elastance	収縮末期弾性（エラスタンス）
BNP	brain (B-type) natriuretic peptide	脳性ナトリウム利尿ペプチド		**eGFR**	estimated glomerular filtration rate	推定糸球体濾過率（量）
BTR	bridge to recovery			**ESPVR**	end-systolic pressure volume relation	収縮末期圧-容積関係
BTT	bridge to transplantation	心臓移植への橋渡し		**FBS**	fasting blood sugar	空腹時血糖
CABG	coronary artery bypass grafting	冠動脈バイパス術		**FRC**	functional residual capacity	機能的残気量
CAM-ICU	Confusion Assessment Methods for the ICU			**GCS**	Glasgow come scale	グラスゴー・コーマ・スケール
CDR	clinical dementia rating			**GFR**	glomerular filtration rate	糸球体濾過率（量）